# Sono Grundkurs

Ein Arbeitsbuch für
den Einstieg

9., erweiterte und
aktualisierte Auflage

Matthias Hofer

930 Abbildungen, 40 Tabellen
und 40 Videosequenzen

Thieme

PD Dr. med. Matthias Hofer, MPH, MME (Univ. Bern)
Arzt für Diagnostische Radiologie
Leiter der AG Medizindidaktik
H.-Heine-Universität
Postfach 10 10 07
40001 Düsseldorf

Mit Sono-Abbildungen aus dem GIT von:
Dr. med. Alexis Michael Müller-Marbach
Helios Klinikum Niederberg,
Chefarzt der Klinik für Gastroenterologie,
Hepatologie & Palliativmedizin
Robert-Koch-Straße 2
42549 Velbert

| | |
|---|---|
| 1. deutsche Auflage | 1995 |
| 1. japanische Auflage | 1995 |
| 1. niederländische Auflage | 1996 |
| 2. deutsche Auflage | 1997 |
| 1. griechische Auflage | 1997 |
| 3. deutsche Auflage | 1999 |
| 2. japanische Auflage | 2000 |
| 1. italienische Auflage | 2001 |
| 1. französische Auflage | 2001 |
| 4. deutsche Auflage | 2002 |
| 1. russische Auflage | 2003 |
| 1. portugiesische Auflage | 2003 |
| 1. spanische Auflage | 2004 |
| 1. tschechische Auflage | 2005 |
| 2. englische Auflage | 2005 |
| 5. deutsche Auflage | 2005 |
| 2. italienische Auflage | 2006 |
| 2. spanische Auflage | 2007 |
| 1. polnische Auflage | 2008 |
| 2. griechische Auflage | 2008 |
| 6. deutsche Auflage | 2009 |
| 6. italienische Auflage | 2012 |
| 7. deutsche Auflage | 2012 |
| 8. deutsche Auflage | 2015 |
| 2. russische Auflage | 2017 |


Rüdigerstraße 14, 70469 Stuttgart
Printed in Germany
Unsere Homepage: http://www.thieme.de

Gestaltung: Susanne Kniest, Kaarst
5./7. dt. Auflage: Inger Wollziefer, Berlin,
www.designinger.de
8./9. dt. Auflage: Ramona Sprenger, Köln
www.einraumapartment.de
Titelgestaltung: Thieme Verlagsgruppe
Druck: Druckerei Steinmeier, Deiningen

ISBN 978-3-13-242007-6 1 2 3 4 5 6

**Bibliografische Information der Deutschen Bibliothek**

Die Deutsche Bibliothek verzeichnet diese Publikation in der Deutschen Nationalbibliografie;
detaillierte bibliografische Daten sind im Internet über http://dnb.d-nb.de abrufbar.



**Wichtiger Hinweis:**

Wie jede Wissenschaft ist die Medizin ständigen Entwicklungen unterworfen. Forschung und klinische Erfahrung erweitern unsere Erkenntnisse, insbesondere was Behandlung und medikamentöse Therapie anbelangt. Soweit in diesem Werk eine Dosierung oder eine Applikation erwähnt wird, darf der Leser zwar darauf vertrauen, dass Autoren, Herausgeber und Verlag große Sorgfalt darauf verwandt haben, dass diese **Angabe dem Wissensstand bei Fertigstellung des Werkes** entspricht.

Für Angaben über Dosierungsanweisungen und Applikationsformen kann vom Verlag jedoch keine Gewähr übernommen werden. **Jeder Benutzer ist angehalten**, durch sorgfältige Überprüfung der Beipackzettel der verwendeten Präparate und gegebenenfalls durch Konsultation eines Spezialisten festzustellen, ob die dort gegebene Empfehlung für Dosierungen oder die Beachtung von Kontraindikationen gegenüber der Angabe in diesem Buch abweicht. Eine solche Prüfung ist besonders wichtig bei selten verwendeten Präparaten oder solchen, die neu auf den Markt gebracht worden sind. **Jede Dosierung oder Applikation erfolgt auf eigene Gefahr des Benutzers.** Autoren und Verlag appellieren an jeden Benutzer, ihm etwa auffallende Ungenauigkeiten dem Verlag mitzuteilen.

## Nutzen Sie Ihr Buch jetzt auch im Internet!

Sie können sich dieses Buch auf unserer Online-Plattform eRef kostenlos freischalten. In nur drei Schritten erhalten Sie mit allen gängigen Smartphones, Tablets und PCs Zugang zu Ihrem Buch.

1. Rubbeln Sie Ihren persönlichen Zugangscode frei. **Achtung!** Sobald der Zugangscode freigelegt ist, kann das Buch nicht mehr zurückgegeben werden.

2. Nutzen Sie diesen QR-Code oder gehen Sie auf **eref.thieme.de/code** und geben Sie dort Ihren Zugangscode ein.

3. Registrieren Sie sich nun kostenlos auf der Online-Plattform eRef, damit das Buch und alle Zusatzinhalte für Sie freigeschaltet werden. Wenn Sie bereits registriert sind, melden Sie sich mit Ihrem Benutzernamen und Passwort an.

## Schnellzugriff zum Buch

Nach erfolgreicher Registrierung und Freischaltung finden Sie Ihr Buch ohne Umwege unter **eref.thieme.de/9783132420076** oder über diesen QR-Code.

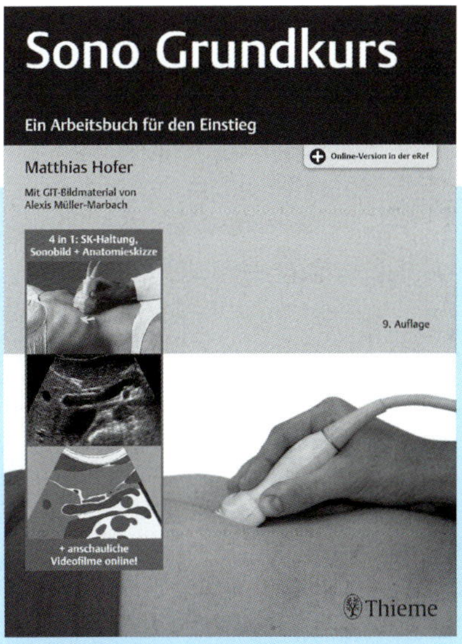


### Wichtige Hinweise

- Der persönliche Zugangscode wird gesperrt, sobald die erste Freischaltung des Buches erfolgt ist. Die Nutzung ist somit nur für den Erstkäufer bzw. Erstnutzer (z.B. bei Bibliotheksexemplaren) möglich.
- Die Weitergabe von Passwörtern ist nicht erlaubt. Der Verlag behält sich das Recht vor, bei Verstoß rechtliche Schritte einzuleiten.
- Zugang zu den Online-Materialien erhält der Käufer ausschließlich für den privaten Gebrauch. Eine gewerbliche bzw. institutionelle Nutzung ist nicht gestattet.

## Wo finde ich welches Kapitel?

## Anhang



## Nutzerhinweise: Wie profitieren Sie am besten von diesem Buch?

### Wie können Sie dieses Arbeitsbuch optimal nutzen?

Wenn Sie sich durch die einzelnen Kapitel durcharbeiten, können Sie von einigen methodischen und didaktischen Besonderheiten profitieren:

Schnelles Auffinden ...

- eines Kapitels – auf Seite 5 finden Sie die Randmarkierungen jedes Kapitels
- von kniffeligen Quizfragen zur Vertiefung
- einer Abbildung im Querverweis – die Abbildungen sind immer nach der Seite nummeriert, auf der sie sich auch befinden, z.B. Abb. 115.2 also auf der Seite 115
- einer erläuternden Abb./Skizze zum Text – sie werden im Begleittext immer an der passenden Stelle farbig hervorgehoben und sind fast immer auf derselben Seite. Unnötiges Blättern wird so vermieden
- einer Zifferkodierung – im Begleittext derselben Seite fett hervorgehoben oder auf der ausklappbaren Ziffernlegende hinten (passt auf alle Seiten im Buch)
- von Stichworten – auf Seite 148 (oder bereits auf Seite 4–6)
- von Normwertetabellen und Checklisten – als stabile abwaschbare Karten im Kitteltaschenformat beigelegt

### Warum heißt dieses Buch eigentlich „Arbeitsbuch"?

Das Besondere daran ist die Gelegenheit, jede Seite als Selbsttest zu benutzen: Da die Skizzen nicht beschriftet, sondern zifferkodiert sind, können Sie jede Abbildung für einen zweiten Durchlauf benutzen und überprüfen, welche Strukturen in den Sonografiebildern Ihnen geläufig sind und welche noch nicht. Eine ähnliche Zielsetzung haben die Quizfragen und Zeichenübungen. So können Sie mehrere effiziente Lernmethoden kennenlernen, die den Lernstoff sehr viel schneller in Ihr Langzeitgedächtnis „einbrennen" – auch wenn dies eine aktivere Beschäftigung mit dem Thema erfordert. Dafür wünsche ich Ihnen nicht nur viel Erfolg, sondern auch viel Spaß!

PD Dr. med. Matthias Hofer, im Dezember 2017

## Was bedeutet jeweils die Farbgebung in allen Skizzen?

- Tumoren
- Arterien
- Venen
- Gallenblasenwand
- Pankreas
- Galle
- Niere
- Urin
- Bindegewebe / Fett
- Leber / Schilddrüse
- Muskeln
- Magenlumen
- Luft / Knochen
- Schallschatten
- Milz / Lymphknoten
- Prostata / Uterus / Ovar

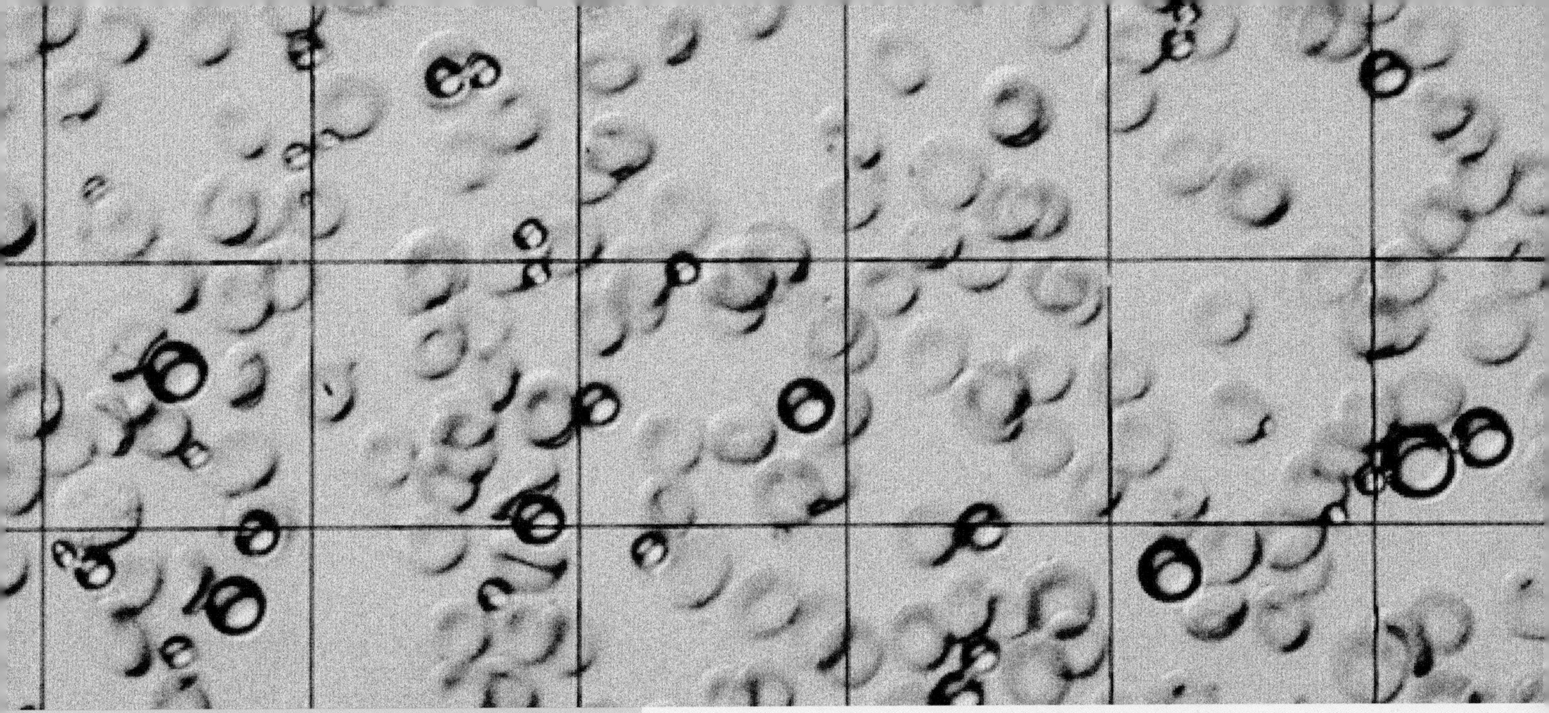

# Einleitung

## Bildentstehung

Sonografische Bilder entstehen durch Schallwellen – also nicht durch (Röntgen-)„Strahlen“, die von einem Schallkopf in den menschlichen Körper ausgesandt und dort reflektiert werden. In der Abdomensonografie werden i.d.R. Frequenzen von 2,5 bis 5,0 Megahertz (MHz) verwendet (vgl. S. 11). Die Hauptvoraussetzung für Reflexionen sind sogenannte „Impedanzsprünge“: Diese Sprünge treten dort auf, wo zwei Gewebsschichten aneinandergrenzen, die den Schall unterschiedlich schnell fortleiten (Grenzflächen in Abb. 8.1). Interessant sind die nur geringgradigen Unterschiede zwischen den Gewebearten in Bezug auf ihre Schallleitungsfähigkeit (Tab. 8.1). Nur Luft und Knochen unterscheiden sich massiv von menschlichen Geweben in Bezug auf die Geschwindigkeit, mit der sie Schallwellen fortleiten. Deshalb kann das Ultraschallgerät mit einem gespeicherten Mittelwert von ca. 1540 m/s arbeiten, ohne dass es zu größeren Verfälschungen der berechneten Herkunft („Tiefe“) des Echos kommt: Der Rechner ermittelt die Tiefe, aus der das Echo stammt, aus der zeitlichen Latenz zwischen dem Aussenden des Schallimpulses bis zum Eintreffen des Echos. Echos aus schallkopfnahen Schichten (**A**) treffen früher ein ($\mathbf{t_A}$) als Echos aus tieferen Schichten ($\mathbf{t_B}$, $\mathbf{t_C}$ in Abb. 8.1a). Der verwendete Mittelwert ist nur theoretisch, da der Rechner des Gerätes ja nicht „wissen“ kann, welche Gewebeart gerade von den Schallwellen penetriert wurde.

| Schallausbreitung in menschlichen Geweben | | |
|---|---|---|
| **Luft** | **331 m/s** | |
| Leberparenchym | 1549 m/s | |
| Milzparenchym | 1566 m/s | m = 1540 m/s |
| Muskeln | 1568 m/s | |
| **Knochen** | **3360 m/s** | |

Tab. 8.1

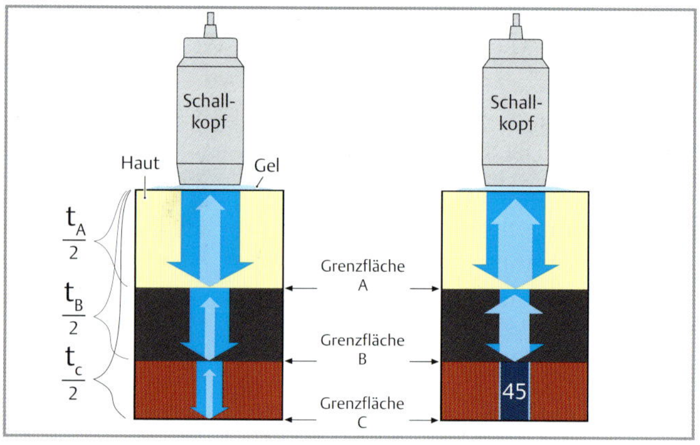


Abb. 8.1 a b

## Welcher Anteil der Schallwellen wird reflektiert?

In (Abb. 8.1a) unterscheiden sich die drei linken Gewebsblöcke, die von den Schallwellen durchdrungen werden, kaum in ihrer Schallausbreitungsgeschwindigkeit (angedeutet durch ähnliche Graustufen). An jeder Grenzfläche wird daher nur ein geringer Teil der ursprünglichen Schallwellen (⬇) als Echo (⇧) reflektiert. Auf der rechten Seite liegt dagegen ein größerer Impedanzsprung zwischen den Gewebearten an Grenzfläche A vor (Abb. 8.1b): Der Anteil der reflektierten Schallwellen (⇧) ist hier daher größer als auf der linken Seite. Was passiert jedoch, wenn die Schallwellen z.B. im Magen auf verschluckte Luft oder auf eine Rippe des Patienten treffen? Dann resultiert eine sogenannte „Totalreflexion“ wie an der Grenzfläche B in Abb. 8.2b: Vom Schallkopf aus gesehen bleibt dahinter kein Restschall mehr übrig, um ein Bild zu generieren – ein Schallschatten (**45**) hinter dieser Totalreflexion ist die **Folge.**

Fazit: Durch (enterale oder pulmonale) Luft und durch Knochen kann mithilfe des Ultraschalls nicht hindurchgesehen werden! Es wird also später das Ziel sein, enterale Luft oder Rippen durch die Handhabung des Schallkopfes zu umgehen. Dafür spielt der Anpressdruck des Schallkopfes an die Bauchwand (vgl. S. 21), aber auch das Gel, mit dem störende Luft zwischen der Schallkopfoberfläche und der Haut des Patienten verdrängt werden soll (vgl. S. 22), eine entscheidende Rolle.

## Aus „Schneegestöber“ wird ein Bild ...

Lassen Sie sich am Anfang nicht entmutigen, wenn Sie zunächst glauben, Sie könnten auf Sonografiebildern nur rätselhaftes „Schneegestöber“ erkennen. Sie werden überrascht sein, wie schnell Sie lernen werden, sich die „Sonomorphologie“ (= Erscheinungsform) der einzelnen Organe und Gefäße anzueignen: In der Abb. 8.2 sieht man in der schwarz dargestellten Gallenblase (**14**) zwei rundliche Polypen (**65**). Das graue „Schneegestöber“ drumherum entspricht dem Leberparenchym (**9**), das von Lebergefäßen (**10, 11**) durchzogen wird. Wie können Sie sich schnell erarbeiten, welche Strukturen im Bild hell und welche dunkel erscheinen? Der Schlüssel dazu ist der Begriff „Echogenität“ (s. S. 9).

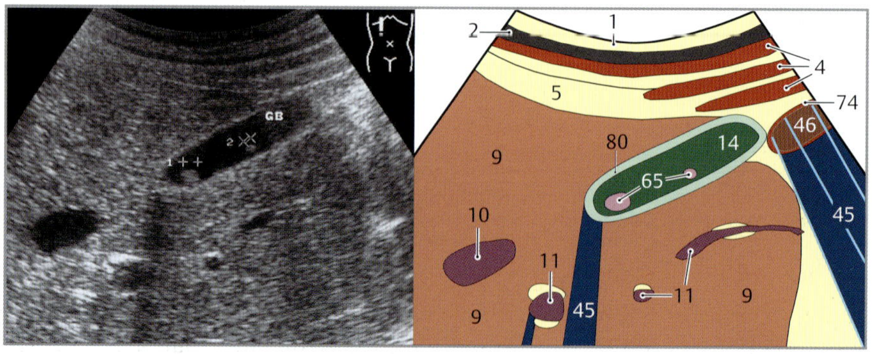


Abb. 8.2 a Gallenblase mit Polypen b

## Was bedeutet der Begriff „Echogenität"?

Gewebe oder Organe, die viele Impedanzsprünge aufweisen, erzeugen viele Echos, erscheinen im Bild demnach „echoreich" = hell. Organe mit wenig Impedanzsprüngen erscheinen dagegen „echoarm" = dunkel. Homogene Flüssigkeiten (Blut, Harn, Galle, Liquor, Perikard- oder Pleuraerguss, Aszites, Zystensekret) ohne Impedanzsprünge erscheinen also „echofrei" = schwarz. Die Anzahl an Impedanzsprüngen hängt dabei keineswegs von der physikalischen Dichte (= Masse/Volumen ) ab: Das Beispiel einer Fettleber mag dies am besten verdeutlichen: Das Parenchym einer Fettleber (**9**) erscheint in der Nativ-CT (Abb. 9.1a) dunkler (also weniger dicht) als die Lebergefäße bzw. eine normale Leber (Abb. 9.1b).

| Bitte verwenden Sie folgende Begriffe: | echofrei (= schwarz) erscheinen: |
|---|---|
| **echoreich (= hell)** | Blut, Harn, Galle, Liquor, |
| **echoarm (= dunkel)** | Perikard- oder Pleuraerguß, |
| **echofrei (= schwarz)** | Aszites, Zysten |

Dies liegt an der geringeren Dichte des Fettes im Vergleich zum normalen Lebergewebe.

In der Sonografie resultieren durch die Fetteinlagerung jedoch mehr Impedanzsprünge (Abb. 9.1c) als in normalem Lebergewebe (Abb. 9.1d). Eine Fettleber sieht im Ultraschall also echoreicher (heller) aus, obwohl sie eine deutlich geringere physikalische Dichte aufweist.

**Ein häufiges Missverständis:**

Was zeigen also schallende Ärzte, die von einer „Leberverdichtung" sprechen? Entweder er/sie drückt sich missverständlich aus oder er/sie hat eventuell noch nicht das Prinzip der Sonografie und ihren Unterschied zu Röntgenverfahren verstanden: Es werden nicht die physikalischen Gewebsdichten wie in Röntgen- oder CT-Bildern in ein Bild umgewandelt, sondern Schallleitungs-Differenzen (Impedanzsprünge), die dichteunabhängig sind.

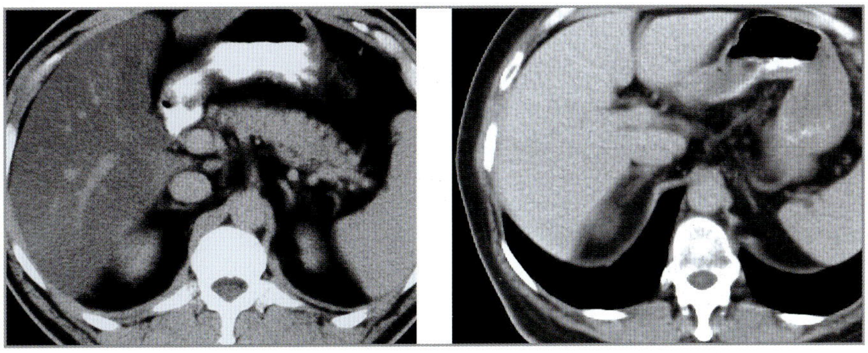

Abb. 9.1 a CT: Fettleber b CT: normale Leber

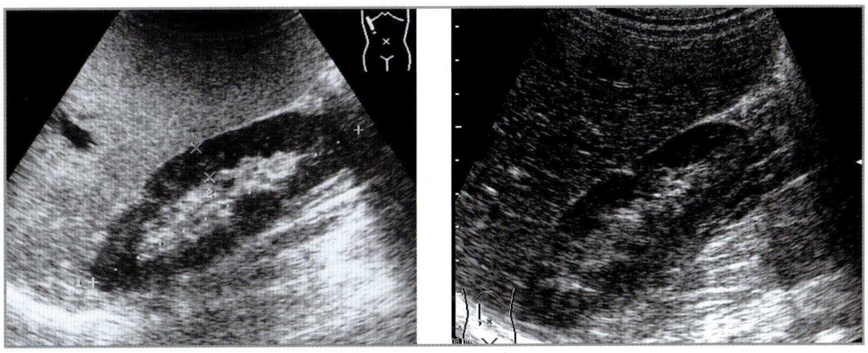

Abb. 9.1 c Sono: Fettleber d Sono: normale Leber

## Erzeugung und Frequenzbereiche der Schallwellen

Schallwellen entstehen durch den umgekehrt „piezoelektrischen Effekt": Kristalle werden durch Schalldruckwellen eines Echos verformt und geben dadurch einen elektrischen Impuls ab. Beim Senden funktioniert es umgekehrt. Viele solcher Kristalle sind in einen Schallkopf eingebaut und können je nach Impuls Schallwellen mit unterschiedlichen Frequenzen abgeben, die in „Megahertz" (= MHz) angegeben werden. Ein „3,75-MHz"-Schallkopf sendet also nicht nur Druckwellen (= Schallwellen) mit der Frequenz von 3,75 MHz aus. Es handelt sich lediglich um die Angabe der mittleren Frequenz (=**„Centerfrequenz"**). In Wirklichkeit sendet ein solcher Schallkopf mit Frequenzen z.B. zwischen 2 und 6 MHz. Sogenannte **„Multifrequenz-Schallköpfe"** bieten darüber hinaus die Möglichkeit, diese Centerfrequenz und die darumliegende „Bandbreite" der gesendeten Schallfrequenzen zu erhöhen oder herabzusetzen. So kann die Bandbreite bei schlanken Patienten oder Kindern zugunsten höherer Frequenzen verschoben werden (z.B. 4–8 MHz mit einer Centerfrequenz von 6 MHz), um eine bessere Ortsauflösung (= „Resolution") zu erzielen. Dies bewirkt jedoch eine geringere Eindringtiefe des Schalls.

Bei sehr adipösen Patienten ist daher die Verwendung tieferer Frequenzen (z.B. 1–5 MHz mit einer Centerfrequenz von 2,5 MHz) sinnvoll, um die benötigte Eindringtiefe (= „Penetration") zu gewährleisten – aber auf Kosten der Auflösung (vgl. S. 11). Inzwischen existieren neuere Verfahren, bei denen Frequenzverschiebungen oder harmonische Oberschwingungen des Echos in Relation zum ursprünglichen Ultraschallimpuls als Basis für die Bildberechnung dienen (vgl. S. 13).

## Bedienung eines Ultraschallgerätes

Die Geräte auch unterschiedlicher Hersteller ähneln sich oft in der Anordnung und Funktion ihrer Bedienungselemente. Daher wird hier exemplarisch das Bedienungsfeld eines Gerätes der Fa. Samsung (Abb. 10.1) vorgestellt, auch um in die üblichen Fachtermini einzuführen:

### Auswahl von Schallkopf und Preset

Nachdem Sie das Gerät eingeschaltet (**A**) und gebootet haben, wählen Sie das geeignete Preset (**PS**) und den geeigneten Schallkopf für die jeweilige Fragestellung aus und geben die aktuellen Patientendaten ein (**PD**). Für Untersuchungen der Schilddrüse und der Extremitäten wählen Sie i.d.R. den Linear-Schallkopf (**L**), für abdominelle Untersuchungen dagegen den Convex-Schallkopf (**C**). Der Sektorschallkopf (**E**) wird vor allem für die Echokardiograpphie und der Endovaginalschallkopf (**G**) für gynäkologische Fragestellungen verwendet.

### Wahl des Bildmodus, Gain und Fokus

Meistens beginnen Sie mit der „normalen“ schwarz-weiß = „B-Bild“-Sonographie (**B**), bevor Sie später eventuell auch die Farbkodierung (**F**) mit dazu schalten. Soll auch ein Flussprofil aus einem Gefäß abgeleitet werden, würden Sie auch noch den Doppler (**D**) aktivieren. Bei diesem Gerät handelt es sich um Drehknöpfe, bei denen jeweils die Signalverstärkung (Gain) des aktiven Bildmodus durch Drehung im Uhrzeigersinn verstärkt und durch Drehung gegen den Uhrzeigersinn vermindert werden kann. Die Verstärkung (Gain) kann auch tiefenselektiv (**TS**) adjustiert werden. Für die Bestimmung von Flussgeschwindigkeiten im Dopplermodus muss noch der Beschallungswinkel (**W**) eingegeben werden. Soll eine Bildzeile in ihrer Dynamik über die Zeit dargestellt werden, wechseln Sie hierfür in den M-Mode (**MM**). Zusätzlich können Sie denjenigen Tiefenbereich bestimmen, in dem die beste Ortauflösung gegeben sein soll, in dem Sie (hier mit einem Kippschalter) eine oder mehrere Fokuszonen (**Fk**) in ihrer Eindringtiefe festlegen. Einige Geräte verfügen auch über einen CW-Doppler (**CW**), der Frequenzverschiebungen (= Flussgeschwindigkeiten) nicht tiefenselektiv, sondern summativ alle Geschwindigkeiten über eine gesamte Bildzeile misst.

### Vergrößerung und Zoomfunktion

Gerade bei kleineren Zielstrukturen können Sie Ihre Detektionsquote pathologischer Veränderung deutlich erhöhen, indem Sie das Zielorgan insgesamt vergrößert darstellen (**V**) oder zusätzlich bestimmte Bildanteile gezielt herauszoomen (**Z**). Eine Gemeinsamkeit der meisten Gerätetypen ist die Position der sogenannten „Freeze“- oder „Stop“-Taste (**St**) zum Einfrieren des bewegten Bildes am unteren rechten Rand des Bedienungsfeldes. Es hat sich bewährt, während der Untersuchung möglichst einen Finger der linken Hand auf dieser Taste ruhen zu lassen, um ein gewünschtes Bild ohne unnötige Verzögerung sofort festhalten und dokumentieren zu können.

### Größen- und Distanzmessungen

Nach dem Einfrieren (**St**) können Sie mit dem sog. „Cine-Loop“ zurück liegende Einzelbilder aus dem digitalen Bildspeicher aufrufen, indem Sie den Trackball (**T**) nach links Richtung „9:00 Uhr“ drehen und so Bild-für-Bild zurückwandern, bis Sie das gesuchte Einzelbild gefunden haben. Für einfache Messungen (**M**) im eingefrorenen Standbild sind je nach Hersteller und Preset bis zu acht Einzelmessungen hintereinander möglich. Verwenden Sie den Trackball (**T**) und die Set-Taste (**S**), um die Anfangs- und Endpositionen Ihrer Meßstrecken festzulegen. Dabei kann es hilfreich sein, in den Doppelbild-Modus (**BB**) für vergleichende Messungen in unterschiedlichen Ebenen zu wechseln. Daneben befindet sich bei den meisten Geräten auch die Taste für die Rückkehr zum Einzelbildmodus (**EB**). Komplexere Messungen, z.B. zur Volumenbestimmung oder Flussindices, können über die Taste mit den Messprogrammen (**MP**) aufgerufen werden.

### Hilfreiche Extras

Wenn Sie Patienten oder Kollegen anschaulich den erhobenen Befund erläutern möchten, ist die Aktivierung eines Demonstrationspfeils (**P**) sehr hilfreich, der dann synchron zur eigenen Erklärung mit dem Trackball (**T**) über das Standbild geführt werden kann. Besondere „Aha-Effekte“ können Sie bei Ihren Patienten z.B. erzielen, wenn Sie einen zusätzlichen Bildmonitor unter der Decke in deren Gesichtsfeld montieren. Gute ausgestattete Geräte bieten zusätzliche eine automatische Bildoptimierung (**QS**), mehrere Schnell-Aufruftasten häufig genutzter Einstellungen (**P1-P3**) sowie auch mehrere Sondensteckplätze (**SP**) an, damit lästiges und zeitaufwändiges Umstecken der Sondenstecker vermieden werden kann.

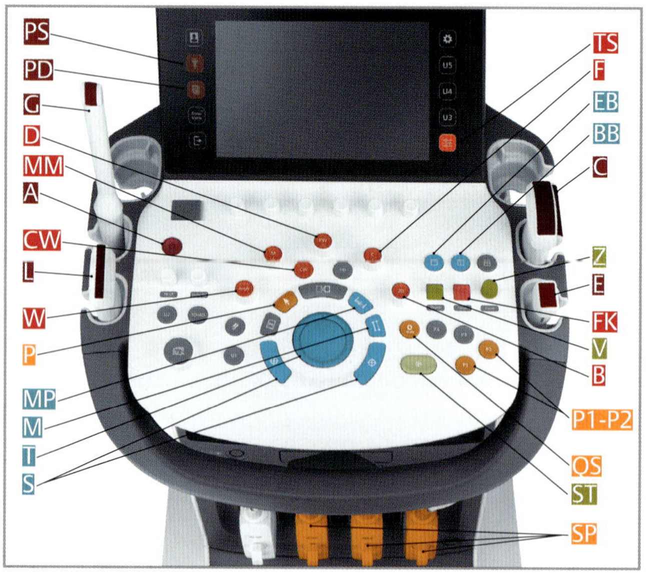


Abb. 10.1 Bedienungsfeld/Tastatur

## Geräteauswahl

Für die Verwendung in der Klinik haben sich neben größeren Farbdopplergeräten als Zusatzlösung vor allem Geräte bewährt, die den Anschluss mehrerer multifrequenter Schallkopftypen ermöglichen und bei Bedarf leicht aus der Funktionsabteilung auf eine (Intensiv-) Station transportiert werden können (Abb. 11.1).

Als wichtigste Vorsichtsmaßnahme sollte bei Transporten darauf geachtet werden, dass die Schallköpfe fest in den dafür vorgesehenen Halterungen verankert sind und herunterhängende Kabel nicht an Türklinken, Bettgestellen o.Ä. hängen bleiben können. Fällt ein Schallkopf zu Boden, können je nach Typ leicht 3.000 bis 7.000 Euro Schaden entstehen. Lassen Sie daher auch nie einen Schallkopf unbeaufsichtigt auf einem Patientenbauch liegen, wenn Sie z.B. zum Telefon gerufen werden. Ein Aufhängen der Schallköpfe mit dem Sondenkabel nach unten vermeidet unnötiges Abknicken (Bruchgefahr).

## Schallkopftypen

Von den vielen unterschiedlichen Modellen sollen hier nur die drei gebräuchlichsten Typen erläutert werden (Endovaginalschallköpfe s. S. 103):

Ein **Linearschallkopf** oder „Parallelscanner“ sendet seine Schallwellen parallel zueinander in das Gewebe und produziert ein rechteckiges Bild (Abb. 11.2a). In jeder Gewebstiefe bleiben also Bildbreite und abgetastete Liniendichte konstant. Ein Vorteil ist die gute Nahfeldauflösung – daher werden Linearschallköpfe bevorzugt mit höheren Frequenzen (5,0–10,0 MHz) für die Weichteil- und Schilddrüsendiagnostik eingesetzt. Ein Nachteil ist jedoch die Größe der Ankopplungsfläche: Dadurch kann bei gebogener Hautoberfläche schneller störende Luft zwischen Schallkopf und Haut geraten (Abkopplung). Außerdem können Schallschatten (**45**) hinter Rippen, Lunge oder Darmgas das Bild stark beeinträchtigen. Daher werden Linearschallköpfe nur selten für die Darstellung thorakaler oder abdominaler Organe eingesetzt.

Ein **Sektorschallkopf** liefert dagegen ein fächerförmiges Bild, das schallkopfnah sehr schmal ist und sich mit zunehmender Eindringtiefe immer mehr verbreitert (Abb. 11.2b). Dieser Schallkopftyp findet vor allem in der Kardiologie mit tieferen Frequenzen (2,0–3,0 MHz) Verwendung, die eine größere Eindringtiefe erlauben. Durch die fächerförmige Ausbreitung der Schallwellen kann trotz schmalen Interkostalfensters eine breitere Darstellung des Herzens ohne störende Schallschatten der Rippen erzielt werden. Die Nachteile dieses Schallkopftyps sind die schlechte Nahfeldauflösung und die mit der Eindringtiefe abnehmende Liniendichte mit entsprechend reduziertem Auflösungsvermögen. Außerdem ist die Einstellung der gewünschten Bildebene etwas anspruchsvoller und übungsintensiver.

Ein **Konvexschallkopf** oder „curved array“ ist ein Mischtyp zwischen den beiden vorgenannten Typen (Abb. 11.2c): Die Form des Monitorbildes erinnert hier an einen Kaffeefilter und verbindet eine gute Nahfeld- mit einer noch relativ guten Fernfeldauflösung. Der Hauptvorteil der leicht gebogenen Ankopplungsfläche liegt in der Möglichkeit, störende enterale Luft durch zunehmenden Druck aus der Bildebene zu verdrängen (vgl. S. 21). Bei diesem Typ müssen jedoch auch eine abnehmende Auflösung in der Tiefe und, je nach Ankopplungsposition, auch Schallschatten hinter Rippen in Kauf genommen werden. Dieser Typ wird für die Abdomensonographie mit Frequenzen zwischen 2,5 MHz (sehr adipöse Patienten) und 5,0 MHz (schlanke Patienten) eingesetzt.

Die übliche Mittelfrequenz („Centerfrequenz“) liegt bei 3,5–3,75 MHz. Ein Merksatz zur Erinnerung: Je höher die Schallfrequenz liegt, desto besser ist das Auflösungsvermögen – aber desto geringer ist die Eindringtiefe! Am besten merkt man sich diesen Zusammenhang mit dem Vergleich zu lauter Musik eines Nachbarn: Welche Töne dringen selbst durch dicke Mauern? Die Bässe – also haben tiefere Frequenzen eine höhere Reichweite (= Eindringtiefe), vgl. S. 9.

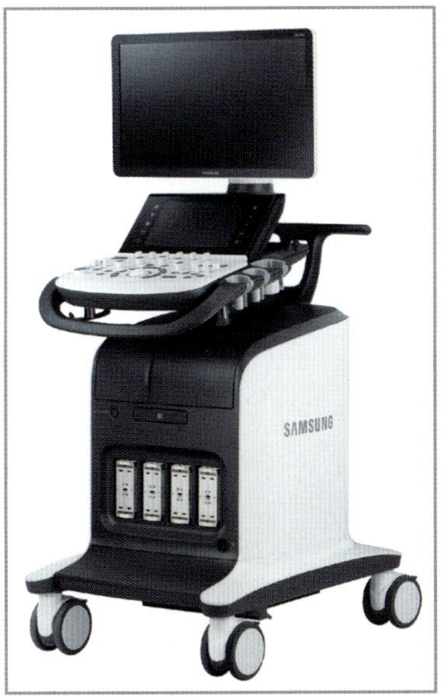


Abb. 11.1

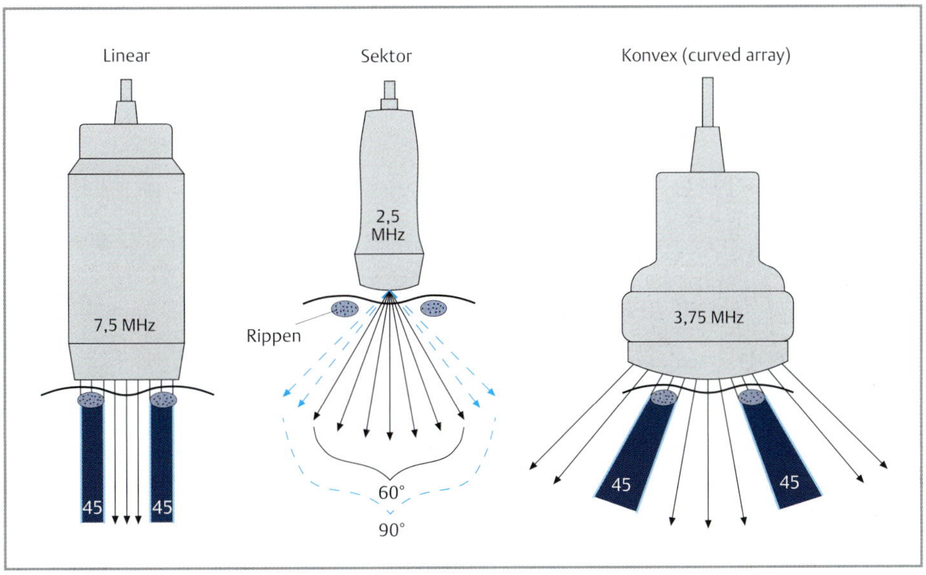


Abb. 11.2 a b c

## Panoramabildverfahren (SieScape®)

Neuere Hochleistungs-Bildprozessoren ermöglichen heute die kontinuierliche Erfassung ausgedehnter Ultraschallbilder, nachdem man den Schallkopf langsam und gleichmäßig über die interessierende Körperzone bewegt hat. Auch bei gebogener Hautoberfläche kann der Untersucher nach einiger Übung eindrucksvolle und verzerrungsfreie Bilder erzeugen, die auch Distanzmessungen mit nur 1–3 % Messungenauigkeit erlauben: Die (Abb. 12.1) zeigt einen sagittalen Längsschnitt mit massivem Pleuraerguss (**69**), Kompressionsatelektase der Lunge (**47**) und caudal der Leber (**9**) echofreien Aszites (**68**), in dem der Dünndarm (**46**) quasi „schwimmt".

Die Abb. 12.2 verdeutlicht eindrucksvoll die Lage der Plazenta (**94**) zum Feten im Mutterleib und ermöglicht durch ihre hohe Kontrastauflösung auch die Beurteilung der Grenze zwischen fetaler Leber (**9**) und Herz (**114**).

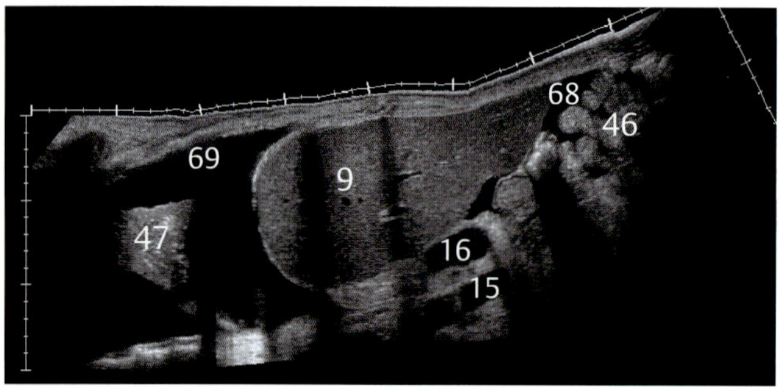


Abb. 12.1

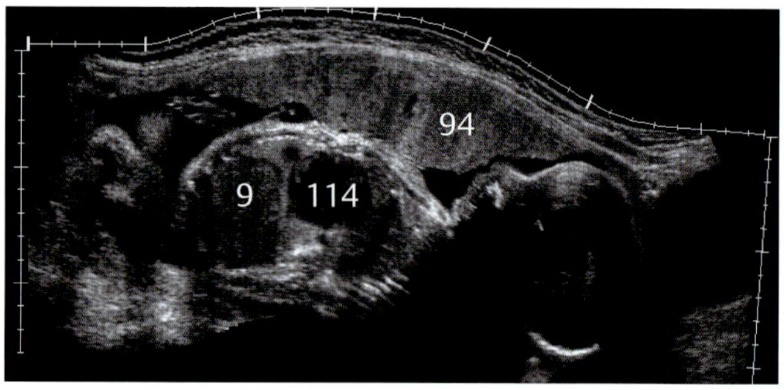


Abb. 12.2

(mit freundlicher Genehmigung der Kollegen CF Dietrich / D Becker, aus „Farbduplexsonographie des Abdomens", Schnetztor-Verlag, Konstanz)

## 3D-Darstellungen

Besonders in der Geburtshilfe bietet die dreidimensionale Darstellung des fetalen Gesichtsschädels eine verbesserte Diagnostik von Missbildungsanomalien, z.B. einer Lippen-Kiefer-Gaumen-Spalte. Inzwischen ist es möglich, die fetale Schädelphysiognomie mit erstaunlicher Genauigkeit mit dieser Technik darzustellen (Abb. 12.3). Natürlich erlauben auch konventionelle Schnittbildtechniken die Detektion skeletaler und anderer Missbildungen, nur nicht so anschaulich und eindeutig wie in der dreidimensionalen Darstellung.

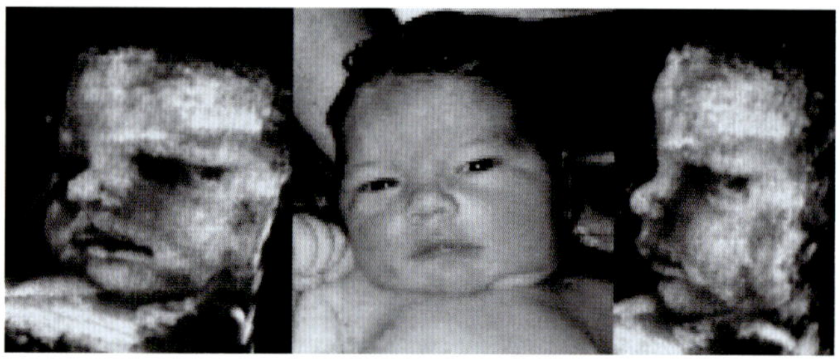

Abb. 12.3

## Clarify Vascular Enhancement Technology

Diese Technik basiert auf einem Algorithmus, der in der Lage ist, durch Teilanschnitt- oder Schichtdickenphänomene verursachte Bildunschärfen in der B-Bild-Sonografie deutlich abzusenken: Dabei werden Flussinformationen aus dem Power-Doppler-Modus verwendet, die zur besseren Ortsauflösung von Gefäßrandkonturen im B-Bild beitragen.

Das Resultat ist eine deutlich verbesserte Erkennbarkeit von z.B. Soft- und Hardplaque-Konturen in Carotiden (Abb. 12.4b) gegenüber der normalen Darstellung in Abb. 12.4a. Auch in der Beurteilung einer peripheren Gefäßrarifizierung in der Leber werden z.B. die Lumina der Lebervenen und portalvenösen Äste im Leberparenchym besser abgrenzbar (Abb. 12.5).

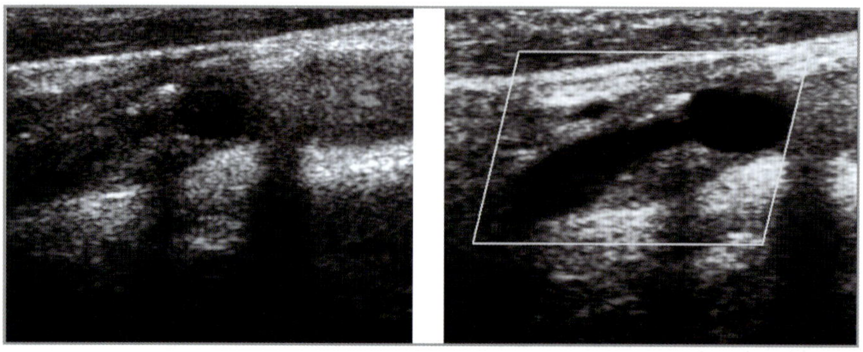

Abb. 12.4 a „normales" Carotisbild b … mit Clarify

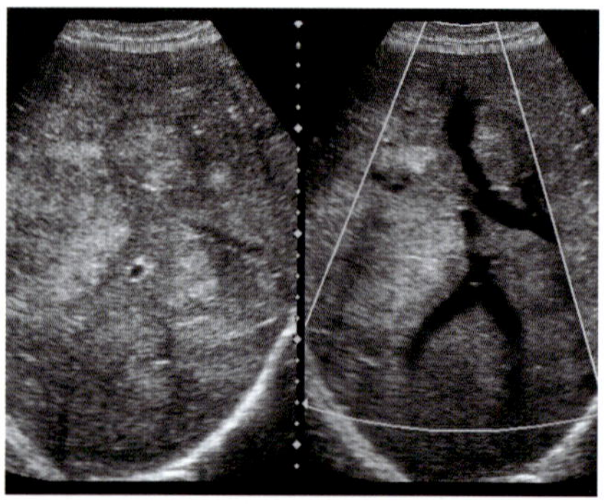

Abb. 12.5 Lebergefäße

Die folgenden sechs Seiten sind für erste Schallübungen nicht zwingende Voraussetzung und können übersprungen werden. Für Anfänger macht es eventuell mehr Spaß, mit den Vorbereitungen für den ersten Kurstag (s. S. 21) zu beginnen. Nach einiger Einarbeitung sollten Sie jedoch später hierher zurückkehren, um Ihr Basisverständnis der Sonografie zu festigen.

**Tissue Harmonic Imaging (THI):** Diese Technik nutzt nicht diejenigen Schallwellen, die der Grundfrequenz des ursprünglichen Sendeimpulses entsprechen, sondern deren ganzzahlige Vielfache, sogenannte Obertöne oder „harmonische Schwingungen" (z.B. 7,0 MHz bei ursprünglich 3,5 MHz). Diese harmonischen Obertöne nehmen mit zunehmender Eindringtiefe zu – ihre Amplitude (Intensität) ist jedoch deutlich geringer als die des Grundsignals. Günstig wirkt sich aus, dass diese harmonischen Schwingungen kaum schallkopfnah entstehen, sondern sich erst mit zunehmender Eindringtiefe aufbauen (Abb. 13.1). Dadurch unterliegen sie weniger den Hauptquellen für gestreutes Bildrauschen, das besonders in der ventralen Bauchdecke verursacht wird. Weshalb bauen sich harmonische Schwingungen erst mit zunehmender Eindringtiefe auf? Ultraschallwellen werden beim Durchdringen von Geweben wechselnder akustischer Eigenschaften verzerrt. Ihre Druckwellen komprimieren und entspannen das Gewebe während der Penetration: Wenn Gewebe komprimiert wird, erhöht sich die Schallgeschwindigkeit. Wenn sich jedoch das Gewebe entspannt, sinkt die Ausbreitungsgeschwindigkeit, wodurch sich das Tal der Druckwelle langsamer fortpflanzt. Diese Verzerrung der Wellenform (Abb. 13.2) verursacht die Entstehung harmonischer Schwingungen, ist akkumulativ und wächst mit zunehmender Eindringtiefe. Daher werden die Amplituden der harmonischen Schwingungen mit zunehmender Tiefe zunächst größer, bis die allgemeine Absorption dieser Zunahme Grenzen setzt (Abb. 13.1).

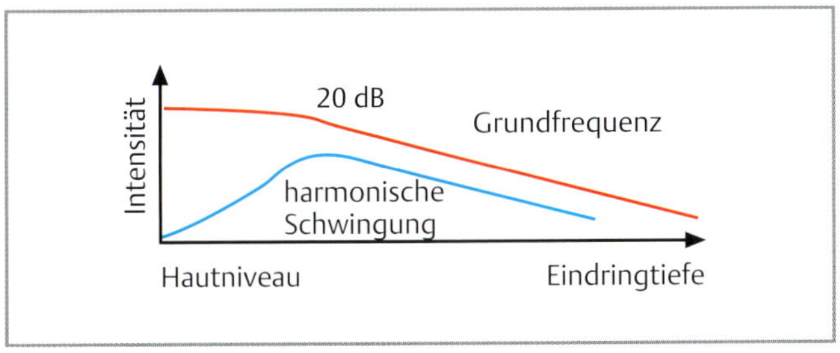


Abb. 13.1

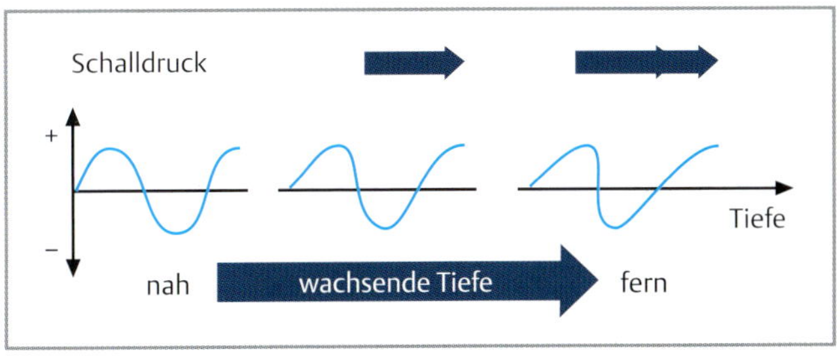


Abb. 13.2

**Second Harmonic Imaging:** Diese Technik nutzt nur die doppelten Frequenzen des Grundsignals zur Bildgebung. Damit sich der harmonische Frequenzbereich nicht mit dem Bereich der Grundfrequenz überlappt (Abb. 13.3a), muss ein schmalbandiges Signal verwendet werden, um die stärkeren Anteile der Grundfrequenz von den schwächeren Anteilen der Harmonischen unterscheiden zu können (Abb. 13.3b). Die schmalere Bandbreite des Signals führt jedoch zu einer etwas verminderten Kontrast- und räumlichen Auflösung. Trotzdem wird durch diese Technik die Detailerkennbarkeit gerade bei adipösen Patienten (mit vielen Streuquellen in der Bauchdecke) im Vergleich zur konventionellen Sonografie (Abb. 13.4a) deutlich verbessert (Abb. 13.4b).

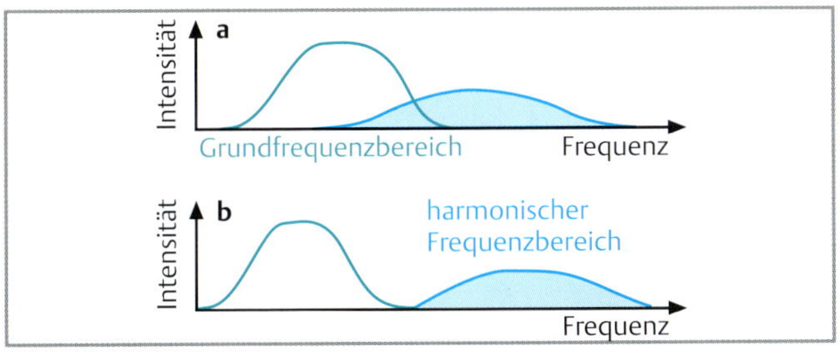


Abb. 13.3

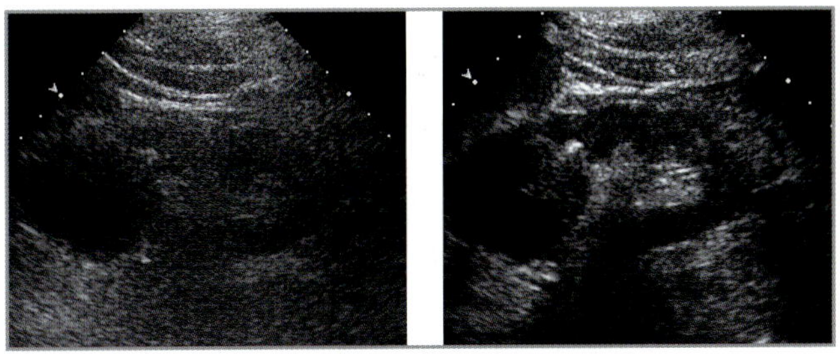

Abb. 13.4 a b

**Phaseninversionstechnik:** Inzwischen wurde jedoch eine Breitbandtechnik etabliert, die es gestattet, harmonische Vielfache der Sendefrequenz dynamisch optimiert mit einer größeren Bandbreite (Abb. 14.1c) einzusetzen (Ensemble®THI). Die Bildoptimierung ist hierbei nicht mehr davon abhängig, dass die Grundfrequenz (Abb. 14.1a) schmalbandig ist, um sie sauber von ihren harmonischen Oberfrequenzen zu trennen (Abb. 14.1b). Zwei aufeinanderfolgende Pulse werden so abgegeben, dass die Phase (Ausschlag des Druckes nach oben = positiv, bzw. nach unten = negativ) des 2. Pulses zur Phase des 1. Impulses invertiert ist (Abb. 13.5).

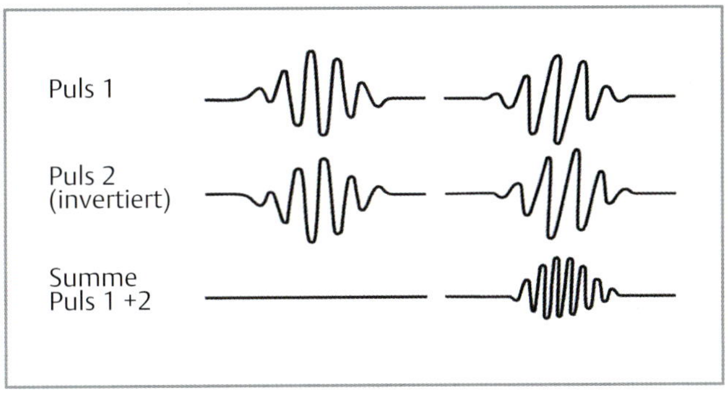


Abb. 13.5 a linear b nichtlinear

Wenn man die Echos beider Signale addiert, ist die Summe gleich null, wenn auf dem Weg in den Körper keine Signalveränderungen stattgefunden haben. Daher werden die Grundfrequenz-Echos unterdrückt (Abb. 13.5a), die zweiten harmonischen Signalanteile dagegen verstärkt (Abb. 13.5b). Die Abb. 14.2 zeigt ein Beispiel von Schallschatten (⇧⇧⇧) hinter intrarenalen Verkalkungen (**b**), die in der konventionellen Bildgebung (**a**) dem Nachweis entgangen wären. Außerdem kann die renale Zyste (⇩) schärfer abgegrenzt und somit klarer als benigne eingestuft werden.

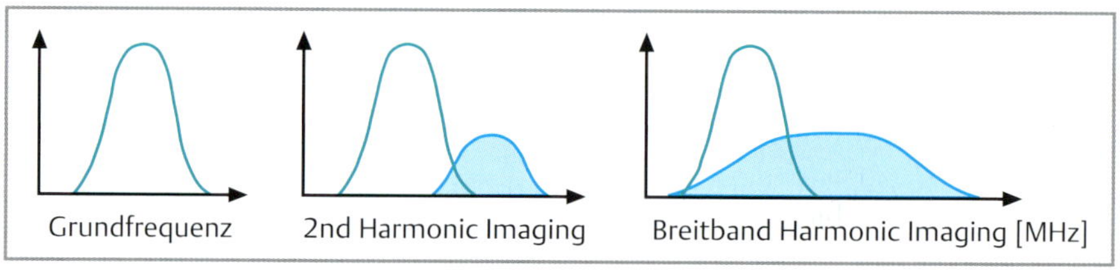


Abb. 14.1 a b c

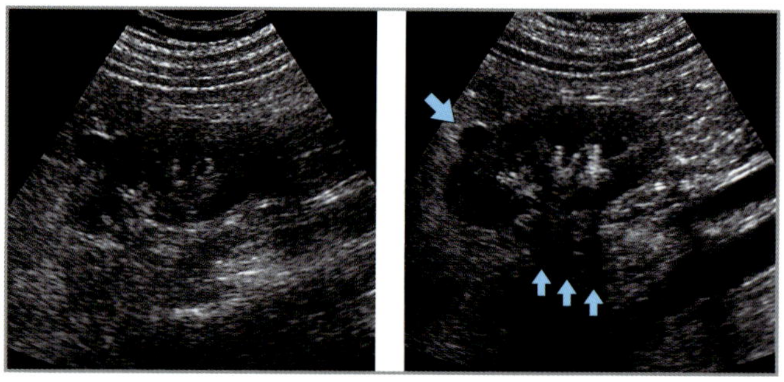

Abb. 14.2 a b

## Kontrastverstärker

Die Echogenität des Blutes und der Gewebe kann mit Hilfe feinster Mikrobläschen mit 3–5 µm Durchmesser erhöht werden, die kapillargängig sind und zu mehr Impedanzsprüngen innerhalb des Blutstroms führen (Abb. 14.3). Einige Kontrastverstärker wurden bereits eingeführt, weitere Substanzen befinden sich in der Entwicklung: Das Präparat **Levovist**® bestand aus kleinsten Luftbläschen (✱) von ca. 3 µm Durchmesser (95 % < 10 µm), die mit feinem Film aus Palmitinsäure stabilisiert sind (Abb. 14.4). Anfangs sind sie an Galaktosemikropartikel gebunden, die sich in der Blutbahn auflösen und die Mikrobläschen freigeben. Das Trockenpulver kann vom Untersucher in unterschiedlichen Konzentrationen angemischt werden. Die Suspension passiert zwar den Lungenkreislauf, war jedoch nur für etwa 8 Minuten nach ihrer Herstellung injizierbar. Eine Kontraindikation ist eine Hypergalaktosämie.

Die Größe der Mikrobläschen rangiert mit nur wenigen mm in der Größe von Erythrozyten (Abb. 14.5) und erklärt ihre Kapillargängigkeit.

Durch Ultraschallimpulse mit niedrigem Schalldruck werden diese feinen Mikrobläschen in Schwingungen versetzt mit einem niedrigen sog. „Mechanical Index“ von 0,05–0,2. Zur Erstellung der Kontrastbilder wird dann ausschließlich die nichtlineare Resonanzfrequenz verwendet. Alternativ kann mit einem höheren MI um 1,0–1,5 auch ein Platzen der Mikrobubbles provoziert werden, die dann (jedoch nur bei einer Passage) ein deutlich stärkeres Signal emittieren („burst method“).

Das Präparat **Sonovue**® besteht aus einer wässrigen Lösung von Schwefelhexafluorid ($SF_6$), die durch eine Phospholipidschicht stabilisiert wird (Abb. 14.6). Die Größe der Bläschen liegt hier im Mittel bei 2,5 µm (90 % < 8 µm) bei einer Osmolalität von 290 mOsmol/kg. Ein Anwendervorteil könnte hier in der Stabilität der Suspension über 6 Stunden für mehrere Applikationen nacheinander liegen. Die besten Ergebnisse werden in Verbindung mit der THI-Technik als sogenanntes **„Contrast-enhanced Ultrasound (CEUS)“** erzielt:

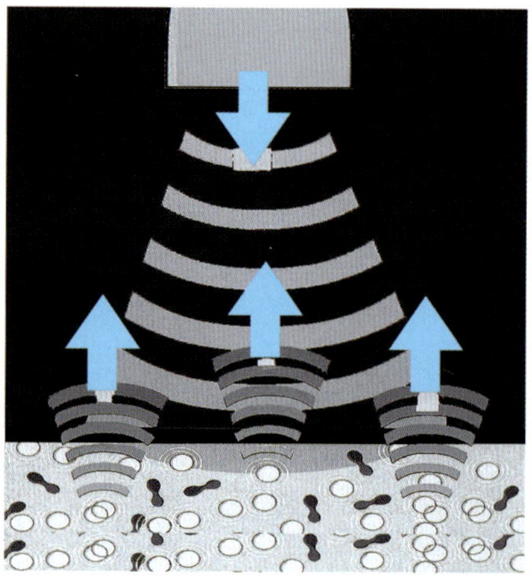

Abb. 14.3

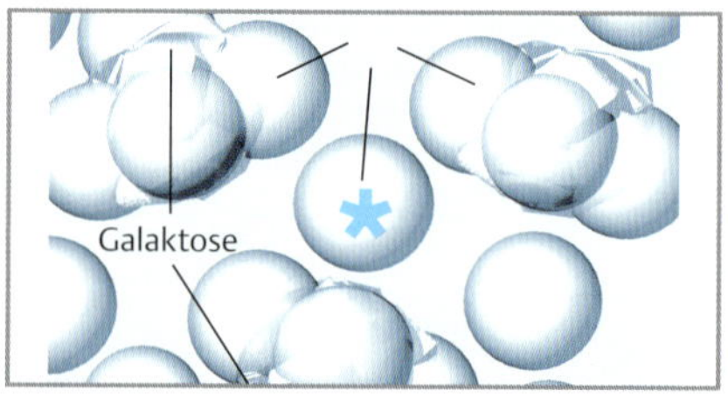


Abb. 14.4

Die Bläschen werden ab einem bestimmten Schalldruck zur Vibration angeregt und emittieren dann verstärkt harmonische Echos. Es resultiert z.B. eine deutlich verbesserte Detektion multipler Lebermetastasen durch CHI (Abb. 14.7b) im Vergleich zur nativen Bildgebung (Abb. 14.7a).

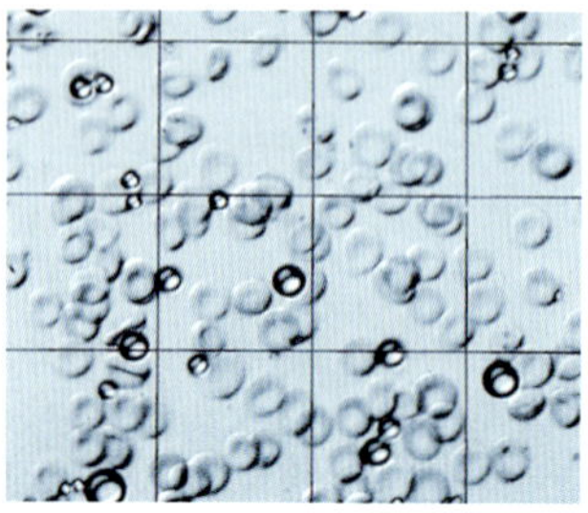

Abb. 14.5 Microbubbles

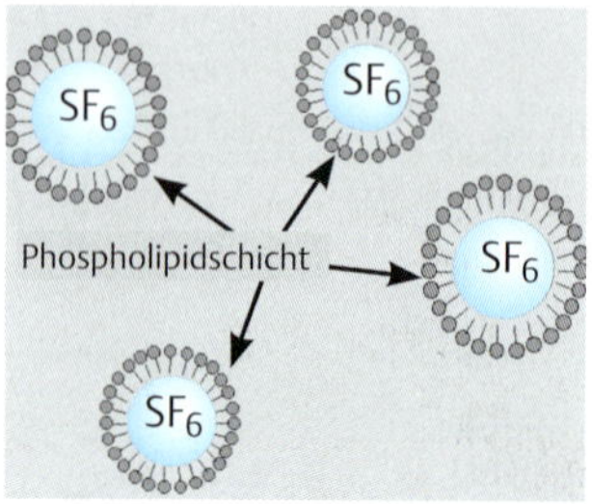


Abb. 14.6 Sonovue®

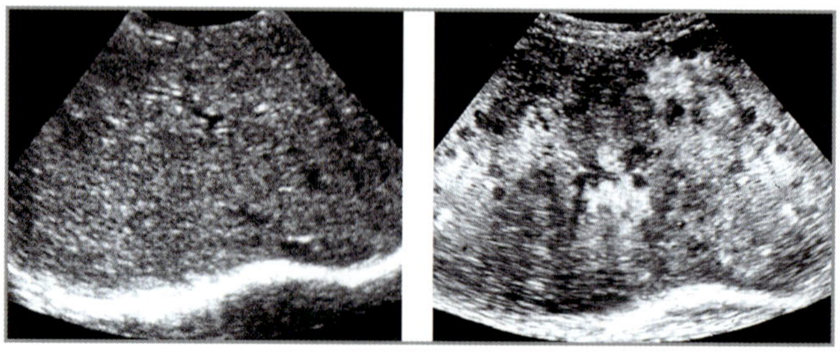

Abb. 14.7 a nativ b CEUS

## Spatial Compounding (SonoCT®)

Es existiert eine weitere Technik zur Artefaktunterdrückung: Beim „Real-time Compound Imaging“ werden die Bildzeilen nicht einzeln abgetastet (Abb. 15.1a), sondern aus verschiedenen Blickwinkeln erstellt und in Echtzeit zu einem Bild zusammengefügt (Abb. 15.1b). Die Erfassung von bis zu neun verschiedenen Schnittebenen führt zu einer präziseren Darstellung der Gewebsinformation, hier der Morphologie eines arteriosklerotischen Carotisplaques (⇩ in Abb. 15.2a) im Vergleich zur konventionellen Bildgebung (Abb. 15.2b).

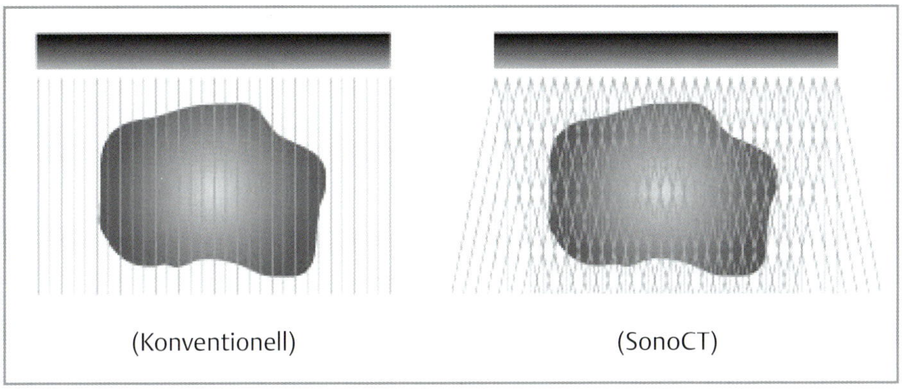


Abb. 15.1 a b

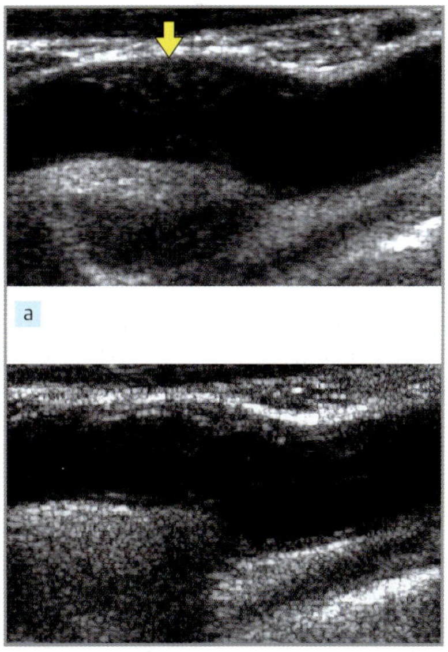


Abb. 15.2 a

In der Sonografie der Mamma und des muskuloskeletalen Systems haben sich bereits deutliche Vorteile gezeigt: Die Abb. 15.3b zeigt die verbesserte und langstreckigere Darstellung einer Biopsienadel (⇘) im Mammaparenchym im Vergleich zur konventionellen Bildgebung (Abb. 15.3a), sodass eine exaktere Zielansteuerung des verdächtigen Herdes ermöglicht wird.

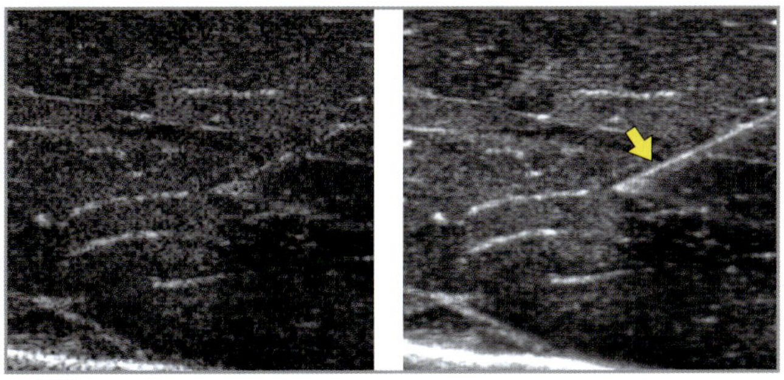

Abb. 15.3 a b

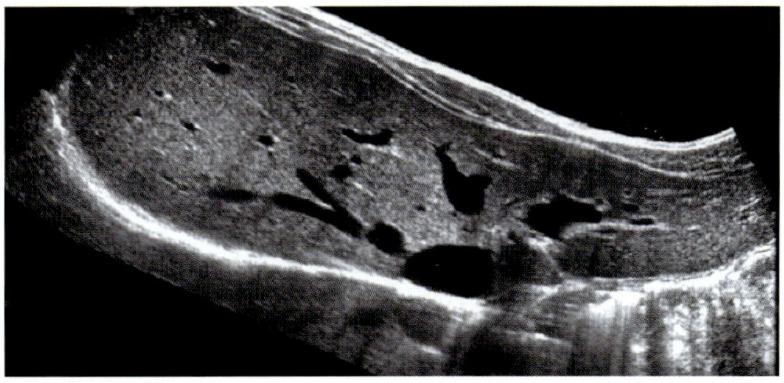

Abb. 15.4

Besonders die Kombination der SonoCT®-Abtastung mit THI (vgl. S. 13) beinhaltet sehr vielversprechende Ergebnisse in Bezug auf die detailgenaue Abbildung von z.B. Leberläsionen (Abb. 15.5) oder fetaler Anschnitte in der Pränataldiagnostik (Abb. 15.6). Inzwischen stehen so leistungsfähige Rechnersysteme zur Verfügung, dass SieClear® oder SonoCT® mit 3D-Darstellungen (Abb. 15.7) und auch mit Panoramabildverfahren (Abb . 15.4) kombiniert werden kann: Hier wurde nahezu die gesamte Leber in Höhe des Lebervenensterns (vgl. S. 52) dargestellt.

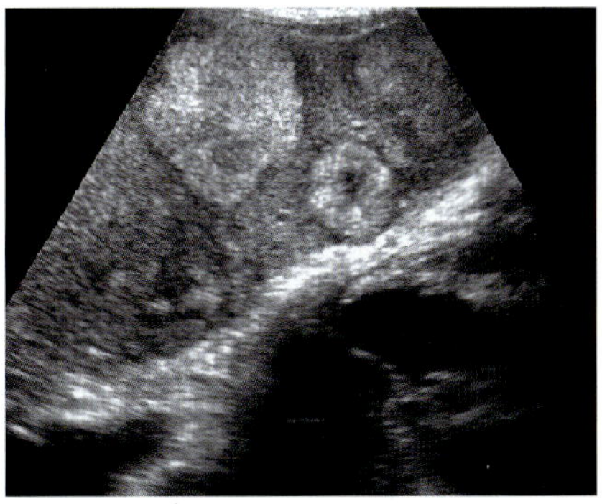

Abb. 15.5

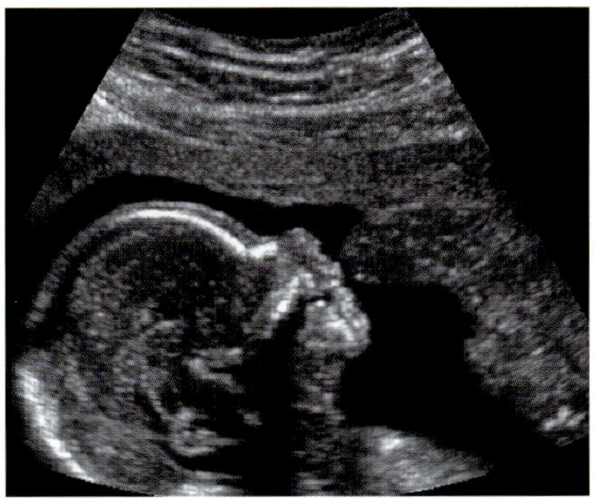

Abb. 15.6

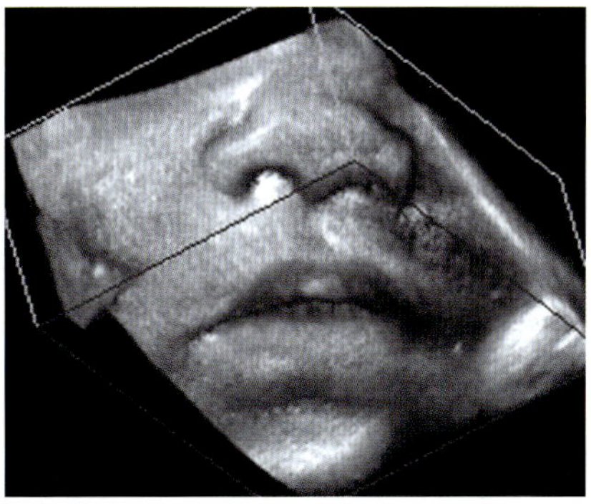

Abb. 15.7

## Pulskompression

Dieses Verfahren stammt aus der Radartechnik und dient vor allem der verbesserten Darstellung tief gelegener Strukturen. Um eine höhere Eindringtiefe zu erzielen, kann wegen möglicher thermischer und mechanischer Effekte ja nicht einfach die Sendeleistung beliebig erhöht werden. Es ist jedoch möglich, die ausgesendeten Impulse zeitlich zu verlängern und nach einem bestimmten Muster in ihrer Frequenz zu modulieren („chirp coding"). Der einzelne Sendeimpuls besitzt so trotz gleicher Amplitude mehr Energie (Abb. 16.1a). Anschließend werden die reflektierten Echos durch einen Chirp-Empfangsfilter dekodiert und wieder in kürzere Echos mit entsprechend höherer Amplitude umgewandelt (Abb. 16.1b).

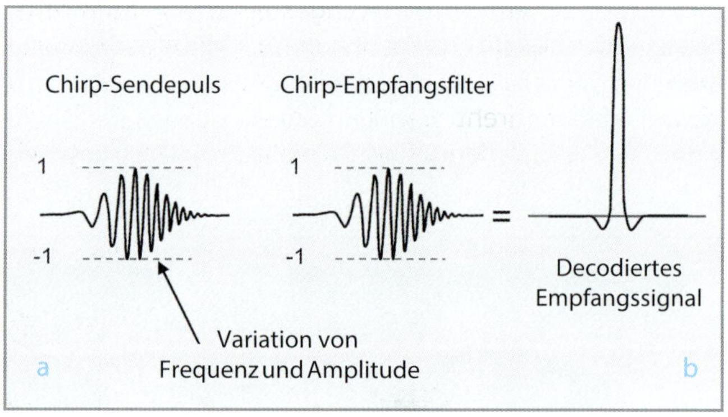


Abb. 16.1 Prinzip der Pulskompression

Das Resultat ist eine höhere Eindringtiefe mit erhaltener Detailauflösung, die man sonst nur mit niedrigeren Frequenzen (und dementsprechend schlechterer) Auflösung erreicht hätte: Die Abbildung 14.2c zeigt die Darstellung einer echoarmen Raumforderung (**54**) hinter der Schilddrüse (**81**), die sich ohne Pulskompression nicht dargestellt hatte (Abb. 16.2a).

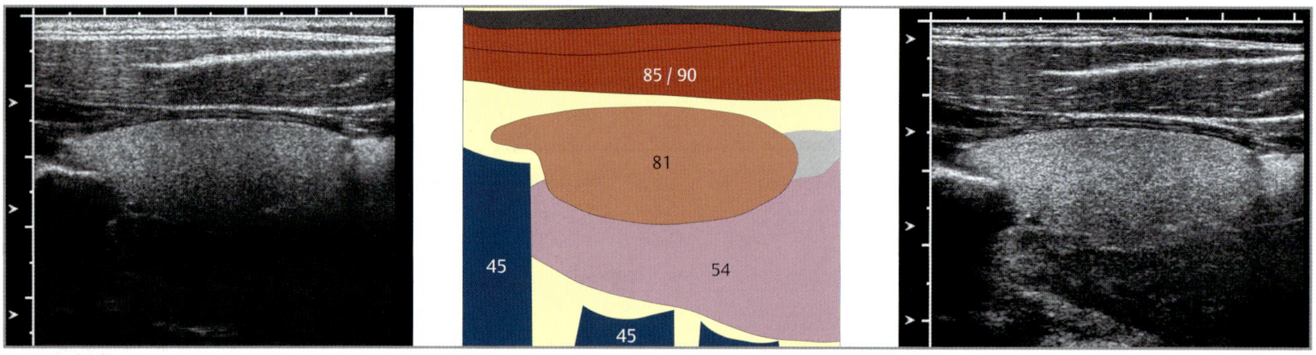


Abb. 16.2 a b c

## Precision Upsampling

Mit konventionellen Techniken der digitalen Bildverarbeitung werden Ultraschallechos bei hochfrequenten Schallköpfen nur etwa 2- bis 5-fach so schnell abgetastet wie die maximalen Frequenzanteile des Echos (weites Raster in Abb. 16.3a). Daher werden diese Echos i.d.R. nur mit wenigen Punkten erfasst, sodass das dargestellte Monitorbild nur einer Näherung der tatsächlichen Echos entspricht (Abb. 16.4a). Durch komplexere Rekonstruktionsalgorithmen kann das tatsächliche Echosignal jedoch wesentlich genauer zeitlich und von seiner Amplitude her erfasst werden (engeres Raster in Abb. 16.3b), sodass hier z.B. die Strukturen einer radialen Sehne (⇧) deutlich schärfer abgebildet werden (Abb. 16.4b).

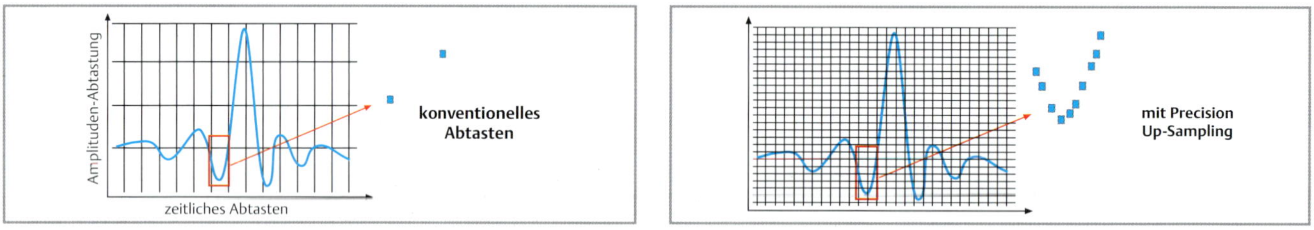


Abb. 16.3 a b

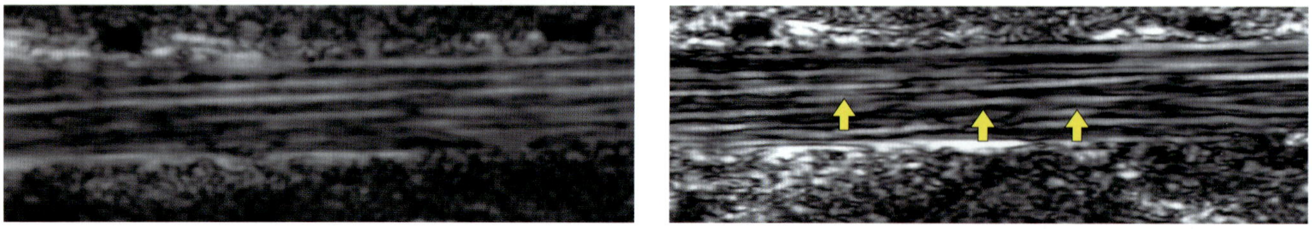

Abb. 16.4 a b

## Diagnostische Ultraschallkatheter

Eine weitere neue Entwicklung stellen miniaturisierte Schallköpfe dar, die inzwischen in nur 3 mm dünnen Kathetern verfügbar sind und in allen Raumrichtungen um jeweils 160° gedreht werden können (Abb. 17.1). Die Abb. 17.2 zeigt den eindrucksvollen Größenvergleich einer solchen „AcuNav"-Sonde (= Accurate Navigation, Fa. Siemens) im Vergleich zu einer TEE-Sonde, wie sie im Lumen des Ösophagus eingesetzt wird. Diese kleine Ausdehnung des Einmalkathetersystems erlaubt u.a. eine Positionierung im Herzen über das venöse System.

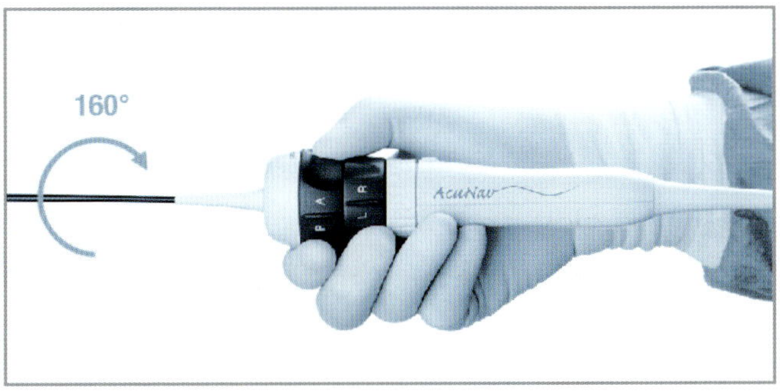


Abb. 17.1

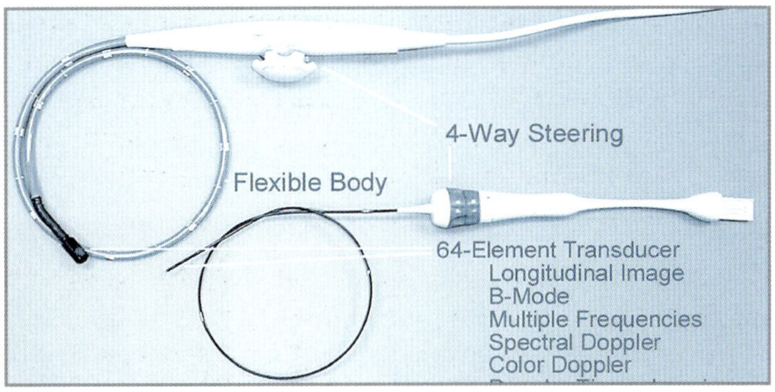


Abb. 17.2

So kann ein bisher nur schwer zugänglicher atrialer Septumdefekt ( ⇩ ) im B-Bild (Abb. 17.3a) mit höheren Frequenzen um 7,5 MHz sowie der konsekutive Shunteinstrom durch den Septumdefekt im farbcodierten Bild (Abb. 17.3b) deutlich präziser dargestellt werden als bisher üblich. Auch der instrumentelle Verschluss des ASD ( ⇙ in Abb. 17.3c) kann so leichter überwacht und erfolgskontrolliert werden. Die Vorteile gegenüber der TEE-Technik liegen neben der besseren Bildqualität vor allem im Wegfall der Sedierung bzw. Narkose, sodass der Patient während der Untersuchung kooperieren kann (Atem anhalten, Valsalva etc.) und insgesamt weniger belastet wird.

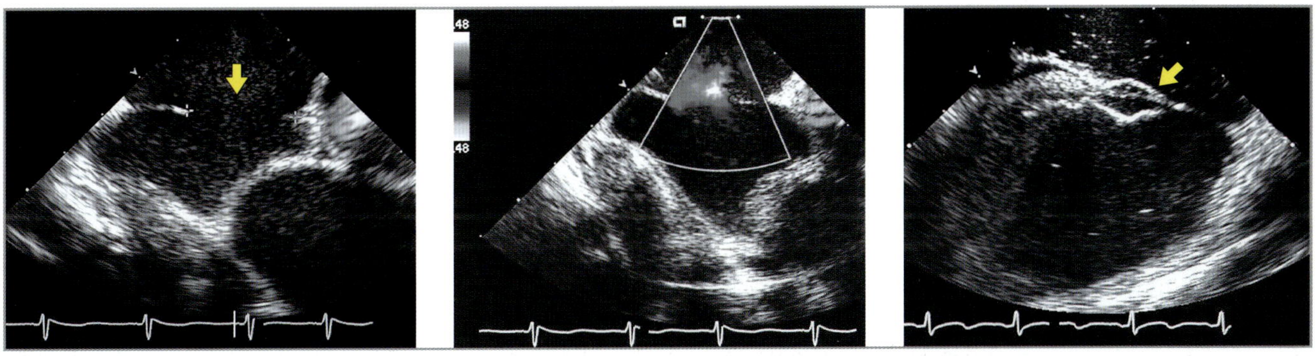

Abb. 17.3 a b c

Das Kathetersystem kann jedoch auch durch das rechte Herz in die V. cava inferior (VCI) vorgeschoben werden und dort zur Steuerung einer direkten intrahepatischen portosystemischen Shuntanlage (TIPPS) eingesetzt werden. Aus der VCI sind auch benachbarte Ösophagusvarizen ( ⇘ in Abb. 17.4) oder retroperitoneale Lymphknoten (**55**) mit sehr hoher Ortsauflösung darstellbar (Abb. 17.5), hier teilweise nekrotisierend (**57**). Beachten Sie auch die präzise Erkennbarkeit der Wandschichtung ( ⇨ ) des hier benachbarten Duodenums (**46**).

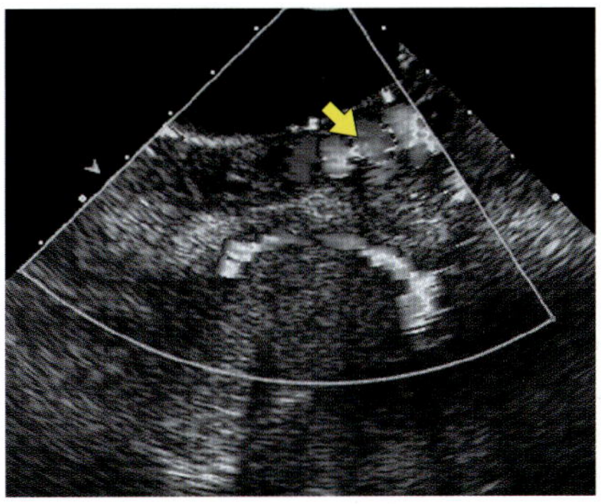

Abb. 17.4

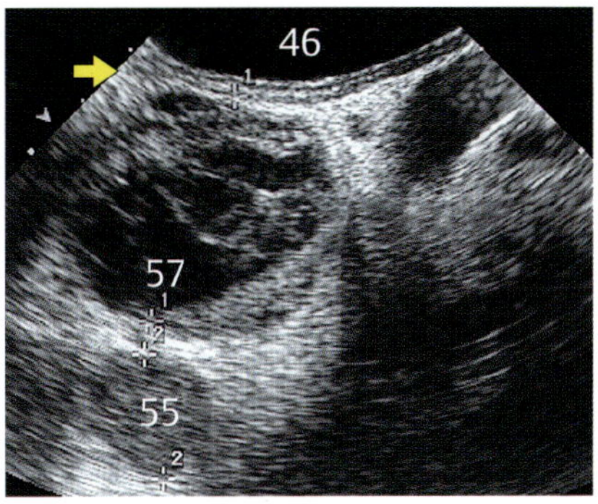


Abb. 17.5

**Wiederholung (Reverberation):** Das Monitorbild spiegelt nicht immer die korrekte Echogenität wider – es existieren Täuschungsphänomene, die allgemein als „Artefakte“ bezeichnet werden. So ging die Darstellung der Bildentstehung auf Seite 8 davon aus, dass Echos von dem Ort ihrer Reflexion immer direkt zum Schallkopf zurückkehren. Dies ist auch die Grundlage für den Rechner, um die Tiefe dieses Reflexionsortes zu bestimmen. In Wirklichkeit ist dies jedoch nicht immer der Fall:
Es kann passieren, dass reflektierte Schallwellen auch auf ihrem Rückweg auf Impendanzsprünge stoßen, die sie partiell in die Tiefe zurückwerfen. Dort treffen sie erneut auf eine Grenzfläche, werden wieder reflektiert und gelangen daher erst mit einiger Verzögerung zum Schallkopf zurück (Abb. 18.1). Die erhöhte Latenzzeit bis zur Rückkehr der Echos wertet das Rechnersystem als größere Eindringtiefe – diese Echos werden also falsch zu tief im Bild dargestellt. Meistens geht dieses Phänomen im Grundrauschen des Bildes unter. Bei echofreiem Hintergrund, wie z.B. im Lumen der Harnblase (**38**) oder der Gallenblase, fallen diese Wiederholungen der ventralen Bauchdeckengrenzen als dazu parallele Linien auf (**51a** in Abb. 18.2). Dieses „Hin- und-her Laufen“ der Schallwellen in der Bauchdecke kann auch mehrfach auftreten – deshalb entstehen mehrere, zueinander parallele Linien (**51a**).

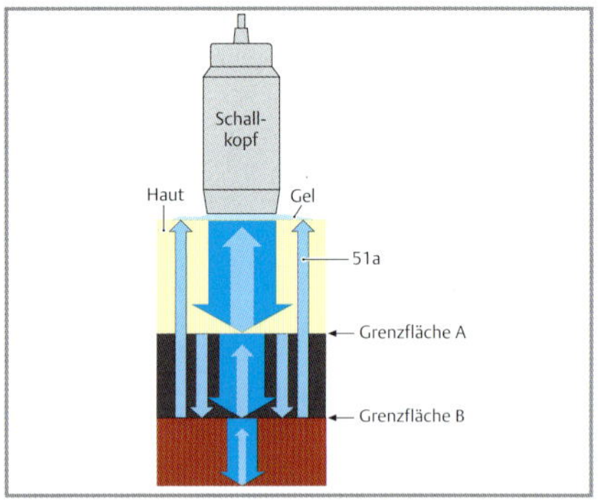

Abb. 18.1

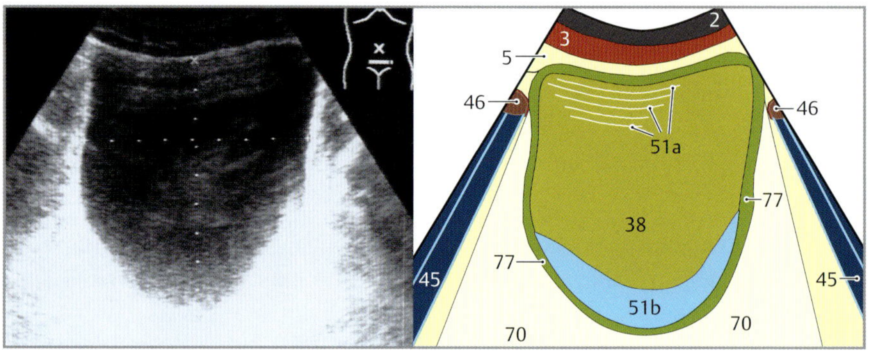

Abb. 18.2 a b

**Schichtdickenartefakt:** Eine ähnliche Unschärfe der Harnblasenwand kann gegenüber auf der dem Schallkopf abgewandten Seite entstehen: Wenn die Harnblasenwand (**77**) oder die Wand einer Zyste oder der Gallenblase nicht senkrecht, sondern schräg zur Dicke der Schallkeule verläuft, wird diese Wand ebenfalls unscharf abgebildet (**51b** in Abb. 18.2). Von diesen Schichtdickenartefakten muss sedimentiertes Material (kleine Konkremente, Gries oder Blutkoagel, **52**) abgegrenzt werden (Abb. 18.3), die jedoch meistens eine schärfere Begrenzung zum Restlumen auweisen und sich mit dem Schallkopf aufschütteln lassen.

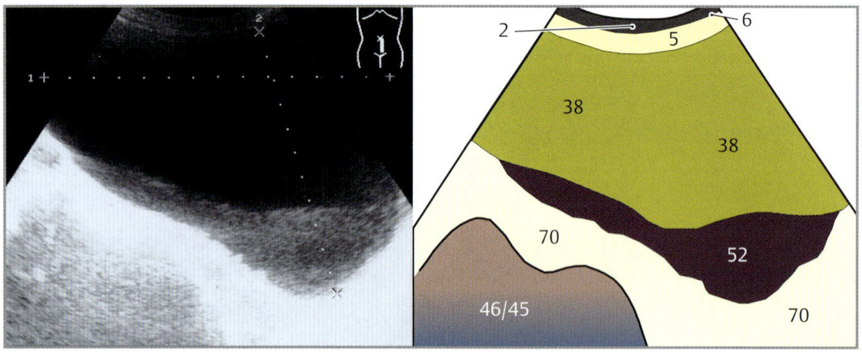

Abb. 18.3 a b

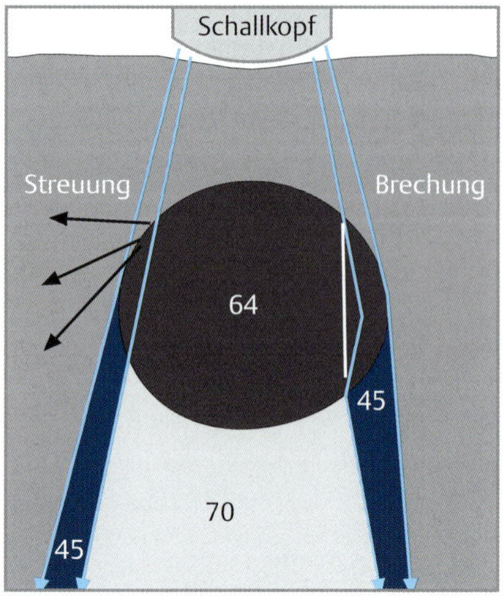

Abb. 18.4

**(Dorsale) Schallverstärkung:** Vom Schallkopf aus gesehen tritt hinter größeren Gefäßen oder Hohlräumen (**64**), die mit homogener (= echofreier) Flüssigkeit gefüllt sind, eine relative Verstärkung der dortigen Echos (**70**) auf (Abb. 18.4). In Abb. 18.2 und 18.3 wirkt das Gewebe dorsal der Harnblase (**38**) dadurch fast weiß und ist nicht beurteilbar. Woran liegt das?
Wenn sich Schallwellen über eine längere Strecke durch homogene Flüssigkeiten ausbreiten, unterliegen sie mangels Reflexion keiner Abschwächung. Daher bleibt hinter der Gallen-/Harnblase, hinter Zysten oder größeren Gefäßen mehr „Restschall“-Energie übrig als in benachbarten Bildbereichen. Die Folge ist eine echoreichere (= hellere) Darstellung (**70**) der vom Schallkopf aus dahintergelegenen Strukturen, die jedoch nicht ihrem „wahren” Charakter entspricht. Dieses Phänomen kann aber auch ein nützliches Unterscheidungskriterium sein, um z.B. echofreie Zysten (die ab einer gewissen Größe eine dorsale Schallverstärkung produzieren) von z.B. echoarmen Leberläsionen zu differenzieren (die dieses Phänomen i.d.R. nicht zeigen).

## Schallschatten

Vom Schallkopf aus gesehen entstehen hinter starken Reflektoren (Rippen, Konkremente, manche Ligamente, aber auch Magen- oder Darmgas) Bildstreifen mit stark verminderter Echogenität (echoarm oder echofrei = schwarz). Deshalb versperren die caudalen Rippen oder das Schambein genauso die Sicht wie lufthaltiger Darm oder Magen. Diesen Effekt kann der Untersucher auch nutzen, um auf verkalkte Gallensteine (**49**) in der Gallenblase (**14**) wie in Abb. 19.1, auf Nierensteine (**49** in Abb. 70.2) oder auf arteriosklerotische Plaques (**49** in Abb. 29.1) zurückzuschließen. Enterale Luft kann entweder echoarme (= dunkle) Schallschatten oder durch Vibration/multiple Reflexion auch echoreiche (= helle, „Kometenschweif") Artefakte verursachen.

Hinter runden Hohlräumen, deren Wand tangential von den Schallwellen getroffen wird, kann ein Randschatten (**45**) entstehen (Abb. 19.2), der durch Streuungs- und Brechungseffekte (Abb. 18.4) verursacht wird. Im Beispiel der Gallenblase (**14**) in Abb. 19.2 muss man schon genau hinsehen, um den Schallschatten (**45**) nicht der echoarmen Minderverfettungszone (**62**) der Leber (**9**) zuzuordnen, sondern ihn korrekt als Gallenblasenrandschatten zu identifizieren. Eine häufige Verwechslungsmöglichkeit besteht bei Schallschatten aus duodenaler Luft (**46**), die dann als Schallschatten vermeintlicher Konkremente aus der benachbarten Gallenblase fehlinterpretiert werden. Wie nennen Sie noch einmal das Phänomen, das für die falsch zu echoreiche Darstellung (**70**) des Leberparenchyms dorsal der Gallenblase (**14**) in Abb. 19.2 verantwortlich ist?

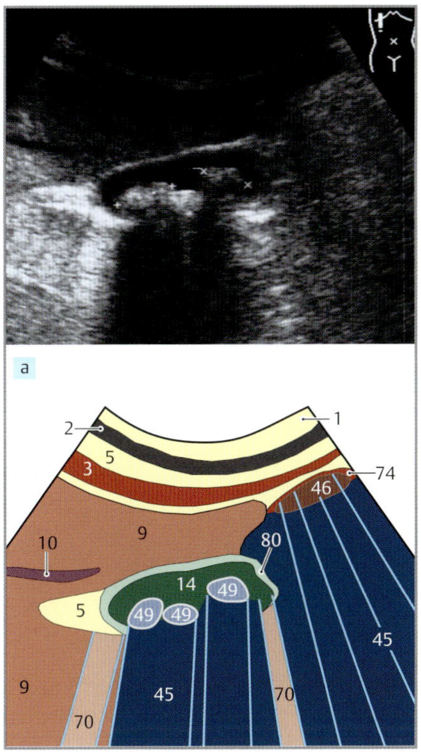


Abb. 19.1 b

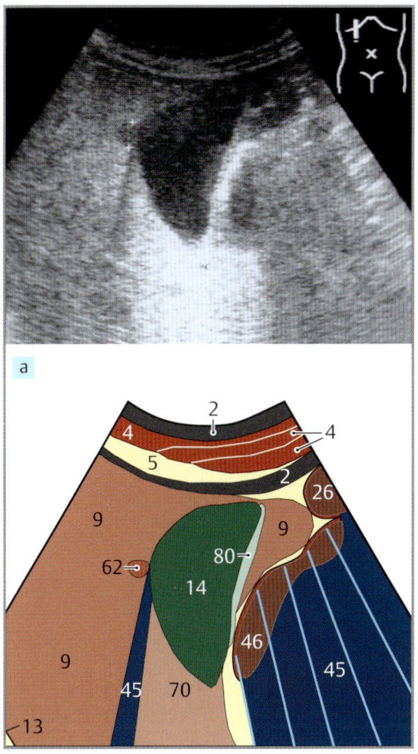


Abb. 19.2 b

## Spiegelung

An stark reflektierenden Grenzflächen, wie z.B. dem Zwerchfell (**13**), können Schallwellen so abgelenkt werden, dass sie auf der anderen Seite des Zwerchfells einen Spiegelartefakt vortäuschen (Abb. 19.3): Die Schallwellen werden am Zwerchfell nach lateral abgelenkt, stoßen auf einen Reflektor (**R**), von dort zum Zwerchfell zurück, das sie wieder zum Schallkopf zurück ablenkt. Der Rechner kann nur die Laufzeit als Kriterium für die Entfernung des Objektes zugrunde legen und projiziert das Objekt entlang der Bildzeile falsch zu tief (**R'**). Die Abbildung 19.4 zeigt eine V. cava inferior (**16**), die über das Zwerchfell gespiegelt wurde (**16'**). Zusätzlich wurde das Leberparenchym (**9**) auf die Seite der Lunge (**9'**) gespiegelt. Ein weiteres Beispiel finden Sie in der Abb. 53.2.

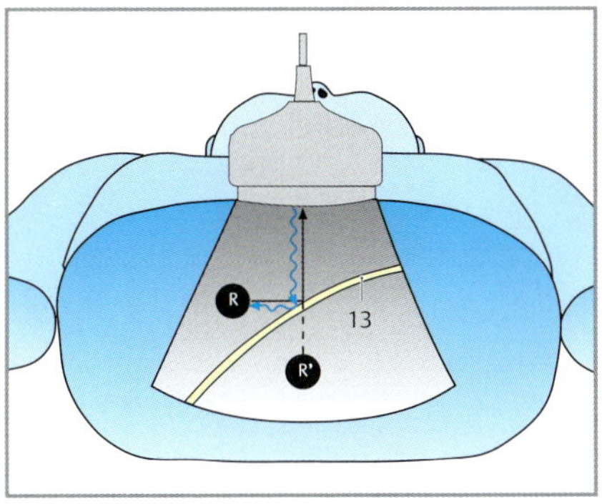


Abb. 19.3 Schallweg bei Spiegelartefakt

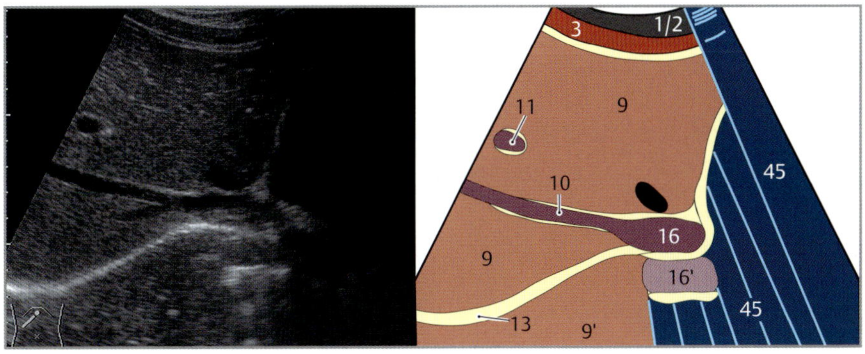


Abb. 19.4 a b

## Bogenartefakt

Bisher sind wir davon ausgegangen, dass sich die Schallwellen entlang der Bildzeilen von oben nach unten im Bild ausbreiten (dunkelblaue Schallkeule in Abb. 20.1). Tatsächlich existieren jedoch mehrere sogenannte „Nebenschallkeulen“, die unerwünschte Streueffekte und Bildunschärfen verursachen. Wenn solche Nebenschallkeulen auf einen starken Reflektor stoßen, können die schräg abgelenkten Schallwellen vom Rechner falschen, benachbarten Bildzeilen zugeordnet werden (Abb. 20.2). Je weiter die Schallwellen zur Seite abgelenkt werden, desto länger wird ihr(e) Weg(zeit), desto tiefer wird die Herkunft der vermeintlichen Echos vom Rechner angenommen. Daher resultiert oft eine bogenförmige Verlängerung einer stark reflektierenden Linie (↙ in Abb. 20.3). Diese charakteristische Form hat dem Bogenartefakt auch seinen Namen gegeben.

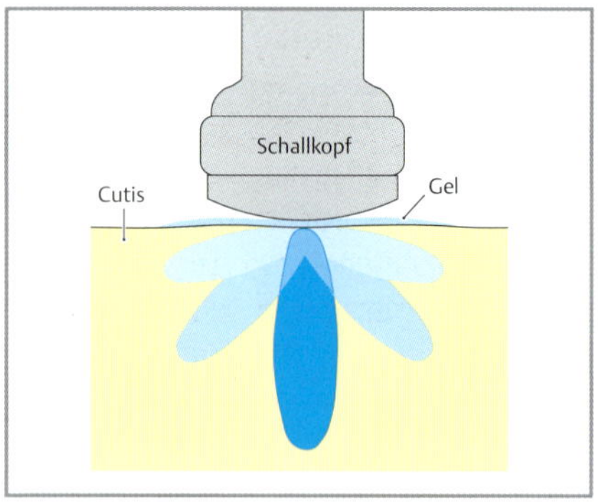


Abb. 20.1 Nebenschallkeulen

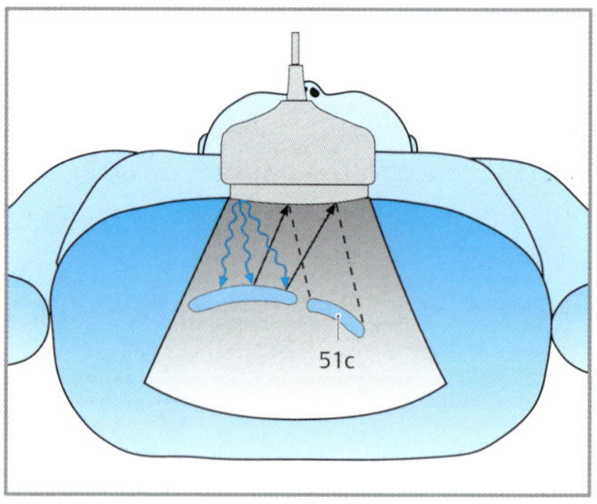


Abb. 20.2 Schallweg bei Bogenartefakt

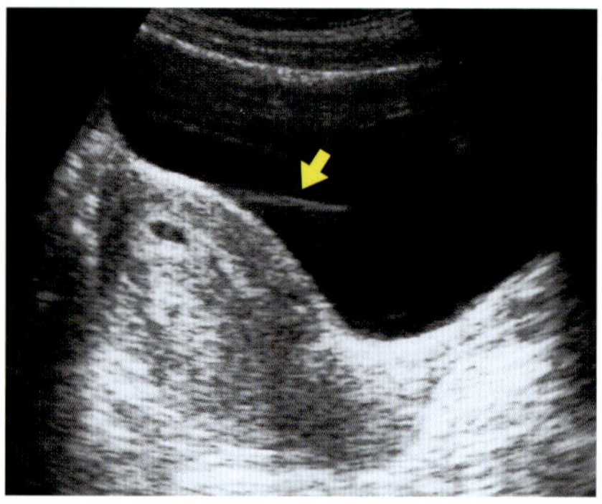

Abb. 20.3 Bogenartefat-Beispiel

## Quizfragen zu technischen Grundlagen / Technik

Sie sind herzlich eingeladen, vor Beginn der Schallübungen bzw. vor dem Einstieg in den ersten Kurstag zu testen, welche Informationen Sie bereits wirklich verstanden und auch abrufbar haben und wo noch Lücken bestehen. Ihre Antwortnotizen können Sie mithilfe der vorherigen Seiten überprüfen, die Lösung des Bildrätsels Nr. 4 finden Sie auf Seite 154.

1. Welche Strukturen stellen sich im Bild (fast) immer echofrei = schwarz dar? Nennen Sie bitte jeweils 4 physiologische und pathologische.

| Physiologisch: | Pathologisch: |
|---|---|
| · | · |
| · | · |
| · | · |
| · | · |

2. Welche Frequenzen benutzen Sie für welche Fragestellung und warum? Nennen Sie bitte die jeweilige Bandbreite in MHz und skizzieren Sie darunter das Monitorbild des dazugehörigen Schallkopftyps. Wann setzen Sie welchen Schallkopf ein – weshalb?

3. Wie ermittelt der Rechner die Tiefe, aus der ein Echo stammt? Können Sie aus diesem Prinzip noch mindestens drei Artefakte herleiten und einem Kollegen/Lernpartner schlüssig erklären?

4. Betrachten Sie die Abb. 20.4 und erläutern Sie bitte Namen und Herkunft aller Artefakte, die Sie darauf erkennen.

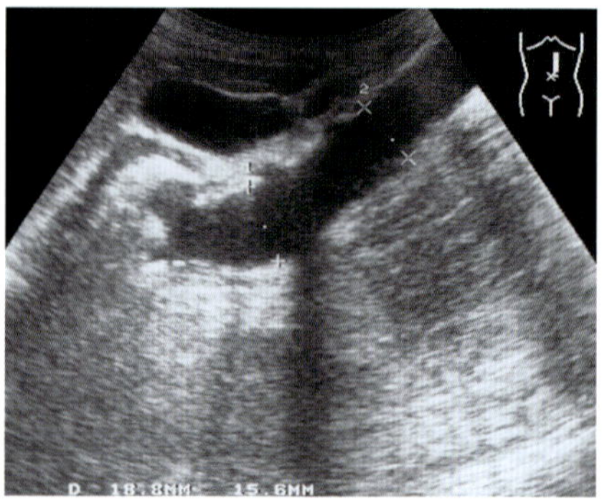


Abb. 20.4

## Räumliche Orientierung

Vor Beginn der praktischen Einarbeitung bzw. vor den praktischen Übungen in einem Ultraschallkurs sollte man sich zunächst mit der räumlichen Orientierung im 3D–Raum des Abdomens befassen: Um den Einstieg zu erleichtern, werden hier zunächst nur zwei Ebenen betrachtet, die zueinander im rechten Winkel liegen: die vertikale (= sagittale) Bildebene und die horizontale (= transversale) Ebene. Damit Sie diese Ebenen auch dauerhaft verinnerlichen, ist jetzt Ihre aktive Mitarbeit gefragt:

1. Schritt: Nehmen Sie bitte einen Kaffeefilter (in welchem Krankenhaus gibt es den nicht überall?) oder zeichnen Sie die Form eines Kaffeefilters auf ein Blatt Papier. Die Form des Filters entspricht in etwa der Form eines Sonografiebildes, wenn ein Konvexschallkopf verwendet wird (vgl. S. 11).
Überlegen Sie jetzt selbstständig, an welchem Bildrand (= Rand des Kaffeefilters) die jeweils ventralen, dorsalen, linken, rechten, cranialen und caudalen Strukturen des geschallten Patienten liegen müssen, wenn man (laut internationaler Konvention) die Bildebene von der rechten Seite des Patienten aus betrachtet (Abb. 21.1a).
Halten Sie den Kaffeefilter an Ihren Bauch und stellen Sie sich vor, dass sich die Schallwellen von der Linea alba Ihrer Bauchwand in Richtung der Wirbelsäule ausbreiten. Schreiben Sie jetzt vier der sechs angebotenen Richtungsbezeichnungen an die Ränder des Filters bzw. Ihrer Zeichnung. Zwei sind demnach falsch – überlegen Sie bitte, warum (Es lohnt sich; Sie werden es für immer behalten, wenn Sie selbst darauf gekommen sind).
2. Schritt: Bevor Sie die Lösung nachschlagen, wiederholen Sie die gleiche Übung für einen Querschnitt (= Transversalschnitt). Dieses Mal lautet die Konvention, dass die Bildebene in der Ansicht von caudal (Fußende des Patienten) auf dem Monitor dargestellt wird (Abb. 21.1b). Schreiben Sie auf die Rückseite des Filters wieder vier der sechs Adjektive: Zwei sind wieder falsch, aber dieses Mal sind es andere. Gut. Wenn Sie Ihr Ergebnis durchdacht haben, überprüfen Sie bitte Ihre Lösung auf Seite 155.
Das nächste Problem wird die sogenannte „Überlagerung“ durch Darmgase mit entsprechenden Schallschatten sein. Die Lösung besteht meistens nicht in mehr Kontaktgel (wie viele Anfänger zunächst glauben), sondern eher in der Dosierung des Schallkopfdrucks:

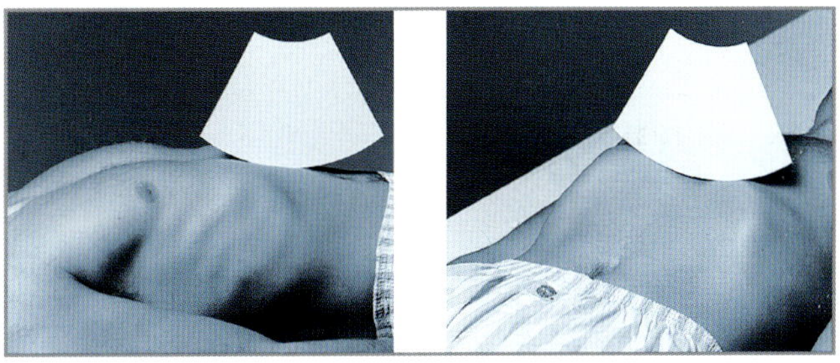

Abb. 21.1 a Sagittalebene b Transversalebene

## Wie stark muss ich mit dem Schallkopf drücken?

Der Anfänger scheut sich i.d.R. aus Rücksicht auf den Patienten, den Schallkopf kraftvoll auf die ventrale Abdomenwand zu drücken. Diese Zurückhaltung ( ↓↓↓ ) bewirkt, dass der normale Luftgehalt im Magen- oder Darmlumen (**26**) verbleibt und durch Schallschatten (**45**) z.B. die Sicht auf das dorsal davon gelegene Pankreas (**33**) und die benachbarten Gefäße verhindert (Abb. 21.2a). Auch der extrahepatische Gallengang (**66**) und die V. portae (**11**) werden häufig durch duodenale oder gastrale Luft optisch verdeckt. Die Lösung besteht bei erwachsenen Patienten in einem dosierten, langsam zunehmenden Anpressdruck ( **↓↓↓** ), der aber nicht plötzlich erfolgen darf, um den Patienten nicht zu erschrecken oder ihm unnötige Schmerzen zuzufügen (Abb. 21.3). Der Trick liegt darin, diesen Druck beizubehalten: Dadurch wird die enterale Luft zunehmend (und sanft) aus der Bildebene verdrängt, der störende Schallschatten (**45**) verschwindet und die Sicht auf das Pankreas (**33**) und die anderen Gefäße wird frei (Abb. 21.2 b). Dieses Prinzip ist insbesondere hilfreich für die Darstellung retroperitonealer Lymphknoten und Gefäße, auch im Mittel- und Unterbauch. Bei Kleinkindern ist dieses Manöver meistens überflüssig und eher kontraproduktiv (wegen ihrer größeren Empfindlichkeit und Abwehrreaktion).

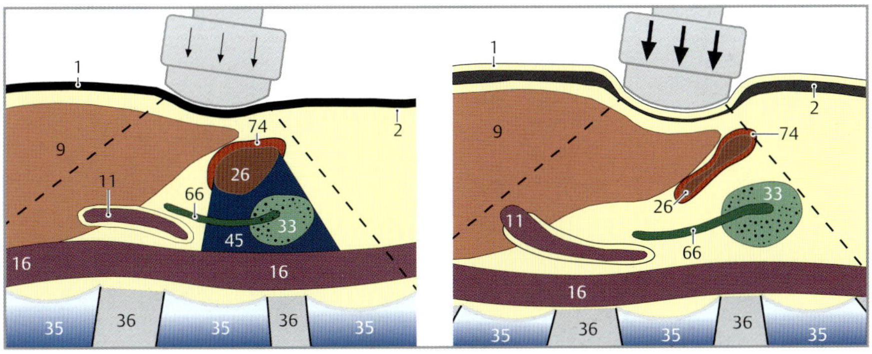


Abb. 21.2 a geringer Druck b höherer Druck

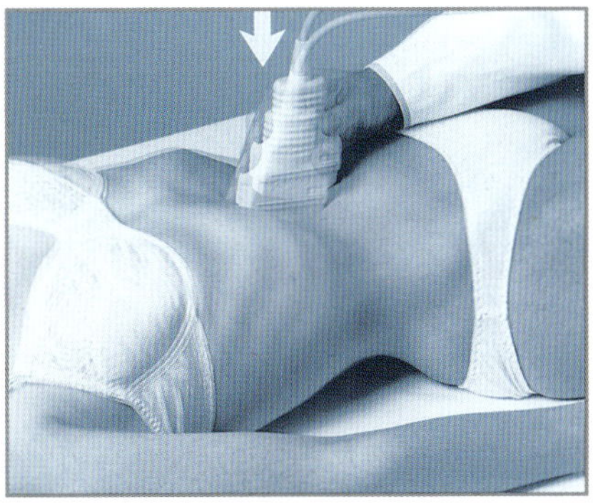

Abb. 21.3 Druckapplikation

**Relevanz adäquater Atemkommandos:** Natürlich scheut man sich anfänglich davor, den Patienten allzu direkte Anweisungen zu geben. Dennoch sind fast alle Patienten sehr kooperativ, wenn Sie ihnen den folgenden Zusammenhang erklären: Für die Bildqualität im Oberbauch (und damit für die Validität Ihres Befundes) ist es oft entscheidend, dass Ihr Patient tatsächlich sehr tief einatmet, um z.B. die Leber nach caudal zu bewegen. Warum?
In Atemmittelstellung (Abb. 22.1a) werden nicht nur Anteile der Leber (**9**) und Milz durch Schallschatten caudaler Lungensegmente überlagert: Auch die Darstellung des Pankreas (**33**) und seiner Umgebung scheitert oft am Luftgehalt des Magens (**26**). Schiebt sich dagegen die Leber (**9**) durch maximale Inspiration (Abb. 22.1b) nach caudal ( ⇨ ), werden der lufthaltige Darm und Magen (**26**) ebenfalls nach caudal verlagert und die Sicht auf das Pankreas und wichtige Lymphknotenstationen ist frei. Das gleiche Prinzip erleichtert erheblich die Darstellung der atemverschieblichen Nieren und des Leberhilus (s.u.). Bitte verwenden Sie klar formulierte Atemkommandos, wie z.B. „Atmen Sie bitte mit offenem Mund maximal tief ein (Pause) und jetzt bitte die Luft anhalten." Denken Sie nach angemessener Latenz (max. 20 Sekunden) bzw. sofort nach Einfrieren einer Bildebene an das sofortige Ausatmungskommando. Dieser Hinweis ist bei Weitem nicht so trivial, wie es scheint:

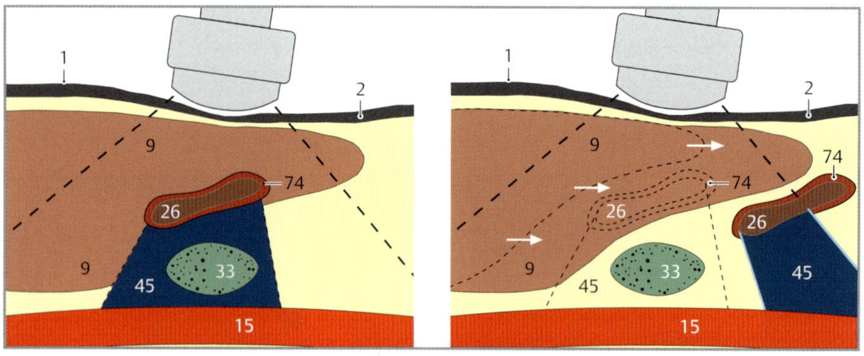


Abb. 22.1 a Atemmittelstellung b nach tiefer Inspiration

Eine gute Atemführung des Patienten wird von diesem nicht nur dankbar angenommen, sondern spart seine Atemkondition und beschleunigt dadurch erheblich den Ablauf einer OBB-Untersuchung. Im Unterbauch helfen diese Aktionen jedoch nicht weiter und sind unnötig.

**Darstellung des Leberhilus:** Sollten Sie trotz Beachtung der vorgenannten Tricks den Leberhilus nicht darstellen können, versuchen Sie einmal, die Leberpforte in Ausatmung von interkostal (Abb. 22.2) darzustellen. Wenn dies auch nicht gelingt, dann bringen Sie den Patienten in die überdrehte Linksseitenlage (Abb. 22.3): Die Leber wird dann durch ihr Eigengewicht näher an die ventrale Bauchdecke verlagert, verdrängt eventuell störende Darmschlingen und der Blick auf die Leberpforte mit ihren wichtigen Leitungsbahnen (vgl. S. 41) wird frei.

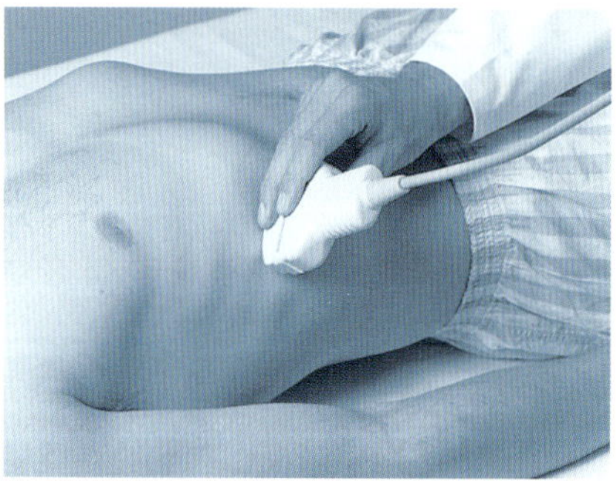

Abb. 22.2 intercostale Anlotung

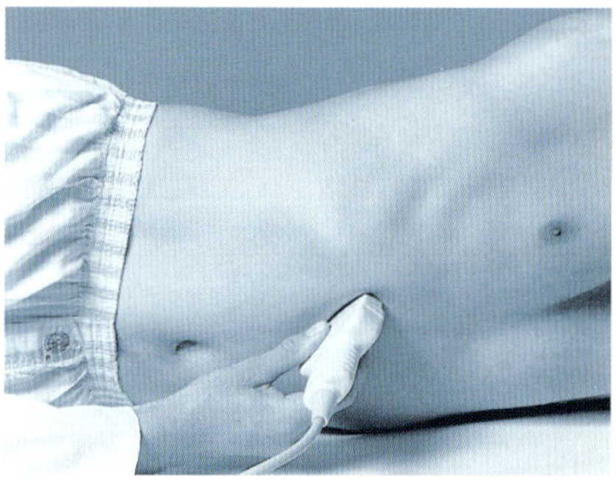

Abb. 22.3 überdrehte Linksseitenlage

**Testen Sie Ihre Kombinationsfähigkeit:** Betrachten Sie bitte die Abb. 22.4 und 22.5. Beide Abbildungen zeigen eine schlechte Bildqualität. Entscheiden Sie bitte, warum bei welcher Abbildung zu wenig Gel und bei welcher zu wenig Druck appliziert worden ist. Die Abb. 22.6 zeigt Ihnen optimale Bildbedingungen bei optimalem Druck und ausreichender Gelmenge. Alle drei Abbildungen sind kurz nacheinander bei demselben Patienten entstanden. Die Lösung steht auf Seite 155.

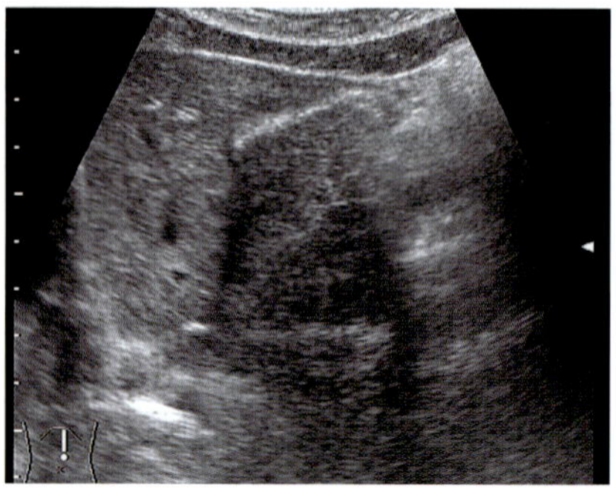

Abb. 22.4

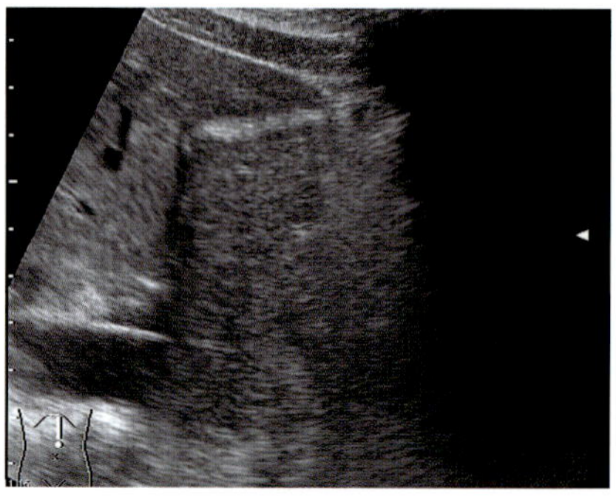

Abb. 22.5

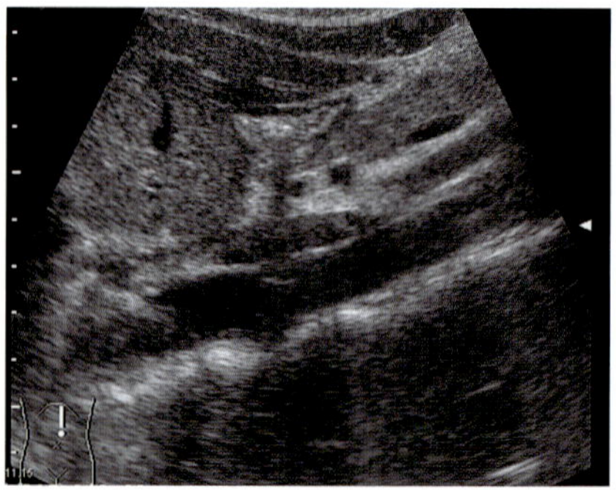

Abb. 22.6

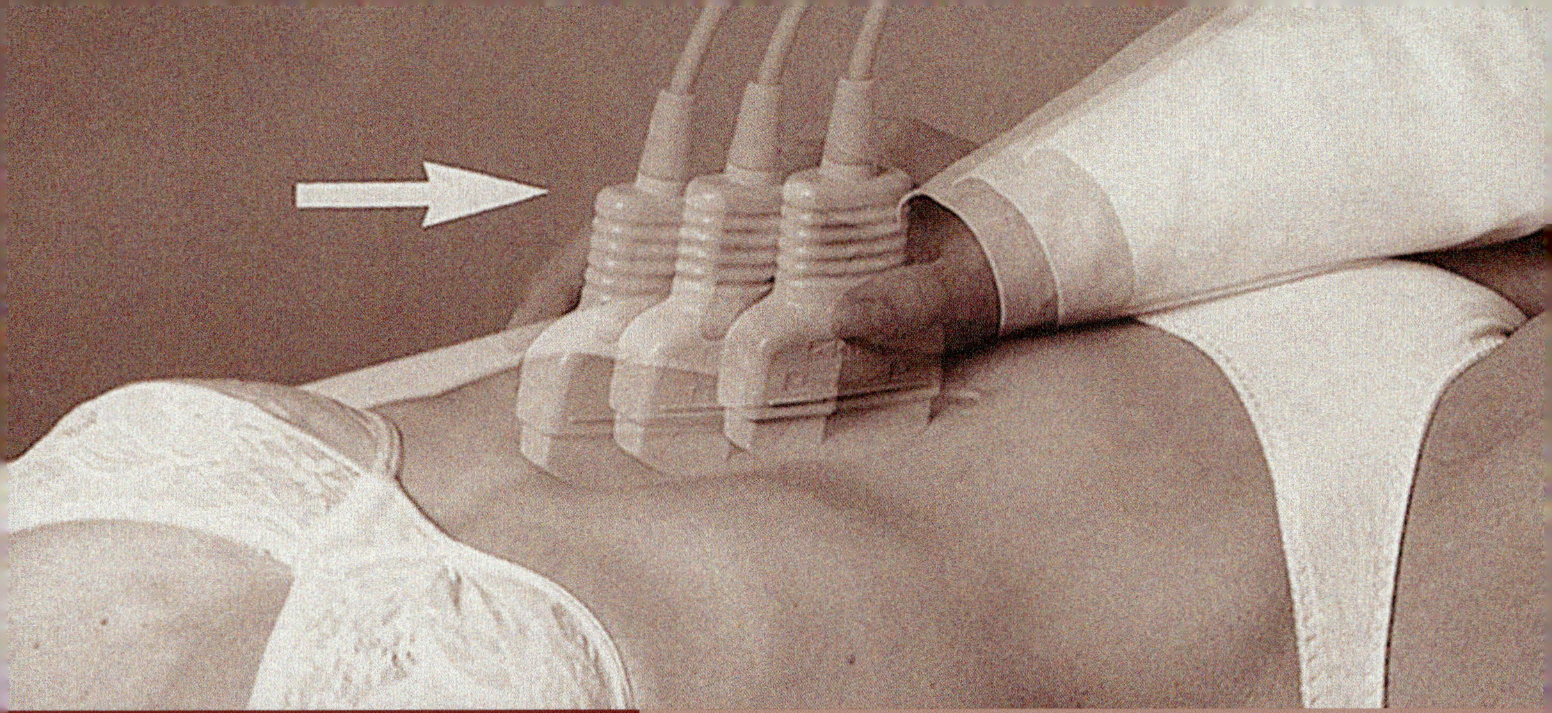

# 1. KURSTAG

## Retroperitoneum sagittal



Mit Abbildungen von Matthias Hofer und Alexis Müller-Marbach

## Anatomie

Im dorsalen Abschnitt des cranialen Retroperitoneums dienen vor allem die einfach pulsierende Aorta (**AO, 15**) und die V. cava inferior (**VCI, 16**) mit ihrem typischen „Doppelschlag-Phänomen“ als Orientierung gebende Leitungsbahnen (**Abb. 24.1**).

Vor allem am aortalen Ursprung des Truncus coeliacus (**32**), seiner Aufzweigung in die A. lienalis (**19**), A. hepatica (**18**) und A. gastrica sin. (**32a**) sowie in Nachbarschaft zur A. mesenterica sup. (**17**) liegen regionale Lymphknotenstationen, die als Prädilektionsstelle für LK-Metastasen des Magens, der Leber (**9**), der Gallenblase (**14**), des Pankreas (**33**) sowie beider Nebennieren (**155**) und beider Nieren (**29**) gelten.

Allerdings existiert im Gegensatz zur hier abgebildeten Zeichnung ein relevanter seitlicher Abstand zwischen der Aorta und VCI, der als sogenannter “interaortocavaler Raum“ ebenfalls pathologisch vergrößerte Lymphknoten enthalten kann.

Die **Abb. 24.2** zeigt die unmittelbare topografische Nachbarschaftsbeziehung zur etwas weiter ventral gelegenen Leberpforte, an der die A. hepatica (**18**) zusammen mit dem Gallengang (**66**) hier die dorsal davon verlaufende V. portae (**11**) verdeckt. Diese und auch alle anderen Ziffern finden Sie im hinteren Buchumschlag auf der ausklappbaren Ziffernlegende, die auf alle Seiten im Buch passt.

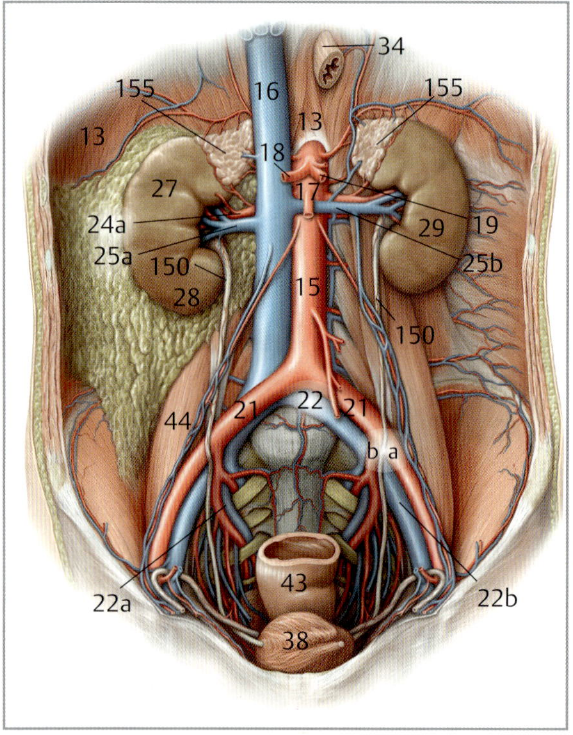


**Abb. 24.1** dorsaler Anteil des Retroperitoneums

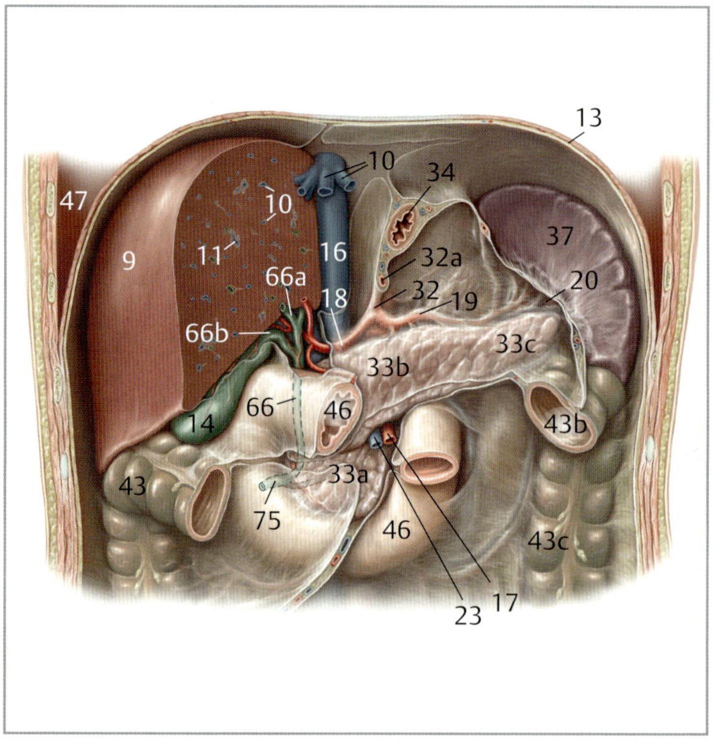


**Abb. 24.2** ventraler Anteil des Retroperitoneums

(Beide Abb. aus Schünke M, Schulte E, Schumacher U. Prometheus. LernAtlas der Anatomie. Bd. 2 Innere Organe)

## Videoclips und klinische Fragestellungen

In den buchbegleitenden Videoclips zum ersten Kurstag finden Sie sowohl vertiefende Hinweise zur sonografischen Schnittbildanatomie (**Videoclip 1.1a**) als auch konkrete Tipps für eine sorgfältige, gleichmäßige Durchmusterung des oberen Retroperitoneums in Sagittalschnitten. Klinisch geht es neben der Detektion und artdiagnostischen Zuordnung von vergrößerten Lymphknoten u.a. auch um den Ausschluss eines Aortenaneurysmas (vgl. S. 27/28), einer ascendierenden Beckenvenenthrombose in die VCI sowie um die Überprüfung, ob z.B. im Rahmen einer (akuten) Rechtsherzinsuffizienz eine Dilation der VCI (**16**) und der Lebervenen (**10**) vorliegt (vgl. S. 29).

Eine praktische Herausforderung ergibt sich aus der Notwendigkeit, enterale Gasansammlungen im Duodenum (**46**), im Colon transversum (**43b**) und im ventral gelegenen Magen (hier nicht abgebildet) durch wohldosierten, jedoch kräftigen Druck aus der jeweiligen Bildebene zu verdrängen, um die dorsal davon gelegenen, retroperitonealen Leitungsbahnen und Lymphknoten-Stationen einsehen zu können.

Der **Videoclip 1.1b** zeigt Ihnen dafür hilfreiche Hinweise, die nur auf die Schallkopfführung und Druckapplikation fokussiert sind, während das **Video 1.1c** zusätzlich die resultierenden Ultraschallbilder detailliert erläutert.

## Normalbefunde

Bevor Sie diese Seite bearbeiten, beginnen Sie bitte erst damit, sich die räumliche Orientierung in Sagittalebenen mit der Übung auf Seite 21 zu verdeutlichen: Erst wenn Ihnen diese Orientierung und die physikalischen Grundlagen (Seite 8–11) geläufig sind, sollten Sie hier fortfahren, weil dieses Grundverständnis ab hier vorausgesetzt wird.

Die **Zielsetzung** bei der Durchmusterung des Retroperitoneums ist nicht nur die Evaluation der retroperitonealen Gefäße, z.B. zum Ausschluss eines Aortenaneurysmas oder einer Cavathrombose. Ein weiteres Arbeitsziel ist die sichere Kenntnis der dortigen Gefäßverläufe, weil quer oder schräg angeschnittene Blutgefäße leicht mit ovalären, ebenfalls echoarmen Lymphknoten (LK) verwechselt werden können. Außerdem werden durch die korrekte Identifikation der einzelnen Gefäße die räumliche Orientierung und die Zuordnung anderer Strukturen später erheblich erleichtert. Der **Schallkopf** (SK) wird senkrecht entlang der Linea alba auf das Epigastrium aufgesetzt und der Oberbauch (OBB) fächerförmig durchmustert (**Abb. 25.1**).

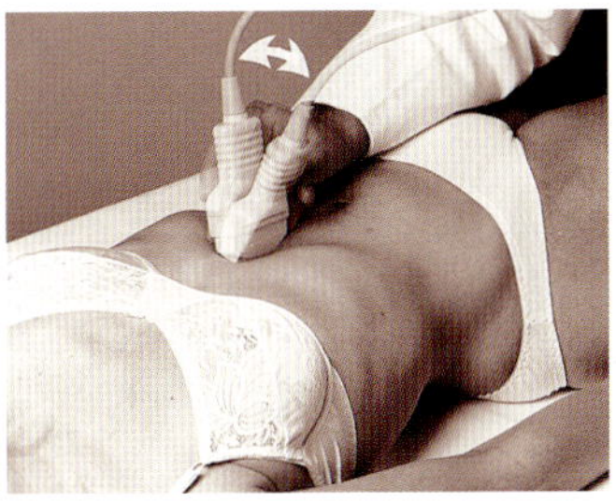

**Abb. 25.1**

Prägen Sie sich zunächst bitte nur die normale Schnittbildanatomie ein: Wenn Sie den SK zur rechten Seite des Patienten kippen (**Abb. 25.2a**), treffen Sie dorsal der Leber (**9**) auf die links prävertebral gelegene Aorta (**15**), den Truncus coeliacus (**32**) und die A. mesenterica superior (AMS, **17**). Am linken Bildrand finden Sie die dünne, echoreiche Linie des Zwerchfells (Area nuda, **13**), das einen echoarmen, muskulären Ausläufer (**13 a**) am ventralen Aortenrand bildet, der genau wie der Ösophagus (**34**) mit retroperitonealen LK verwechselt werden könnte.

Etwas weiter caudal befindet sich zwischen der AMS (**17**) und der Aorta (**15**) die kreuzende und daher quergetroffene, linke Nierenvene (**25b**) – diese wird wegen ihrer echoarmen, ovalären Form von Anfängern oft als pathologischer LK fehlgedeutet. Vergleichen Sie bitte dazu den Querschnitt in gleicher Höhe (**Abb. 33.3**) und die anatomische **Skizze 32.1.** Weiter ventral (näher zum SK) finden sich am dorsalen Rand des Pankreas (**33**) das Confluens (**12**) der V. portae. Am caudalen Leberrand kann Luft im Lumen des Magens (**26**) störende Schallschatten verursachen.

Nun schwenken Sie den SK auf die linke Seite des Patienten (**Abb. 25.3a**), damit die rechts paravertebral gelegene V. cava inferior (VCI, **16**) mit ihrer Einmündung in den rechten Vorhof (**114**) dargestellt wird. Die Lumenweiten der AO und der VCI werden im rechten Winkel zu ihren Gefäßlängsachsen bestimmt (vgl. S. 27/29). Innerhalb der Leber (**9**) können Lebervenen (**10**), Äste des linken Pfortaderastes (**11**) und (ventral davon) der Leberarterie (**18**) abgegrenzt werden. In dieser Ebene wird der Lobus caudatus (**9a**) durch ein dünnes, echoreiches Septum vom übrigen Lebergewebe (**9**) getrennt. Seine Maximaldurchmesser sollten craniocaudal unter 5,0 cm und ventrodorsal unter 2,5 cm liegen.

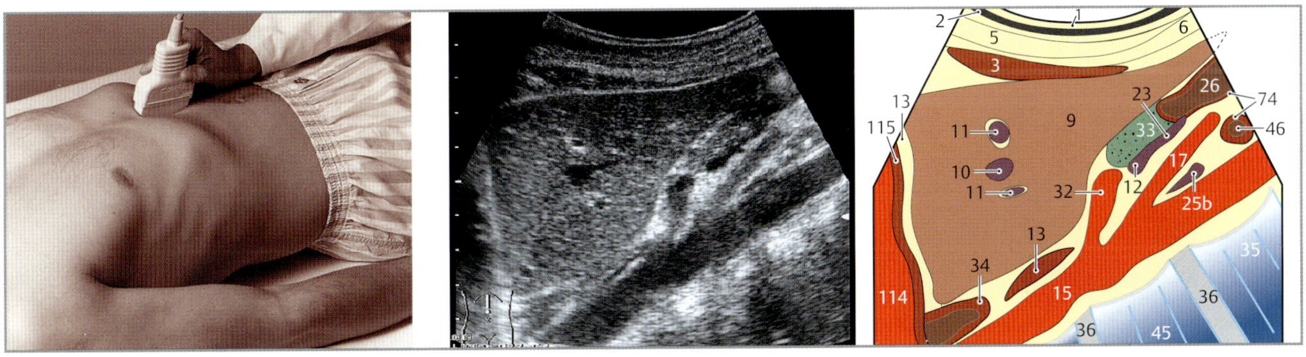


**Abb. 25.2** a b Aorta im Längsschnitt c

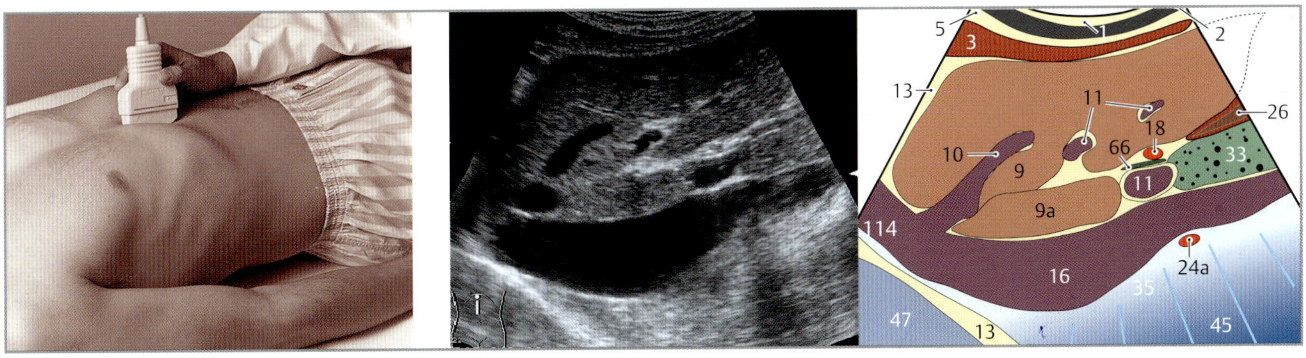


**Abb. 25.3** a b VCI im Längsschnitt c

## Normalbefunde

Nachdem Sie das kraniale Retroperitoneum durchmustert haben, verschieben Sie den SK parallel (**Abb. 26.1a**) nach kaudal ( ⇨ ) entlang der Aorta (AO) bzw. der VCI. Während dieser Durchmusterung muss der Untersucher natürlich nicht nur die Lumina dieser beiden großen Gefäße darstellen, sondern durch Schwenkbewegungen des SK (**Abb. 25.1**) auch links und rechts paravasal nach vergrößerten LK suchen, die sich stets als echoarme, eiförmige Gebilde darstellen (vgl. S. 87 und 37). Pathologisch vergrößerte LK finden sich jedoch auch ventral und dorsal der großen Gefäße sowie im interaortocavalen Raum. Zwischen der dorsalen Wand der Aorta und den Wirbelkörper-Vorderkanten sollten nicht mehr als 5 mm Abstand liegen, wenn keine retroaortale Raumforderung vorliegt. Diese Durchmusterung erfolgt am besten immer in zwei Ebenen (vgl. S. 32 und 33).

Kaudal der AO-Bifurkation wird in gleicher Weise die Aufzweigung der Iliakalgefäße aufgesucht und ebenfalls in zwei Ebenen durchmustert (vgl. **Videoclip 1.2c**): parallel zur Gefäßlangsachse (**Abb. 26.2**) und im Querschnitt (**Abb. 26.3**).

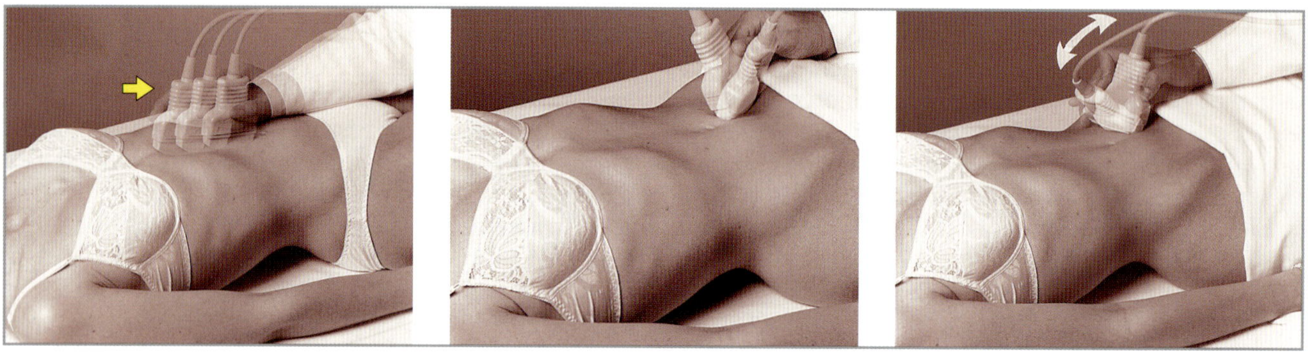

**Abb. 26.1** a b c

Der Zusammenfluss der V. liaca externa (**22a**) und interna (**22b**) stellt ebenfalls eine Prädilektionsstelle für regionale LK-Vergrößerungen dar (**Abb. 26.2**). Die Iliakalarterie (**21**) liegt ventral (im Bild also oberhalb) der Vene. Im Zweifelsfall kann ein Kompressionstest die Differenzierung klären: Die Vene lässt sich wegen ihres geringeren Innendrucks leichter mit dem Schallkopf komprimieren als die Arterie. Im Querschnitt (**Abb. 26.3**) können Iliakalgefäße von ebenfalls echoarmen, stuhlgefüllten Dünndarmschlingen (**46**) oft schon durch die Darmperistaltik differenziert werden.

Falls nötig, kann versucht werden, die Darmperistaltik durch schnell alternierenden Schallkopfdruck zu triggern.

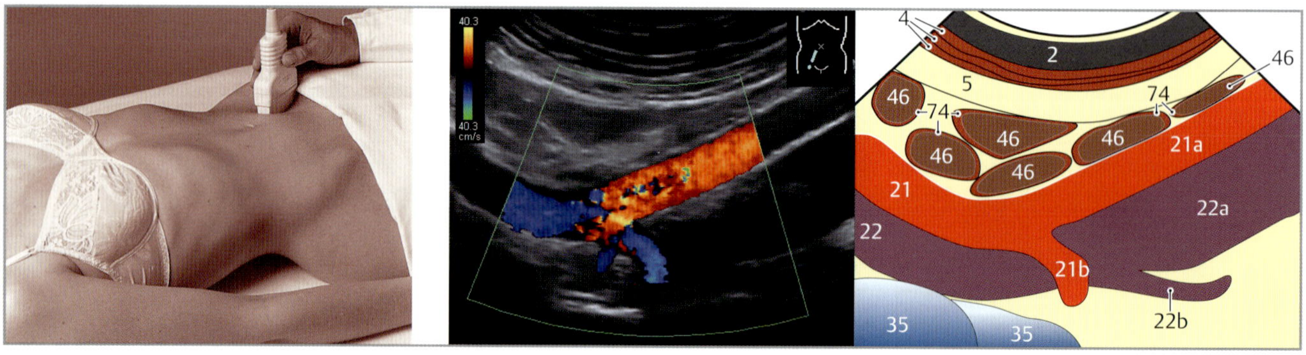


**Abb. 26.2** a b c

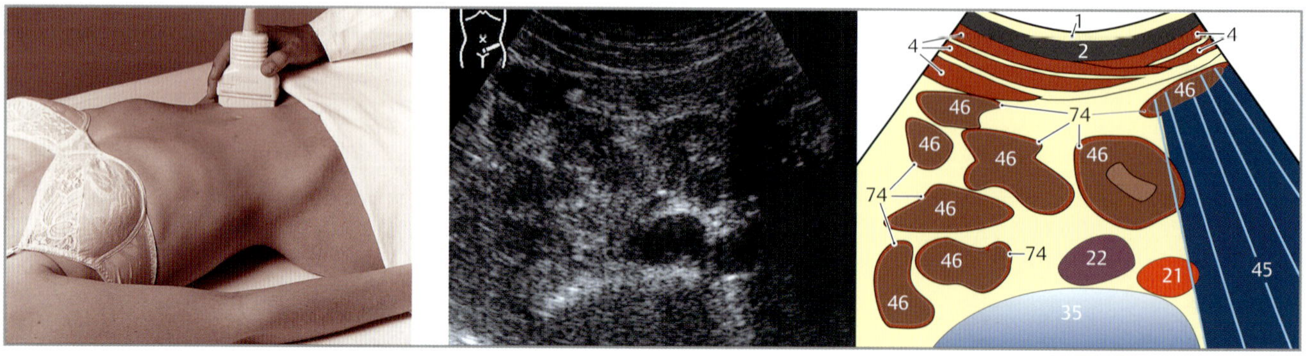


**Abb. 26.3** a b c

## Aortenaneurysma

Umschriebene Erweiterungen des Gefäßlumens entstehen meist als Folge arteriosklerotischer Läsionen und lokaler Schwächungen der Arterienwand, seltener auch posttraumatisch. Eine Ektasie entspricht einer Aufweitung des Aortenlumens über 25 mm bis zu 30 mm und kann auch zusätzlich neben einem Aneurysma vorkommen (**Abb. 27.1**), das im Abdomen suprarenal durch eine Lumenweite über 30 mm definiert ist (am Aortenbogen liegt die Grenze bei 40 mm). Die Dilatation kann spindelfömig oder sackförmig ausgebildet sein. Als Komplikationen können Aufspaltungen der Wandschichten (Aneurysma dissecans) oder randständige Thrombosierungen (**52**) entstehen, die eventuell periphere oder abdominelle Embolien verursachen können. Als Risikofaktoren für eine Ruptur gelten eine Zunahme der Aneurysmagröße, ein Durchmesser über 50 bzw. 60 mm und divertikelartige Aussackungen der Gefäßwand. Bei thrombosierten Aneurysmen kann eine konzentrische Lumenlage protektiv wirken, eine exzentrische Lumenlage gilt als höher rupturgefährdet. Allgemein steigt die Rupturgefahr mit der Größe des Aneurysmas an. In jedem Fall hängt eine Operationsindikation von vielen individuellen Faktoren ab, sodass kein absolut gültiger Schwellenwert definiert werden kann. Folgende Fakten sollte die Sonografie eines Aneurysmas unbedingt herausarbeiten: den maximalen craniocaudalen Längsdurchmesser der Dilatation (**Abb. 27.2**), den maximalen Querdurchmesser (**Abb. 27.3**), eventuelle Dissekate, Thrombosierungen und die Einbeziehung viszeraler Äste (Truncus coeliacus, AMS, Nierenarterien und Iliakalarterien). Die arterielle Hauptversorgung des Rückenmarks (A. radicularis magna „Adamkiewicz") variiert jedoch in ihrer Segmenthöhe und entzieht sich in der Regel wegen ihres kleinen Lumens der sonografischen Darstellung. Diese Fragestellung muss dann durch ergänzende Spiral-CT bzw. durch eine Angiografie (DSA) geklärt werden.

| Aortale Durchmesser | |
|---|---|
| suprarenal | ≤ 25 mm |
| infrarenal | ≤ 20 mm |
| **Abstand zur Wirbelsäule** | |
| Rückwand ↔ | WK ≤ 5 mm |
| Merkhilfe: | 2,5–2,0 = 0,5 |
| AO-Ektasie | 25–30 mm |
| Aneurysma | ≥ 30 mm |

**Tab. 27.1** Normwerte abd. Aorta

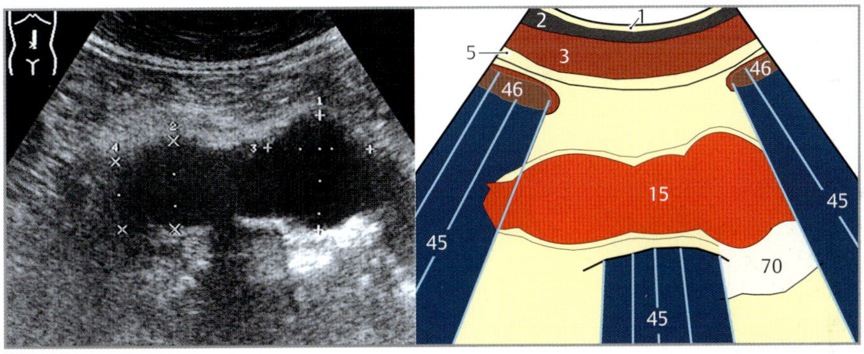


**Abb. 27.1** a Aortenaneurysma b

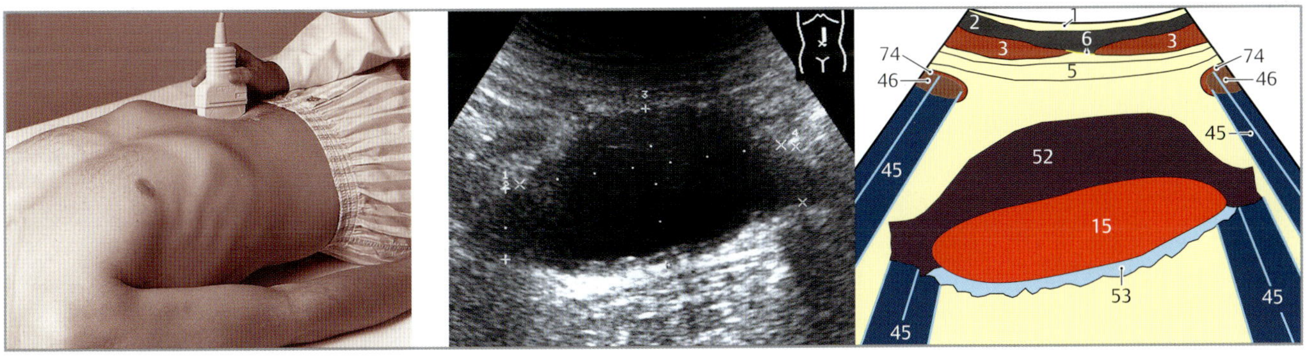


**Abb. 27.2** a Sagittalebene b Teilthrombosierung c

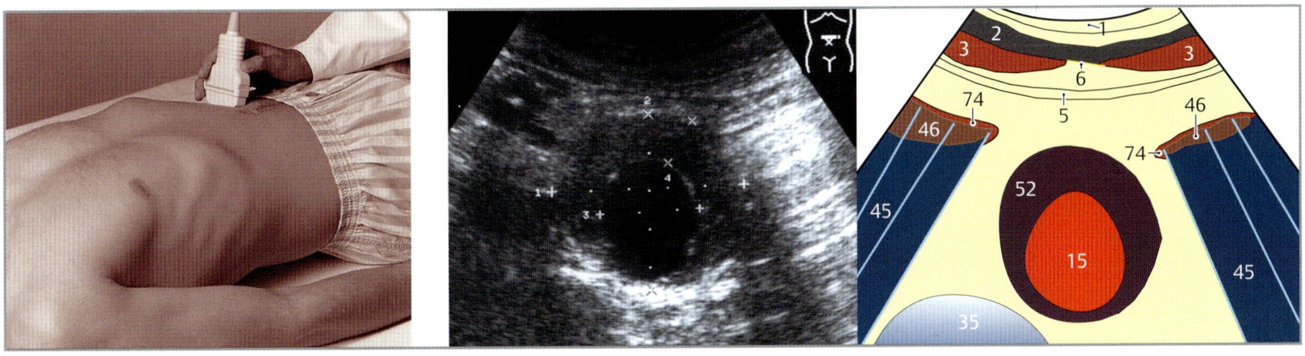


**Abb. 27.3** a Transversalebene b sichelförmiger Thrombus c

## Aortenaneurysma

Neben der quantitativen Einschätzung, ob es sich noch um eine Aortenektasie (im Abdomen unter 2,5 cm Lumenweite, **Abb. 28.2**) oder bereits um ein Aortenaneurysma (**Abb. 28.3**) mit einer Lumenweite über 3 cm handelt, müssen bei teilthrombosierten oder dissezierten Aortenaneurysmata zusätzliche Befundungskriterien herausgearbeitet werden:

**Fragen bei AO-Aneurysma:**

- craniocaudale Ausdehnung?
- aortale Abgänge betroffen?
- Dissektion: welche Abgänge von wahren ↔ falschen Lumen?
- Teilthrombosierung: konzentrisch ↔ exzentrisch?
- Zeichen für eine (gedeckte) Ruptur?

**Tab. 28.1** Befundungskriterien

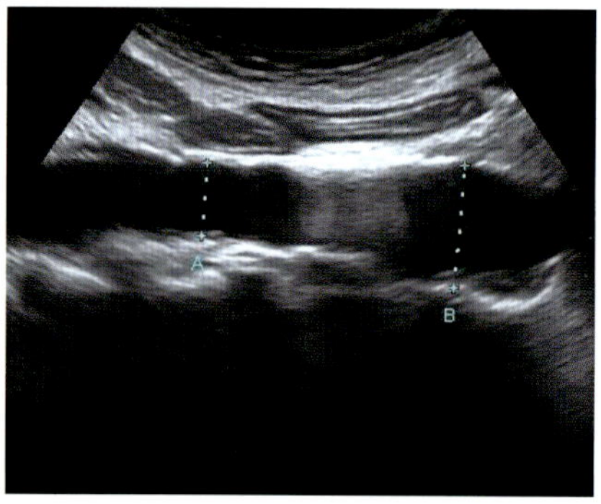


**Abb. 28.2** Aortenektasie

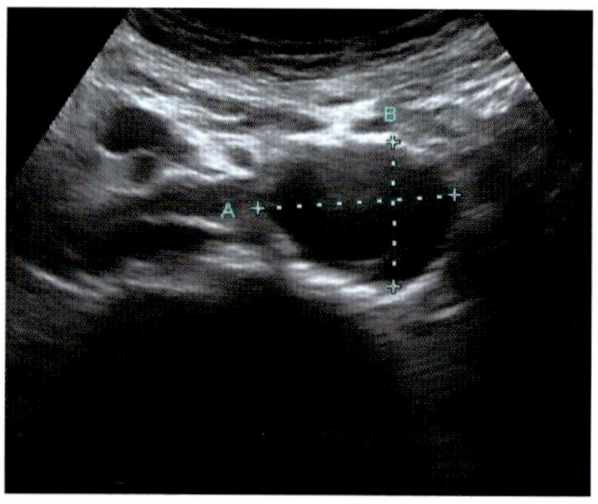


**Abb. 28.3** Aortenaneurysma

Befindet sich das offene, noch perfundierte Lumen im Zentrum einer zirkulären, randständigen Thrombosierung, so bewirkt das i.d.R. harte Thrombusmaterial einen gewissen Schutz gegen eine Ruptur des konzentrisch gelegenen Lumens. Liegt das thrombotische Material (**52**) jedoch exzentrisch bzw. randständig wie in **Abb. 28.4**, besteht eher eine erhöhte Rupturgefahr. Oft wird bei sehr echoarmen Thromben das Ausmaß der Thrombosierung im B-Bild unterschätzt oder sogar übersehen (**Abb. 28.5a**) und erst die Hinzunahme der Farbkodierung (**Abb. 28.5c**) klärt die genaue Abgrenzung zwischen perfundiertem Aortenlumen (**15**) und hier sichelförmigem Thrombussaum (**52**).

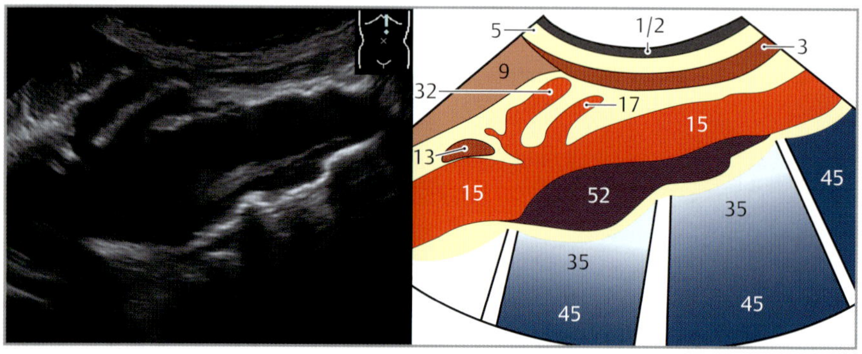


**Abb. 28.4** a sagittaler Längsschnitt b

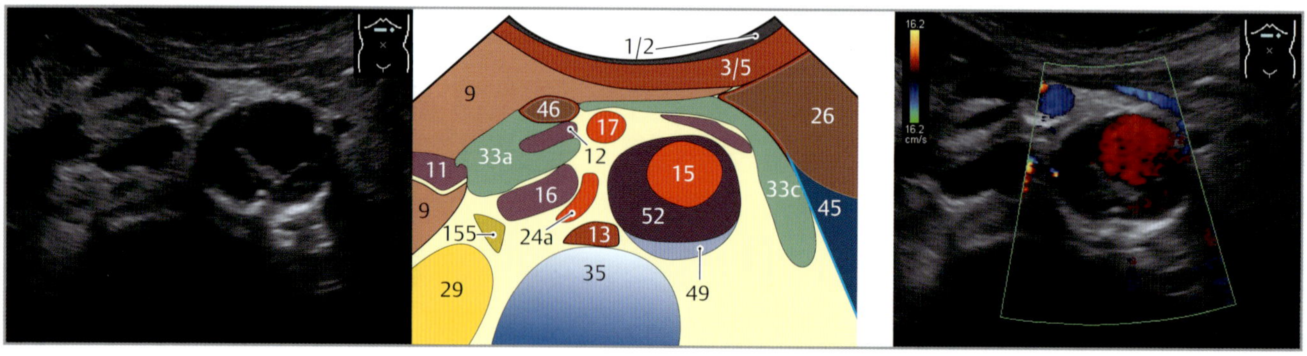


**Abb. 28.5** a Transversalschnitt b c Farbkodierung

## CEUS-Indikation

In Zweifelsfällen kann der Einsatz von Kontrastverstärkern (CEUS = contrast-enhanced ultrasound, vgl. S. 14) die genaue Zuordnung klären, welche Arterien z.B. bei Dissektion aus dem wahren bzw. falschen Lumen abgehen und ob evtl. bereits eine gedeckte Ruptur ( ↘ ) in das periaortale Retroperitoneum vorliegt (**Abb. 28.7a**), die im Nativ- oder FKDS-Bild dem Nachweis entgangen wäre ( ⇩ **in Abb. 28.7b**).

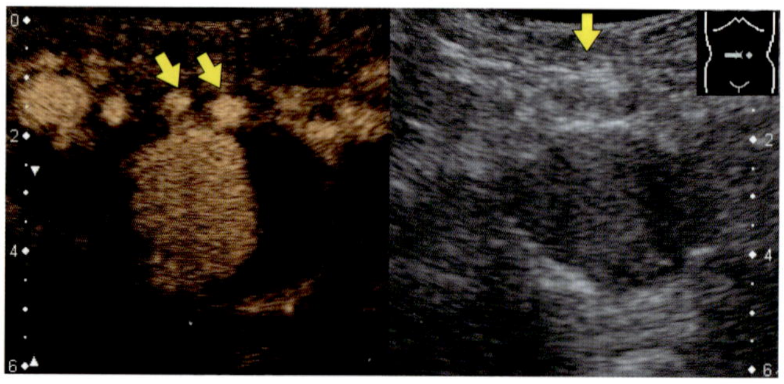

**Abb. 28.7** a CEUS bei Aneurysma b

Bei der systematischen Untersuchung des Retroperitoneums muss neben etwaigen Veränderungen der Aorta und der LK auch das venöse System evaluiert werden: Die Vena cava inferior (VCI) kann von der Aorta durch die anatomische Lage (rechts statt links prävertebral) in herznahen Abschnitten auch durch die typische Doppelpulsation (statt Einfachpulsation der Aorta) unterschieden werden. Bei älteren Patienten sind zusätzlich an der Gefäßwand der Aorta (**15**) häufig echogene arteriosklerotische Plaques (**49**) nachweisbar, von denen bei verkalkten Läsionen auch Schallschatten (**45**) ausgehen können (**Abb. 29.1**).

## Rechtsherzinsuffizienz

Bei der Beurteilung der VCI (**16**) muss auf eine Dilatation über 20 bzw. 25 mm bei jungen Sportlern geachtet werden, die auf eine venöse Stauung vor dem rechten Vorhof im Sinne einer Rechtsherzinsuffizienz hindeutet (**Abb. 29.2**). Bei der Messung im rechten Winkel zur Gefäßlängsachse (!) dürfen Lebervenen (**10**), die subdiaphragmal in die VCI einmünden (**Abb. 29.2**), nicht versehentlich dem Cavalumen zugerechnet werden. In Zweifelsfällen kann der „V.-cava-Kollaps-Test bei forcierter Inspiration" durchgeführt werden: Dabei wird der Patient aufgefordert, kräftig bei geschlossenem Mund durch die Nase möglichst tief einzuatmen. Der stärker negative Unterdruck im Interpleuralspalt führt durch den resultierenden Sog im Normalfall zu einem Kollaps des subdiaphragmalen VCI-Abschnitts – zumindest sollte dabei die VCI-Lumenweite kurzzeitig auf ein Drittel oder weniger des Ausgangswertes reduziert sein (s. **Videoclip 1.1c**). Die besondere Anforderung für den Untersucher besteht darin, während der plötzlichen Inspirationshebung des Thorax nicht die Bildebene der VCI-Lumenmitte zu verlieren. Alternativ kann dieser Test im OBB-Querschnitt erfolgen oder es wird die Lumenweite der peripheren Lebervenen herangezogen (s. S. 52).

Wissen Sie noch den Grund, weshalb in **Abb. 29.2** das Lebergewebe dorsal der hier gestauten VCI echoreicher erscheint als ventral der VCI? Falls nicht, rekapitulieren Sie bitte die Artefakte auf Seite 18 und benennen das Phänomen. Bei der Darstellung der distalen Iliakalstrombahn (**Abb. 29.3**) kann bei Zustand nach Leistenpunktion in Nachbarschaft der Iliakalarterie (**21**) oder -vene (**22**) gelegentlich ein Hämatom (**50**) entstehen. Bleibt eine Verbindung zum arteriellen Gefäßlumen mit persistierendem Bluteinstrom erhalten, spricht man von einem falschen Aneurysma (spurium), das sich vom Aneurysma verum darin unterscheidet, dass nicht alle Gefäßwandschichten ausgestülpt sind, sondern ein perivaskuläres Hämatom nach komplettem Wandeinriss vorliegt (**Abb. 29.3**). Differenzialdiagnostisch müssen subakute oder ältere Leistenhämatome von Psoasabszessen des kleinen Beckens, von Lymphozelen, von Synovialzysten des Hüftgelenks und größeren ovariellen Zysten oder von Metastasen mit zentraler Einschmelzung (**57**) abgegrenzt werden.

**Checkliste Rechtsherzinsuffizienz**

| | |
|---|---|
| • dilatatierte VCI | > 20 mm bzw.<br>> 25 mm bei jungen Sportlern |
| • dilatierte Lebervenen (in der Leberperipherie) | > 6 mm |
| • fehlender Cavakollaps bei forcierter Inspiration | |
| • evtl. Pleuraerguss, initial oft rechtsseitig | |

**Tab. 29.1** Befundungskriterien Rechtsherzinsuffizienz

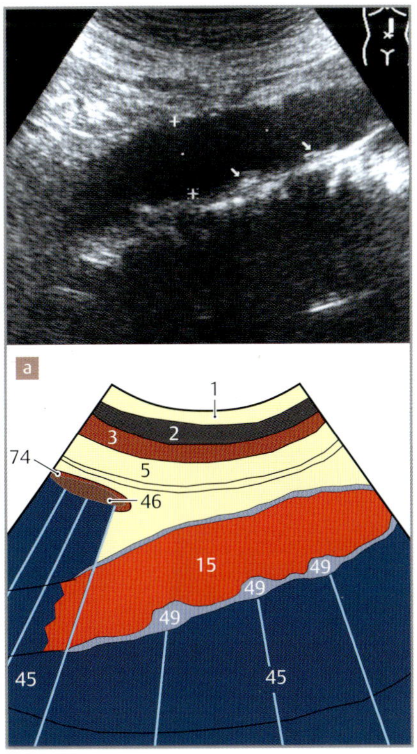


**Abb. 29.1** b arteriosklerot. Plaques

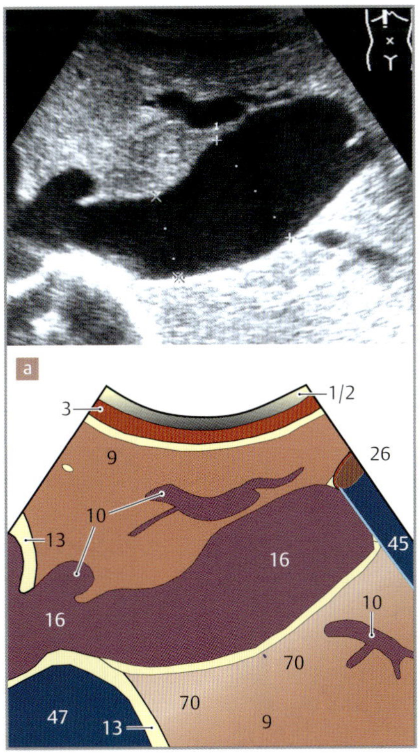


**Abb. 29.2** b Rückstau in die VCI

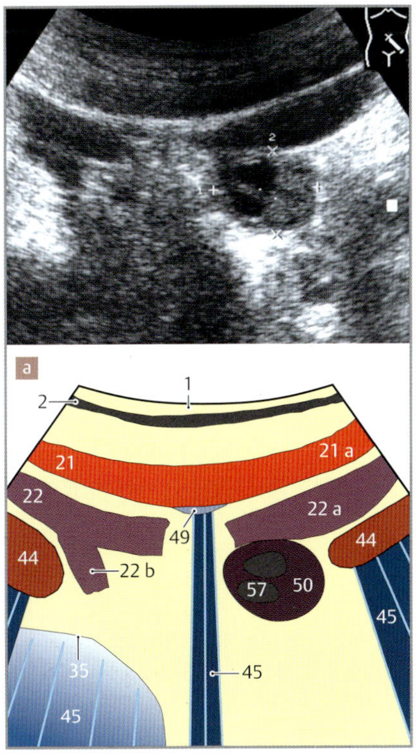


**Abb. 29.3** b parailiacaler LK

Bevor Sie zum Lernstoff des zweiten Kurstages übergehen, können Sie durch die Beantwortung der nachfolgenden Fragen überprüfen, ob Sie die Lernziele und Inhalte des ersten Kurstages wirklich beherrschen. Diese Selbstkontrolle kann – wenn sie mit ein wenig sportlichem Ehrgeiz erfolgt – sehr wirksam verhindern, dass Sie die Seiten dieses Arbeitsbuches nur oberflächlich durchblättern, ohne dauerhaft von der Lektüre zu profitieren. Viel Spaß bei der Bearbeitung:

Die Antworten der Fragen 1–6 finden Sie auf den vorherigen Seiten. Die Antworten auf das Rätselbild der Frage 7 können Sie später auf Seite 156 nachschlagen.

**1.** Welche anatomische Lagebezeichnung ist in Sagittalschnitten korrekt für den linken Bildrand? Beschriften Sie zur Übung noch einmal den hier skizzierten Kaffeefilter und rekapitulieren Sie bitte, welche beiden der folgenden sechs Lagebezeichnungen an den vier Filterrändern **nicht** vorkommen dürfen: ventral, dorsal, links, rechts, cranial, caudal.

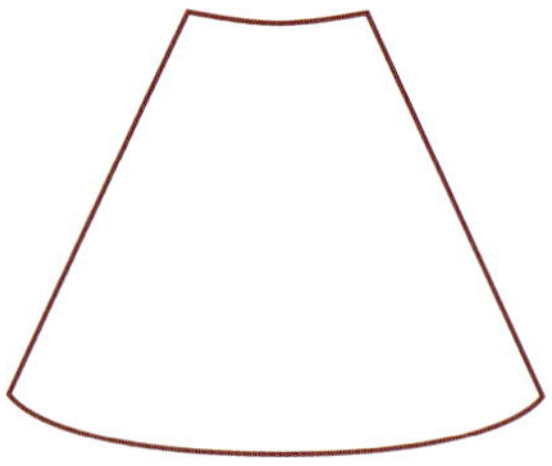

**2.** Wie weit dürfen die Lumina der VCI und der Aorta abdominalis maximal sein? Wie sind eine aortale Ektasie und ein aortales Aneurysma definiert? Welche Fragestellungen würden Sie als Untersucher bei einem Aneurysma versuchen, mit Ultraschall zu beantworten? Wo liegen dagegen die Grenzen der Sonografie (bzw. der Mehrwert einer ergänzenden CT/DSA)?

| | | | | | |
|---|---|---|---|---|---|
| AO suprarenal | < | mm | AO infrarenal | < | mm |
| VCI (Sportler) | < | mm | AO-Ektasie | ~ | mm |
| AO-Aneurysma | > | mm | | | |

**3.** Welche fünf physiologischen Strukturen können bei der sagittalen Darstellung der Aorta im OBB echoarme Lymphknoten vortäuschen? Bennen Sie bitte alle fünf und zeichnen Sie aus dem Gedächtnis deren Position in der üblichen Standardebene.

a)

b)

c)

d)

e)

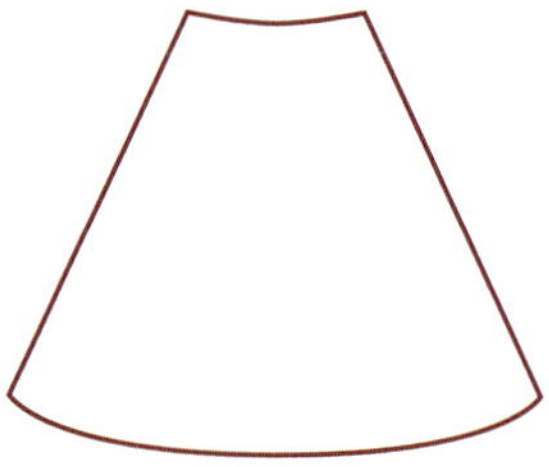

**4.** Welche beiden sonografischen Zusatzuntersuchungen führen Sie durch, wenn Sie bei einer grenzwertigen Weite der VCI und klinischen Verdachtszeichen den Verdacht auf eine Rechtsherzinsuffizienz schnell abklären wollen (ohne EKG oder Echo)?

a)

b)

**5.** Welchen Längsdurchmesser dürfen retroperitoneale Lymphknoten (LK) haben, um noch als physiologisch zu gelten? Nennen Sie bitte Differenzierungskriterien für LK und deren Normwerte. Welchen Wert hat eine Verlaufskontrolle bei pathologisch vergrößerten LK?

**6.** Betrachten Sie die 3 hier (**Abb. 30.1**) abgebildeten Schallkopfarten. Schreiben Sie bitte deren Bezeichnung darüber und notieren Sie darunter deren typische Frequenzbereiche und Einsatzgebiete. Können Sie Ihr Votum logisch begründen?

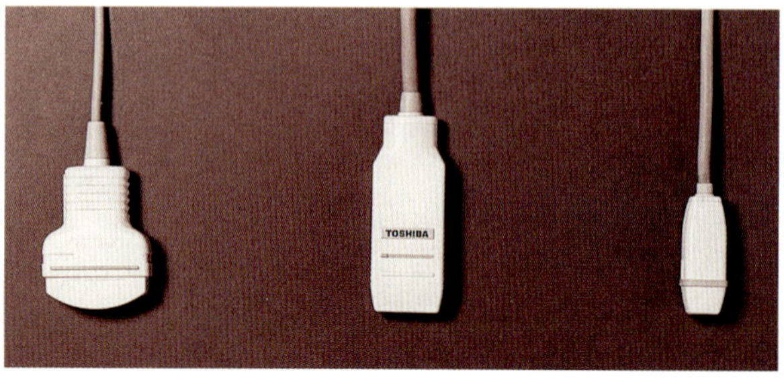


**Abb. 30.1**

**7.** Beurteilen Sie bitte schrittweise dieses Quizbild (**Abb. 30.2**): Um welche Bildebene handelt es sich? Welche Organe/Gefäße wurden abgebildet? Benennen Sie möglichst alle Strukturen im Bild. Worin weicht das Bild vom Normalbefund ab? Erstellen Sie bitte eine Differenzialdiagnose.

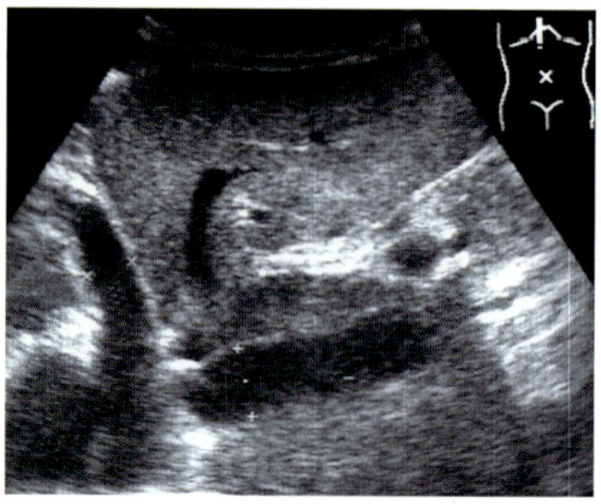

**Abb. 30.2**

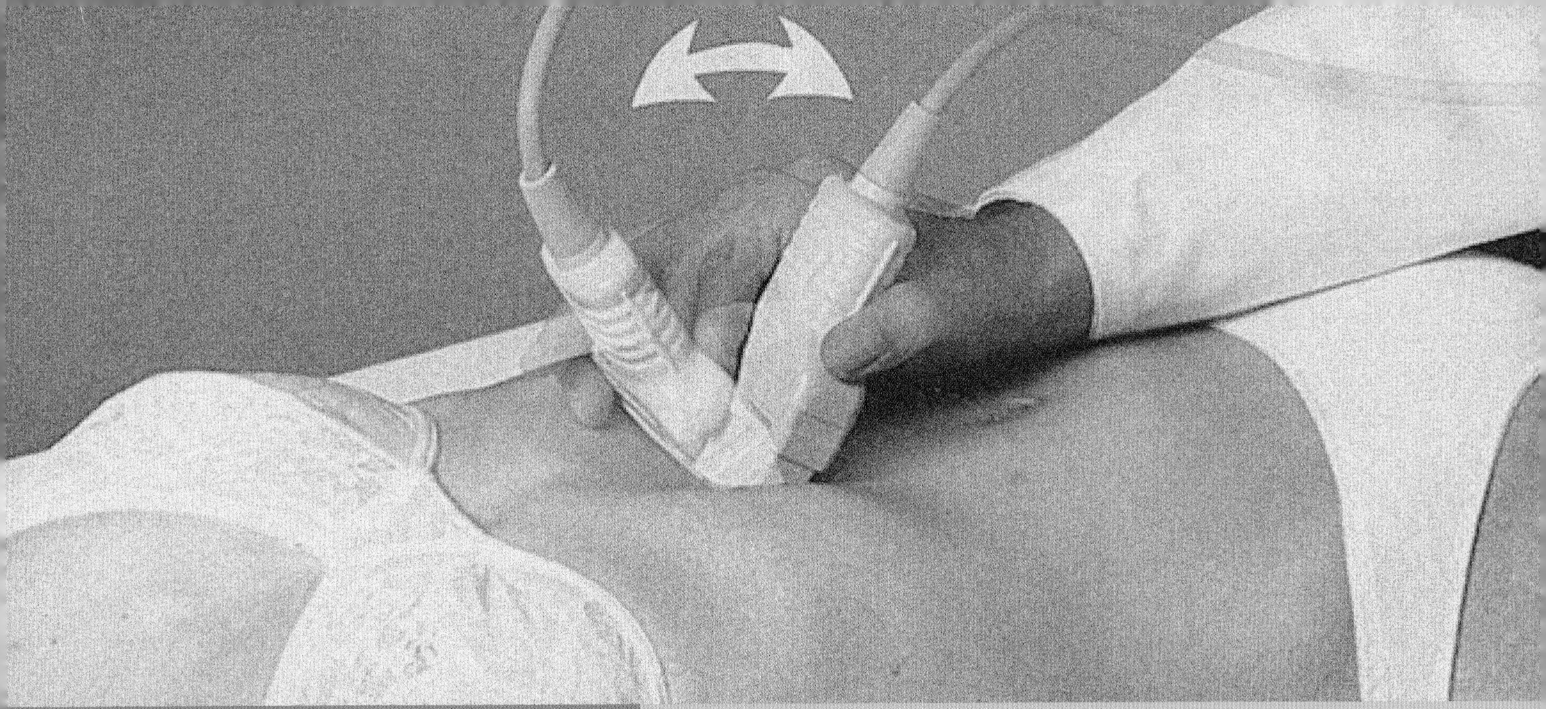

# 2. KURSTAG

## Retroperitoneum transversal



Mit Abbildungen von Matthias Hofer und Alexis Müller-Marbach

## Anatomie

Für den Untersucher beinhaltet die Durchmusterung des Oberbauches in Transversalschnitten die Herausforderung, dass in diesen Bildebenen auf engstem Raum zahlreiche Arterien, Venen, Gallenwege und Lymphknotenstationen unmittelbar benachbart sind und trotz ähnlicher Echogenität voneinander differenziert werden müssen: Leider sind Lymphknoten oft sehr echoarm und ähneln daher quer oder schräg angeschnitten Gefäßen.

Das eigene Ausfüllen der Ziffernlegende zur **Abb. 32.1** soll Ihnen daher helfen, sich noch einmal die topografischen Nachbarschaftsbeziehungen in Oberbauch-Querschnitten vor Augen zu führen. Anschließend können Sie Ihre Eintragungen mit der ausklappbaren Ziffernlegende im hinteren Buchumschlag vergleichen und eventuelle Wissenslücken füllen.

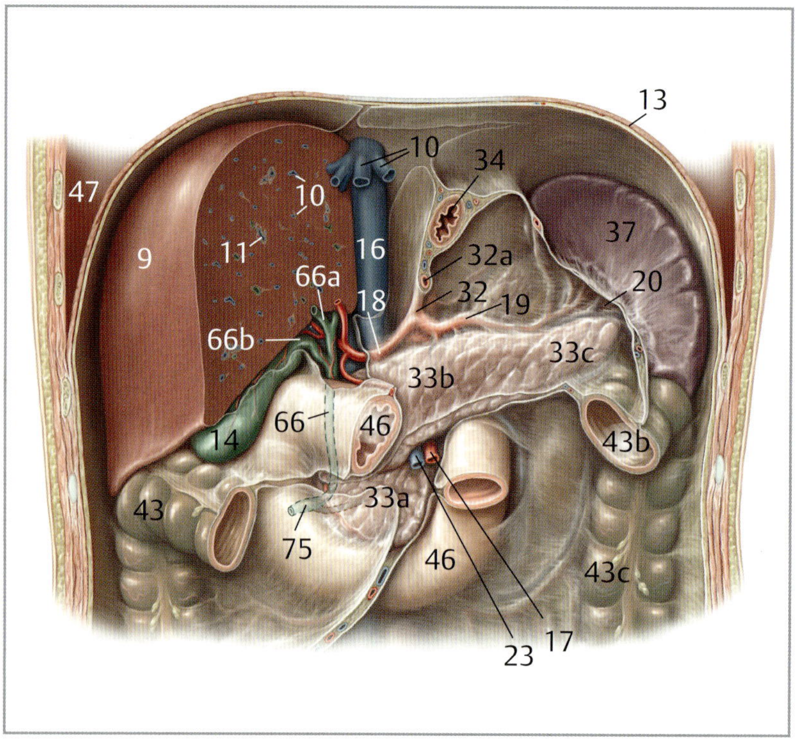


**Abb. 32.1** Topografie Leberpforte & Pankreas

(aus Schünke M, Schulte E, Schumacher U. Prometheus. LernAtlas der Anatomie. Bd. 2 Innere Organe)

| | |
|---|---|
| **9** | |
| **10** | |
| **11** | |
| **13** | |
| **14** | |
| **16** | |
| **17** | |
| **18** | |
| **19** | |
| **20** | |
| **23** | |
| **32** | |
| **32a** | |
| **33** | |
| **34** | |
| **37** | |
| **43** | |
| **46** | |
| **66** | |
| **75** | |

**Tab. 32.2** Anatomie-Refresher

Bevor Sie die folgenden Seiten bearbeiten, verdeutlichen Sie sich bitte zunächst die 2D-Orientierung in Transversalschnitten, indem Sie die transversale Standardebenen Nr. 4 (Truncusebene) und 5 (Nierenvenenkreuzung) entweder selbst aus dem Gedächtnis zeichnen oder auf der Seite 150 detailliert beschriften – ein wenig sportlicher Ehrgeiz wäre hier sehr lern- und behaltensförderlich. Falls Sie dabei trotzdem noch auf Schwierigkeiten stoßen sollten, finden Sie hilfreiche Hinweise auf der Seite 21 sowie Auflösungen dazu auf der Seite 153 und im vorderen, ausklappbaren Innenumschlag, mit deren Hilfe Sie Ihre Ergebnisse kontrollieren und vervollständigen können.

## Videoclips und klinische Fragestellungen

Auch für den zweiten Kurstag finden Sie in den buchbegleitenden Videoclips wieder vertiefende Hinweise zur sonografischen Schnittbildanatomie (**Videoclip 2.1a**) wie auch konkrete Tipps für eine sorgfältige, gleichmäßige Durchmusterung des oberen Retroperitoneums und des Pankreas im Transversalschnitt. Klinisch geht es besonders um den Ausschluss von entzündlichen Pankreasveränderungen (vgl. S. 34/35) und Pankreastumoren (vgl. S. 36). Zusätzlich wollen wir auch in den horizontalen Querschnittsebenen vergrößerte Lymphknoten detektieren (vgl. S. 37) und artdiagnostisch korrekt zuordnen (vgl. vertiefende Hinweise auf S. 84–87).

Das Verdrängen enteraler Gasansammlungen aus dem Magen, Duodenum und Colon transversum durch wohldosierten, jedoch kräftigen Druck aus der Bildebene nach lateral und caudal ist manuell anspruchsvoll und wird Ihnen im **Videoclip 2.1b** erläutert, während das **Video 1.1c** zusätzlich auch den Algorithmus zur systematischen Durchmusterung des Pankreas inklusive der resultierenden Ultraschallbilder zeigt.

## Normalbefunde

Zuerst müssen Sie in der Regel den Patienten auffordern, tief einzuatmen und die Luft anzuhalten, damit die Leber nach caudal verschoben wird und ein besseres Schallfenster zum Pankreas, zur Bursa omentalis und zu den großen Gefäßabgängen resultiert (vgl. S. 22). Direkt schallkopfnah befinden sich unter der echoreichen Haut (**1**) das echoarme subcutane Fettgewebe (**2**) und die beiden Mm. recti (**3**). Im cranialen Querschnitt (**Abb. 33.1**) wird der Truncus coeliacus (**32**) mit seinen Ästen der Leber- (**18**) und Milzarterie (**19**) dargestellt. Die Form erinnert oft an eine Walflosse. Dorsal der Linea alba (**6**) liegt weiter caudal (**Abb. 33.2** und **33.3**) rautenförmig ein Ausläufer des Lig. teres hepatis (**7**) mit der obliterierten Nabelvene. Dorsal der Leber (**9**) liegt als schmaler Spalt die Bursa omentalis, direkt dorsal davon das Pankreas (**33**). Der Pankreasschwanz (**33c**) wird häufig durch gasbedingte Schallschatten (**45**) des Magens (**26**) überdeckt.

Die Milzvene (**20**) liegt immer direkt dorsal dem Pankreas an. Die linke Nierenvene (**25b**) befindet sich dagegen noch weiter dorsal zwischen der A. mesenterica superior (AMS, **17**) und der Aorta (**15**), liegt jedoch weiter caudal (**Abb. 33.3**). Zwischen diesen beiden Ebenen liegt der Abgang der AMS (**17**) aus der Aorta (**15**) – hier findet sich gelegentlich ein atypischer Abgang der Leberarterie aus der AMS. Der Abgang des Truncus und der AMS liegen oft unmittelbar untereinander, vergleichen Sie dazu bitte auch den Längsschnitt (**Abb. 25.2**). Beachten Sie bitte, dass alle Organe und Gefäße seitenverkehrt dargestellt werden: Die tropfenförmige VCI (**16**) liegt links im Bild, die kreisrunde Aorta (**15**) im Bild rechts vor der Wirbelkörpervorderkante (**35**). Der Pankreaskopf (**33a**) umschließt in typischer Weise den Konfluens (**12**) der V. portae (**11**), die häufig an der Leberpforte von duodenaler Luft (**46**) verdeckt wird.

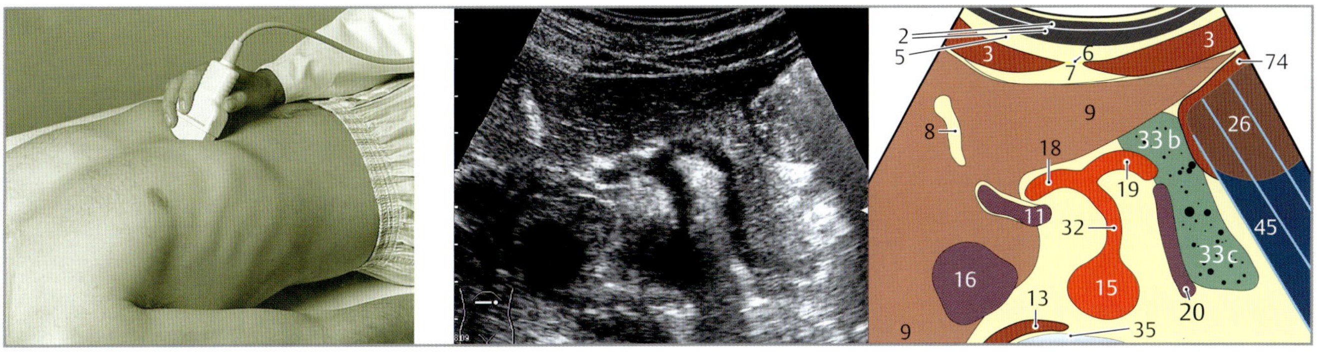


**Abb. 33.1** a Truncusabgang b c

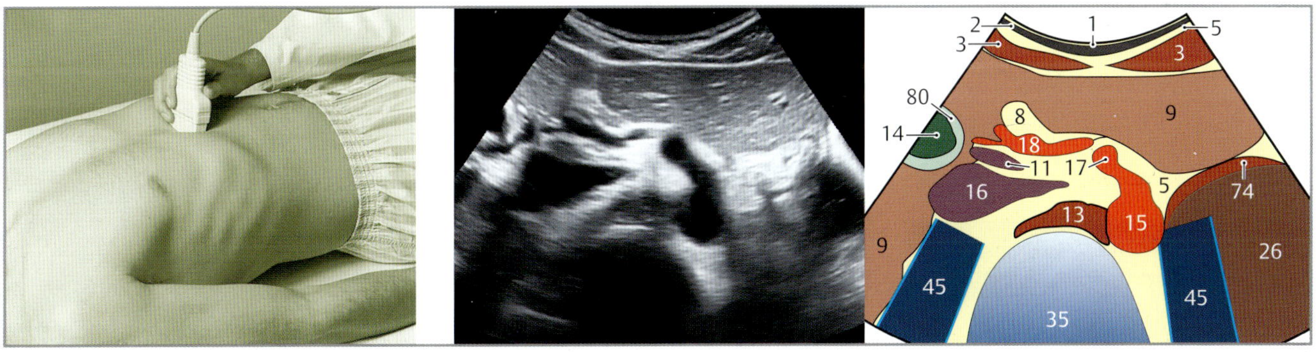


**Abb. 33.2** a AMS-Abgang b c

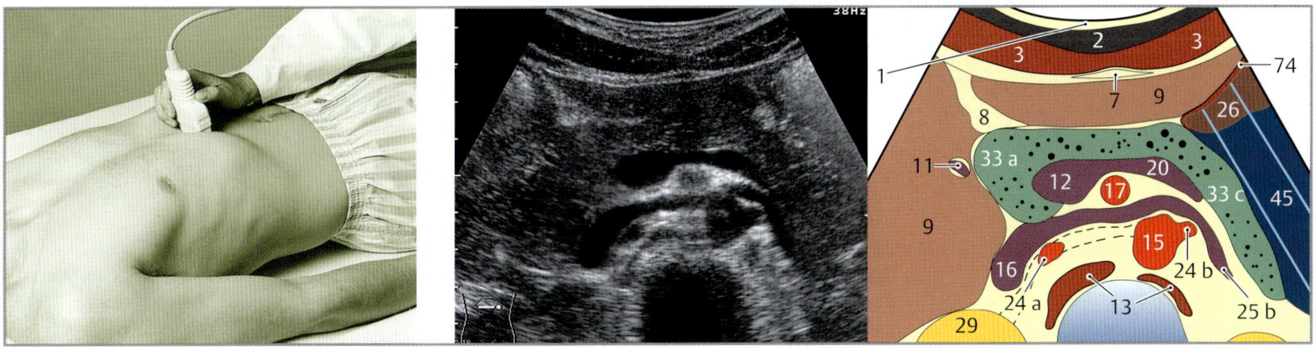


**Abb. 33.3** a Nierenvenenkreuzung b c

## Altersabhängige Echogenität

Die Echogenität des Pankreasparenchyms ändert sich mit zunehmenden Alter: Bei jungen und schlanken Patienten (**Abb. 33.3b**) imponiert das Pankreasgewebe (**33**) ähnlich echoarm (dunkel) wie das Lebergewebe (**9**). Bereits im mittleren Lebensalter oder bei erhöhtem Körperfettgehalt kommt es im Laufe des Lebens sehr häufig zu einer homogenen Echogenitätszunahme (heller) des Pankreas im Sinne einer Pankreaslipomatose (**Abb. 34.1**), die häufig keinen akuten Krankheitswert hat.

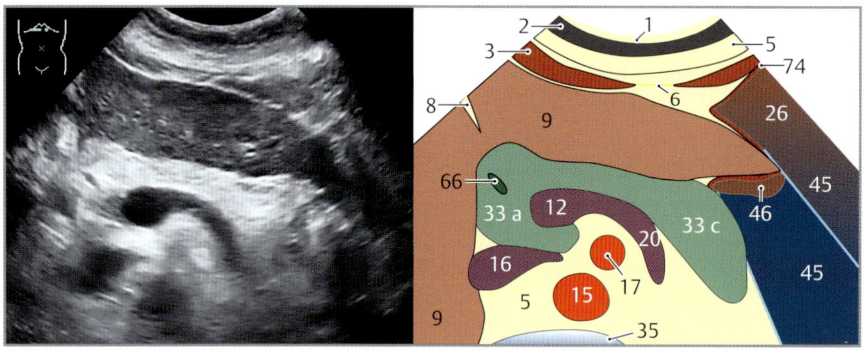


**Abb. 34.1** a Pankreaslipomatose b

| Pankreas-Normwerte | |
|---|---|
| Caput | < 3,0 cm |
| Corpus | < 2,0 cm |
| Cauda | < 2,5 cm |
| Ductus | < 1-2 mm |

**Tab. 34.2** Pankreas-Normwerte

Die normalen ventrodorsalen Organdurchmesser des Pankreas variieren etwas und liegen für den Pankreaskopf unter 3,0 cm, für den Körper unter 2,0 cm und für den Pankreasschwanz unter 2,5 cm (**Tab. 34.2**).
Wenn Sie das Pankreas parallel zu seiner Organlängsachse einstellen möchten, um alle drei Organanteile in einer Bildebene ausmessen zu können, drehen Sie den Schallkopf analog zur schrägen Lage des Pankreas im linken OBB (**Abb. 34.3**) aus dem horizontalen Transversalschnitt um ca. 10 bis 15 Grad gegen den Uhrzeigersinn (↷ in **Abb. 34.4a**).

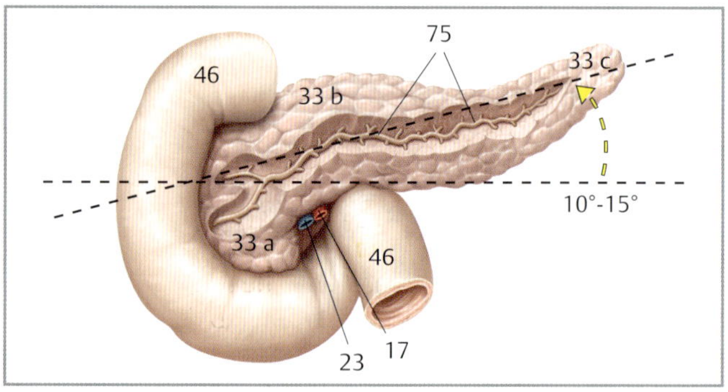


**Abb. 34.3** Pankreasanatomie

(aus Schünke M, Schulte E, Schumacher U. Prometheus. LernAtlas der Anatomie. Bd. 2 Innere Organe)

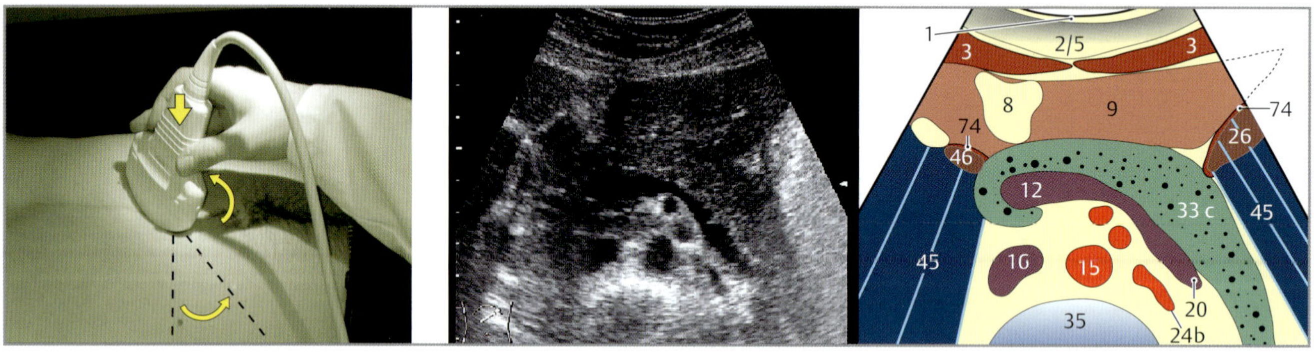


**Abb. 34.4** a Schallkopfdrehung b Pankreaslängsschnitt

Oft ist es hilfreich, den Schallkopfdruck ( ⇩ ) hierbei über einige Sekunden aufrechtzuerhalten, weil die Luft im Magenlumen (**26**) erst mit Verzögerung durch den Druck nach lateral ausweicht. Dies ist besonders in Atempausen der Patienten wichtig: Hier sollte der Untersucher nicht den Druck reduzieren, sondern im Gegenteil den Schallkopf behutsam noch weiter nach dorsal eindrücken (vgl. **Videoclip 2.1b** und **2.1c**), damit die zuvor mühsam verdrängte enterale Luft nicht zurückkehrt.

## Akute Pankreatitis

Eine akute Pankreatitis kann initial noch ohne sonomorphologische Veränderungen bestehen. Bei fortschreitender Entzündung entwickelt sich durch Ödembildung jedoch eine auffallende Echoarmut, eventuell kombiniert mit einer unscharfen Abgrenzbarkeit des Pankreas (**33**) zur Umgebung (**Abb. 35.1**). Klinisch ist die sonografische Darstellung dann oft durch Magen- und Darmgas sowie eine starke Druckempfindlichkeit erschwert, sodass zusätzlich laborchemische / enzymatische Serumtests die Diagnose ergänzen.

Die Sonografie hat ihren Stellenwert im Ausschluss von Differenzialdiagnosen, u.a. der Cholezystitis (vgl. S. 44–45), des Aortenaneurysmas (vgl. S. 27–28), bzw. in der Entdeckung sekundärer Komplikationen wie einer Pseudozystenbildung, von Nekrosestraßen im Fall der nekrotisierenden Verlaufsform und einer Thrombose der V. lienalis (**Abb. 35.2**): Hier ist das Thrombusmaterial (**52**) in der V. lienalis (**20**) so dunkel, dass man es durchaus mit einem offenen Gefäß verwechseln könnte.

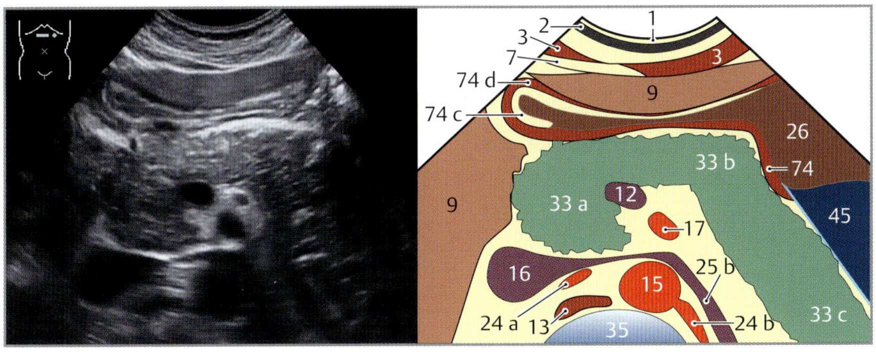


**Abb. 35.1** a akute Pankreatitis b

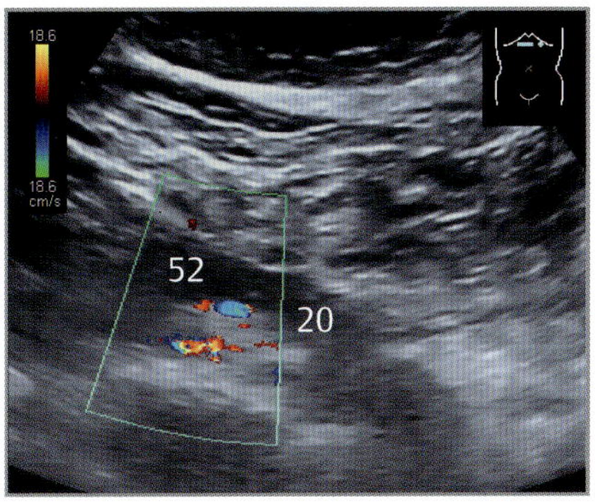


**Abb. 35.2** Milzvenenthrombose

## Chronische Pankreatitis

Typisch für eine chronisch-rezidivierende Pankreatitis ist dagegen eine inhomogene, multifokale Fibrosierung des Organs wie in **Abb. 35.3**. Im weiteren Krankheitsverlauf treten zusätzlich fleckige Verkalkungen (**53**) mit dorsaler Schallschattenbildung (**45**) bei unregelmäßiger, gewellter Organoberfläche (**Abb. 35.4**) und später eine Schrumpfung der Gesamtorgangröße im Sinne einer Atrophie auf. Durch narbige Retraktionen resultiert häufig eine perlschnurartige, unregelmäßige Dilatation des Ductus pancreaticus („Wirsingianus") (**75**), der normalerweise nur eine Lumenweite von 1 mm bis maximal 2 mm aufweisen sollte (**Tab. 35.4**).

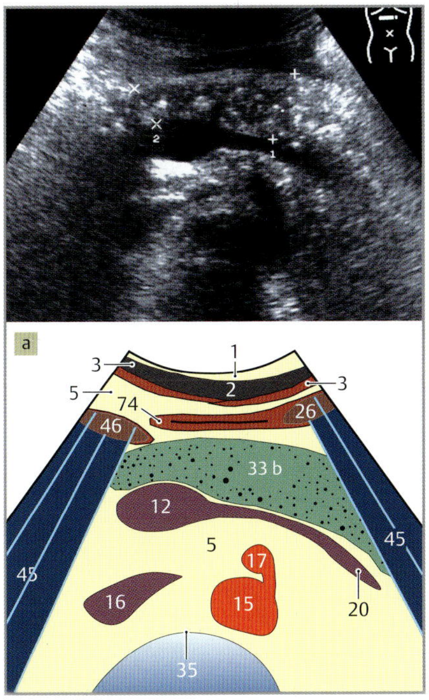


**Abb. 35.3** b Fibrosierungen

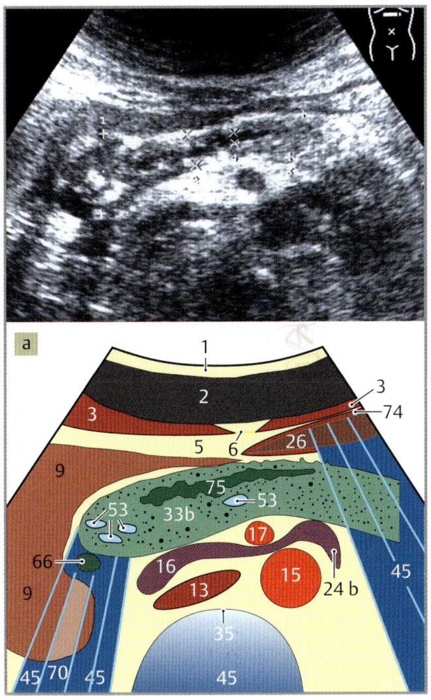


**Abb. 35.4** b Verkalkungen

**Zeichen akuter Pankreatitis**

- Echoarmut des Organs
- unscharfe Organgrenzen
- Organverdickung
- Druckschmerz
- vermehrte Gasansammlung in Magen & Duodenum
- Komplikationen, z.B.: Thrombose der V. lienalis

**Tab. 35.5**

**Zeichen chron. Pankreatitis**

- inhomogene Fibrosierungen
- fleckige Verkalkungen
- gewellte Organkontur
- unregelmäßige Gangdilatation
- Organverschmälerung
- evtl. Pseudozystenbildung

**Tab. 35.6**

## Pankreastumoren

Pankreastumoren (**54**) sind oft echoärmer als das übrige Pankreasgewebe (**33**) und können bei schlechten Schallbedingungen oder gastraler Luftüberlagerung manchmal nur schwer von benachbarten Darmschlingen (DD: Peristaltik?) oder peripankreatischen Lymphknoten abgegrenzt werden (**Abb. 36.1**). Für Tumorlokalisationen im Pankreasschwanz muss daher oft auf den hohen Flankenschnitt links ausgewichen werden, indem durch das Milzparenchym (**37**) hindurch auf die Cauda des Pankreas (**33c**) entlang der Milzvene (**20**) geschallt wird (**Abb. 36.2**): In diesem Beispiel zeigt sich ein homogen echoarmer Tumor (**54**) um die V. lienalis herum.

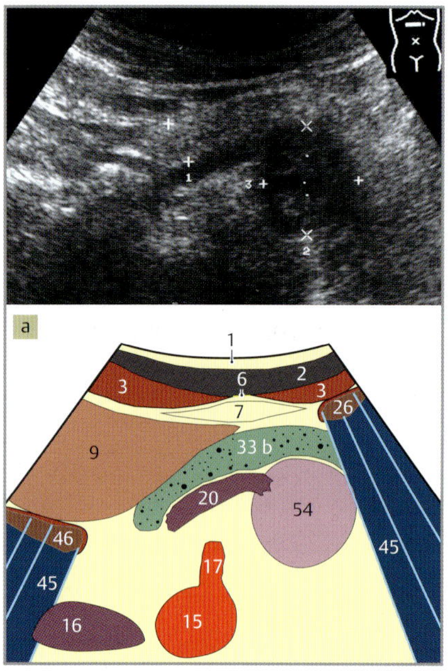


**Abb. 36.1** b Pankreastumor

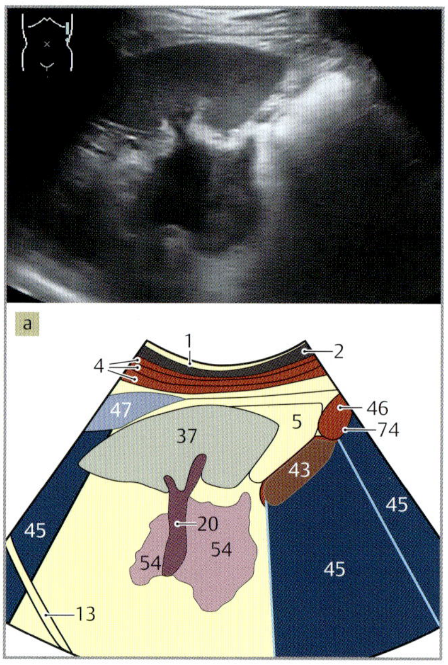


**Abb. 36.2** b … am Pankreasschwanz

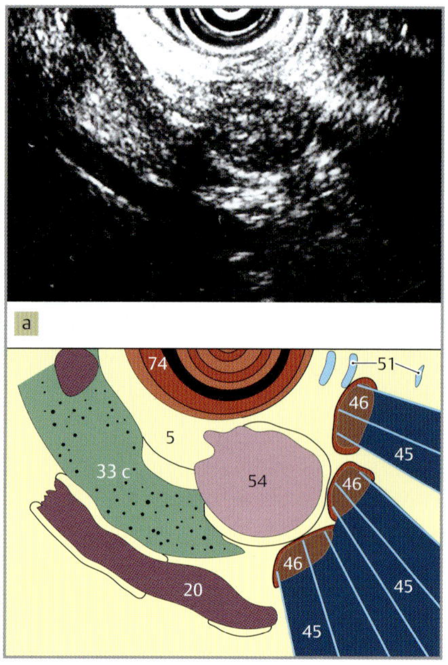


**Abb. 36.3** b Endosonografie

Endokrin aktive Pankreastumoren sind wegen der peripheren Hormonwirkungen zum Zeitpunkt der Diagnosestellung oft noch kleiner und können dann besser durch die Endosonografie dargestellt werden: Hierfür wird ein Schallkopf an der Spitze eines Endoskops im Magen oder im duodenalen Lumen positioniert, der zirkulär Schallwellen aussendet. Mithilfe eines wassergefüllten Ballons wird die Ankopplung an die innere Duodenum- oder Magenrückwand (**74**) gewährleistet. Wegen der geringen Entfernung zur Zielregion können dann höhere Frequenzen mit höherer Ortsauflösung eingesetzt und so auch kleinere Tumoren (**54**), hier nahe am Pankreasschwanz (**33c**), besser detektiert werden (**Abb. 36.3**).

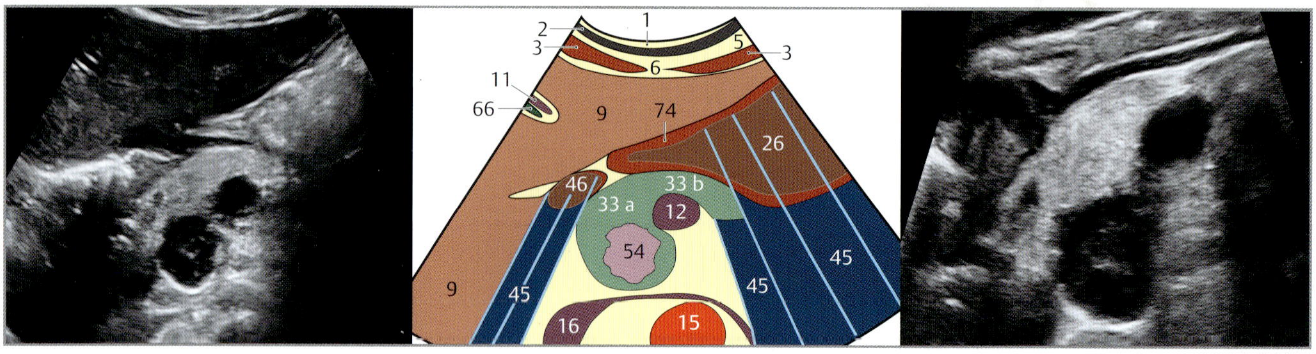


**Abb. 36.4** a Pankreaskopf-Ca b c Druck & Zoomfaktor ⬆

Gerade bei Tumoren im Pankreaskopf (**33a**) erschwert häufig Luft im Duodenum (**46**) oder Magen (**26**) durch Schallschattenbildung (**45**) den Blick auf das Pankreas (**Abb. 36.4a**).
Dann kann versucht werden, mit höherem Anpressdruck und größerem Zoomfaktor (**Abb. 36.4c**) den Tumor (**54**) besser darzustellen. Bei zunehmender Tumorgröße resultiert oft eine Ductuskompression, die mitunter zu einer Stenteinlage (**59**) in den dilatierten Pankreasgang (**77**) zwingt (**Abb. 36.5**).

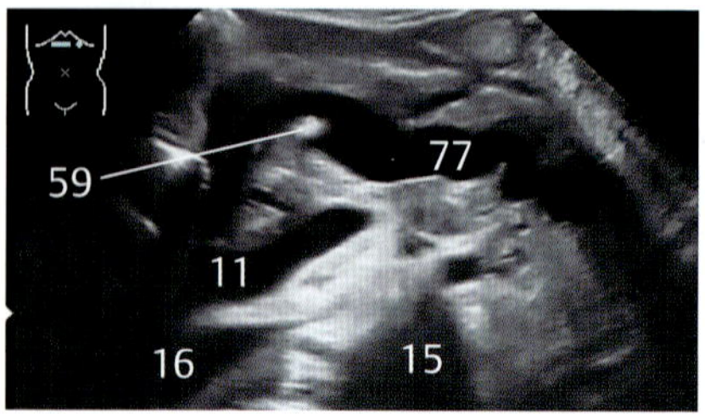


**Abb. 36.5** Stenteinlage bei Cholestase & Gangdilatation

## Retroperitoneale Lymphknoten

Kennen Sie bereits die Unterscheidungskriterien, mit denen man reaktiv-entzündlich vergrößerte Lymphknoten (LK) von malignen Lymphomen und LK-Metastasen anderer Primärtumoren abgrenzen kann? Falls nicht, können Sie auf den Seiten 84-87 die differenzialdiagnostischen Möglichkeiten rekapitulieren.

Besonders bei schlechten Schallbedingungen (sehr adipösen Patienten) müssen Quer- oder Schräganschnitte physiologischer Gefäße (**15, 16**) sicher von pathologischen LK (**55**) differenziert werden (**Abb. 37.1** und **37.2**). Daher ist die exakte Kenntnis der normalen Gefäßverläufe von grundlegender Bedeutung. Sehr echoarme LK ohne echoreicheren Hilus, die benachbarte Venen zwar verdrängen, aber nicht infiltrieren (**Abb. 37.2**), sprechen für das Vorliegen eines Lymphoms, z.B. einer chronisch lymphatischen Leukämie (wenn Sie diese Wiederholung langweilt, wäre eines der Lernziele schon erreicht ...).

In **Abb. 37.2** liegt ein pathologischer LK (**55**) direkt rechtsventral der Aufzweigung des Truncus coeliacus (**32**) in die A. hepatica communis (**18**) und A. lienalis (**19**). Der Truncus hat durch den raumfordernden Effekt des LKs seine typische Form einer abtauchenden Walflosse verloren. In **Abb. 37.1** hebt ein LK-Konglomerat (**55**) die Leberarterie (**18**) so nach ventral an, dass sie in ihrem truncusnahen Abschnitt untypisch langgezogen und gerade verläuft. Gelegentlich können LK-Konglomerate retroperitoneale oder mesenteriale Gefäße regelrecht „ummauern". In solchen Fällen werden einzelne, gut reproduzierbar einstellbare LK exemplarisch vermessen und im Bild dokumentiert, damit bei einer Verlaufskontrolle die Frage nach einer zwischenzeitlichen Wachstumstendenz beantwortet werden kann.
Als Faustregel kann man sich merken, dass stets auch die Leber- und vor allem auch die Milzgröße bestimmt werden sollten, wenn abdominelle/retroperitoneale LK-Vergrößerungen nachgewiesen werden. Beide Organe sollten dann besonders sorgfältig auf inhomogene Infiltrationen durchsucht werden. Hierbei kann der Einsatz harmonischer Techniken in Kombination mit Kontrastverstärkern (vgl. S. 85–86) sehr hilfreich sein.

Ohne Einsatz dieser Methoden ist eine diffuse Milzinfiltration durch ein Lymphom nicht zwangsläufig mit einer sonomorphologisch erkennbaren Veränderung des Milzparenchyms verbunden, manchmal erscheint eine infiltrierte Milz in der nativen Darstellung normal oder nur diffus etwas vergrößert (**Abb. 76.1**).

Zusätzlich müssen auch alle zervikalen, axillären und inguinalen LK-Stationen nach weiteren LK-Vergrößerungen durchsucht werden. In seltenen Fällen werden atone, mit Speisebrei gefüllte Darmschlingen mit mesenterialen LK verwechselt. Auch ein Darmdivertikel (**54**) kann für einen Tumor oder einen vergrößerten LK gehalten werden (**Abb. 37.3**). Die mechanische Reizung der atonen Darmschlinge durch schnell alternierenden Schallkopfdruck kann eine peristaltische Bewegung der Darmwand provozieren und so die Differenzialdiagnose gelegentlich schnell klären.

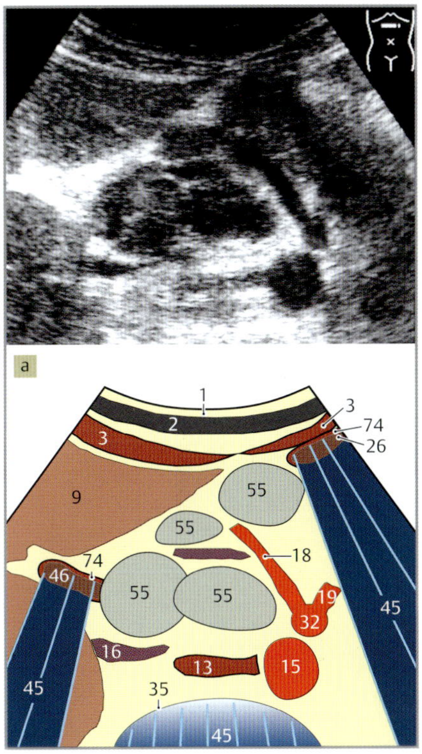

Abb. 37.1 b

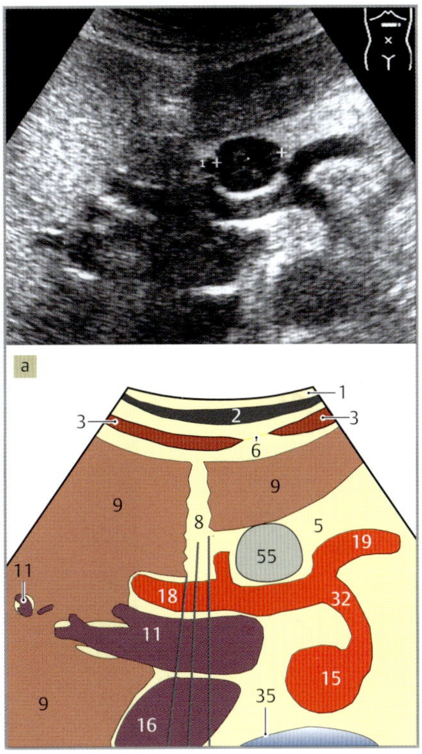

Abb. 37.2 b

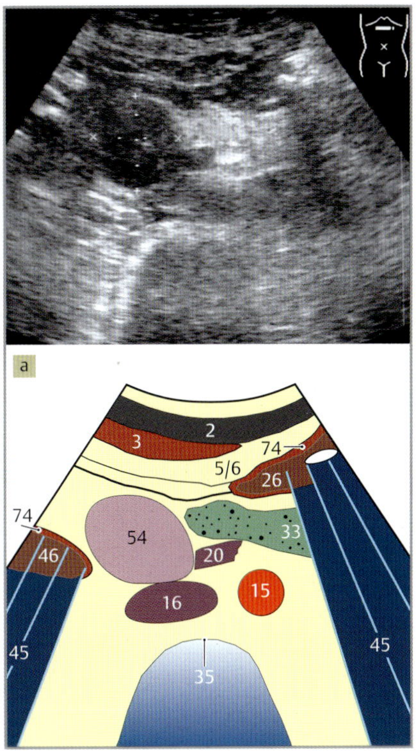

Abb. 37.3 b

Nach diesem Kurstag müssen wir die leichter verständlichen Sagittal- und Transversalebenen leider um Schrägebenen ergänzen. Die räumliche Zuordnung der einzelnen Strukturen im dreidimensionalen Raum wird für den Untersucher daher deutlich anspruchsvoller. Erweisen Sie sich daher selbst den Gefallen, nicht mit dem 3. Kurstag zu beginnen, bevor Sie die Beantwortung der folgenden Fragen sicher beherrschen – selbst wenn es etwas Übung erfordert. Ein Tipp für Ihr Zeitmanagement: Investieren Sie pro Versuch nicht mehr als 2 Minuten (der Rest „sitzt" sowieso noch nicht). Am besten lassen Sie zwischen den Versuchen bitte mindestens 2 Stunden Zeit, in denen Sie sich mit anderen Dingen beschäftigen (Intervallmethode).

**1.** Zeichnen Sie bitte aus dem Gedächtnis (ohne Zuhilfenahme dieses Buches oder anderer Vorlagen) den Verlauf der wichtigsten Blutgefäße im OBB in Relation zueinander und zum Pankreas auf ein separates Blatt Papier und beschriften Sie jede Struktur mit üblichen Abkürzungen.
Vergleichen Sie anschließend Ihre Skizze mit der **Abb. 32.1** und klären Sie etwaige Unsicherheiten oder Lücken bitte mit der ausklappbaren Ziffernlegende am Ende des Buches. Wiederholen Sie bitte diese Übung mit etwas sportlichem Ehrgeiz so lange, bis Sie Ihnen fehlerfrei gelingt.

**2.** Vertiefen und festigen Sie Ihre Kenntnis der Schnittbildanatomie dadurch, dass Sie (ebenfalls aus dem Gedächtnis) die Standard-Querschnitte in Höhe des Truncus coeliacus und in Höhe der Nierenvenenkreuzung zeichnen. Vergleichen Sie Ihre Zeichnung mit den idealtypischen Skizzen auf Seite 150. Nur die Strukturen, deren Umrisse Sie in korrekter Position und Größe zeichnen können, werden Sie auf Dauer behalten.

**Truncusebene**

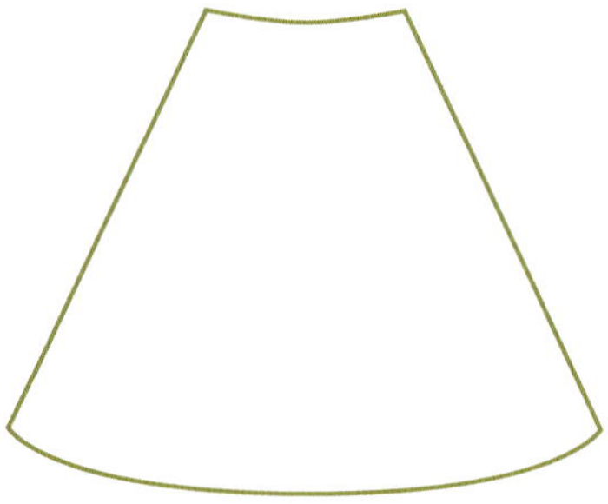

**Nierenvenenkreuzung**

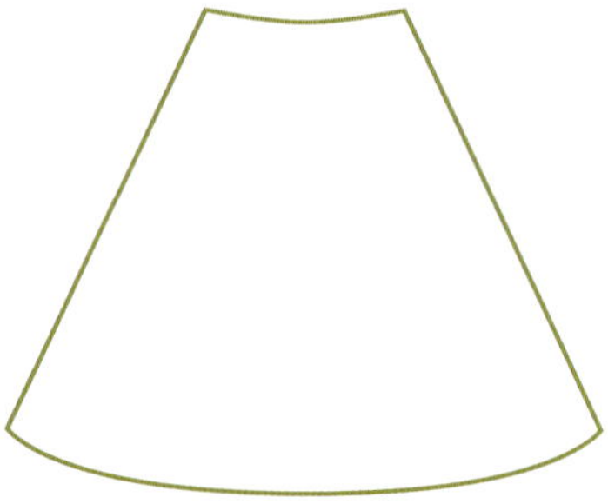

**3.** Wie ändert sich die Echogenität des Pankreasparenchyms mit zunehmendem Alter und bei Adipositas? Welchen Trick kennen Sie, um den Pankreasschwanz besser einstellen zu können? Welche alternativen Verfahren stehen Ihnen für die Pankreasdiagnostik zur Verfügung?

**4.** Benennen Sie in diesem Bildbeispiel (**Abb. 38.1**) bitte jedes Gefäß und jede andere Struktur. Welches Gefäß erscheint Ihnen dilatiert bzw. gestaut? Was könnte in Ihren Augen dafür die Ursache sein? Ist es Ihrer Einschätzung nach ein pathologischer Befund?

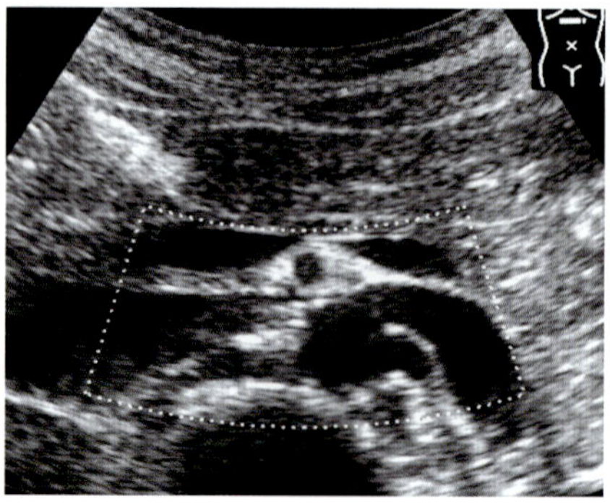

**Abb. 38.1**

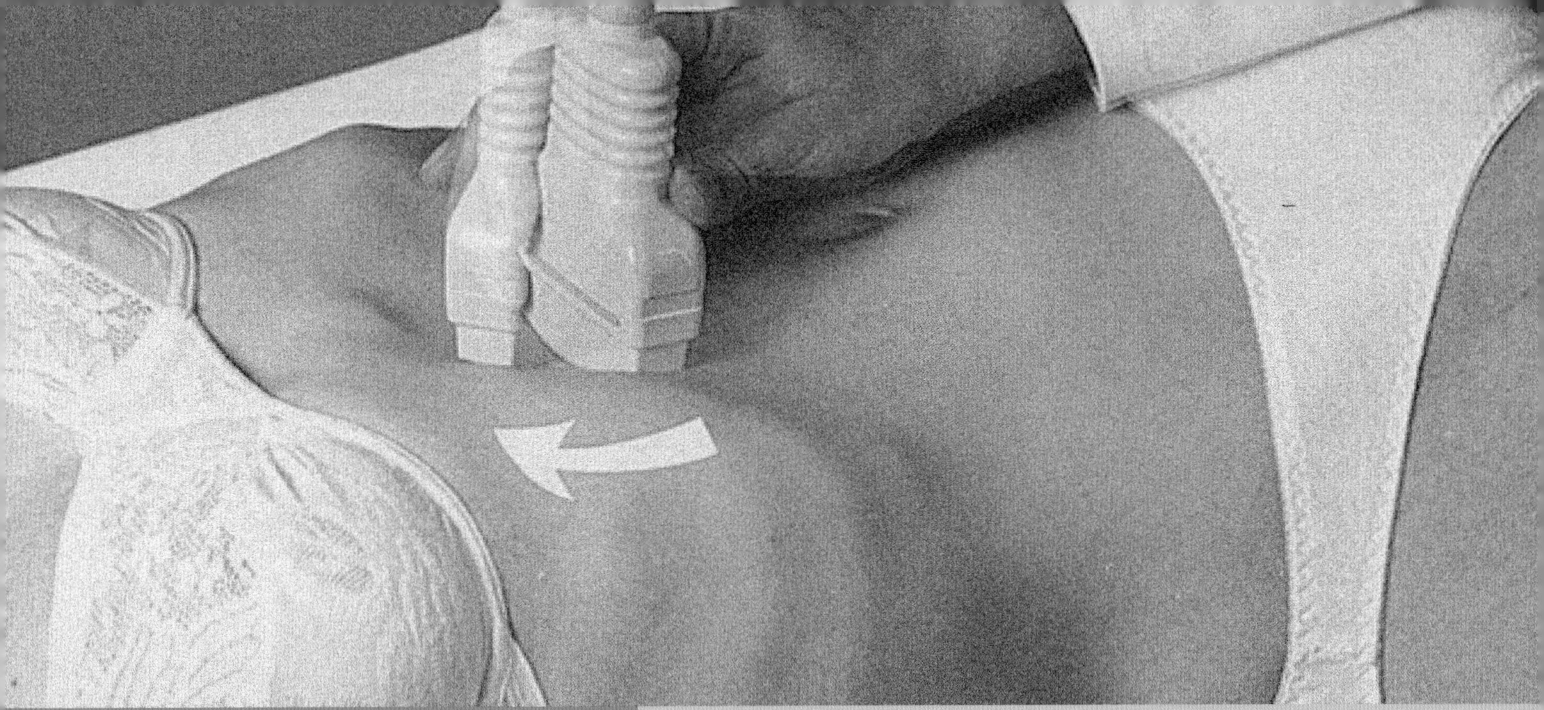

# 3. KURSTAG

## Leberpforte, Gallenblase Gallenwege



Mit Abbildungen von Matthias Hofer und Alexis Müller-Marbach

## Anatomie

Im kleinen Netz (Omentum minus) verläuft die Vena portae (**11**) unmittelbar dorsal der A. hepatica propria (**18**) und des Ductus hepatocholedochus (DHC, **66**) vom ihrem Confluens hinter dem Übergang des Pankreaskopfes (**33a**) zum Pankreaskörper (**33b**) schräg in den Hilus der Leber (**9**) hinein (**Abb. 40.1**). Die Pfortader berührt dabei kurzstreckig die noch weiter dorsal gelegene V. cava inferior (**16**) und zieht je nach Atemstellung in unterschiedlichem Winkel in die Leber hinein: in tiefer Inspirationsstellung wegen der nach caudal verschobenen Leber tendenziell eher waagerechter, in Exspirationsstellung dagegen schräger.

Von der Gallenblase (**14**) aus kommend vereinigt sich der Ductus zysticus (**66b**) mit dem von der Leber stammenden Ductus hepaticus (**66a**) zum DHC (**66**), der dann hinter dem Duodenum (**46**) entlang durch den Pankreaskopf (**33a**) zur Papilla duodeni major verläuft. Kurz vor der Einmündung in das Duodenum über die Papille vereinigt sich der DHC mit dem Ductus Wirsingianus (**75**) des Pankreas (**Abb. 40.2**), sodass sich im Fall eines präpapillär eingeklemmten Gallenkonkrements nicht nur die Galle, sondern auch die Pankreassekrete zurückstauen und eine Pankreatitis hervorrufen können (vgl. S. 35). Die Bedeutung der hier nicht genannten Ziffern finden Sie in der ausklappbaren Ziffernlegende im hinteren Buchumschlag.

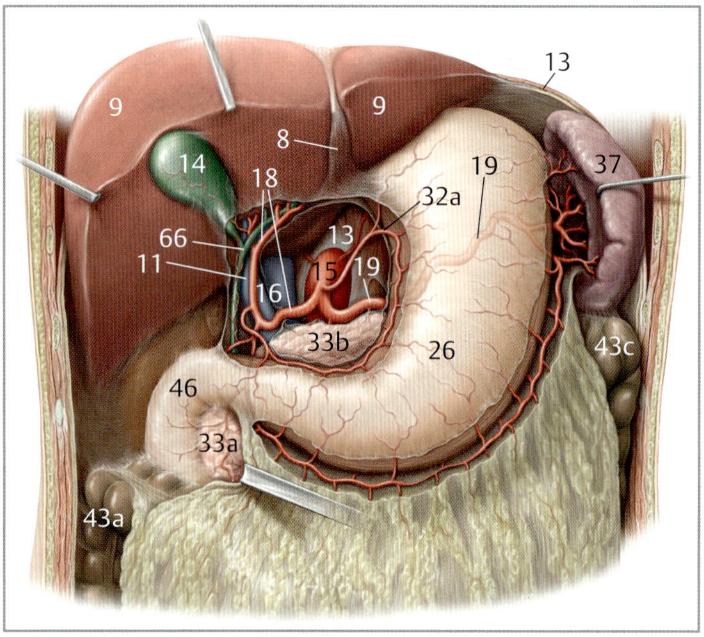


**Abb. 40.1** Anatomie der Leberpforte

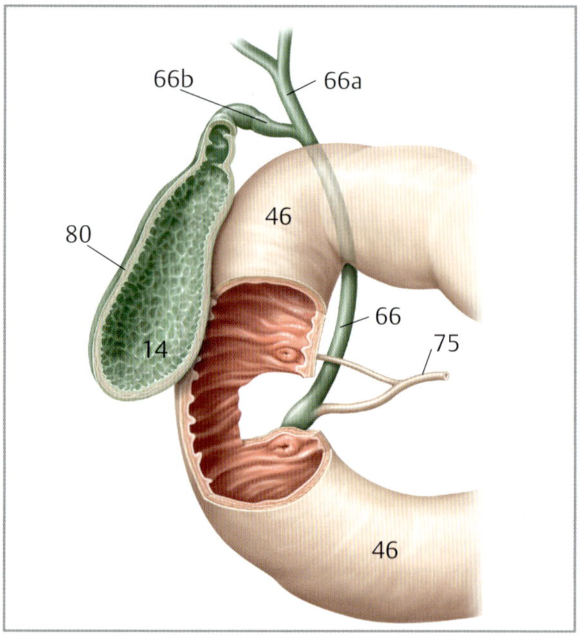


**Abb. 40.2** Anatomie der Gallenwege

(Beide Abb. aus Schünke M, Schulte E, Schumacher U. Prometheus. LernAtlas der Anatomie. Bd. 2 Innere Organe)

## Drei Optionen für die Schallkopfführung

Bei den meisten Erwachsenen kann die Leberpforte nach tiefer Inspiration im epigastrischen Winkel im OBB-Schrägschnitt rechts eingesehen und durchmustert werden (**Abb. 40.3a**). Falls enterale Luft im Magen oder Duodenum die Sicht hier erschwert, kann auch auf den Interkostalschnitt (in Atemmittel- oder Exspirationsstellung) ausgewichen werden (**Abb. 40.3b**). Nur wenn dies auch nicht gelingt, kann man den Patienten eine überdrehte Linksseitenlage einnehmen lassen (**Abb. 40.4c**), bei der sich die Leber mit ihrem Eigengewicht der ventralen Bauchdecke annähert und so lufthaltige Darmschlingen verdrängt, und dann den Schallkopf epigastrisch schräg aufsetzen wie bei der ersten Variante (vgl. **Videoclips Nr. 3.1b** und **c**).

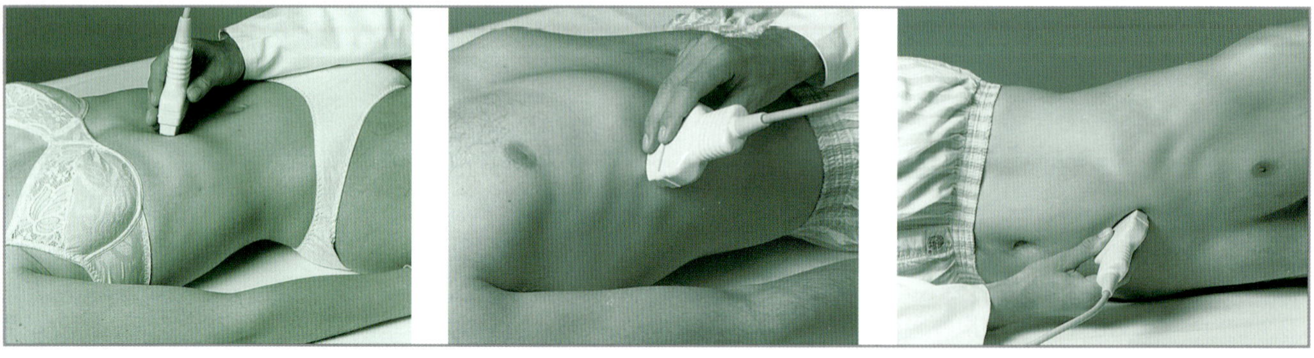

**Abb. 40.3** a OBB-Schrägschnitt re. b intercostale Anlotung c überdrehte Linksseitenlage

## Normalbefunde

Diese Standardebene wird aus der vorherigen Querschnittsebene entwickelt, indem man den Schallkopf um einige Grad mit dem Uhrzeigersinn dreht (**Abb. 41.1a**), sodass er parallel zum linken Rippenbogen und damit parallel zum Verlauf der V. portae im kleinen Netz (Omentum minus) aufliegt. Manchmal muss der Schallkopf noch etwas nach cranial anguliert werden (**Abb. 41.1b**), um die V. portae (**11**) langstreckig vom Leberhilus bis in den Confluens (**12**) verfolgen zu können (**Abb. 41.2b**). Die Einstellung der Leberpforte gelingt bei den meisten Patienten in tiefster Inspirationsstellung am besten (Atemkommando nicht vergessen!), damit sich Leber und Leberpforte aus dem Schallschatten der Rippen und der Lunge nach caudal bewegen.

An der Leberpforte können drei echoarme Leitungsbahnen differenziert werden: Die V. portae (**11**) liegt im Normalfall unmittelbar ventral der schräg angeschnittenen (und daher oval geformten) V. cava inferior (**16**). Der Ductus (hepato)choledochus (**66**) und die A. hepatica communis/propria (**18**) befinden sich unmittelbar ventral der V. portae, im Bild also direkt darüber. Durch ihren meist geschlängelten Verlauf werden die Leberarterie und ihre Äste nur abschnittsweise angeschnitten – diese Anschnitte zeigen oft eine kreisrunde bis ovale Form (**Abb. 41.2b**) und dürfen nicht mit periportalen LK verwechselt werden.

Der Gallengang (Ductus hepatocholedochus, DHC) ist beim Gesunden oft so schmal, dass er nur als dünne, echoarme Linie oder überhaupt nicht abzugrenzen ist. Sein Normaldurchmesser sollte unter 6 mm liegen. Bei Zustand nach Entfernung der Gallenblase (Cholezystektomie = ChE) übernimmt er jedoch einen Teil ihrer Reservoirfunktion und kann bis 9 mm weit sein, ohne dass ein pathologischer Gallenaufstau (Cholestase) vorliegt. Bei grenzwertiger Dilatation oder Aufstau, z.B. im Fall einer steinbedingten Obstruktion, kann der Gallengang direkt am Hilus nicht mehr ohne Weiteres von den benachbarten Blutgefäßen differenziert werden. Dann müssen die drei Gefäße systematisch in ihrer ganzen Länge verfolgt werden, um deren Ursprung und damit ihre Identität zu klären: Die Leberarterie wird bis zum Truncus coeliacus zurückverfolgt, die V. portae bis zum Confluens und zur V. lienalis und der Gallengang bis in den Pankreaskopf. Dabei können gleichzeitig intrakanalikuläre Konkremente identifiziert bzw. ausgeschlossen werden (vgl. S. 46). Alternativ oder zusätzlich kann, falls verfügbar, die farbkodierte Duplexsonografie die Unterscheidung klären.

Die normale Weite der V. portae (**11**) liegt unter 13 mm, wenn sie im rechten Winkel zur Gefäßlängsachse an ihrer weitesten Stelle an der Leberpforte bestimmt wird. Ein Verdacht auf eine Dilatation sollte jedoch erst ab Lumenweiten von 15 mm geäußert werden – dazwischen liegt eine „Grauzone" der physiologischen Schwankungsbreite. Eine alleinige Dilatation der V. portae ist jedoch ein relativ unsicheres Kriterium für eine portalvenöse Hypertension. Eine größere Treffsicherheit hat der positive Nachweis von portokavalen Kollateralkreisläufen. Dafür muss die Leberpforte systematisch durchmustert werden, um atypische, periportale Gefäßkonvolute zu entdecken (vgl. S. 42).

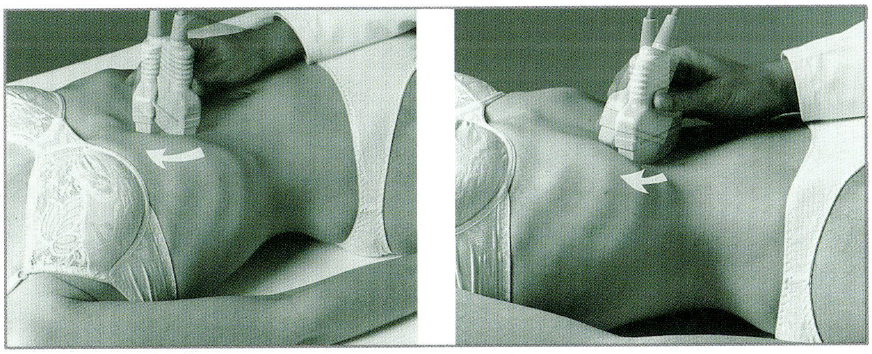

**Abb. 41.1** a Rotation des Schallkopfs b Angulation nach cranial

| **V. portae** | |
|---|---|
| normale Lumenweite | < 13 mm |
| Grauzone | 13–15 mm |
| V.a. portale Hypertension | > 15 mm |
| **DHC** | |
| normale Lumenweite | ≤ 6 mm |
| Z.n. Cholezystektomie | ≤ 9 mm |

**Tab. 41.3** Normalwerte Leberpforte

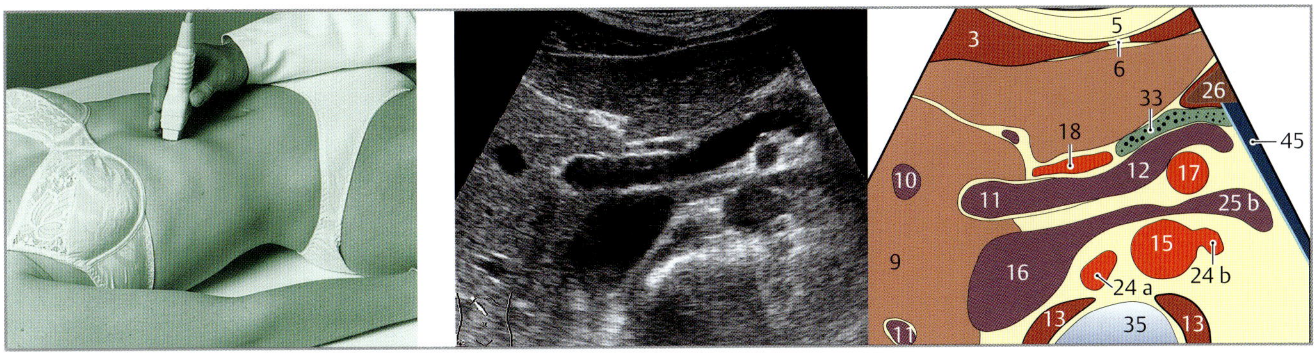


**Abb. 41.2** a OBB-Schrägschnitt re. b Leberpforte c

## Portale Hypertension

Die häufigste Ursache für einen steigenden Druck im portalvenösen System ist eine Abflussbehinderung infolge einer Leberzirrhose. Seltener liegt eine direkte Kompression eines portalvenösen Astes durch einen benachbarten Tumor vor. Eine Erweiterung der V. portae (**11**) ist ab 15 mm zumindest verdächtig auf das Vorliegen einer portalen Hypertension (**Abb. 42.1**). Das Pfortaderlumen wird dabei ohne Berücksichtigung der Gefäßwände im rechten Winkel zur Gefäßlängsachse bestimmt, die meist schräg durch die Bildebene verläuft.

Es muss berücksichtigt werden, dass auch eine Splenomegalie anderer Genese zu einer Dilatation der V. lienalis über 12 mm bzw. der V. portae über 15 mm führen kann, ohne dass eine portale Hypertension vorliegt. Die alleinige Dilatation der V. portae über 13 mm ist daher kein sicheres Kriterium für eine portale Hypertension. Wichtige zusätzliche Kriterien sind eine rückstaubedingte Splenomegalie (**Abb. 76.2**), ein Aszitesnachweis (vgl. S. 57) und vor allem der Nachweis portocavaler Anastomosen am Leberhilus. Diese führen das rückgestaute Blut meistens über die linke Magenkurvatur, die dilatierte V. coronaria ventriculi zum ösophagealen Venenplexus. Von dort wird das Blut über die V. (hemi)azygos in die V. cava superior drainiert. Eine mögliche klinische Komplikation sind Ösophagusvarizenblutungen.
Gelegentlich erweitern sich kleine Venenverbindungen zwischen dem Milzhilus und der linken Nierenvene, sodass der venöse Abfluss direkt zur VCI erfolgt (spontaner splenorenaler Shunt). Seltener tritt eine Erweiterung der Vasa (Vasorum) der V. umbilicalis auf, die am Rand des Lig. teres hepatis vom Leberhilus bis zum Bauchnabel ziehen (Cruveilier-von-Baumgarten-Syndrom). Bei massiver Ausprägung dieses Kollateralkreislaufes (**Abb. 42.2**) kann die oft stark geschlängelte Nabelvene periumbilical einen subcutanen Venenplexus ausbilden, der als „Medusenhaupt-Phänomen" bezeichnet wird (**Abb. 42.3**).
In Zweifelsfällen kann als ergänzende Methode die farbkodierte Duplexsonografie eingesetzt werden, die sowohl eine portalvenöse Strömungsverlangsamung als auch eine portale Strömungsumkehr von hepatopetal zu hepatofugal nachweisen kann.

**Checkliste portale Hypertension:**

| | |
|---|---|
| • Lumenweite V. portae am Leberhilus | > 15 mm |
| • Nachweis portocavaler Gefäßkollateralen am Leberhilus | |
| • Dilatation der V. lienalis | > 12 mm |
| • Splenomegalie | |
| • Aszitesnachweis | |
| • Dilatierte Nabelvene (Cruveilhier von-Baumgarten-Syndrom) | |
| • Ösophagusvarizen(blutung) | |

**Tab. 42.4**

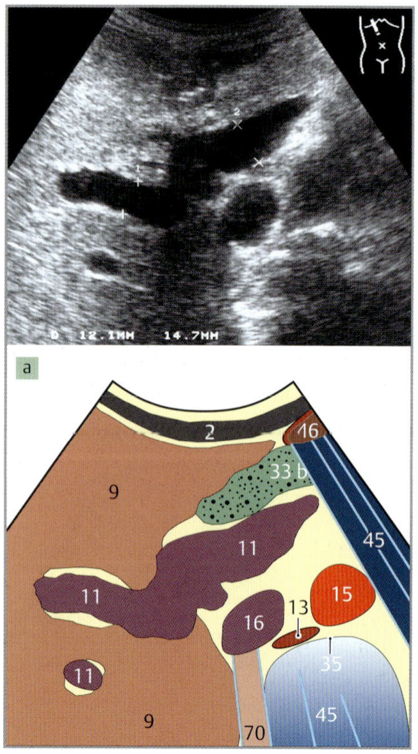


**Abb. 42.1** b V.a. portale Hypertension

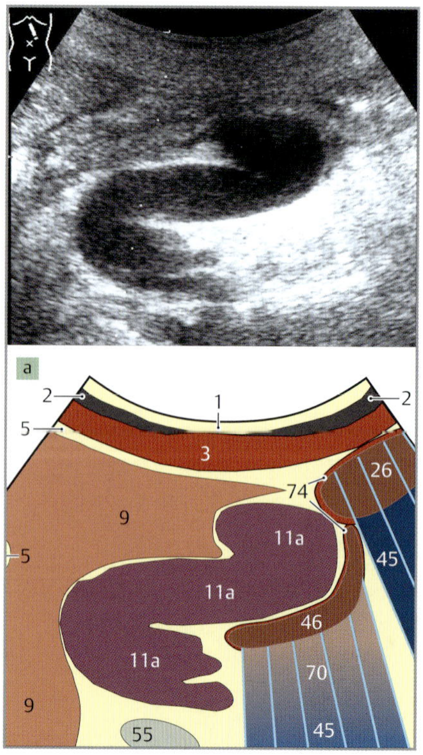


**Abb. 42.2** b Cruveilhier-von-Baumgarten-Syndrom

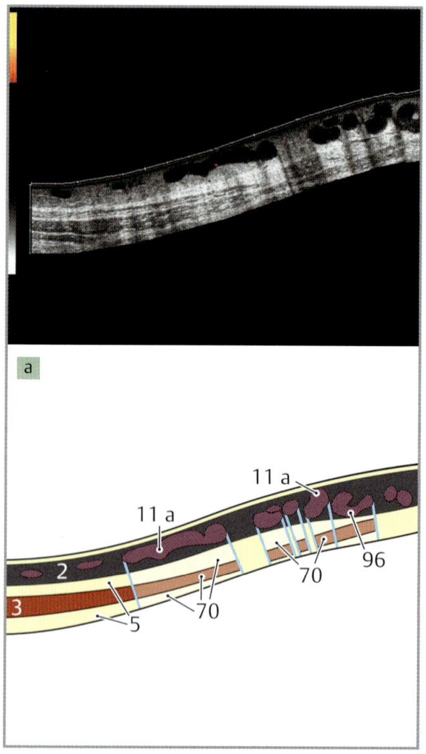


**Abb. 42.3** b Medusenhaupt-Phänomen

## Pfortaderthrombose

Bei zirrhotischem Umbau der Leber mit entsprechend feinhöckriger Organoberfläche (↘) wie in **Abb. 43.1** kommt es im Krankheitsverlauf nicht selten zur Strömungsverlangsamung und schließlich auch zur vorbeschriebenen Strömungsumkehr in der V. portae (**11**) mit der Gefahr, dass sich Thromben (**52**) in den Ästen der V. portae bilden oder die Pfortader sogar komplett thrombosiert (**Abb. 43.2**). Im weiteren Verlauf kann durch partielle Wiedereröffnung oder durch Dilatation von Vasa vasorum oder von benachbarten Begleitvenen eine kavernöse Transformation mit zahlreichen kleineren venösen Kollateralen (↙) entstehen (**Abb. 43.3**).

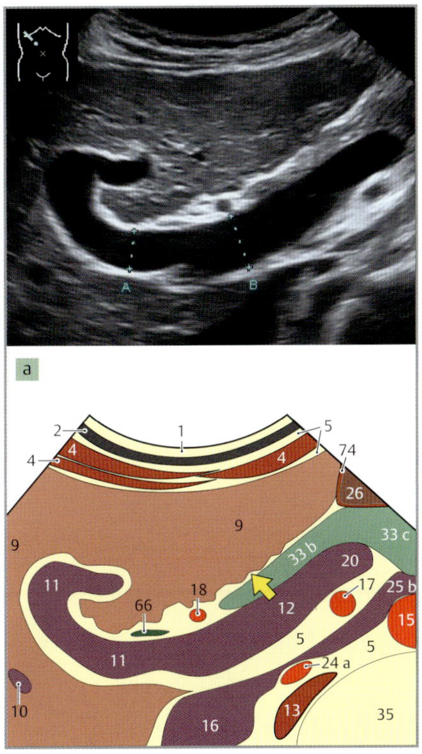


**Abb. 43.1** b offene VP bei Leberzirrhose

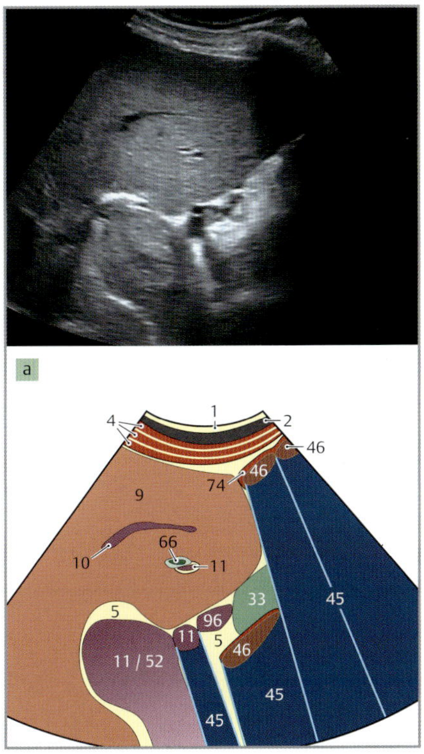


**Abb. 43.2** b Pfortaderthrombose

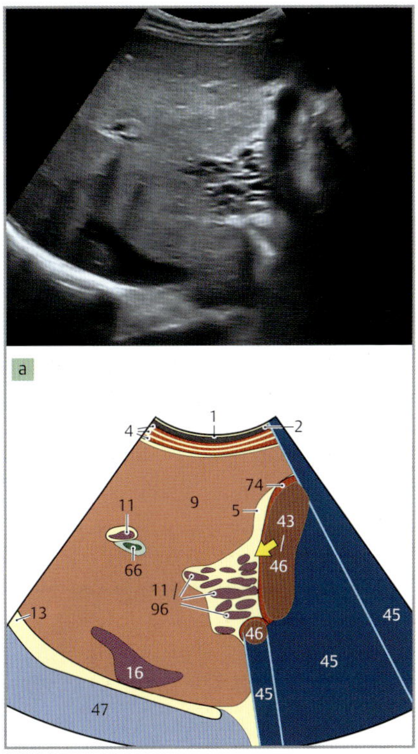


**Abb. 43.3** b kavernöse Transformation

Klinisch resultiert die Gefahr rezidivierender Ösophagusvarizenblutungen, sodass zur Reduktion des portalvenösen Drucks dann häufig eine TIPSS-Anlage erfolgt (**t**ransjugulärer **i**ntrahepatischer **p**orto**s**ystemischer **S**hunt, vgl. FKDS-Trainer, 4. Auflage 2013, Didamed-Verlag, S. 43).

## Lymphknoten

Die Beurteilung der Leberpforte umfasst nicht nur die Lumenweite der V. portae, sondern auch den Ausschluss periportaler Lymphknoten-Vergrößerungen. Dafür muss systematisch die Leberpforte auf der Suche nach eiförmig konfigurierten, echoarmen LK durchmustert werden (vgl. **Videoclip 3.1c**). Entzündlich vergrößerte LK (**55**) entstehen häufig als Begleitreaktion im Rahmen von Hepatitiden, einer Cholezystitis (vgl. S. 44/45) oder Pankreatitis (vgl. S. 35).

Bei positivem LK-Nachweis (**Abb. 43.4**) sollten stets auch die übrigen LK-Stationen untersucht und die Milzgröße (vgl. S. 76) dokumentiert werden, um bei späteren Verlaufskontrollen valide Aussagen zur Pro- oder Regredienz einer Erkrankung treffen zu können.

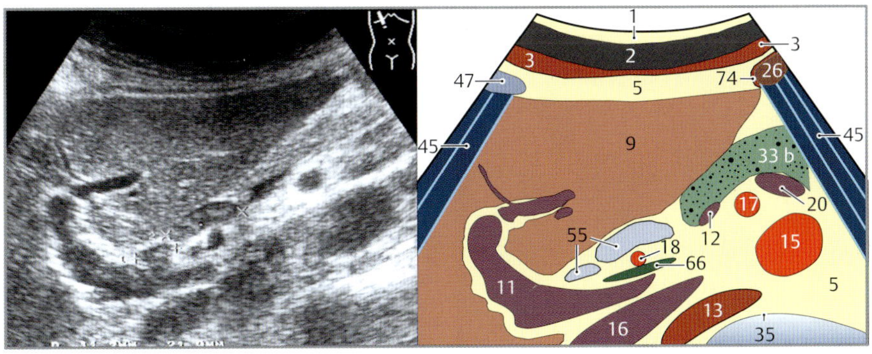


**Abb. 43.4** a periportale LK b

## Cholezystitis

Eine normale Gallenblase (**14**) zeigt eine dünne, einschichtige Gallenblasenwand (**80**), deren Dicke präprandial (nüchtern) unter 4 mm liegen sollte. Die Ursache für eine Cholezystitis sind häufig Konkremente (**49**) in der Gallenblase (vgl. S. 46).
Zu Beginn des entzündlichen Prozesses kann trotz bereits bestehender Schmerzsymptomatik die sonomorphologische Erscheinungsform jedoch noch unauffällig sein wie in der **Abb. 44.1**: Bei dieser Patientin fiel initial lediglich eine Druckdolenz in der rechten MCL am Rippenbogen auf – bei noch normaler sonografischer GB-Darstellung.
Erst 48 Stunden später hatte sich das entzündliche Ödem der GB-Wand (**80**) mit entsprechender Wandverdickung entwickelt, die hier im Längsschnitt eher zweischichtig echoarm (**Abb. 44.2**), im Querschnitt am GB-Hals eher mehrschichtig echoreich imponierte (**Abb. 44.3**).

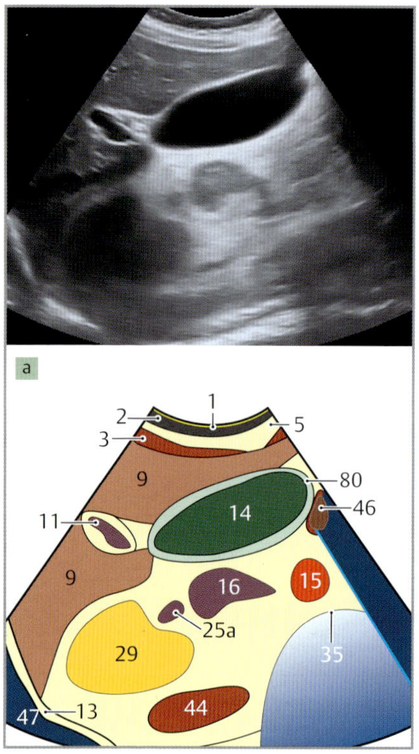


**Abb. 44.1** b „normale" GB zu Beginn

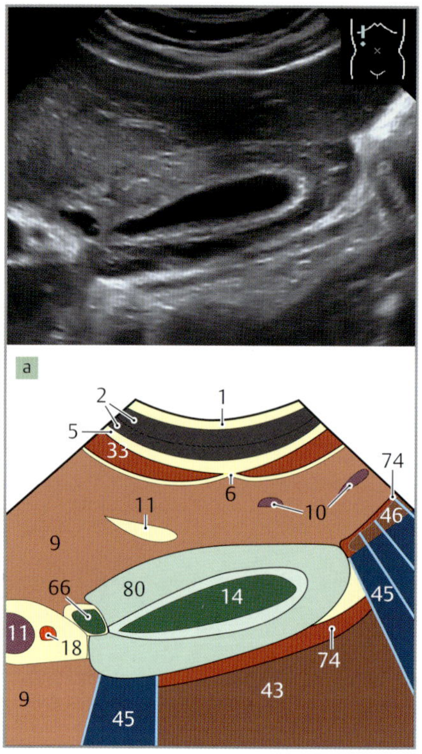


**Abb. 44.2** b Ödembildung der Wand

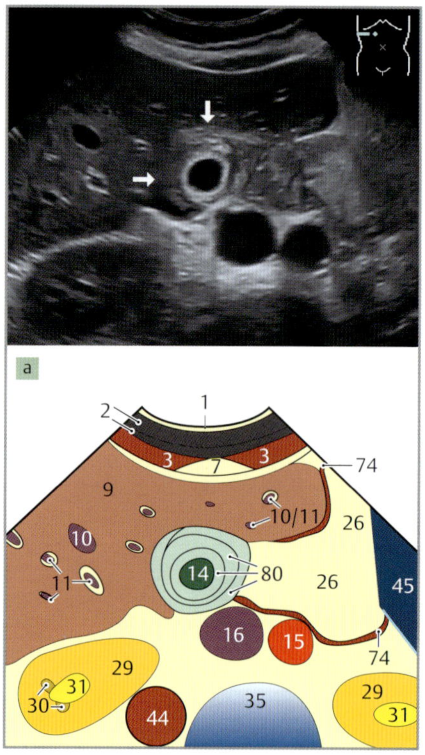


**Abb. 44.3** b Wandödem im Querschnitt

Bei fortschreitender, akuter Entzündung kommt es im Verlauf dann zu einer aufgelockerten, mehrschichtigen Wandverdickung mit pericholezystärem Flüssigkeitssaum (**68**), der in einigen Fällen auch isoliert in der Morrison-Tasche zwischen dem caudalen/dorsalen Leberrand und der rechten Niere nachgewiesen werden kann (vgl. **Abb. 112.5c**). Schließlich fällt auch die unscharfe Abgrenzbarkeit der Gallenblase gegenüber dem benachbarten Leberparenchym (**9**) auf (**Abb. 44.4**).

Wichtig ist die rechtzeitige Erkennung einer Gasbildung in der Gallenblasenwand oder eines Wandemphysems, da eine Infektion mit gasbildenden Bakterien eine schlechte Prognose und eine höhere Perforationsgefahr beinhaltet.

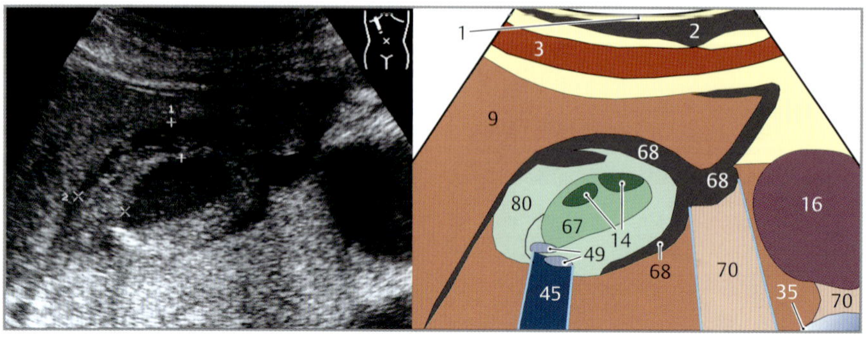


**Abb. 44.4** a mit Perforationsgefahr b

Hierbei müssen echoreiche Gasbläschen von Konkrementen (**49**) differenziert werden, die ebenfalls zur Schallschattenbildung (**45**) führen können (**Abb. 44.4**). Ein Querdurchmesser der Gallenblase über 4 cm ist ein Zeichen für einen GB-Hydrops. Ein weiteres Zeichen ist ein Verlust der typischen Birnenform zugunsten einer bikonvexen, kugelförmigen Auftreibung.

## DD der Cholezystitis

Nicht jede GB-Wandverdickung muss eine Cholezystitis zur Ursache haben. Die Gallenblasenwand (**80**) kann auch bei Aszites (**68**) verdickt sein, ohne dass eine entzündliche Wandinfiltration vorliegt (**Abb. 45.1**).
Andere Ursachen können ein venöser Rückstau in die Leber- und Gallenblasenvenen bei Rechtsherzinsuffizienz oder eine Hypalbuminämie sein.

Nachdem sich die Gallenblase postprandial kontrahiert und entleert hat, zeigt sie oft eine Knickbildung, die der Form einer „Schlumpfmütze" ähneln kann (**Abb. 45.2**).

Auf der konkaven Seite kann so eine vermeintliche Einschnürung (↘) entstehen, die nicht mit einer Septenbildung verwechselt werden sollte.

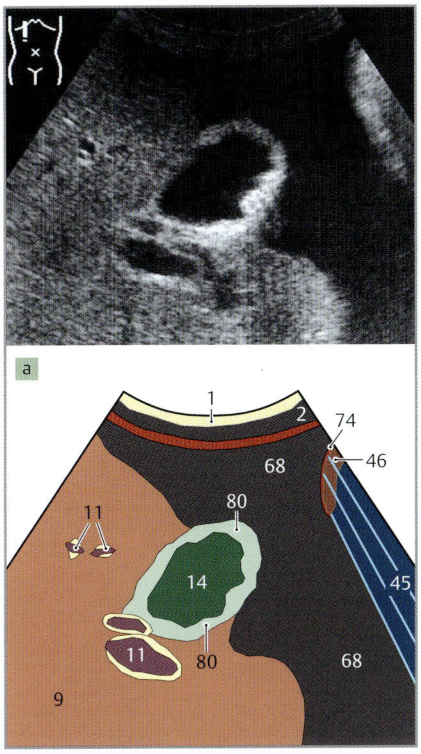


**Abb. 45.1** b GB bei Aszites

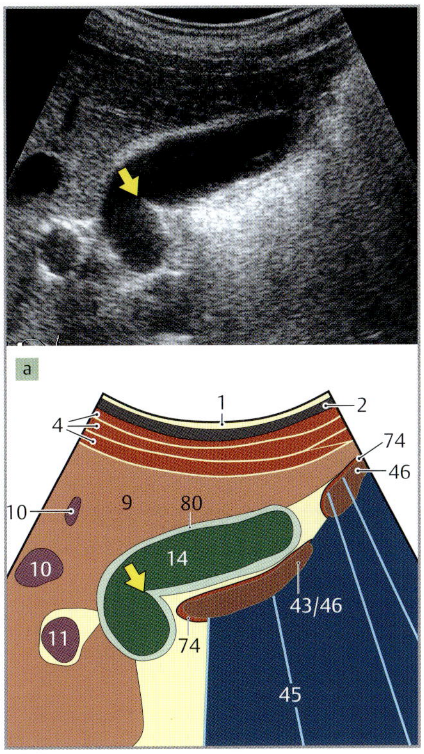


**Abb. 45.2** b Knickbildung postprandial

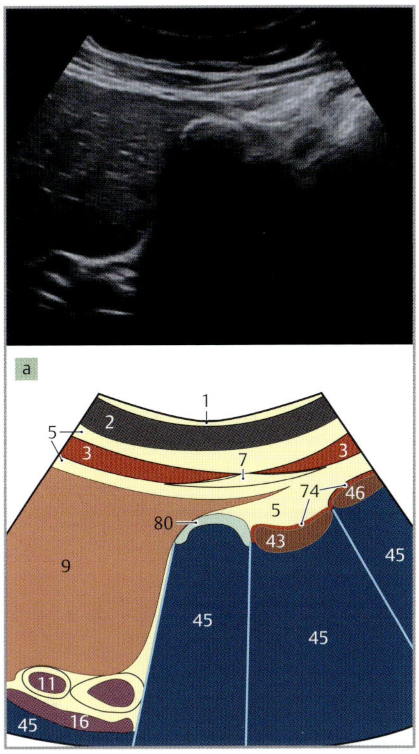


**Abb. 45.3** b Porzellangallenblase

Bei chronisch-rezidivierender Cholezystitis kann sich eine Schrumpf- oder „Porzellangallenblase" ausbilden (**Abb. 45.3**):
Beide Formen sind sonografisch nur schwer zu differenzieren, da eine komplett verkalkte Gallenblasenwand die Schallwellen ähnlich reflektieren kann wie Luft in der rechten Colonflexur oder in Dünndarmschlingen.

Daher kann eine Porzellangallenblase sonografisch sogar übersehen werden. Häufig sind dann die Anamnese oder die klinischen Symptome in Kombination mit laborchemischen Entzündungsparametern oder die Informationen aus einer ergänzenden CT-Untersuchung (**Abb. 45.4**) richtungsweisend.

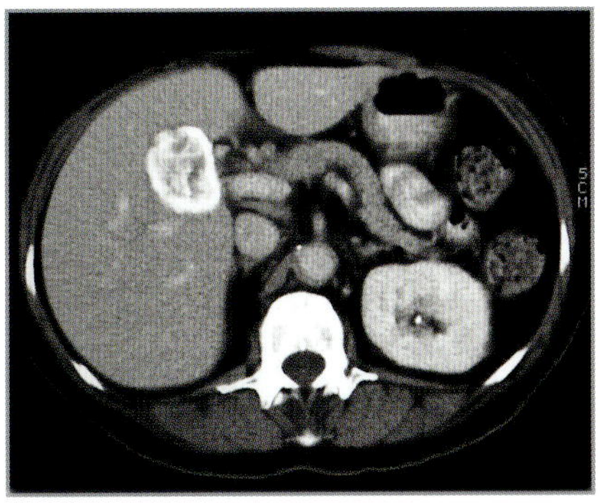

**Abb. 45.4** CT bei Porzellangallenblase

**Checkliste akute Cholezystitis**

- mehrschichtige echoarme Wandverdickung
- pericholezystärer Flüssigkeitsraum
- unscharfe Abgrenzung zur Leber
- Wanddicke > 3 mm (präprandial) / > 5 mm (postprandial)
- Druckschmerz in re. MCL durch Schallkopf auslösbar
- Hyperperfusion in der FKDS

**Tab. 45.5** Zeichen der akuten Cholezystitis

## Gallensteine

Gallensteine bzw. Gallenkonkremente bilden sich aufgrund prozentualer Verschiebungen in der Zusammensetzung des Gallensekrets, wenn das Löslichkeitsprodukt für bestimmte Kristalle überschritten wird. Je nach Größe und Zusammensetzung können die Gallensteine (**49**) die Schallwellen direkt an ihrer Oberfläche oder erst im Steinzentrum wie in **Abb. 46.1** total reflektieren oder für die Schallwellen permeabel sein (vgl. **Abb. 47.1**).

Viele Steinträgerinnen tragen Jahre oder Jahrzehnte einen oder mehrere Gallensteine, ohne dass sie klinische Beschwerden entwickeln. Sind jedoch zahlreiche, kleinere Konkremente vorhanden (**Abb. 46.2**), können diese in den Gallengang geraten und durch mechanische Irritation krampfartige Kontraktionen der glatten Wandmuskeln („Gallenkoliken") hervorrufen, die extrem schmerzhaft sein können. Manche Konkremente bleiben im DHC oder vor der Papille stecken und rufen eine Cholestase, Cholangitis oder Pankreatitis hervor (vgl. S. 47 und 35).

Dann wird im Einzelfall abgewogen, ob eine Steinentfernung durch eine extrakorporale Stoßwellen-Lithotrypsie (ESWL), eine ERCP (vgl. S. 48) oder eine operative Cholezystektomie angestrebt wird. Zusätzlich kann die Zusammensetzung des Gallensekrets auch medikamentös und durch Ernährungsumstellung so beeinflusst werden, dass sie weniger lithogen ausfällt.

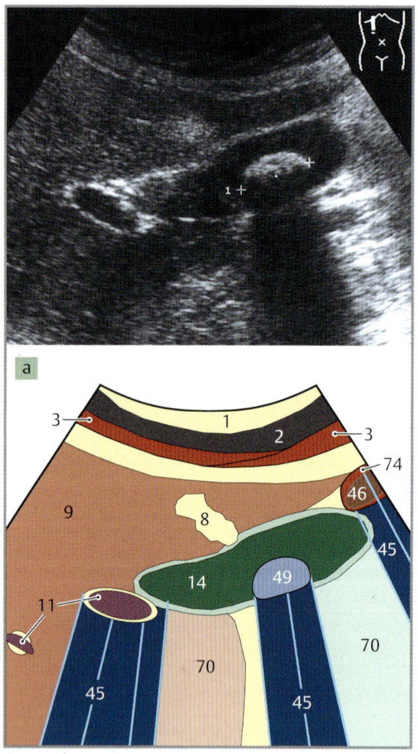

**Abb. 46.1** b singulärer GB-Stein

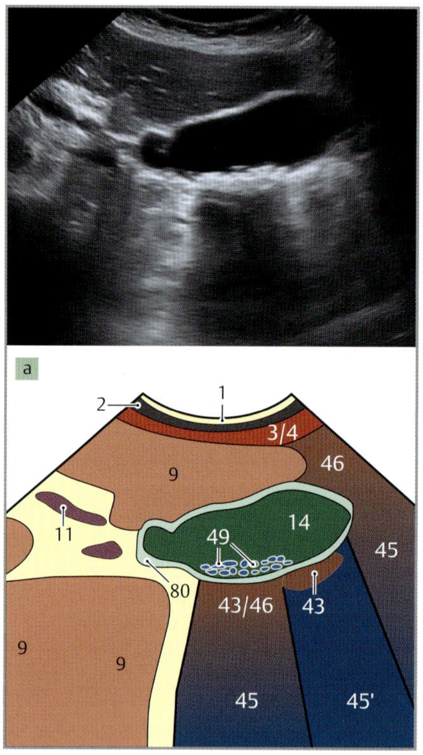

**Abb. 46.2** b multiple GB-Steine

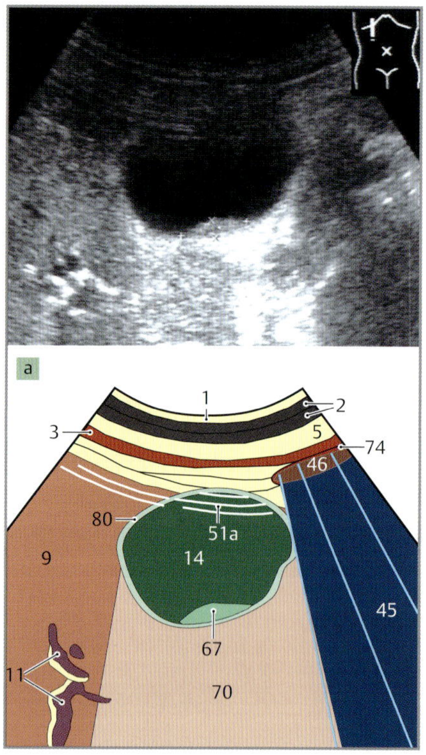

**Abb. 46.3** b Sludgebildung

**Risikofaktoren für Gallensteine: 5 x „F"**

- female (weiblich)
- forty (40 Jahre oder älter)
- fertile (bereits Kinder geboren)
- fat (Adipositas)
- fair (blonde Haarfarbe)

**Tab. 46.4** a Risikofaktoren für Gallensteine

Von diesen Konkrementen muss eine Eindickung des Gallensekrets („Sludgebildung", **67**) abgegrenzt werden, die typischerweise keine Schallschatten verursacht und gehäuft bei parenteral ernährten Intensivpatienten (**Abb. 46.3**) entsteht, die mangels Magenfüllung vorübergehend keinen Kontraktionsreiz für die Gallenblase haben.
Die Prävalenz für Gallensteine liegt in Deutschland bei ca. 15 % mit besonderer Häufung bei älteren Frauen (s. **Tab. 46.4**).

## Gallenblasenpolypen

Von GB-Konkrementen müssen Polypen (**65**) abgegrenzt werden, die typischerweise keine Schallschatten werfen und fest mit der GB-Wand (**80**) verwachsen sind. Wenn z.B. ein Randschattenphänomen (**45**, vgl. S. 19) einen steininduzierten Schallschatten vortäuscht (**Abb. 47.1**), kann in Zweifelsfällen versucht werden, durch Lageänderung des Patienten oder schnell repetitiven Schallkopfdruck („Aufschütteln") den Stein von der Wand zu lösen.

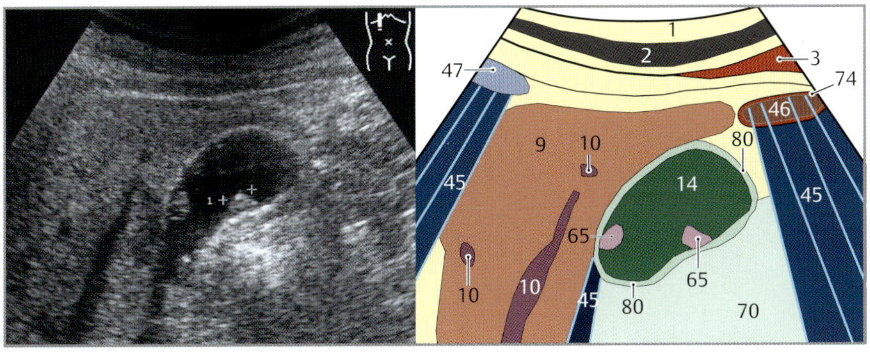


**Abb. 47.1** a GB-Wandpolyp b

Gallenblasenpolypen müssen zum Ausschluss eines progredienten Wachstums im zeitlichen Verlauf kontrolliert werden, um einer malignen Entartung operativ durch Cholezystektomie vorzubeugen. In Zweifelsfällen bietet es sich an, mithilfe der farbkodierten Duplexsonografie (FKDS) eine zentrale Perfusion (↙) im Polypen nachzuweisen (**Abb. 47.2**).

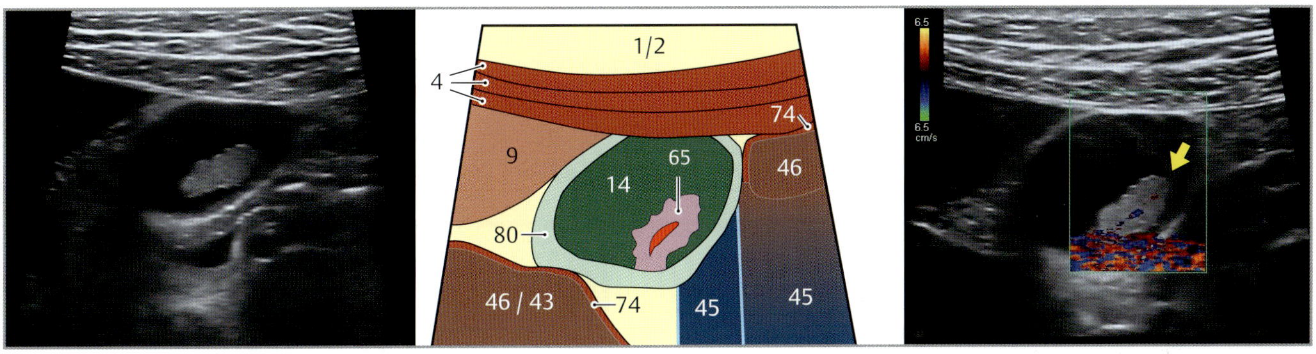


**Abb. 47.2** a GB-Polyp nativ b c Perfusionsnachweis in der FKDS

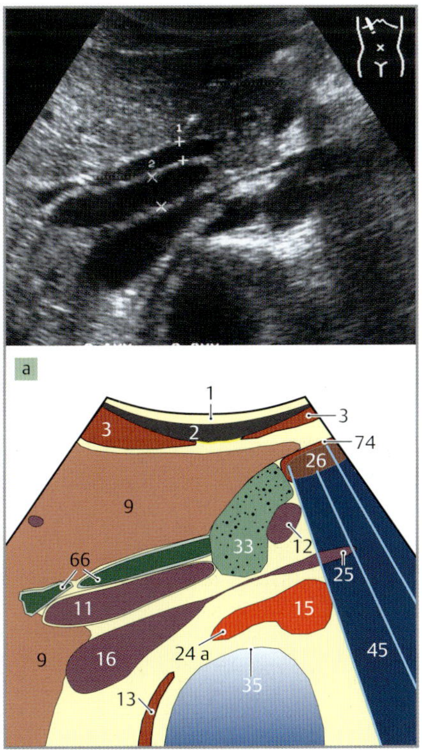


**Abb. 47.3** b DHC am Leberhilus

## Cholestase

Im kleinen Netz an der Leberpforte misst der Ductus choledochus (**66**) normalerweise maximal 6 mm, Lumenweiten zwischen 7 und 9 mm können jedoch noch normal sein, besonders bei Zustand nach Cholezystektomie (**Abb. 48.1**). Der Gallengangweg (**66**) wird fast immer lateroventral (im Bild über) der V. portae (**11**) sichtbar (vgl. S. 32/40). Auch wenn der distale Abschnitt des Gallengangs nahe dem Pankreaskopf oft von duodenaler Luft überlagert wird (vgl. **Abb. 32.1**), kann mithilfe der Sonografie zuverlässig zwischen einem proximalen (z.B. bei Lebermetastasen mit intrahepatischer Gallengangsobstruktion) und einem distalen Verschlussikterus unterschieden werden (z.B. bei präpapillär eingeklemmtem Gallenstein oder Pankreaskopfkarzinom): Beim proximalen Verschluss sind weder die Gallenblase (**14**) noch der Ductus choledochus (**66**) aufgestaut.

Die kleinen intrahepatischen Gallenwege verlaufen parallel zu den Ästen der Pfortader (**11**) und sind im Normalfall nur schmal oder gar nicht abgrenzbar. Bei einer obstruktiven Cholestase werden sie dagegen durch die Dilatation neben den Portalgefäßen sichtbar. Es kommt zum sogenannten „Doppelflinten-Phänomen" (**Abb. 48.1** und **48.2**). Sonografisch gelingt daher in ca. 90 % der Fälle die wichtige Unterscheidung zwischen obstruktiver (mit Dilatation der Gallenwege) und hepatozellulär (ohne Aufstau) bedingter Cholestase.

## Cholestase

Typisch für einen mechanisch bedingten Aufstau (**Abb. 48.1**) ist eine hirschgeweihartige Dilatation der intrahepatischen Gallenwege (**66**), die auch an die knorrigen Äste eines Olivenbaums oder an Bonsaibäumchen erinnert. Bei einem solchen Aufstau muss jedoch nicht obligat eine Gallenwegskompression oder -obstruktion durch einen malignen Tumor vorliegen, z.B. bei einem Pankreaskopf- oder einem Gallenwegskarzinom. Es können sich auch Konkremente (**49**) in den Gallenwegen (GW) befinden (**Abb. 48.2**). In diesen Fällen kann die aufgestaute Galle entweder durch ERCP (= „**e**ndoskopische **r**etrograde **C**holangio**p**ancreaticographie") mittels eines Katheters (**59**) in das Duodenum oder perkutan transhepatisch nach außen abgeleitet werden (**Abb. 48.3**).

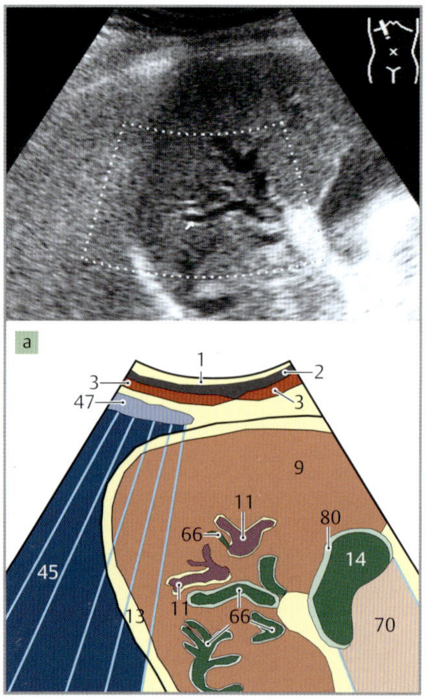


**Abb. 48.1** b typ. Gangdilatation

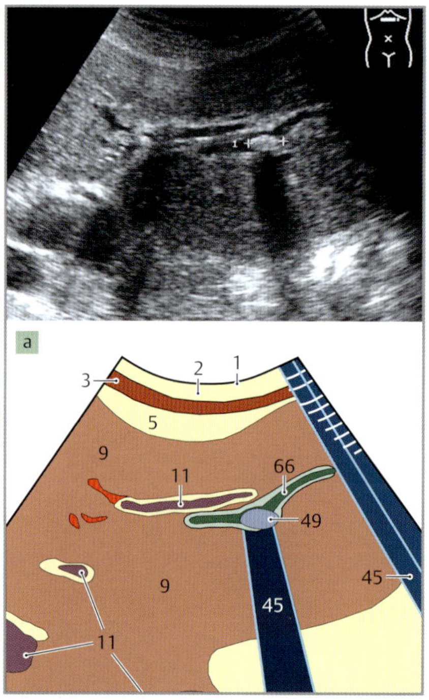


**Abb. 48.2** b Stein in intrahepat. GW

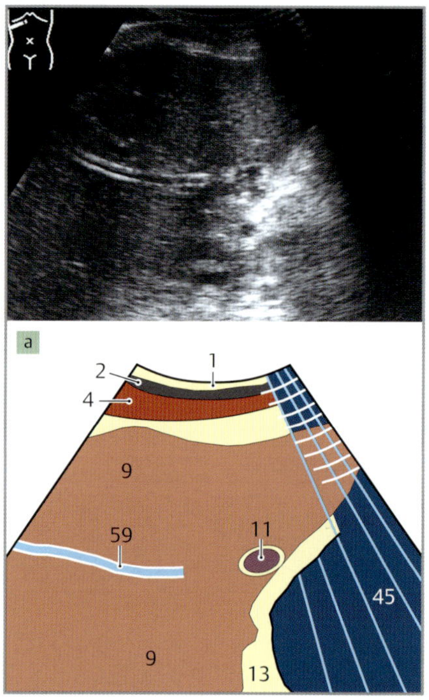


**Abb. 48.3** b Kathetereinlage in GW

Besteht im B-Bild der Verdacht auf einen Aufstau der GW am Hilus (**Abb. 48.4a**) oder intrahepatisch (**Abb. 48.5a**), kann durch den Einsatz der FKDS (**Abb. 48.4c** und **Abb. 48.5c**) schnell geklärt werden, ob es sich um portalvenöse Äste (**11**, farbkodiert) oder um aufgestaute Gallenwege (**66**, ohne Farbkodierung) handelt:

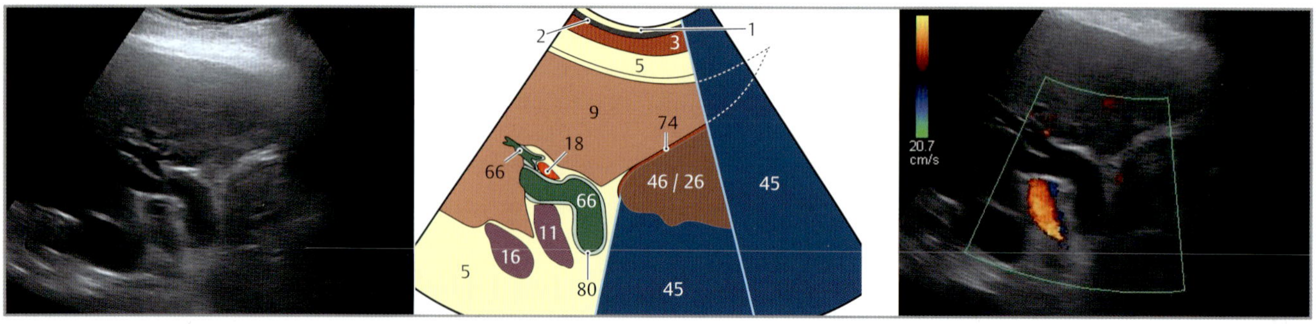


**Abb. 48.4** a V.a. Cholestase am Hilus b c FKDS-Nachweis

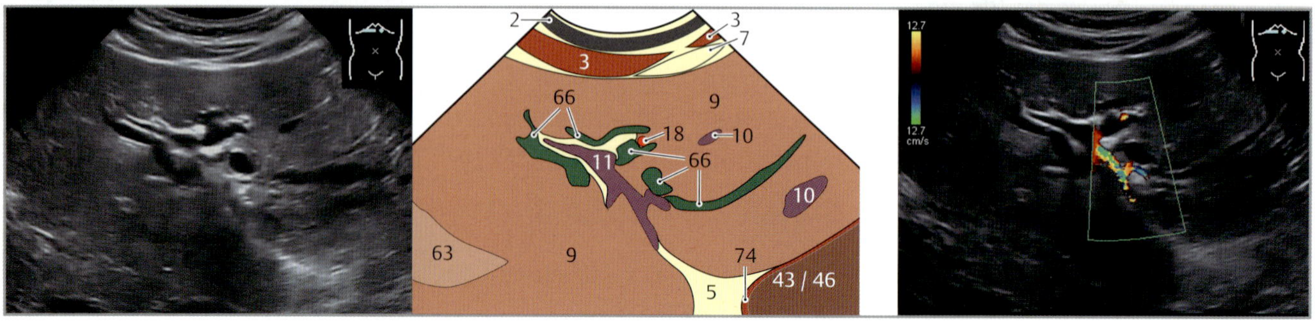


**Abb. 48.5** a V.a. intrahepat. Cholestase b c Klärung durch FKDS

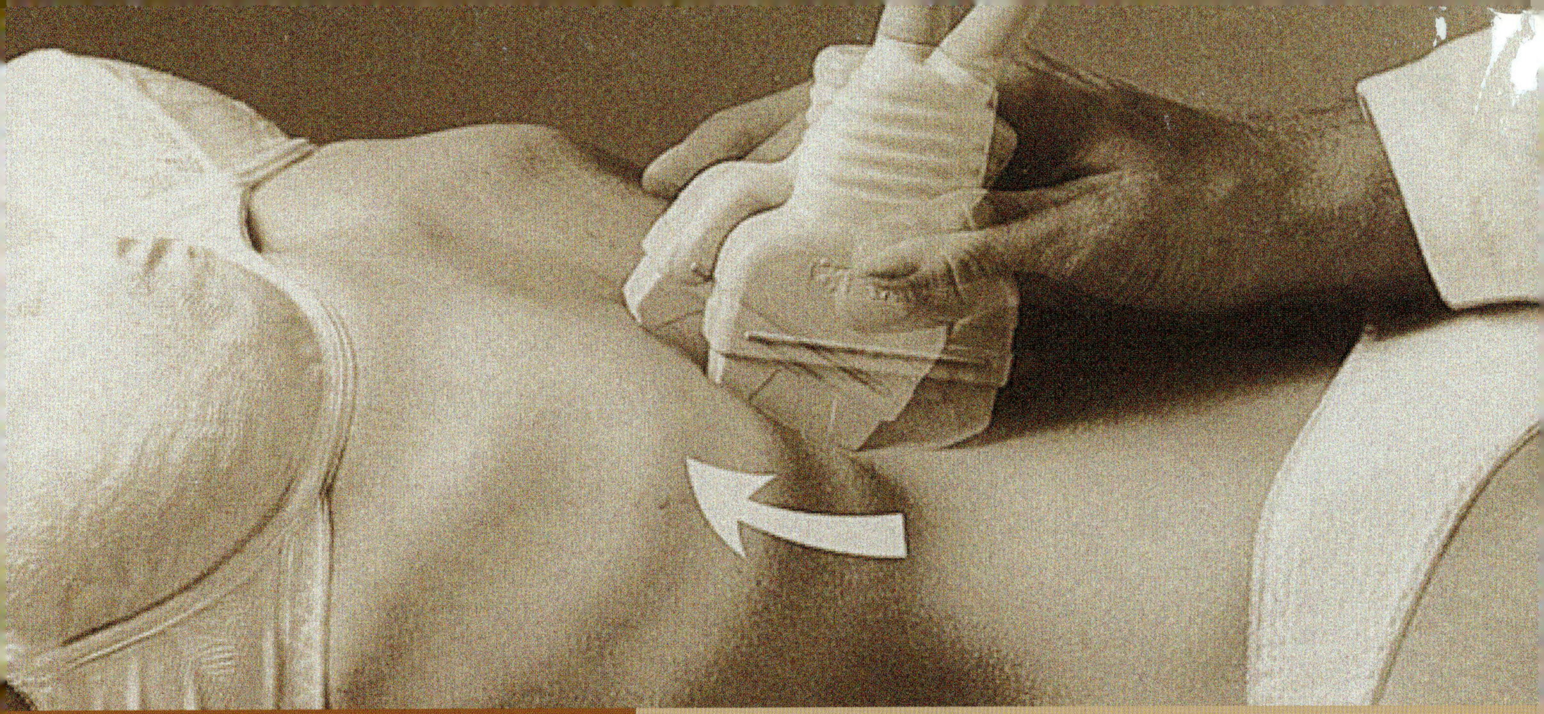

# 4. KURSTAG

## Leber



Mit Abbildungen von
Matthias Hofer und
Alexis Müller-Marbach

## Anatomie der Lebersegmente

Die Leber (**9**) ist über ihre Area nuda und mit den beiden Ligamenta triangularia mit dem Zwerchfell (**13**) verwachsen und daher im Normalfall um mehrere Zentimeter atemverschieblich. Dies können sich die Untersucher zunutze machen, indem sie kooperationsfähige Patienten in tiefer Inspirationsstellung untersuchen, damit die Leber aus dem Schallschatten der Rippen und des Sternums nach caudal tritt (vgl. S. 22). Die Leber wird durch das Lig. falciforme (**7**) durchschnitten, an dessen caudalen Rand in der Fetalzeit die Umbilicalgefäße (**96**) zum Bauchnabel gezogen waren (**Abb. 50.1**).
Die Segmentaufteilung der Leber umfasst acht Lebersegmente (Nr. I–VIII) und richtet sich nach dem Verlauf der intrahepatischen Gefäße im Uhrzeigersinn: Das **Segment I** entspricht dem **Lobus caudatus**, der hier in der Ansicht von ventral hinter dem Segment IVa und IVb dorsal verborgen liegt. Von hier aus werden im Uhrzeigersinn zunächst die linkslateralen Anteile des linken Leberlappens mit **Segment Nr. II** und **III** bezeichnet, dann folgt das **Segment IV**, unterteilt in seinen cranialen Anteil **IVa** und den caudalen Anteil **IVb** (**Abb. 50.2**). Lateral der mittleren Hauptlebervene schließen sich dann am caudalen Rand des rechten Leberlappens die **Segmente V** und **VI** am rechtslateralen Leberrand an. Die subdiaphragmalen **Segmente VII** (rechtslateral) und **VIII** schließen den Kreis und werden voneinander durch die rechte Hauptlebervene unterteilt. Die Grenze zwischen dem Verlauf der cranialen Lebersegmentreihe (VII, VIII, Iva und II) und der caudalen Reihe (III, IVb, V und VI) bildet der Verlauf der intrahepatischen Hauptäste der V. portae (**11**).

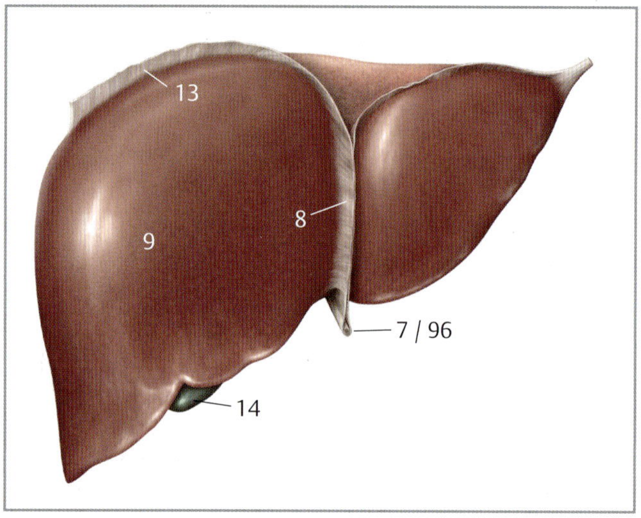


**Abb. 50.1** Leber in der Ansicht von ventral

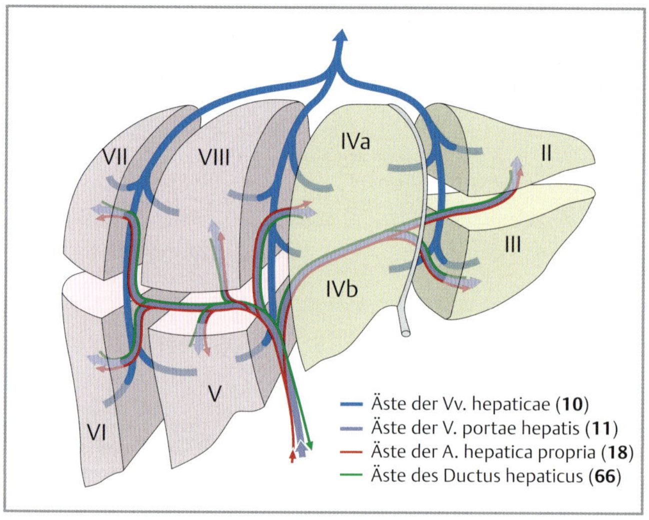


**Abb. 50.2** Aufteilung der Lebersegmente

(Beide Abb. aus Schünke M, Schulte E, Schumacher U. Prometheus. LernAtlas der Anatomie. Bd. 2 Innere Organe)

## Sonoanatomie

In den nebenstehenden Standardebenen wird hier nochmals die Zuordnung der einzelnen Lebersegmente im sagittalen Paramedianschnitt links (**Abb. 50.3**) über der Aorta (**15**) bzw. sagittal paramedian rechts (**Abb. 50.4**) über der VCI (**16**) und in den beiden subcostalen Schrägschnitten rechts für die caudale (**Abb. 50.5**) Segmentreihe um die Aufzweigung der V.-portae-Äste (**11**) herum und für die craniale Segmentreihe (**Abb. 50.6**) zwischen den Lebervenen (**10**) verdeutlicht.

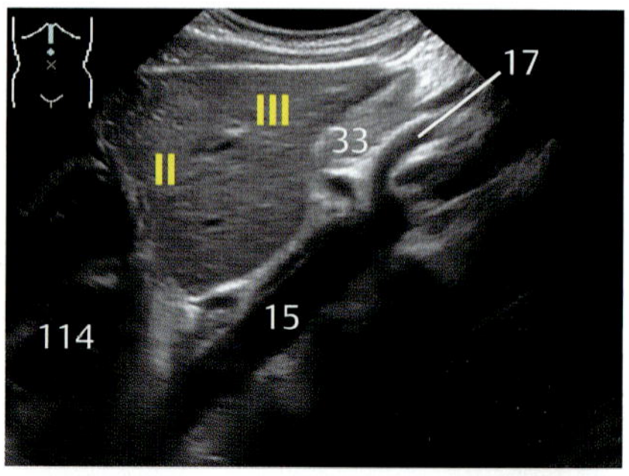


**Abb. 50.3** Sagittalschnitt über der AO

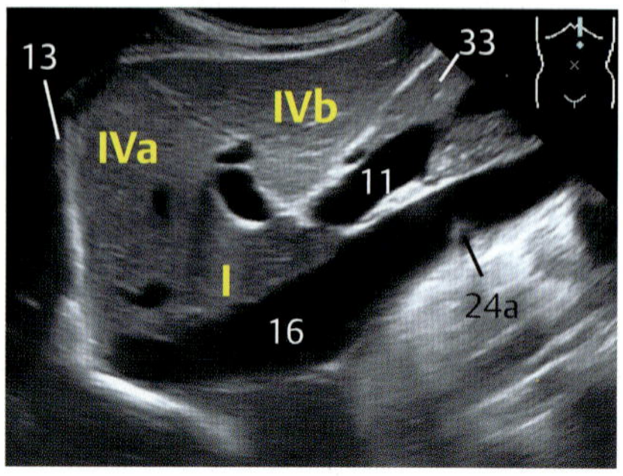


**Abb. 50.4** Sagittalschnitt über der VCI

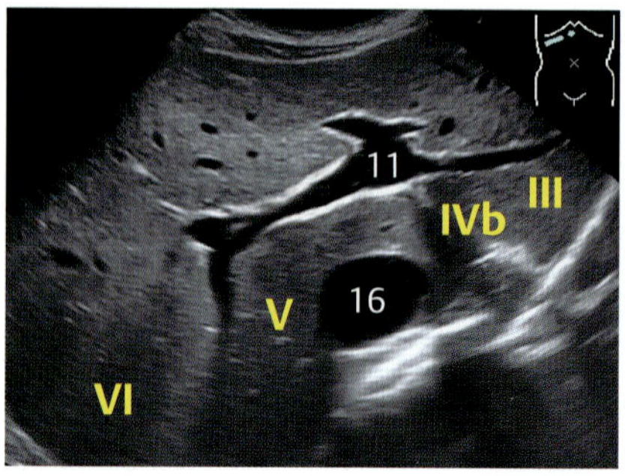


**Abb. 50.5** subcostal caudale Reihe

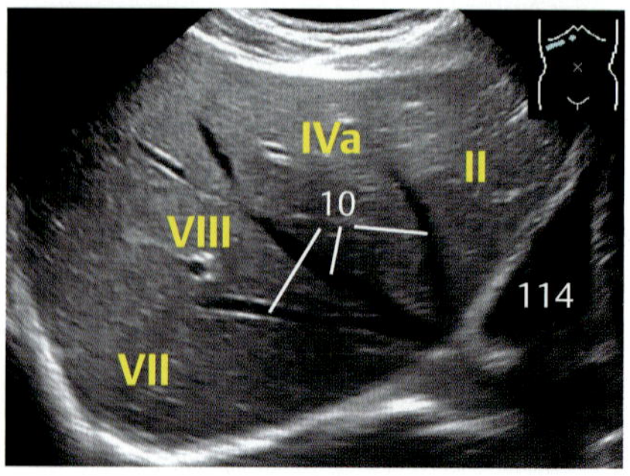


**Abb. 50.6** subcostal craniale Reihe

## Untersuchung in der Sagittalebene

Der 4. Kurstag ist der systematischen, kompletten Durchmusterung der Leber in zwei Ebenen gewidmet. Die gelingt am besten in tiefer Inspirationsstellung (vgl. S. 22). Wir empfehlen, dabei stets eine gleichbleibende Systematik einzuhalten: Man kann z.B. im sagittalen Längsschnitt als der Grenzlinie an der V. cava inferior (VCI, **16**) beginnen wie in **Abb. 25.3**. Von dort aus wird zunächst der linke Leberlappen bis an seinen linkslateralen Rand und zurück durchmustert (vgl. **Videoclip 4.1 a–b**).

In der Atempause nehmen Sie die Vergrößerung um 1–2 Stufen zurück, um den größeren rechten Lappen bis an seinen dorsalen Rand einsehen zu können. Dann wird dieser mit einer langsamen und kontinuierlichen Schwenkbewegung ( in **Abb. 51.1a**) in gleicher Weise durchmustert. Das Hauptproblem für den Untersucher ist die Darstellung der cranialen, subdiaphragmalen Leberabschnitte. Hierfür muss der Patient zu einer maximal tiefen Inspiration animiert und der Schallkopf nach cranial anguliert ( ) werden (**Abb. 51.1b**). Wegen der größeren Ausdehnung des rechten Lappens muss diese sagittale Durchmusterung i.d.R. einmal für die cranialen Segmente und – nach einer Atempause – noch einmal für die caudalen Segmente erfolgen. Beachten Sie bitte, dass die portalvenösen Äste (**11**) im Leberparenchym (**9**) immer durch eine echoreiche „Uferbefestigung“ berandet sind, die durch die Wände der begleitenden Gallengänge, Leberarterien und periportales Bindegewebe (**5**) hervorgerufen werden. Die Lebervenen (**10**) werden dagegen meistens ohne eine echoreiche Randlinie dargestellt und zeigen diese nur dann, wenn sie rechtwinklig von den Schallwellen getroffen werden (vgl. **Videoclip 4.1c**).

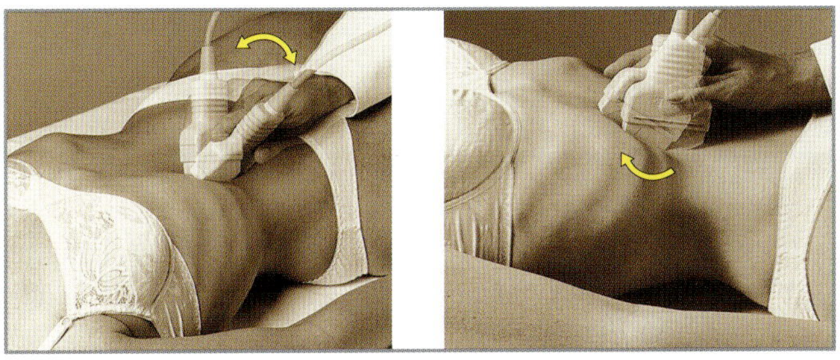

**Abb. 51.1** a b

## Organgröße und Randwinkel

Die Bestimmung der Lebergröße in der rechten MCL im craniocaudalen und ventrodorsalen Durchmesser (**Abb. 51.2**) hat wegen ihrer unzureichenden Reliabilität in den letzten Jahren an Bedeutung verloren: Der normale craniocaudale Durchmesser liegt bei Erwachsenen zwischen 11 und 15 cm, variiert jedoch stark mit der Inspirationstiefe aufgrund der elastischen Anpassung des Leberparenchyms (**9**) an die Thoraxform in vivo. Etwas aussagekräftiger ist die Beurteilung des Randwinkels, der nach caudal unter 45° liegen sollte. Bei Stauungsleber, Hepatomegalien anderer Genese oder Leberzirrhose wirkt dieser caudale Leberrand verplumpt. Der laterale Randwinkel des linken Lappens sollte noch spitzwinkliger konfiguriert sein (unter 30°) als der caudale Leberrand.

Gleichzeitig kann auch die Gallenblase (**14**) am caudalen Leberrand mit beurteilt werden: Die Evaluation der Gallenblase erfolgt nüchtern (**Abb. 51.3**), weil dann auch die Wanddicke (**80**) besser überprüft und fokale Wandläsionen besser ausgeschlossen werden können (vgl. S. 44–47).

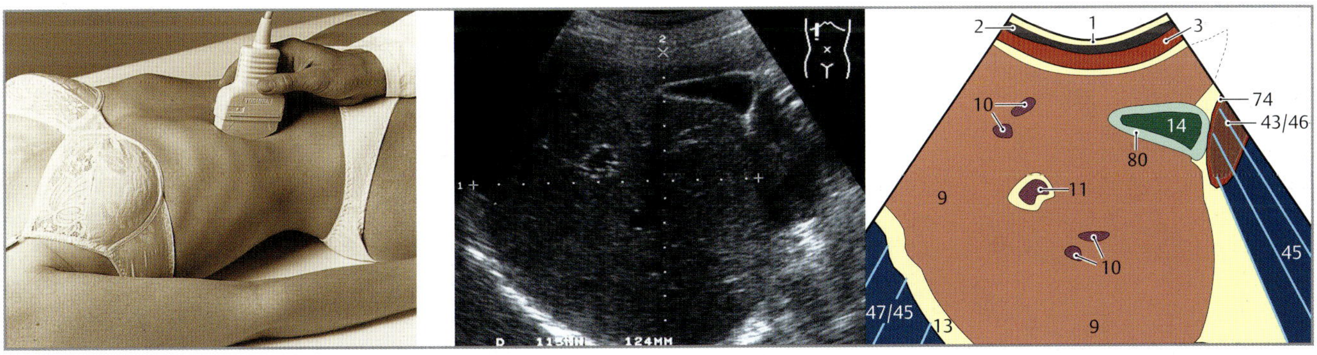


**Abb. 51.2** a b c

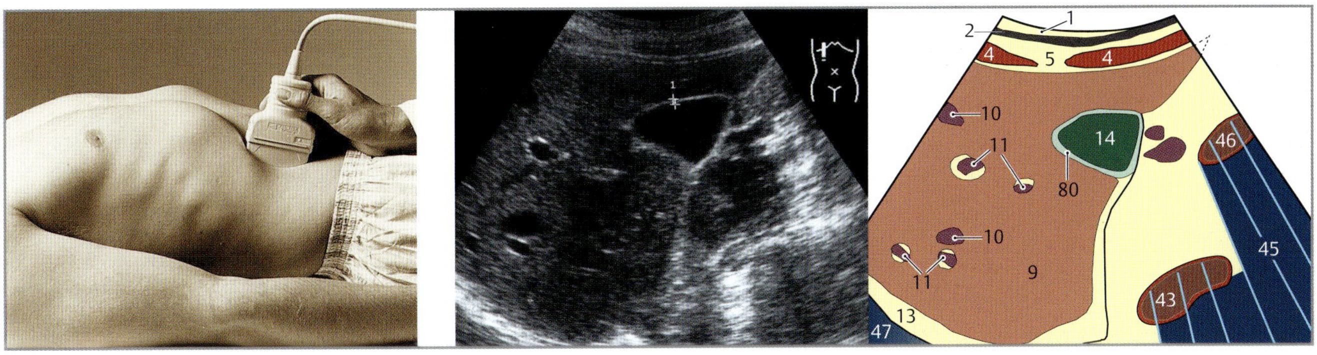


**Abb. 51.3** a b c

## Untersuchung in der Transversalebene

Nach der Durchmusterung der Leber in Sagittalschnitten wird der linke Leberlappen auch in der Transversalebene systematisch von cranial nach caudal ( ↻ ) auf fokale Raumforderungen untersucht (vgl. **Videoclip 4.2 a–b**). Für den rechten Leberlappen empfiehlt sich aus praktischen Gründen die Darstellung im subcostalen Schrägschnitt parallel zum rechten Rippenbogen (**Abb. 52.1**). Finden Sie auf dieser Abbildung, worin hierbei ein häufiger Fehler in der Schallkopfführung liegen könnte? (Die Lösung steht unten links auf dieser Seite.)

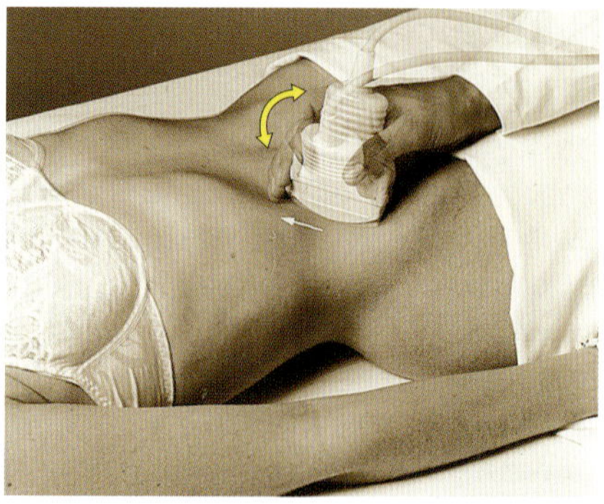

**Abb. 52.1** subcostaler Schrägschnitt

## Lebervenenstern

In dieser Ebene des subcostalen Schrägschnitts rechts (**Abb. 52.2**) kann die sternförmige Einmündung der normalerweise gestreckt-gerade verlaufenden Lebervenen (**10**) in die VCI (**16**) dargestellt werden. Die Lumenweite der peripheren Lebervenen wird in dieser Ebene distal des vorletzten Zusammenflusses vor Einmündung in die VCI gemessen, also an den in **Abb. 52.2c** markierten Stellen (↗↙) und sollte hier im Normalfall 6 mm nicht überschreiten. Ab 7 mm besteht der Verdacht auf einen Rückstau in die Lebervenen im Rahmen einer Rechtsherzinsuffizienz. Eine Messung der zentraleren Lebervenen näher an der VCI beinhaltet den Nachteil einer zu großen physiologischen Variationsbreite: 10 bis 12 mm können hier noch völlig normal sein.

## Rechtsherzinsuffizienz

Wenn eine grenzwertige Weite der VCI vorliegt und die Prüfung des V.-cava-Kollapstets bei forcierter Inspiration (vgl. **Videoclip 1.1c**) keinen eindeutigen Aufschluss ergibt, ob eine Rechtsherzinsuffizienz vorliegt, kann die Weite der peripheren Lebervenen als Zusatzkriterium herangezogen werden (s.o.). Das typische Bild bei manifester Rechtsherzinsuffizienz zeigt die **Abb. 52.3** mit gestauten Lebervenen (**10**) und dilatierter VCI (**16**). In dieser Bildebene kann hinter (= im Bild unter) der echoreichen Zwerchfellgrenze (**13**) bei Rechtsherzinsuffizienz auch eine pleurale Ergussbildung erkennbar sein, wo sich normalerweise Schallschatten (**45**) hinter pulmonaler Luft (**47**) oder ein Spiegelartefakt der Leber (**9**) befinden sollten.

Beachten Sie bitte, dass hier die Lebervenen teilweise im 90°-Winkel von den Schallwellen getroffen werden (⇩) und nur dann eine dünne, echoreiche Wandlinie (**5**) zeigen, wie es sonst nur bei den Ästen der V. portae (**11**) zu beobachten ist (**Abb. 52.2**). Eine Gefäßrarifizierung in den peripheren Leberanteilen wäre ein indirektes Zeichen für eine Leberzirrhose (vgl. S. 58).

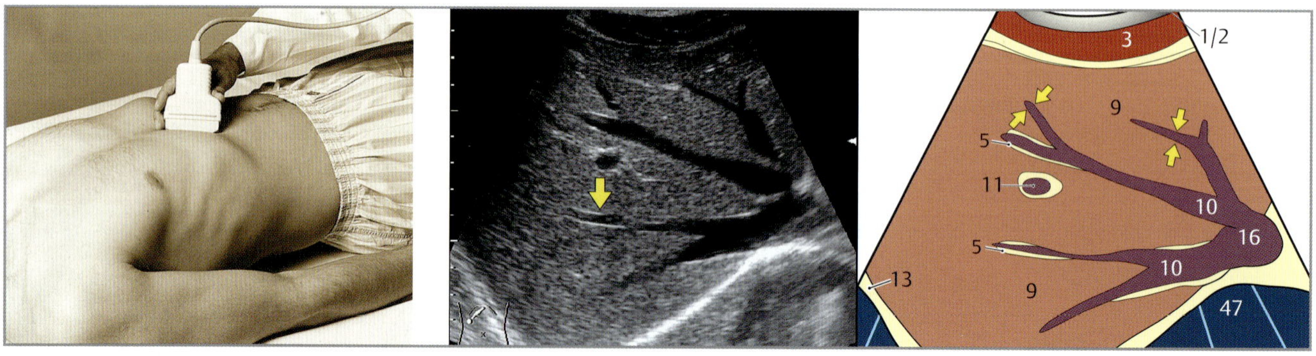


**Abb. 52.2** a Lebervenenstern b mit Leberveneneinmündung c

**Normalwerte**

Lebervenen: (Peripherie) < 6 mm

**Rätsellösung Abb. 52.1**

Der Schallkopf ist zu weit laterocaudal aufgesetzt, er muss näher zum Rippenbogen und nach medial verschoben werden (siehe kleinen Pfeil).

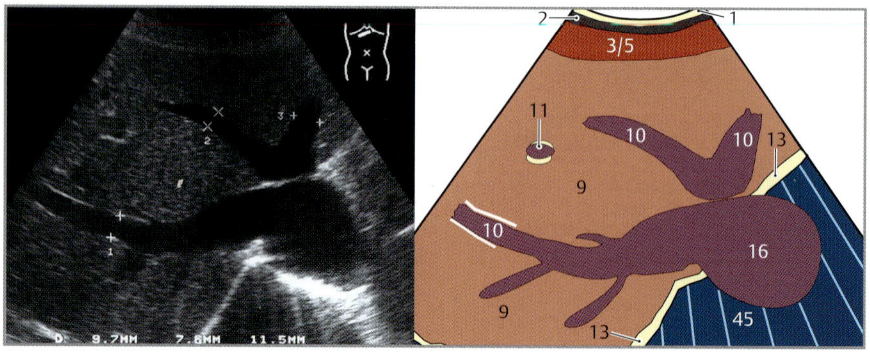


**Abb. 52.3** a dilatierte Lebervenen b bei Rechtsherzinsuffizienz

## Normvarianten

Bei der systematischen Durchmusterung der Leber existieren Normvarianten, die fokale Raumforderungen vortäuschen können: So können gelegentlich am diaphragmalen Rand der Leber (**9**) u.a. bei sportlich sehr trainierten Patienten echoreiche Einschnürungen (⇩) beobachtet werden, die vom Zwerchfell (**13**) aus konvex in das Leberparenchym hineinzuragen scheinen (**Abb. 53.1**). Diese vermeintlichen Läsionen resultieren von muskulären Einschnürungen des Zwerchfells, die von der Area nuda zu den caudalen Rippen und zu den Lendenwirbelkörpern ziehen und dabei die Leber strangförmig imprimieren. Ein solcher Muskelstrang (**13**) kann auch singulär auftreten (**Abb. 53.2**) und als Spiegelartefakt (**51**) auf die Lungenseite (**47**) des Zwerchfells projiziert werden (vgl. S.19).

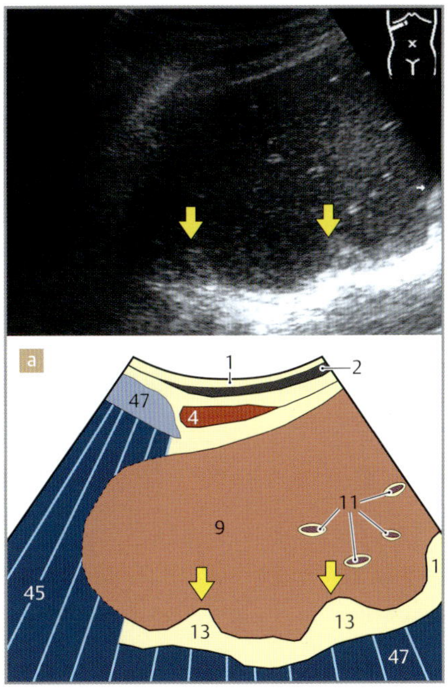


**Abb. 53.1** b Zwerchfellimpressionen ...

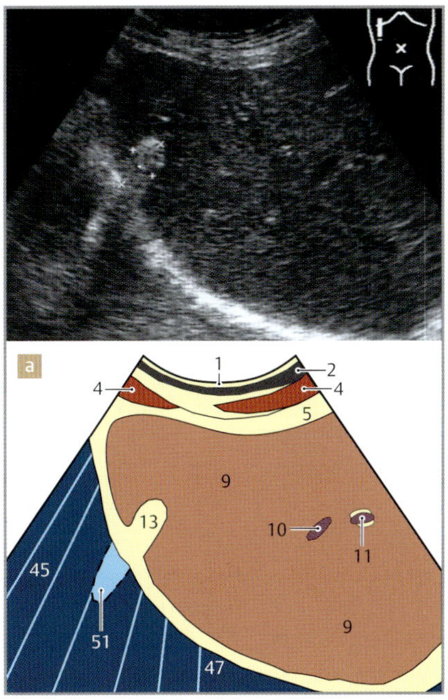


**Abb. 53.2** b ... mit Spiegelartefakt

## Leberverfettung

Eine Leberverfettung oder Fettleber (Steatosis hepatis) geht mit einer diffusen Anhebung der Leberechogenität einher (**Abb. 53.3**). Diese Echogenitätszunahme kann am besten im Vergleich mit der Echogenität der benachbarten Niere (**29**) festgestellt werden:
Normalerweise unterscheidet sich die Echogenität beider Organe kaum (vgl. **Abb. 65.3**). In sehr fortgeschrittenen Fällen einer Fettleber werden so viele Schallwellen vom Lebergewebe (**9**) reflektiert, dass dieses mit zunehmender Entfernung zum Schallkopf kaum noch beurteilbar wird. In **Abb. 53.4** besteht zwar unmittelbar hinter der Gallenblase (**14**) noch eine Schallverstärkung (**70**), die dorsal am unteren Bildrand gelegenen Leberanteile sind jedoch trotz Tiefenausgleich nicht mehr erkennbar. Eine Verfettung der Leber kann jedoch auch fokal (vgl. S. 54) und sogar multifokal (**63**) auftreten (**Abb. 53.5**). In diesen Fällen muss eine ergänzende CEUS-Untersuchung die DD gegenüber Metastasen klären (vgl. S. 60/61).

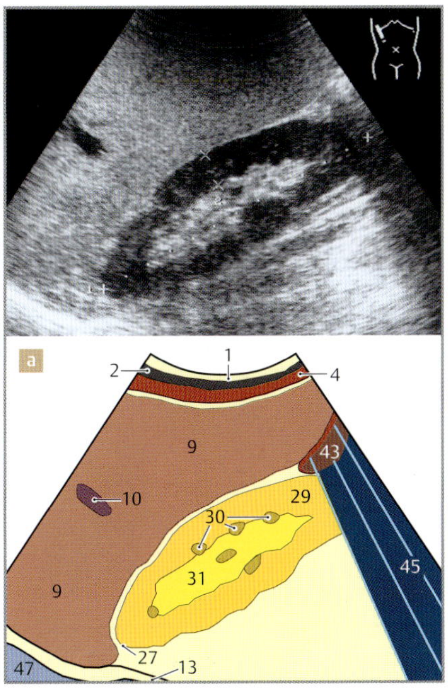


**Abb. 53.3** b Fettleber

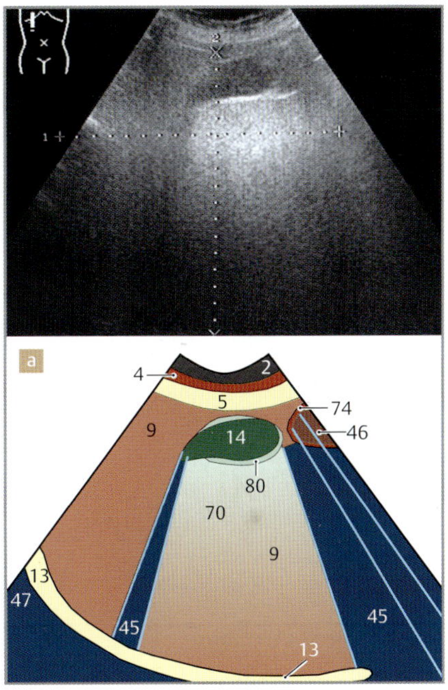


**Abb. 53.4** b dorsale Schallauslöschung

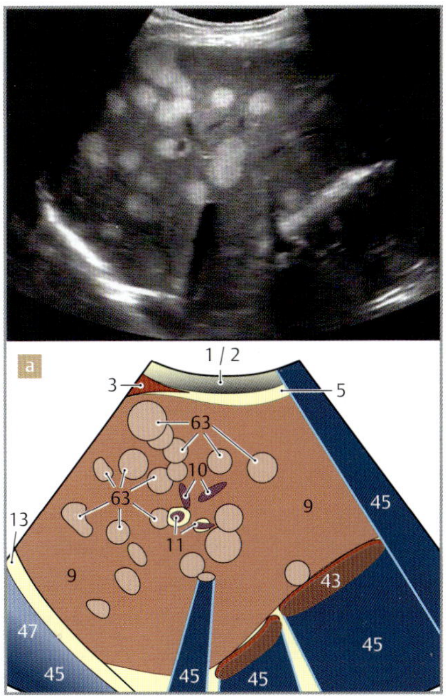


**Abb. 53.5** b multifokale Verfettung

## Fokale Mehrverfettung

Leberverfettungen müssen nicht das gesamte Organ diffus betreffen, sondern können auch nur einzelne Leberabschnitte einbeziehen: Diese fokalen Verfettungen (**63**) sind bevorzugt am Gallenblasenbett und ventral der intrahepatischen Aufzweigung der V. portae (**11**) lokalisiert. Die mehrverfetteten Zonen sind im Vergleich zum übrigen Parenchym (**9**) echoreicher und stets scharf begrenzt. Sie können bizarre, landkartenartige Formen (**Abb. 54.1**) annehmen und zeigen **keinen** raumfordernden Effekt: Benachbarte Lebervenen (**10**) und Pfortaderäste (**11**) werden **nicht** verlagert. Von diesen mehrverfetteten Zonen muss das Lig. falciforme (**8**) abgegrenzt werden, dessen Bindegewebe und begleitendes Fettgewebe eine ähnlich echoreiche und scharf begrenzte Unterbrechung des normalen Parenchyms ausbilden kann (**Abb. 54.2**).

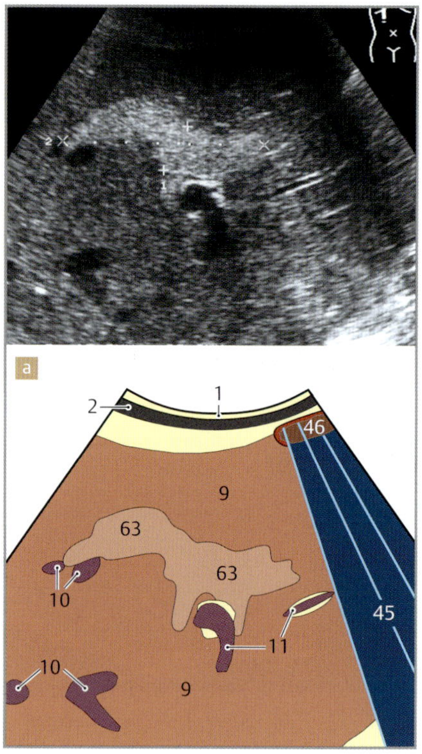


**Abb. 54.1** b fokale Leberverfettung

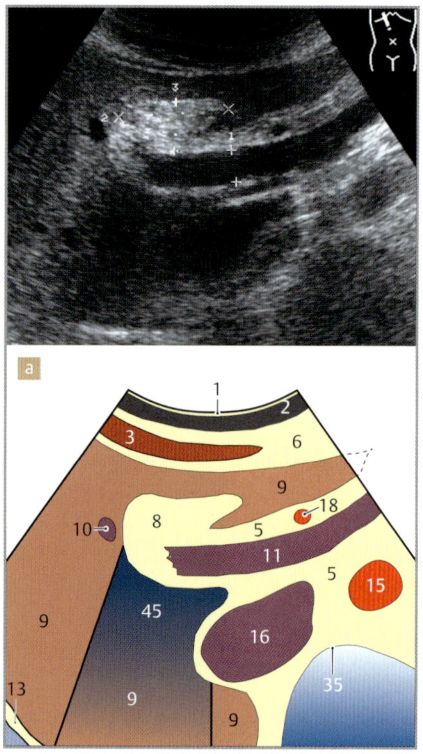


**Abb. 54.2** b Lig. falciforme

## Fokale Minderverfettung

Bei einer Fettleber können auch einzelne Leberanteile von der Verfettung ausgespart bleiben, sodass es zur Ausbildung fokaler Minderverfettungen (**62**) kommt. Auch diese minderverfetteten Zonen sind bevorzugt in direkter Nachbarschaft zur V. portae (**11**) oder zur Gallenblase (**14**) lokalisiert, können auch einmal eine kugelige Form aufweisen und dann Metastasen ähneln (**Abb. 54.4**). Wichtig ist, dass auch hier ein raumfordernder Charakter fehlt: Benachbarte Lebervenen (**10**) werden nicht verlagert (**Abb. 54.3**) und behalten ihren gerade gestreckten Verlauf. Ist die Minderverfettung am Organrand lokalisiert, resultiert daher keine Vorwölbung nach außen oder in die Gallenblase hinein, wie es oft bei fokalen Malignomen beobachtet werden kann. Die Äste der V. portae (**11**) können durch einen echoreichen Randsaum von Lebervenen differenziert werden. Diese sogenannte „Uferbefestigung" entsteht durch die Impedanzsprünge zwischen den Wänden der Portalvenenäste, der begleitenden Gallengänge und der Arterien. Diese Uferbefestigung (**5**) ist in Hilusnähe oft etwas dicker ausgebildet (**Abb. 54.2**) und sollte nicht mit einer fokalen Mehrverfettung verwechselt werden. Da die Lebervenen (**10**) ohne Begleitgefäße durch das Parenchym (**9**) verlaufen, fehlen diese Impedanzsprünge. Nur dann, wenn größere Lebervenen genau rechtwinklig von den Schallwellen getroffen werden, entsteht eine helles Gefäßrandecho (vgl. S. 52).

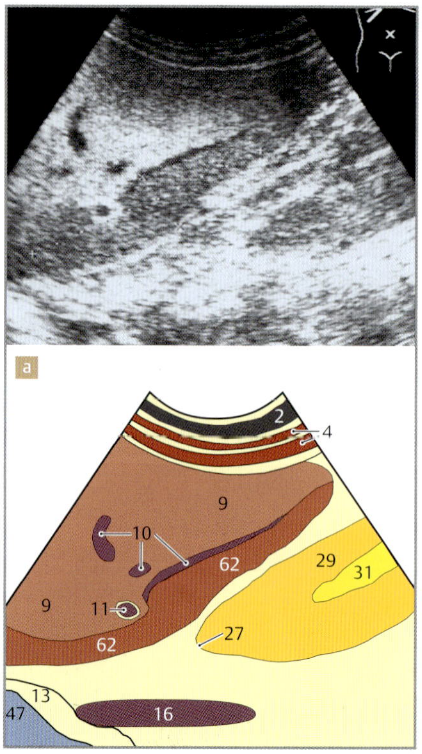


**Abb. 54.3** b fokale Minderverfettung am Leberrand

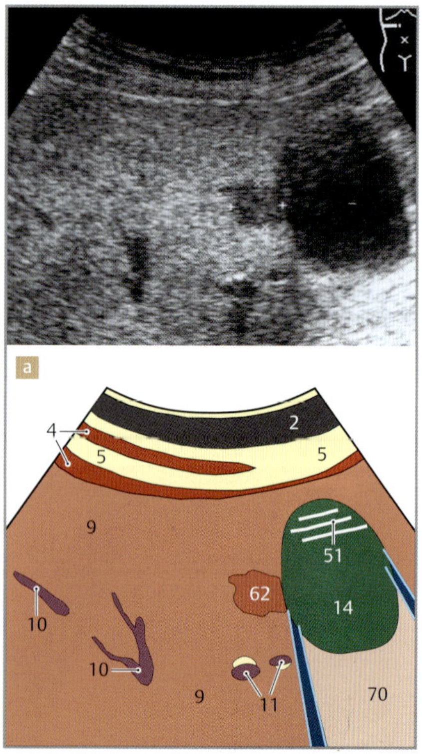


**Abb. 54.4** b kugelförmige fokale Minderverfettung

## Leberzysten

Die häufigsten fokalen Leberläsionen sind benigne Leberzysten (**64**): Diese können angeboren (dysontogenetisch) oder erworben sein. Letztere enthalten im Gegensatz zu kongenitalen Gallenwegsdilatationen („Caroli-Syndrom") keine Galle, sondern seröse Flüssgkeit (**Abb. 55.1**). Angeborene Leberzysten haben i.d.R. keinen Krankheitswert. Die folgenden Zystenkriterien erleichtern die Abgrenzung benigner Zysten von anderen echoarmen Raumforderungen (**Tab. 55.2**): Dazu zählen der echofreie Inhalt, die kugelige Form, die scharfe und glatte Abgrenzbarkeit zur Umgebung, bei größeren Zysten die dorsale Schallverstärkung (**70**, vgl. S. 18) sowie fakultativ ein Randschattenphänomen (vgl. S. 19) und betonte Eintritts- oder Austritts-Randechos (dort, wo die Schallwellen im 90°-Winkel auf die Zystenwand treffen).

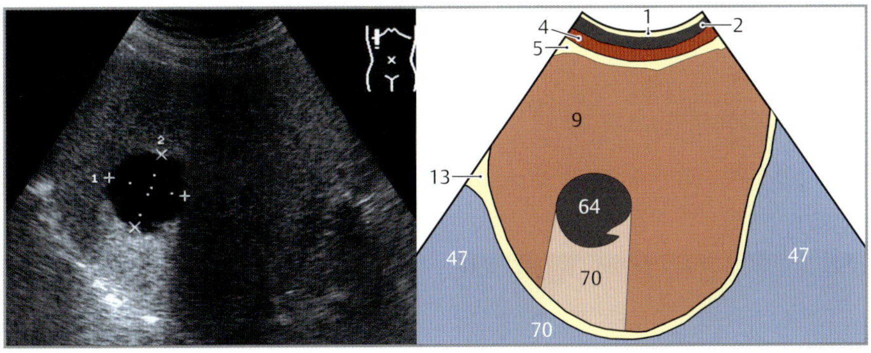


**Abb. 55.1** a benigne Leberzyste b

**Checkliste Zystenkriterien**

- kugelige Form
- echofreier Inhalt
- scharfe Begrenzung
- dorsale Schallverstärkung
- Randschattenphänomen
- betontes Ein-/Austrittsecho

**Tab. 55.2** Zystenkriterien

Eingeblutete Zysten sind aufgrund ihrer Binnenechos diejenigen, die differenzialdiagnostische Probleme verursachen, da sie gelegentlich auch Einkerbungen oder feine Septen aufweisen können. Dann muss ein parasitärer Leberbefall ausgeschlossen werden.

## Echinokokkose (CE)

Die häufigste Ursache einer parasitären Lebererkrankung ist eine enterale Infektion mit dem Hundebandwurm (Echinokokkus zysticus), der im Anfangsstadium CL oder CE1 zunächst eine singuläre Zyste mit auffällig verdickter Wandstruktur (**Abb. 55.3**) oder randständigem Hydatidensand ausbildet. Im Stadium CE 2 treten multivestikuläre Zysten auf (**Abb. 55.4**). Solche Zysten sollten nicht probepunktiert werden, um eine Zystenruptur mit nachfolgender Erregeraussaat oder einen anaphylaktischen Schock zu vermeiden. Unter Albendazol-Therapie kann es dann im Stadium CE 3a als Involutionszeichen zur Ablösung der Endozyste („Wasserlilienzeichen") kommen (**Abb. 55.5**) – hier sind vitale Erreger jedoch noch wahrscheinlich.

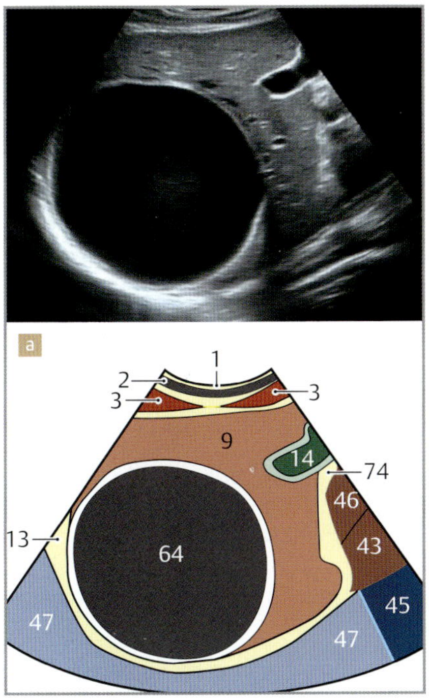


**Abb. 55.3** b Echinokokkus CE 1

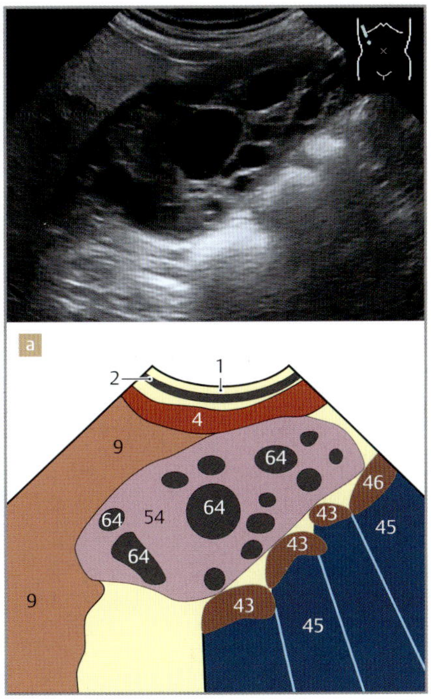


**Abb. 55.4** b multivesikulär CE 2

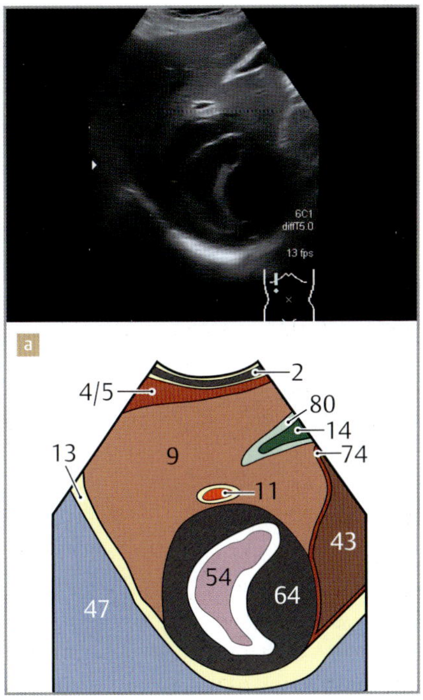


**Abb. 55.5** b Wasserlilienzeichen

## Echinokokkose (CE)

Unter fortschreitender Therapie werden die Zysten dann im Stadium CE 4 zunehmend solide und die zystischen Anteile nehmen ab. Davon ist der seltenere Fuchsbandwurm (Echinokokkus alveolaris) sonografisch schwierig zu differenzieren: Oft liegt hierbei eine gemischt solide, partiell liquide und zystische Raumforderung (**54**) vor (**Abb. 56.1**). Von einer inaktiven Zyste im Stadium CE 5 kann jedoch erst dann ausgegangen werden, wenn umfangreiche, zirkuläre Verkalkungen vorliegen (hier nicht abgebildet).

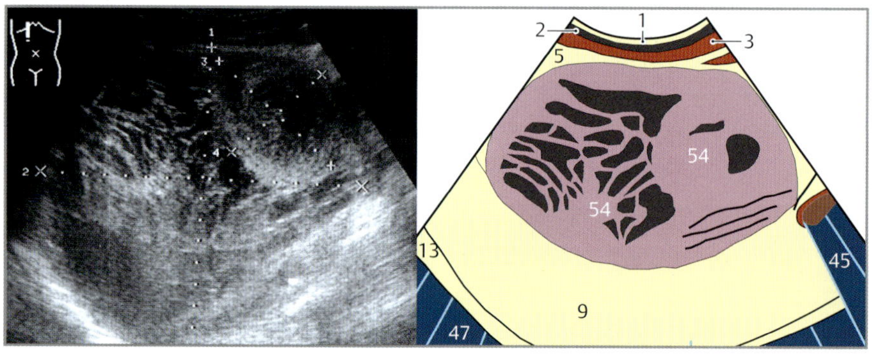


**Abb. 56.1** a Echinokokkus alveolaris/ b DD Stadium CE 4

## Leberhämangiome

Kleinere Hämangiome (**61**) der Leber bestehen aus verknäulten Blutgefäßen, sind daher i.d.R. homogen echoreich (hell) im Vergleich zum normalen Leberparenchym (**9**), scharf abgrenzbar und zeigen keinen echoarmen Randsaum (**Abb. 56.2**). Typisch ist die Nähe zu einer drainierenden Lebervene (**10**) wie in **Abb. 56.3**. Leberhämangiome können auch multifokal und größer vorkommen, sind dann häufig auch inhomogener und somit schwerer von anderen fokalen Leberläsionen zu differenzieren. Fallen Ihnen noch weitere Pathologica in dieser Abb. auf (Lösung s. S. 157)?
In Zweifelsfällen wird in der CEUS (= contrast-enhanced ultrasound) bzw. im dynamischen Bolus-CT (**Abb. 56.4**) untersucht, ob sich in der Anflutung des Kontrastverstärkers das für Hämangiome typische „Irisblenden-Phänomen" zeigt: Dabei zeigt sich eine Signalzunahme in der (früh-)arteriellen Phase (**Abb. 56.5a** und **b**) zunächst in der äußeren Peripheriezone und schreitet dann in der portalvenösen Phase (**Abb. 56.5c**) zentral fort. In der spätvenösen Phase (**56.5d**) kommt das gesamte Hämangiom (**64**) auch im Zentrum echoreicher zur Darstellung als das normale, benachbarte Leberparenchym (**9**).

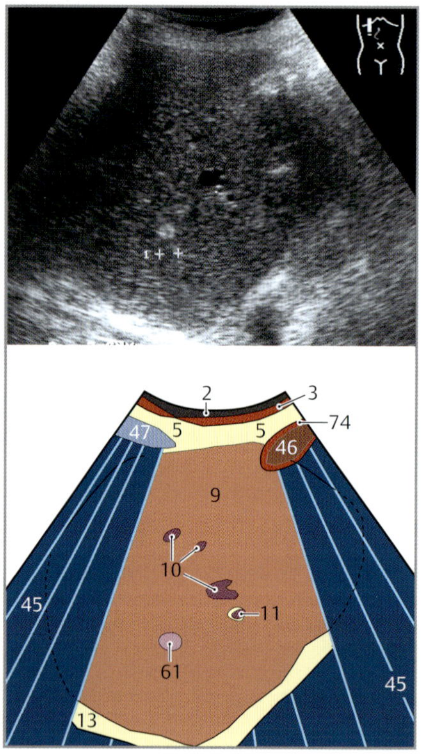


**Abb. 56.2** b kleines Hämangiom

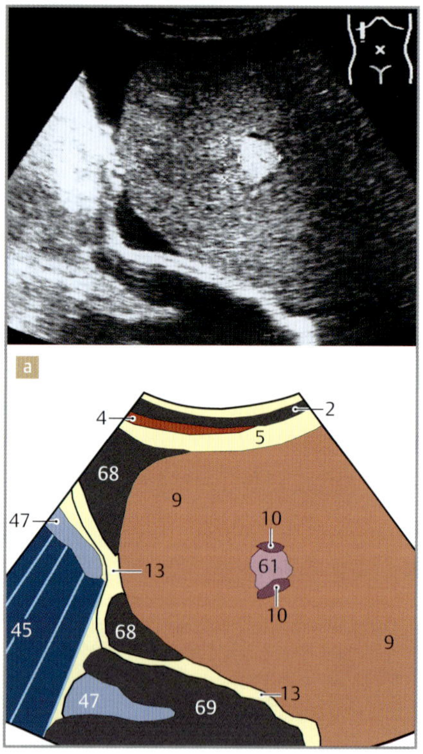


**Abb. 56.3** b größeres Hämangiom

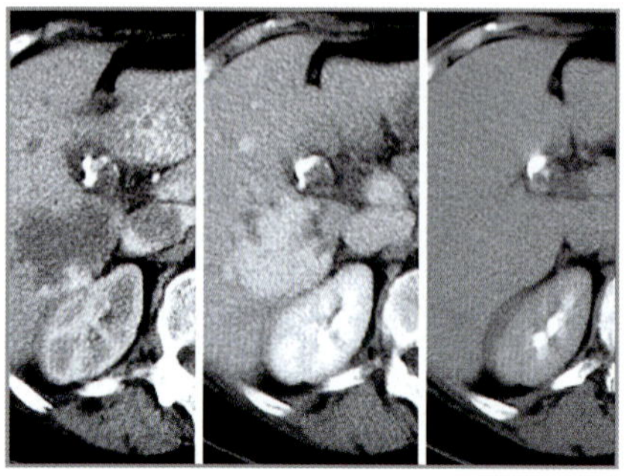

**Abb. 56.4** Irisblenden-Phänomen im CT

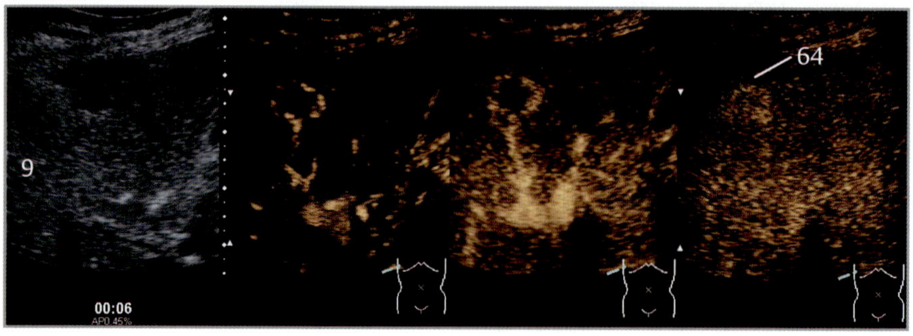


**Abb. 56.5** a b früharteriell c portalvenös d spätvenös

## Fokale noduläre Hyperplasie (FNH)

Die FNH ist ein primär benigner Lebertumor, der gehäuft bei Frauen auftritt, eine gemischt echogleiche oder inhomogene Binnenstruktur aufweisen kann (**Abb. 57.1**) und daher mitunter schwer von anderen fokalen Leberläsionen differenzierbar ist. Besonders dann, wenn eine FNH eine echoarme Randzone aufweist wie in **Abb. 57.3**, besteht ein Abgrenzungsproblem mit Lebermetastasen (vgl. S. 60/61).

In Zweifelsfällen hat sich für die Differenzialdiagnose bewährt, farbdopplersonografisch (**Abb. 57.3c**) oder mit Kontrastverstärkern (vgl. S. 14) die Gefäßarchitektur der fokalen Leberläsion zu untersuchen: Wenn sich dort eine zentrale Sternfigur zeigt (**Abb. 57.2**), ist dies pathognomonisch für eine FNH.

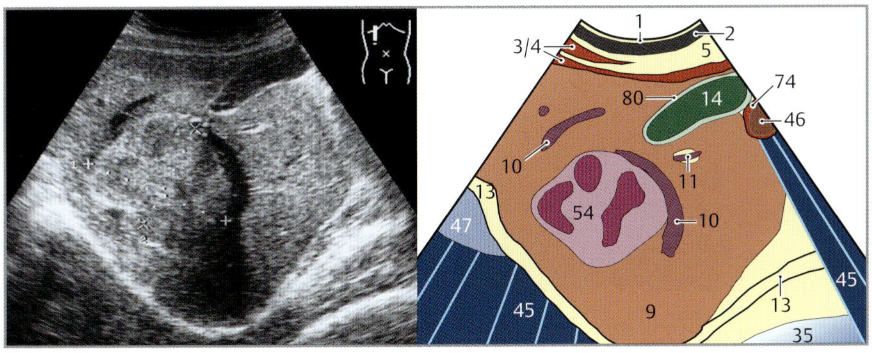


**Abb. 57.1** a Bsp. inhomogene FNH b

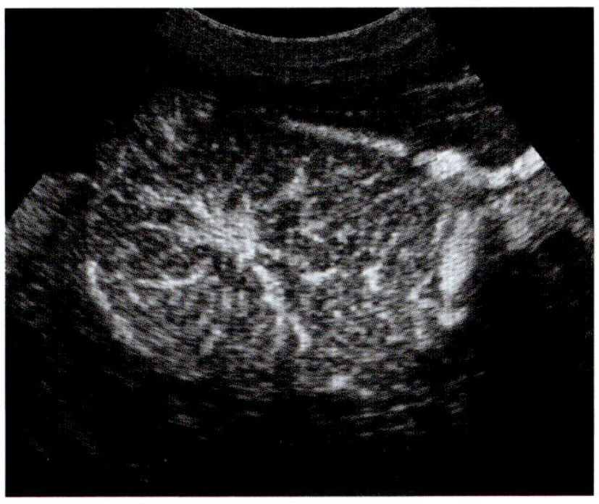

**Abb. 57.2** zentrale Sternfigur in CEUS (C. F. Dietrich)

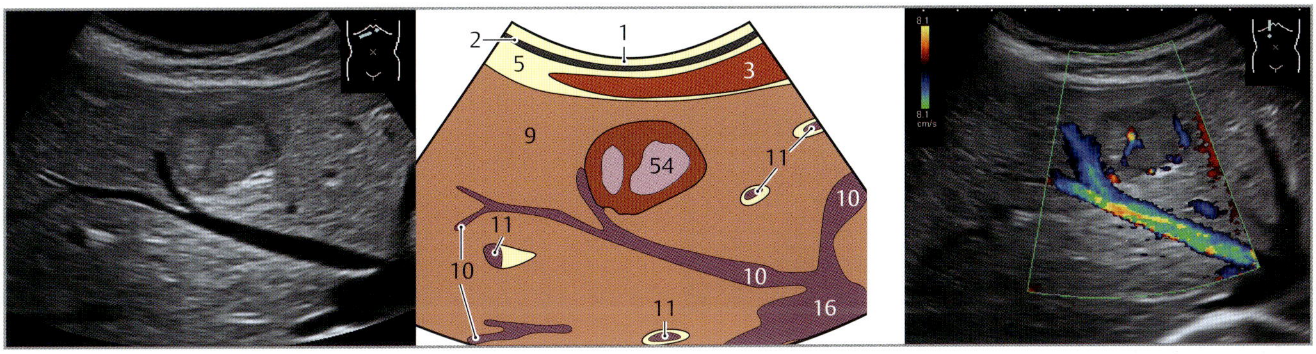


**Abb. 57.3** a FNH mit echoarmem Randsaum nativ b c Randperfusion in FKDS

Gelegentlich kann eine FNH (**54**) sogar einen raumfordernden Effekt bewirken, sodass benachbarte zuführende Leberarterien (**18**) oder Lebervenen (**10**) konvexbogig verlagert werden (**Abb. 57.4a**). Wenn dann noch in der FKDS einzelne Gefäße ( ➚ ) nachweisbar sind, die ins Zentrum der Läsion ziehen (**Abb. 57.4c**), dann ist die Abgrenzung gegenüber einem hepatocellulären Karzinom (vgl. S. 59) durchaus erschwert und das Perfusionsmuster in der CEUS kann dann die Klärung bringen.

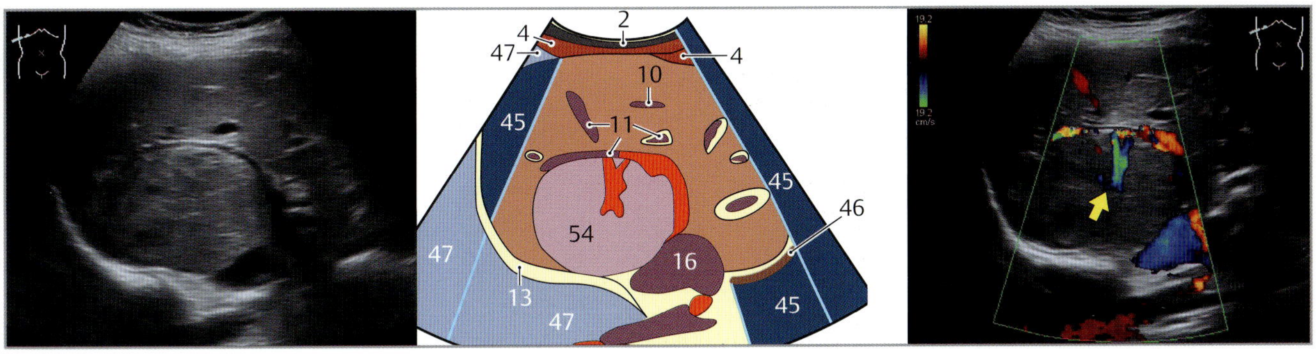


**Abb. 57.4** a FNH mit raumforderndem Effekt nativ b c Zentralgefäß in der FKDS

## Leberzirrhose

Zu den möglichen Ursachen einer Leberzirrhose gehören neben den Spätfolgen einer chronischen viralen Hepatitis und einem chronischen Alkoholabusus auch metabolische Störungen oder die Exposition mit Umweltgiften. Eine latente Zirrhose ohne klinisch manifeste Dekompensationszeichen kann im Frühstadium noch ohne sonomorphologische Veränderungen bestehen. Manchmal fällt im Anfangsstadium nur eine periphere Gefäßrarifizierung auf (**Abb. 58.1**) – besonders deutlich im Vergleich zum Normalbefund (vgl. **Abb. 52.2**).
Schreiten die zirrhotischen Veränderungen weiter fort, kommt es zum feinknotigen Umbau des Leberparenchyms mit zunächst feinhöckriger und dann grobknotiger Oberfläche (**Abb. 58.2**), die anfänglich besonders gut am viszeralen (dorsalen) Rand der Leber ( ) bei entsprechender Bildvergrößerung zu erkennen ist (**Abb. 58.3**).

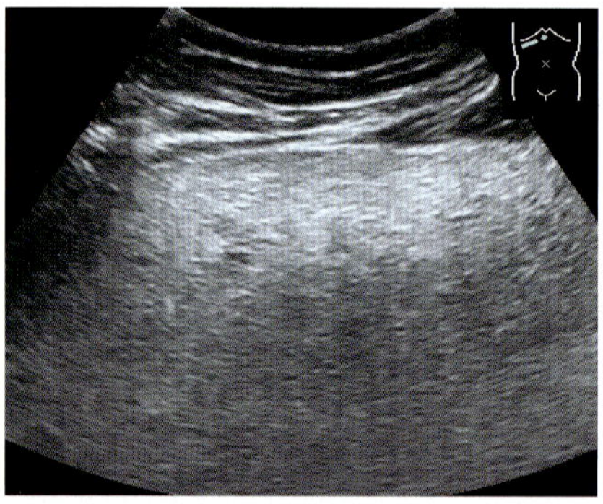

**Abb. 58.1** periphere Gefäßrarifizierung

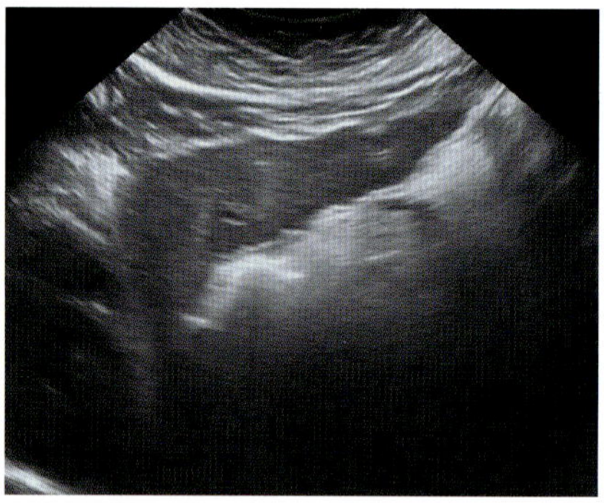

**Abb. 58.2** (fein)höckrige Organkontur ...

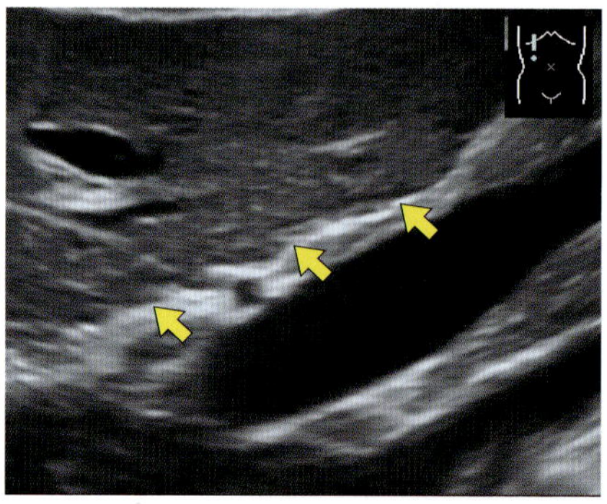

**Abb. 58.3** ... am dorsalen Rand

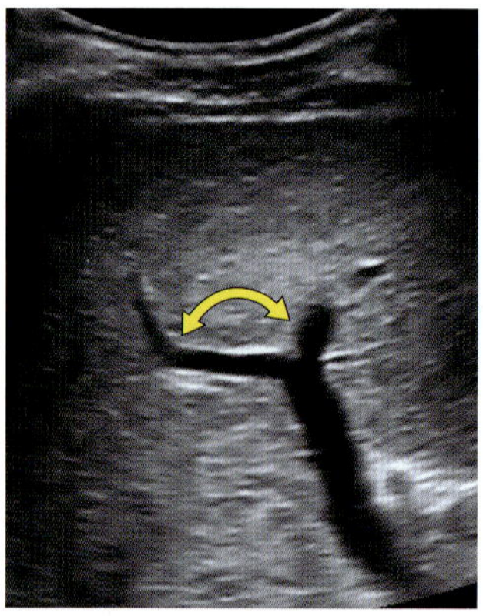

**Abb. 58.4** Aufspreizung der Lebervenen

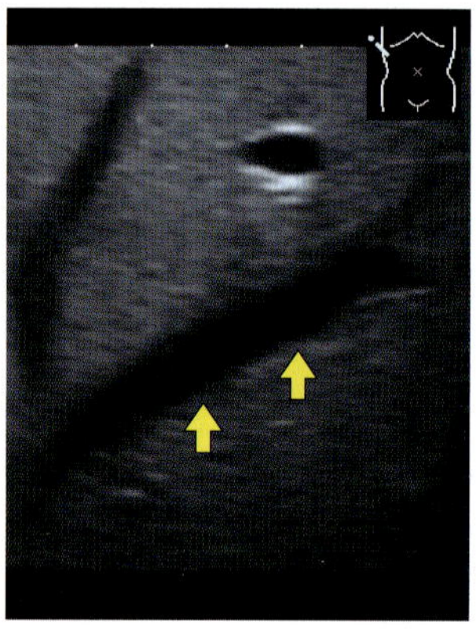

**Abb. 58.5** ... mit Kaliberschwankungen

**Checkliste Leberzirrhose-Kriterien**

- Fehlen der dünnen, echoreichen Kapsellinie
- periphere Gefäßrarifizierung
- aufgespreizte Winkel der Lebervenen > 45°
- plötzliche Kalibersprünge der V. portae
- evtl. betonte Uferbefestigung der V. portae
- Regeneratknoten mit Gefäßverlagerung

**Zusätzlich im Spätstadium**

- verplumpte Organform (stumpfe Randwinkel)
- Schrumpfleber
- Zeichen der portalen Hypertension

Im weiteren Verlauf kommt es durch Regeneratknotenbildung zur Aufspreizung ( ) der normalerweise spitzwinklig (vgl. **Abb. 50.6**) ineinander mündenden Lebervenen (**10**) mit dann stumpferen Mündungswinkeln (**Abb. 58.4**), die in der Vergrößerung oft auch unregelmäßige Gefäßrandkonturen ( ) aufweisen (**Abb. 58.5**). Oft besteht im fortgeschrittenen Stadium einer Schrumpfleber eine portalvenöse Hypertension (vgl. S. 42) mit Aszitesbildung (**68**), sodass die veränderte Organoberfläche dann schon auf den ersten Blick (**Abb. 58.6a**) ins Auge fällt – spätestens bei entsprechender Vergrößerung (**Abb. 58.6c**), die ungeübte Untersucher stets einsetzen sollten, wenn sie keine Leberzirrhose übersehen möchten. Eine kompensatorische Hypertrophie des Lobus caudatus kann auch ein Hinweis auf einen Leberschaden sein.

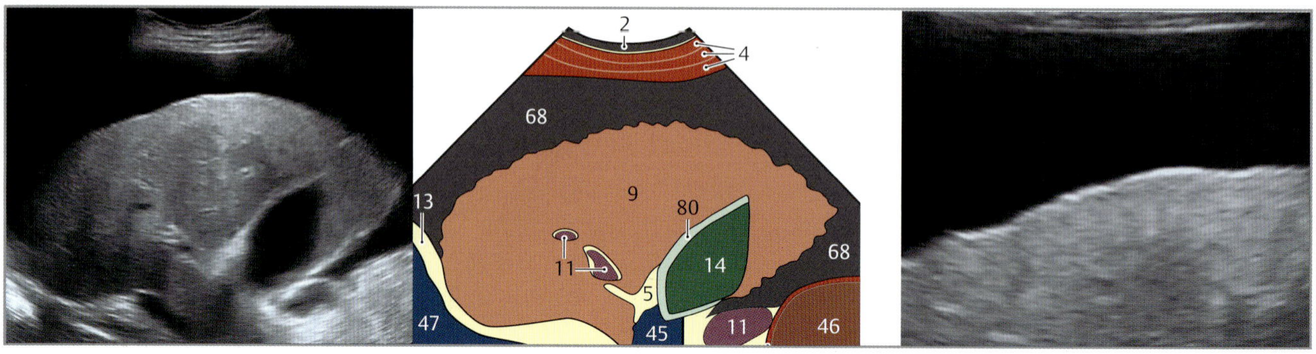


**Abb. 58.6** a Schrumpfleber mit Aszites b c Oberflächen-Vergrößerung

## Leberzellkarzinome

Als Komplikationen einer Leberzirrhose treten neben einer portalen Hypertension und einer Pfortaderthrombose (vgl. S. 42/43) als Spätfolge auch gehäuft Malignome der Leber auf: Deshalb sollte jede zirrhotische Leber sorgfältig und komplett auf fokale Raumforderungen untersucht werden (vgl. **Videoclip 4.1c**), damit ein Leberzellkarzinom (**54**) möglichst frühzeitig erkannt wird (**Abb. 59.1**). In Zweifelsfällen wird zur DD-Abklärung das Perfusionsverhalten der fokalen Läsion mithilfe der CEUS (= „**c**ontrast-**e**nhanced **u**ltra**s**ound" mit Kontrastverstärker, vgl. S. 14) untersucht: Typisch ist in der frühartereriellen Perfusionsphase eine randständig betonte KV-Anflutung mit einzelnen, radiär in das Tumorzentrum hineinziehenden Gefäßen (**Abb. 59.2a**). Besteht eine zentrale Tumornekrose (**57**), wird diese in der arteriellen Phase (**Abb. 59.2b**) und der portalvenösen Phase (**Abb. 59.2c**) ausgespart. Typisch ist für hepatische Malignome, dass es durch arteriovenöse Shunts im Tumorgewebe im Vergleich zum gesunden Leberparenchym zu einem verfrühten Auswasch-Phänomen in der spätvenösen Phase kommt (**Abb. 59.2d**) und das Tumorareal somit echoärmer erscheint, wenn auch nicht so früh und so markant wie bei Lebermetastasen (vgl. S. 60/61).

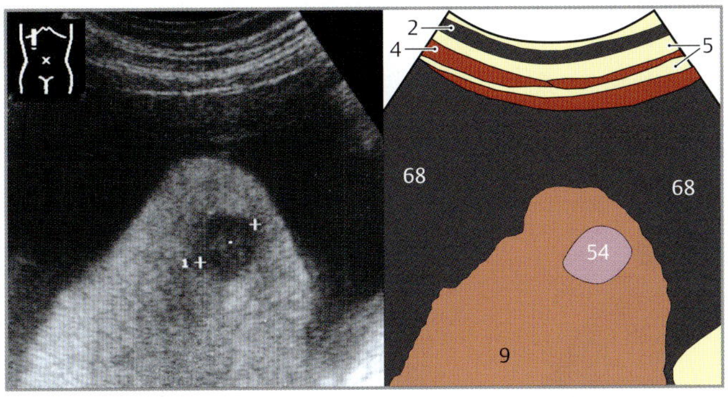


**Abb. 59.1** a Leberzellkarzinom b

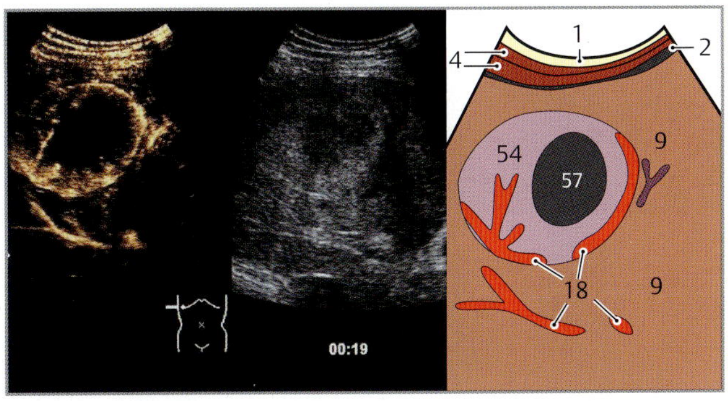


**Abb. 59.2** a frühaterielle Perfusionsphase

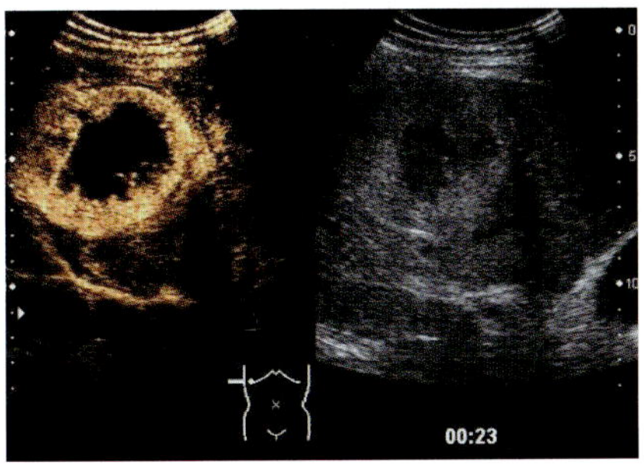


**Abb. 59.2** b arterielle Phase

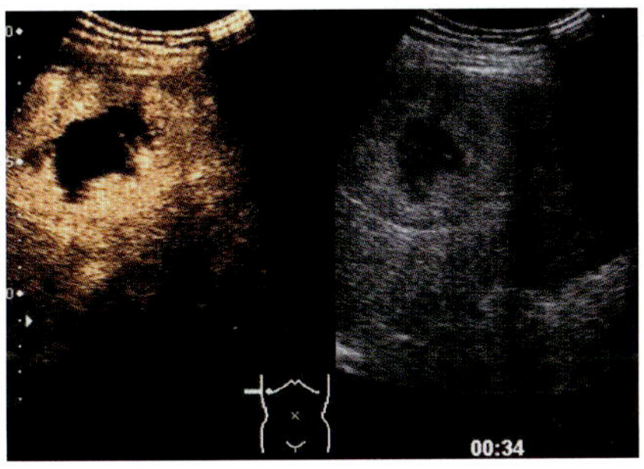


c portalvenöse Phase

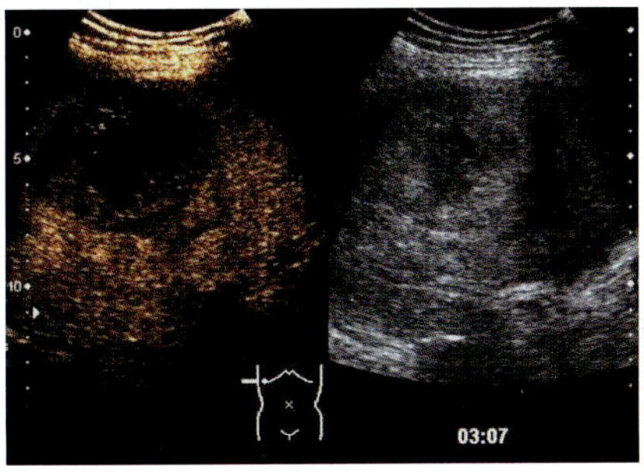


d spätvenöse Phase

## Leberabszesse

Da Abszesse ebenfalls eine zentrale Nekrose ausbilden können, stellen sie eine wichtige DD zu den Malignomen der Leber dar: Ein frischer Leberabszess (**58**) kann je nach Abwehrlage des Patienten eine ausgeprägte oder auch noch keine Umgebungsreaktion aufweisen (**Abb. 59.3**). Bei älteren Abszessen kommt es häufig zur Ausbildung einer Doppelwand und zu Binnenechos innerhalb der Läsion (**Abb. 59.4**). Bei klinischen Infektzeichen muss darauf geachtet werden, die Leber tatsächlich komplett zu durchmustern, um subphrenische Abszesslokalisationen nicht zu übersehen (**Abb. 59.5**).

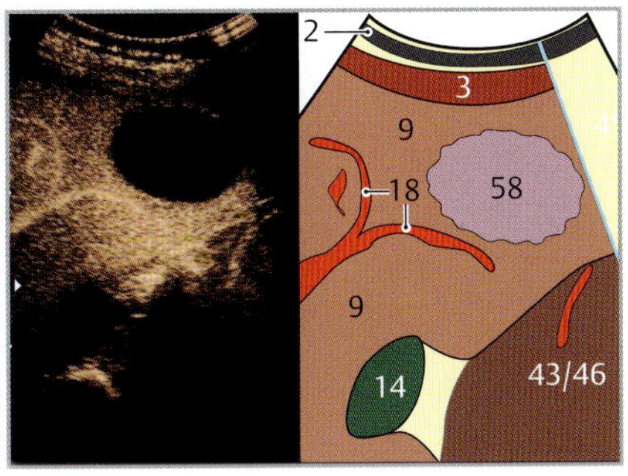


**Abb. 59.3** frischer Leberabszess

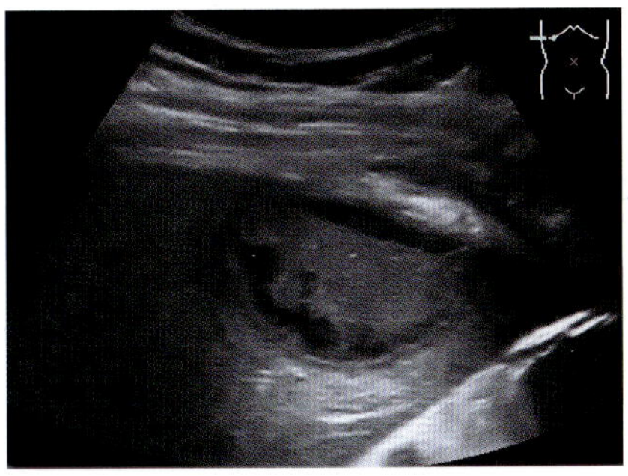

**Abb. 59.4** älterer Abszess

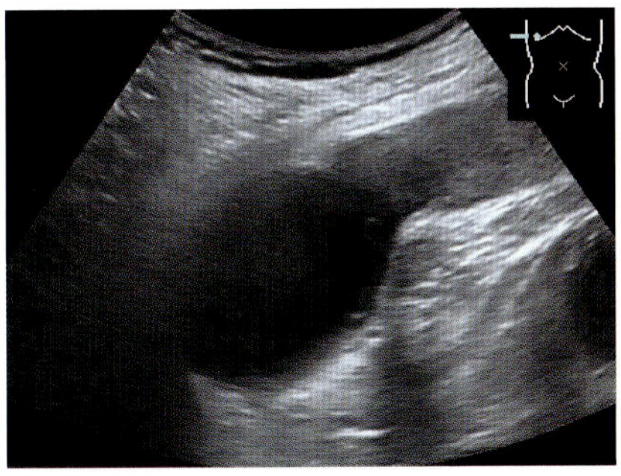

**Abb. 59.5** subphren. Lokalisation

## Lebermetastasen

Die Leber ist als Metastasierungsort nicht nur bei Magen- und colorektalen Karzinomen, sondern häufig auch bei Patienten mit Bronchial- und Mamma-Ca von einer hämatogenen Aussaat betroffen. Sonomorphologisch erscheinen Metastasen (**56**) sehr vielfältig im Leberparenchym (**9**): Typisch, aber keineswegs immer vorhanden ist ein echoarmer, perifokaler Randsaum („Halo“), also in der Randzone um die Metastasen herum wie in **Abb. 60.1** und **60.2**. Die Echogenität der Metastasen variiert von echoärmeren über zentral echogleiche (**Abb. 60.1**) zu echoreicheren Läsionen (**Abb. 60.2** und **60.3**). Je nach Tumorart, Wachstumsgeschwindigkeit bzw. Abwehrlage/Chemotherapie kommen auch regressive Veränderungen wie Narben, echoreiche Fibrosierungen/Verkalkungen (**Abb. 60.2**) oder zentrale Nekrosen (**57**) vor (**Abb. 60.3**).

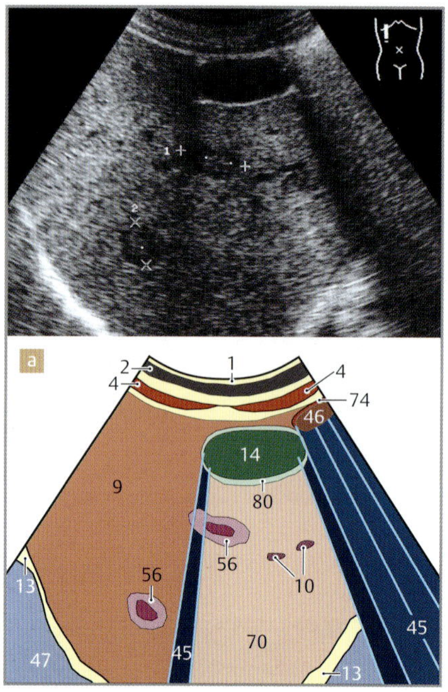

**Abb. 60.1** b typischer „Halo“

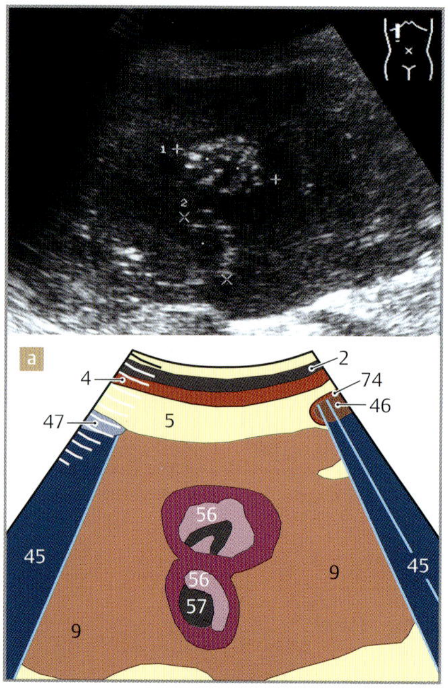

**Abb. 60.2** b Regressionszeichen

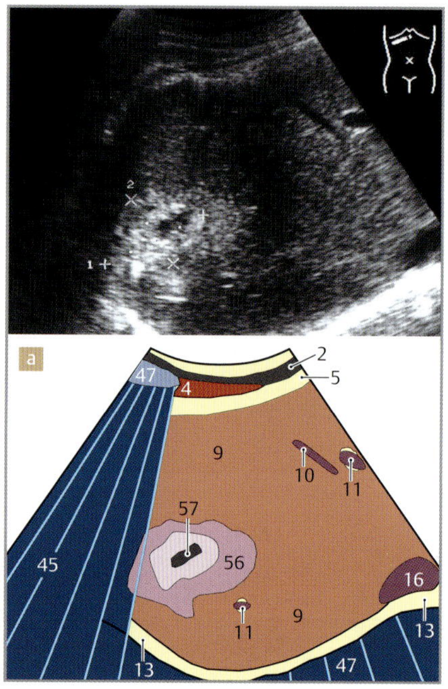

**Abb. 60.3** b zentrale Nekrose

Entscheidend für die DD-Abgrenzung gegenüber Parasiten (vgl. S. 55), der FNH (vgl. S. 57) oder zirrhotischen Veränderungen (vgl. S. 58) ist jedoch nicht so sehr die Echogenität fokaler Leberläsionen, sondern das Anflutungsverhalten von Kontrastverstärkern (KV) in der CEUS (= **c**ontrast-**e**nhanced **u**ltra**s**ound).

## Hypervaskularisierte Metastasen

Ursprungstumoren sind häufig neuroendokrine Tumoren, z.B. Schilddrüsen-Karzinome oder Karzinoide. Diese zeigen in der arteriellen Perfusionsphase der Kontrastverstärker (~ 15–45 Sek., vgl. S. 14) eine von der Randzone ausgehende, verstärkte Perfusion der Metastase (**56**) im Vergleich zum gesunden, benachbarten Leberparenchym (**Abb. 60.4a**). In der portalvenösen Phase (ca. 45–120 Sek. nach KV-Injektion) dehnt sich die hyperperfundierte Zone in das Zentrum der Läsion aus, spart lediglich etwaige zentrale Nekrosezonen aus (**Abb. 60.4b**) und zeigt oft bereits ein verfrühtes Washout. Das Kennzeichen maligner Metastasen ist besonders in der spätvenösen Phase (~ 2–5 Min. post inj.) ein verfrühtes „Washout“-Phänomen, sodass die Metastase dann echoärmer erscheint als das gesunde Leberparenchym in der Nachbarschaft (**Abb. 60.4c**).

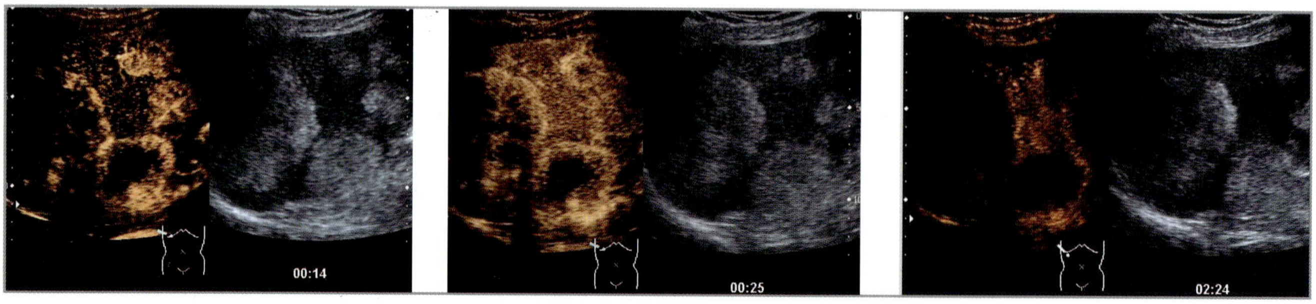

**Abb. 60.4** a arterielle Phase b portalvenöse Phase c spätvenöse Phase

## Hypovaskularisierte Lebermetastasen

Als Primärtumoren schwach vaskularisierter Lebermetastasen kommen vor allem kolorektale Karzinome infrage: Für das verfrühte Auswasch-Phänomen in der venösen Spätphase der KV-Perfusion ist die Tendenz malignen Gewebes verantwortlich, vermehrt pathologische, arteriovenöse Shuntverbindungen auszubilden, sodass die zeitaufwendige Kapillarpassage im Vergleich zum normalen Lebergewebe (**9**) umgangen wird und der Kontrastverstärker daher früher wieder das metastatische Gewebe (**56**) verlässt und schon nach 20–30 Sek. wieder in den Lebervenen (**10**) auftaucht.

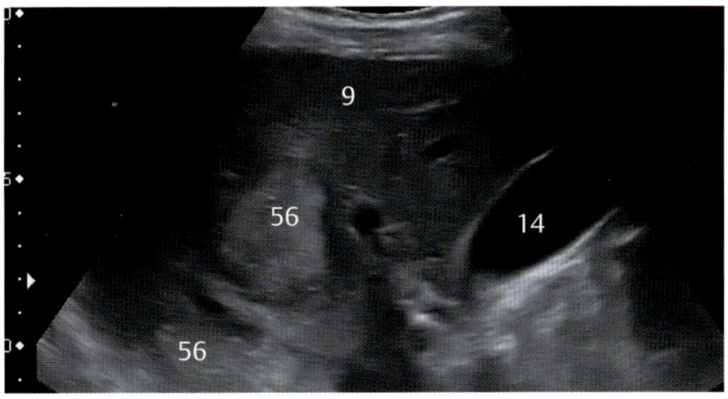

**Abb. 61.1** Nativbild

In der Nativbildgebung des nebenstehenden Fallbeispiels waren mehrere echoreiche Läsionen (**56**) mit angedeutet echoarmem Randsaum bereits nachweisbar (**Abb. 61.1**). Am Ende der arteriellen Phase (~15–45 Sek. nach KV-Injektion, die jedoch bei Herzinsuffizienz auch etwas verzögert eintreten kann), demarkieren sich die hier offensichtlich hypovaskularisierten Metastasen bereits echoärmer im Vergleich zum benachbarten Lebergewebe (**Abb. 61.2**).

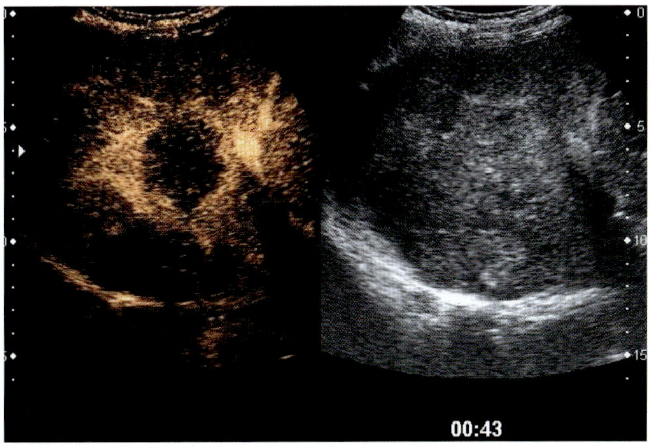

**Abb. 61.2** Ende der arteriellen Phase

Im weiteren zeitlichen Verlauf kann sich die Echogenität in der portalvenösen Phase (~ 45–120 Sek.) etwas angleichen oder echoarm bleiben (**Abb. 61.3**). Differenzialdiagnostisch zeigen (multi-)fokale Mehr- oder Minderverfettungen (vgl. S. 54) dagegen keinerlei Perfusionsunterschiede zum normalen Lebergewebe.

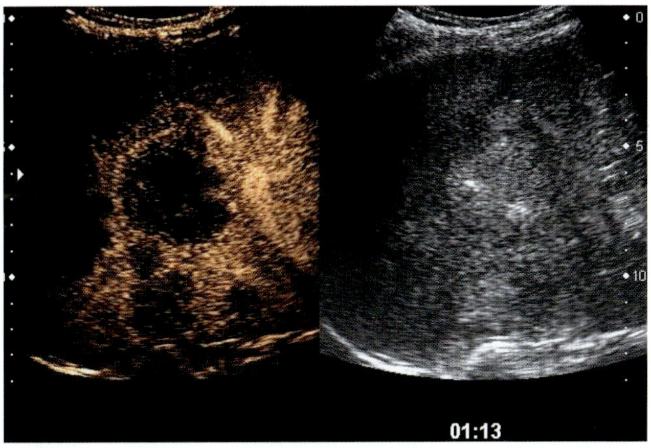

**Abb. 61.3** portalvenöse Phase

Besonders auffällig wird der Echogenitätsunterschied zwischen benignen und malignen Leberläsionen dann in der spätvenösen Abflutungsphase, in der sich hier die Metastasen besonders scharf kontrastieren ( ⇨⇩⇦⇧ ) und vom benachbarten Leberparenchym abgrenzen (**Abb. 61.4**).
Auch hier resultiert der Echogenitätsunterschied aus vermehrten arteriovenösen Shunts im malignen Gewebe, sodass ein vorzeitiges „Washout-Phänomen" entsteht.

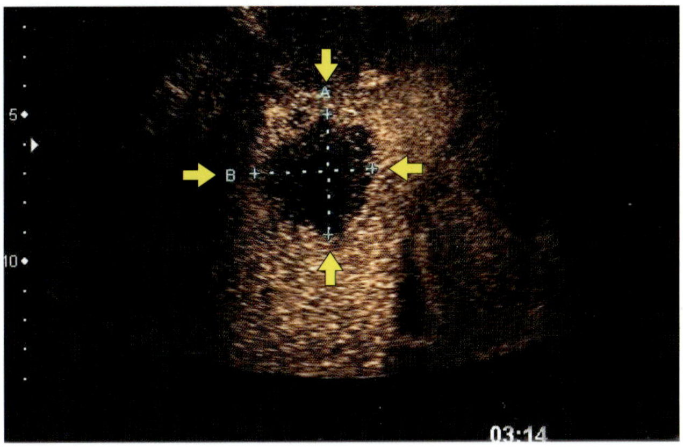

**Abb. 61.4** spätvenöse Phase

Bitte testen Sie wieder mithilfe dieser Quizaufgaben, wie gut Ihnen der Lernstoff des 3. und 4. Kurstages geläufig ist. Die Lösungen der ersten Aufgaben finden Sie auf den vorherigen Seiten. Die Lösungen der Bilderrätsel finden Sie am Ende des Buches auf Seite 156. Schlagen Sie am besten erst die Lösungen nach, wenn Sie bereits alle Quizaufgaben bearbeitet haben – sonst stoßen Sie verfrüht auf die Lösungen der anderen Bilder und Sie würden sich alle Spannung nehmen, der „Witz" wäre weg ...

**1.** Wiederholen Sie bitte die Zeichenübung zur Standard-Bildebene der Leberpforte: Wo liegen die Leberarterie und der Gallengang in Relation zur V. portae und zur V. cava inferior? Vergleichen Sie Ihr Ergebnis bitte mit der **Abb. 41.2c**.

**2.** Wie heißt die Bildebene, in der der Lebervenenstern dargestellt wird, und wie hält man dafür den Schallkopf? Zeichnen Sie bitte den dazugehörigen Bodymarker und skizzieren Sie das Erscheinungsbild des Lebervenensterns. Wissen Sie noch, wofür Sie welche Messung durchführen?

**3.** Notieren Sie sich bitte 6 Charakteristika für eine portalvenöse Hypertension und 8 Kriterien für eine Leberzirrhose. Vergleichen Sie Ihr Ergebnis mit den Checklisten auf Seite 42 und wiederholen Sie diese Übung in den nächsten Tagen so oft, bis Sie keine mehr vergessen (am besten lassen Sie Zeitintervalle dazwischen).

**4.** Wissen Sie noch die Vorzugslokalisation für fokale Mehr- oder Minderverfettungen? Wie können Sie sie von malignen Leberprozessen unterscheiden?

**5.** Wie weit darf der Ductus hepatocholedochus maximal sein? Ab wie viel Millimeter Lumenweite stellen Sie den Verdacht auf eine obstruktive Cholestase?

**6.** Notieren Sie bitte mehrere Differenzialdiagnosen für die **Abb. 62.4**. Die Lösung finden Sie auf Seite 156.

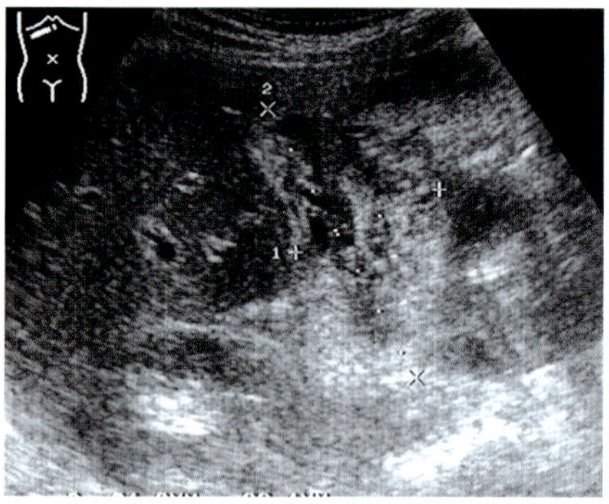

**Abb. 62.4**

**7.** Betrachten Sie die 3 nachfolgenden Bildbeispiele. Bitte notieren Sie sich darunter die jeweilige Bezeichnung der dargestellten Bildebene, der dargestellten Organe und Gefäße sowie Ihre Differenzialdiagnose. Listen Sie bitte alle Veränderungen und ihre Deutung auf, da manche Bilder mehrere pathologische Prozesse beinhalten.

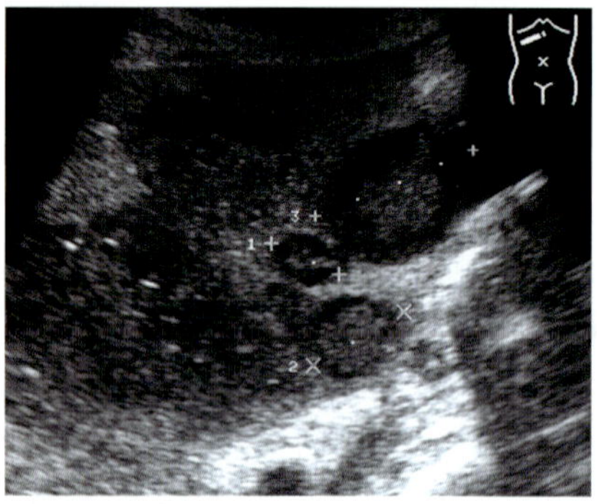

**Abb. 62.1**

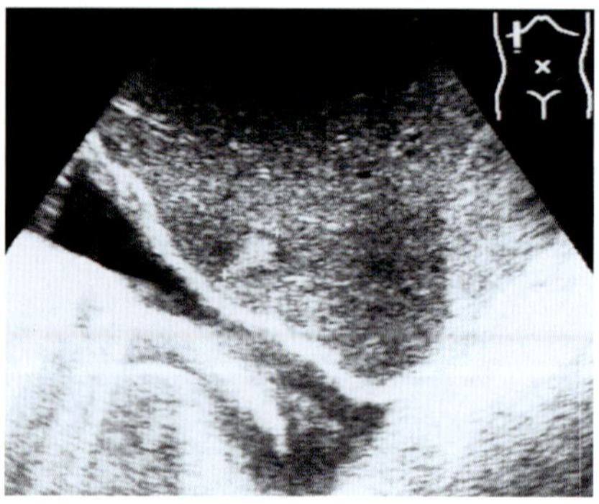

**Abb. 62.2**

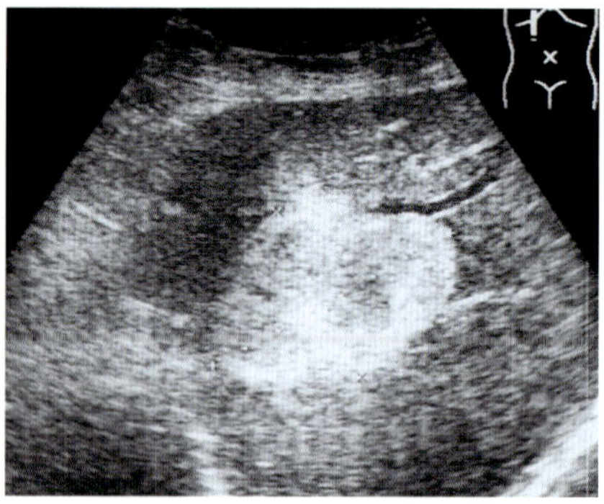

**Abb. 62.3**

Bildebene: ______________________________

Organe: ______________________________

Gefäße: ______________________________

DD: ______________________________

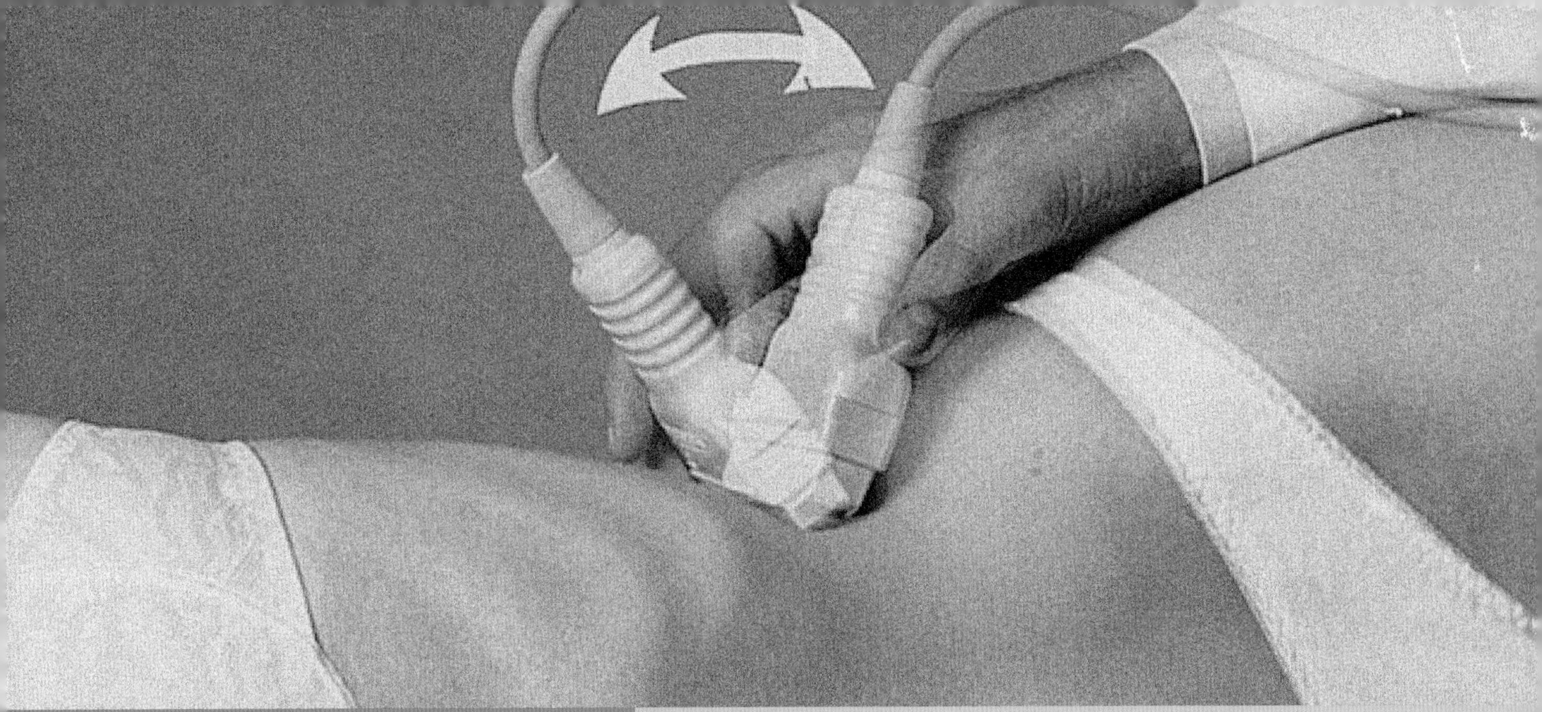

# 5. KURSTAG

## (Neben-)Nieren, Nierentransplantate und Milz

Mit Abbildungen von Matthias Hofer und Alexis Müller-Marbach

**Niere:**



**Milz:**

## Anatomie der Nieren und Nebennieren

Die rechte Niere (**29**) liegt retroperitoneal, dorsal der Morrisontasche und des rechten Leberlappens – unmittelbar lateral der Wirbelsäule, sodass die rechte Nierenvene (**25a**) nur einen kurzstreckigen Verlauf zur V. cava inferior (**16**) überbrücken muss (**Abb. 64.1**).
Die rechte Nierenarterie (**24a**) verläuft typischerweise (aber nicht immer) retrocaval und zeigt zahlreiche Versorgungsvarianten mit frühzeitiger Aufteilung oder akzessorischen Nierenarterien, die entweder aus der Aorta oder als untere Polarterie auch aus der A. iliaca communis entspringen können.
Dem oberen Nierenpol (**27**) liegt kappenförmig die rechte Nebenniere (**155**) auf, die mit mehreren Arterien sehr gut perfundiert wird und nicht selten als Metastasierungsort bei Bronchial- und anderen Karzinomen betroffen ist.
Im Normalfall zeigen beide Nieren eine ausgeprägte Atemverschieblichkeit auf dem Gleitlager des dorsal verlaufenden M. psoas (**44**), die sich ein Untersucher zu Nutze machen kann, um störende Schallschatten der Rippen oder enteraler Luft zu umgehen.

Innerhalb der Niere wird das zentral gelegene Nierenbecken („Pyelon“, **31**) vom äußeren Parenchymsaum (**29**) und den Markpyramiden (**30**) unterschieden, die sich an der Außenseite der sogenannten PP-Grenze (= Parenchym-Pyelon-Grenze: – – – in **Abb. 64.2**) befinden.
Diese Markpyramiden enthalten u.a. die Sammelrohre, die dann an der jeweiligen Papillenspitze in die Kelche (**149**) münden. Bei Erwachsenen sollte die Nierenlänge vom oberen Nierenpol (**27**) zum unteren Nierenpol (**28**) je nach individueller Körperlänge ca. 10–12 cm betragen.

Die linke Niere liegt dorsal des Pankreasschwanzes (**33c**) und hat eine kürzere linke Nierenarterie (**24b**) und dafür eine längere linke Nierenvene (**25b**) im Vergleich zur rechten Niere (**Abb. 64.3**). Auch dem oberen Pol der linken Niere (**27**) liegt ventrocranial die linke Nebenniere (**155**) an. Die ersten regionalen Lymphknotenstationen der Niere liegen am Nierenhilus und in Nachbarschaft zur Aorta (**15**) und zum Truncus coeliacus (**32**).
Die Bedeutung der übrigen Ziffern finden Sie wieder in der ausklappbaren Ziffernlegende im hinteren Buchumschlag.

(Alle 3 Abb. aus Schünke M, Schulte E, Schumacher U. Prometheus. LernAtlas der Anatomie. Bd. 2 Innere Organe)

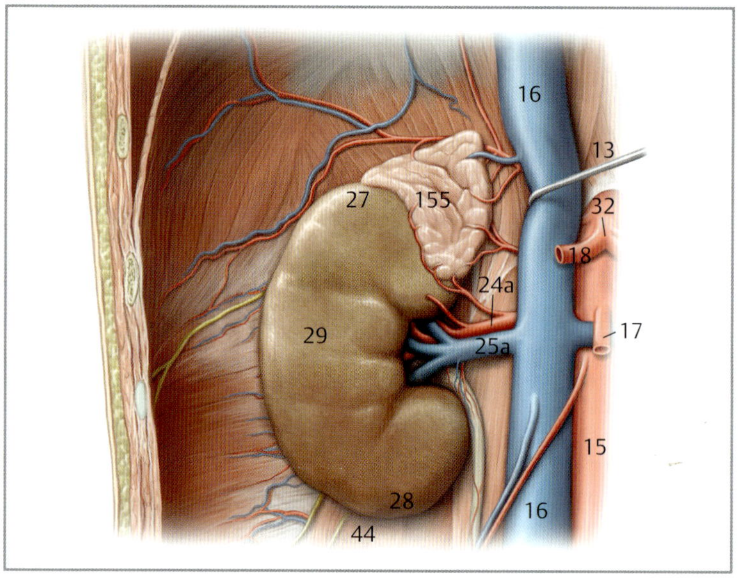


**Abb. 64.1** rechte Niere im Retroperitoneum

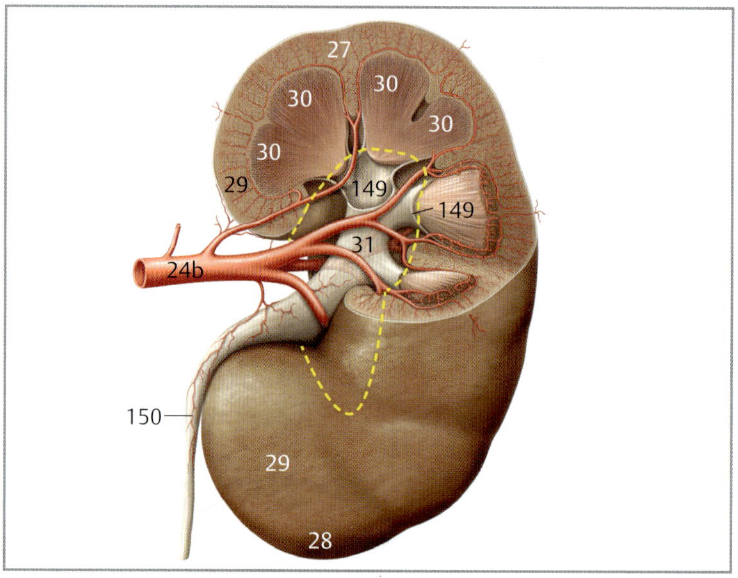


**Abb. 64.2** Aufbau der Niere

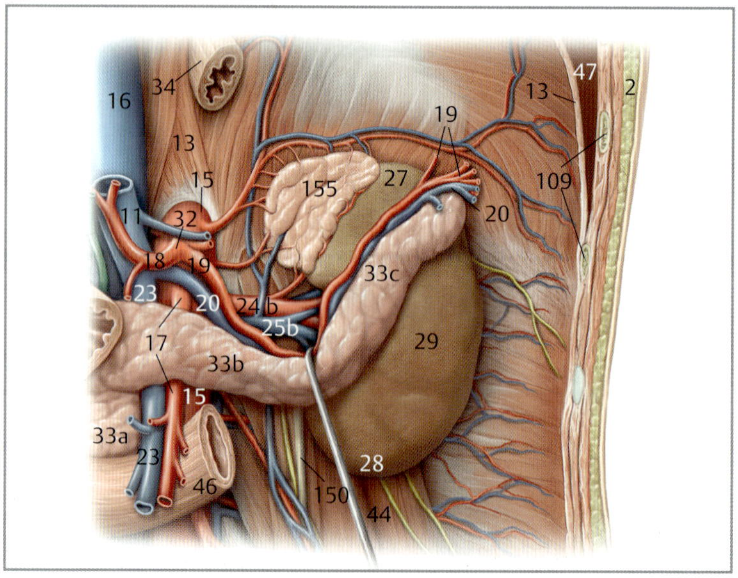


**Abb. 64.3** Topographie der linken Niere

## Normalbefunde

Die rechte Niere kann im Längsschnitt oft gut in Rückenlage von der vorderen Axillarlinie aus transhepatisch nach tiefer Inspiration dargestellt werden (Abb. 65.2a). Alternativ kann der Schallkopf parallel zu den Interkostalräumen in Linksseitenlage aufgesetzt werden (Abb. 65.1a). Beide Nieren sollten jeweils in zwei Ebenen komplett durchmustert werden. Die Darstellung der linken Niere kann ebenfalls in Rücken- oder in Rechtsseitenlage im Quer- und im Längsschnitt erfolgen (vgl. Video 5.1a–c). Bei tiefer Inspiration sollte sich die Niere auf dem M. psoas (**44**) um 3 bis 7 cm von kranial nach kaudal verlagern – diese Verlagerung kann ausgenutzt werden, um die Nieren in ein günstiges Schallfenster zwischen störenden Rippen und enteraler Luft zu positionieren.

Im Normalfall zeigt der äußere Parenchymsaum der rechten Niere eine gleiche Echogenität wie das Leberparenchym (Abb. 65.3). Er sollte mindestens 1,3 cm dick sein. An der Grenze zwischen dem äußeren Parenchymsaum (**29**) und dem echoreichen zentralen Nierenbeckenkelchsystem (**31**) liegen im typischen Längsschnitt (Abb. 65.2) perlschnurartig aufgereiht die echoarmen Markpyramiden (**30**), die nicht mit echofreien Zysten oder den Kelchen verwechselt werden dürfen. Der Echoreichtum des zentralen Nierenanteils beruht auf den zahlreichen Impedanzsprüngen zwischen den Wänden der Blut- und harnableitenden Gefäße, dem Binde- und Fettgewebe.

Im Querschnitt (Abb. 65.3) kann der rechte Nierenhilus mit dem Verlauf der Nierenvene (**25**) zur V. cava inferior (**16**) gut eingesehen werden (vgl. Video 5.2a,b). Am kranialen Nierenpol (**27**) muss innerhalb der echoreichen, suprarenalen Fettkapsel auf echoarme Raumforderungen geachtet werden, die auf Nebennierentumoren hindeuten. Eine wichtige Messgröße für chronische Nierenschäden ist die Relation zwischen der echoarmen Parenchymsaumbreite außen und dem echoreichen, zentralen Pyelonkomplex. Dieser sogenannte „Parenchym-Pyelon-Index" (PPI) nimmt mit zunehmendem Alter ab (s. Tab. 65.4):

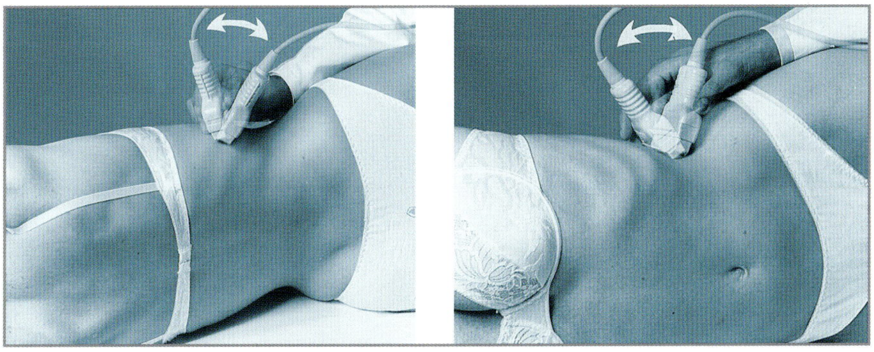

Abb. 65.1 a b

**Checkliste Nieren-Normwerte:**

| | |
|---|---|
| Nierenlänge: | 10–12 cm |
| Nierenquerschnitt: | 4–6 cm |
| Atemverschieblichkeit: | 3–7 cm |
| Parenchymbreite: | 1,3–2,5 cm |
| PP-Index < 30 Jahre | > 1,6 : 1 |
| PP-Index 30 – 60 Jahre | 1,2–1,6 : 1 |
| PP-Index > 60 Jahre | 1,1 : 1 |

Tab. 65.4

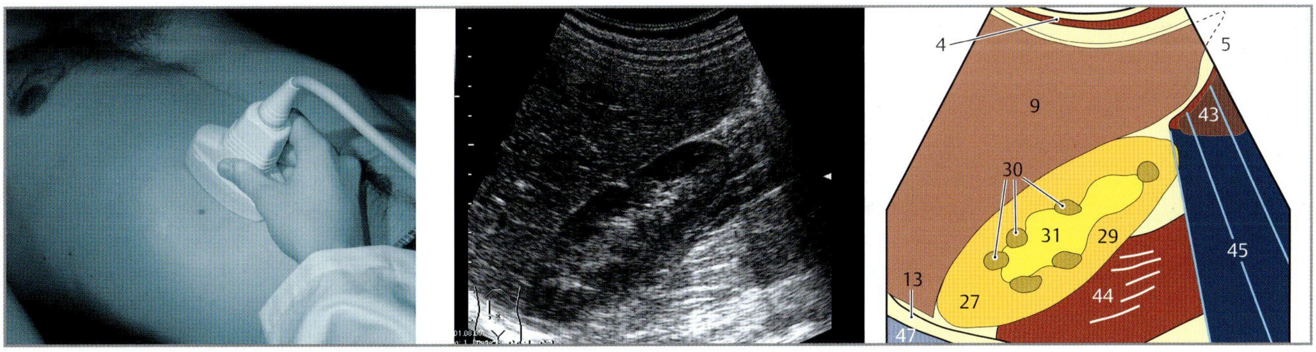


Abb. 65.2 a b Nierenlängsschnitt c

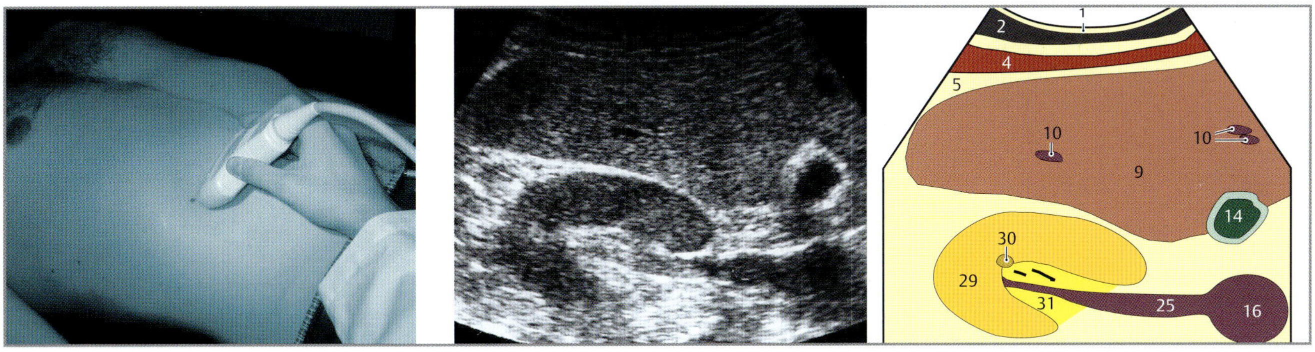


Abb. 65.3 a b Nierenquerschnitt c

## Normvarianten

Die normale Nierenform (**Abb. 65.2**) kann entwicklungsgeschichtlich bedingt mehrere Veränderungen aufweisen: Hyperplastische Bertinisäulen können vom Parenchym (**29**) in den zentralen Pyelonkomplex (**31**) hineinragen, unterscheiden sich jedoch nicht in ihrer Echogenität vom übrigen Nierenparenchym. Eine isoechogene Parenchymbrücke kann das Pyelon komplett unterteilen oder es können inkomplette oder komplette Doppelnierenanlagen (**Abb. 66.1**) mit getrennten Ureteren und getrennter Blutversorgung bestehen.

Hufeisennieren, die prävertebrale Verbindungen aufweisen, können auf den ersten Blick mit präaortalen Lymphomen oder mit einem thrombosierten Aortenaneurysma verwechselt werden. Eine gewellte Nierenoberfläche bei persistierender Renkulierung wird gelegentlich bei Kindern oder jungen Erwachsenen beobachtet. Die etwas gebuckelte Nierenoberfläche ist dabei aber glatt konfiguriert, es können feine Einziehungen zwischen den Markkegeln vorhanden sein. Diese Einziehungen müssen von eher triangulär geformten Narben nach Niereninfarkten (vgl. **Abb. 70.3**) differenziert werden, die meist bei älteren Patienten mit Nierenarterienstenose oder suprarenalen Aortenaneurysmen auftreten.
Als häufige Variante wird am lateralen Parenchymsaum der linken Niere in ca. 10 % aller Patienten eine umschriebene Verdickung gefunden, meistens caudal des benachbarten unteren Milzpols. Dieser Nierenbuckel (auch „Milzbuckel" genannt) ist physiologisch und bereitet gelegentlich Abgrenzungsprobleme gegenüber tatsächlichen Nierentumoren.

## Nierenzysten

Dysontogenetische Zysten (**64**) sind wie in der Leber (vgl. S. 55) i.d.R. echofrei und zeigen ab einer gewissen Größe wie in **Abb. 66.2** eine dorsale Schallverstärkung (**70**). Wissen Sie noch die anderen Zystenkriterien, die bei adipösen Patienten eine Abgrenzung gegenüber echoarmen Nierentumoren erlauben? Falls nicht, siehe Checkliste auf S. 55.
Man unterscheidet bei der Niere aufsitzende Zysten, die über die Nierenkapsel nach außen ragen, von parenchymatösen (**Abb. 66.2**) und (para-)pelvinen Zysten. Letztere können wegen ihrer Lokalisation mit einem Harnaufstau im Pyelon (**31**) verwechselt werden (s. S. 68/73). Der Untersucher sollte gegebenfalls den Zystendurchmesser und die Lokalisation (am cranialen/caudalen Pol bzw. im cranialen, mittleren oder caudalen Nierendrittel) angeben und sorgfältig prüfen, ob in unmittelbarer Nachbarschaft der Zyste eine tumoröse Raumforderung vorliegt. Manche maligne Nierentumoren enthalten nämlich zystische Anteile, die wesentlich schneller auffallen als der eigentliche solide Tumoranteil.
Vereinzelte Nierenzysten haben keinen Krankheitswert und werden lediglich langfristig im Verlauf kontrolliert. Dagegen kann die adulte Form der familiären Zystennieren (**Abb. 66.3**) im mittleren Lebensalter zu multiplen Zysten (**64**) mit progredientem Wachstum führen. Diese Zysten können eine beachtliche Größe erreichen.
Bei polyzystischer Nierendegeneration entsteht durch die Verdrängung und Verschmälerung des Nierenparenchyms im jungen Erwachsenenalter eine Niereninsuffizienz. Diese Patienten werden schließlich dialysepflichtig.

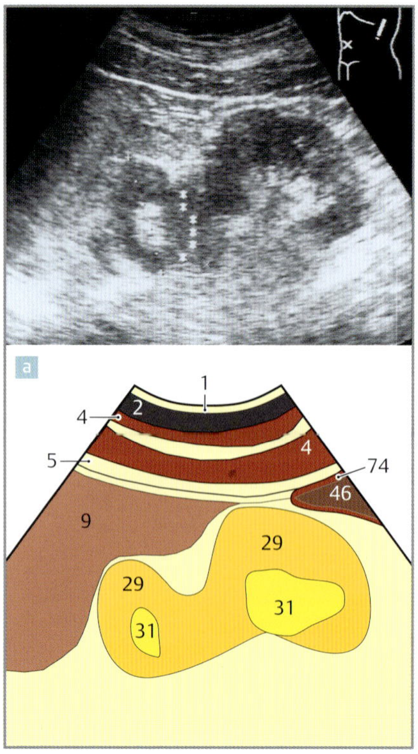

**Abb. 66.1** b partielle Doppel-Nierenanlage

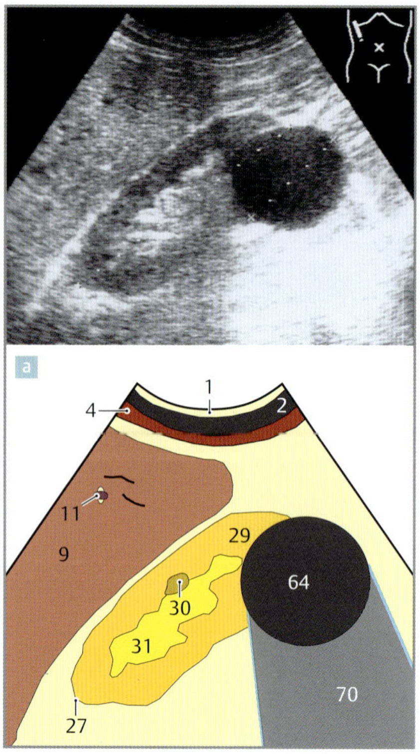

**Abb. 66.2** b Nierenzyste

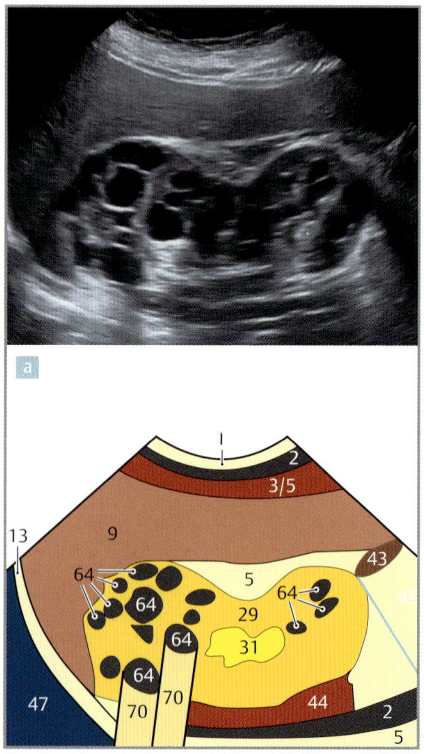

**Abb. 66.3** b Zystennieren

## Nierendegeneration

Mit zunehmendem Alter ist eine langsam progrediente Verschmälerung des äußeren Parenchymsaums zwar physiologisch (vgl. S. 65). Eine verstärkte Atrophie des Parenchyms (**Abb. 67.1**) tritt aber auch nach wiederholten Entzündungsprozessen oder im Rahmen einer hochgradigen Nierenarterienstenose auf. Im Fall der Minderperfusion kann entweder die gesamte Niere betroffen sein oder es entstehen – oft mit embolischer Genese umschriebene Infarkte (vgl. **Abb. 70.3**). Im Endstadium kann der Parenchymsaum (**29**) so stark verschmälert sein, dass er sonografisch kaum noch erkennbar ist (**Abb. 67.2**). Dieses Bildbeispiel einer Schrumpfniere zeigt die häufigen Begleiterscheinungen von degenerativen Verkalkungen (**53**) oder Konkrementen (**49**), die indirekt durch ihre Schallschatten (**45**) auffallen. Schrumpfnieren können so klein werden, dass sie dem sonografischen Nachweis entgehen. Den Funktionsverlust einer Niere kann die gegenseitige Niere durch kompensatorische Hypertrophie ausgleichen. Wenn einseitig eine verkleinerte Niere nachgewiesen wird, sollte zunächst der PPI (s. S. 65) bestimmt werden. Ist dieser normal, kann auch eine hypoplastische Nierenanlage vorliegen. In der Regel führen die kombinierte Untersuchung der gegenseitigen Niere und eine farbduplexsonografische Abklärung der Nierenperfusion zu einer Diagnose.

## Nephritis

Die Niere reagiert bei unterschiedlichen Entzündungsursachen mit einem relativ uniformen sonomorphologischen Erscheinungsbild: Bei einer akuten Pyelonephritis oder einer rein auf die Glomerula beschränkten Entzündung kann die Niere noch normal aussehen, später entwickelt sich eine ödembedingte Größenzunahme und aufgrund der interstitiellen Infiltration auch eine Echogenitätszunahme des Parenchyms (**29**), das dann in Relation zu den echoarmen Markpyramiden (**30**) deutlicher kontrastiert (**Abb. 67.3**). Man spricht dann von „ausgestanzt wirkenden Markpyramiden". Vergleicht man die Echogenität des Parenchymsaums mit dem benachbarten Milz- oder Lebergewebe (**9**), erscheinen entzündlich infiltrierte Nieren im Vergleich zum Normalbefund (vgl. **Abb. 66.2**) deutlich echogener (**Abb. 67.3**).

Die gesteigerte Echogenität des Nierenparenchyms erlaubt leider keine Rückschlüsse auf die Genese der Entzündung: Das Phänomen tritt sowohl bei interstitiellen Nephritiden, einer chronischen Glomerulonephritis, einer diabetischen Nephropathie als auch bei Nierenamyloidose (autoimmune Infiltration) oder einer Uratnephropathie auf. Die letzte Form resultiert aus einem erhöhten Harnsäurespiegel im Serum bei Gicht oder vermehrtem Gewebszerfall. Die Sonografie leistet daher keinen wesentlichen Beitrag zur Differenzialdiagnose zwischen verschiedenen Entzündungsursachen, sondern hat ihren Stellenwert in der Verlaufsbeobachtung von Nephritiden unter Therapie und im Ausschluss zusätzlicher Komplikationen. Die dopplersonografische Bestimmung des Resistance-Index (ein Maß für die Nierenperfusion) kann allerdings wertvolle Hinweise auf den Verlauf einer Infiltration oder z.B. einer beginnenden Abstoßungsreaktion bei transplantierten Nieren liefern. In Zweifelsfällen ermöglicht die sonografisch kontrollierte Nierenpunktion eine histologische Abklärung. Bei akuter Nephritis kann das Parenchym diffus echoarm verbreitert sein und die Grenze zwischen Parenchymsaum und Pyelonkomplex („PP-Grenze") wirkt unscharf oder verwaschen – bei normalen Nieren ist die PP-Grenze stets scharf abgrenzbar.

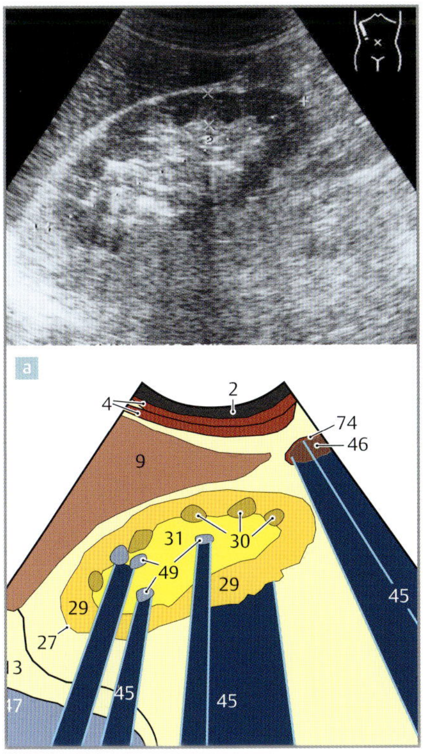


**Abb. 67.1** b Nierensteine

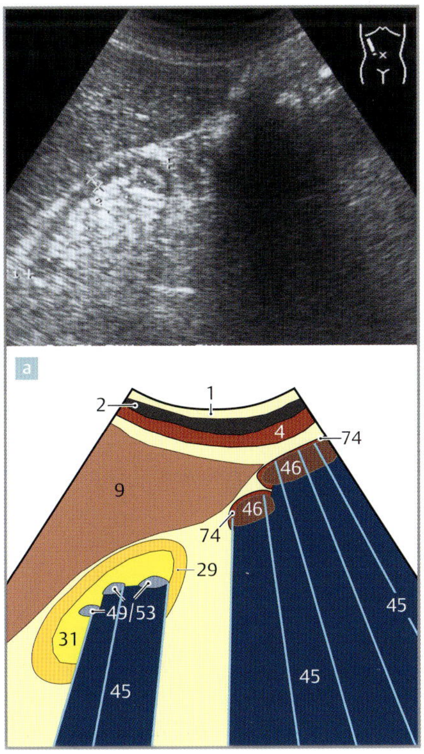


**Abb. 67.2** b Schrumpfniere

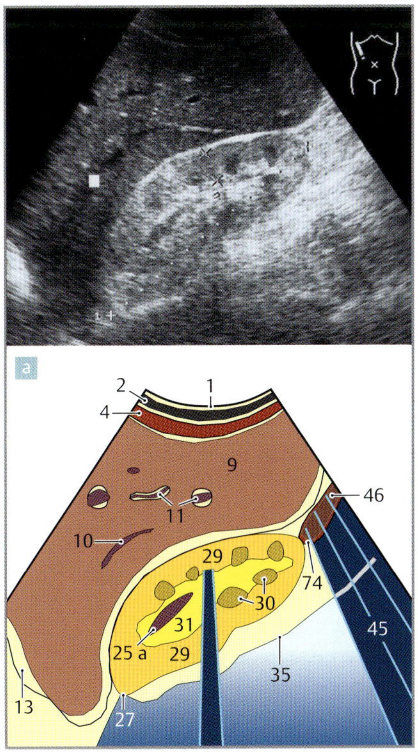


**Abb. 67.3** b Nephritis

## Harnaufstau

Im Normalfall weist der zentrale Pyelonkomplex einer Niere durch das Nierenbeckenkelchsystem (NBKS) und zahlreiche Wände der Leitungsbahnen viele Impedanzsprünge auf und ist daher sehr echoreich (vgl. Abb. 65.2 und 67.1). Liegt kein Harnaufstau vor, wird er nur von dünnen, echoarmen Linien durchzogen, die kleinen Blutgefäßen oder Anteilen des harnableitenden Systems entsprechen.

Bei gesteigerter Diurese nach verstärkter Flüssigkeitsaufnahme oder durch z.B. Schleifendiuretika kann infolge des Sekretionseffektes das harnableitende System (**87**) im Pyelonkomplex (**31**) etwas deutlicher hervortreten als sonst üblich (**Abb. 68.1**).

| | |
|---|---|
| **Grad 1:** | nur dilatiertes Pyelon |
| **Grad 2:** | zusätzlich dilatierte Kelche |
| **Grad 3:** | zusätzliche Parenchymverschmälerung |
| **Grad 4:** | Hydronephrose (kaum noch Restparenchym) |

**Tab. 68.1** Checkliste Grade des Harnaufstaus bei Erwachsenen

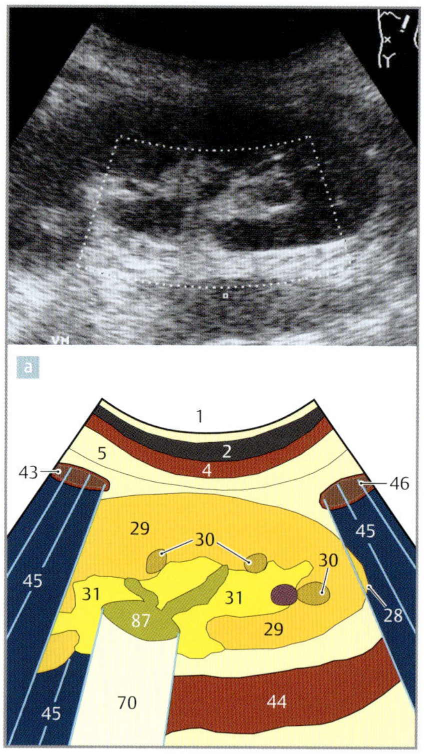


**Abb. 68.1** b normaler Diurese-Effekt

Beim tatsächlichen Harnaufstau unterscheidet man bei Erwachsenen vier Schweregrade bis hin zur Hydronephrose: Beim Harnaufstau 1.° ist der Sinus renalis zwar dilatiert (**87**), die Kelchhälse sind jedoch noch nicht in die Dilatation mit einbezogen (**Abb. 68.2**). Die Breite des äußeren Parenchymsaums ist unauffällig. Beim Harnaufstau 2.° entsteht eine zusätzliche Verplumpung der Kelchhälse und der Kelche (**Abb. 68.3**).

Der Harnaufstau 3.° ist durch eine zusätzliche Druckatrophie/Verschmälerung des äußeren Parenchymsaums (**29**) gekennzeichnet (**Abb. 68.4**):

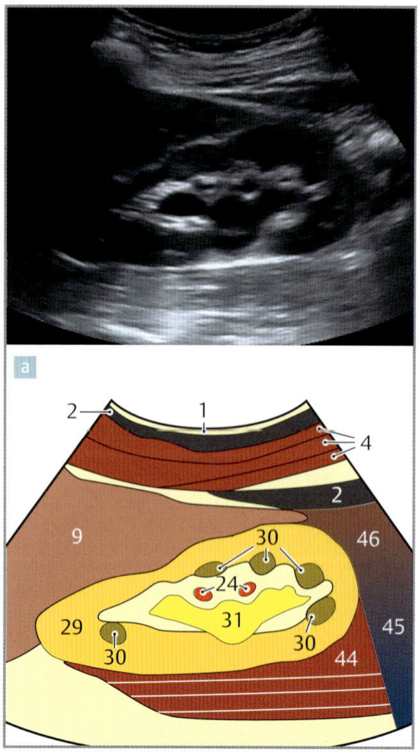


**Abb. 68.2** b Harnaufstau 1.°

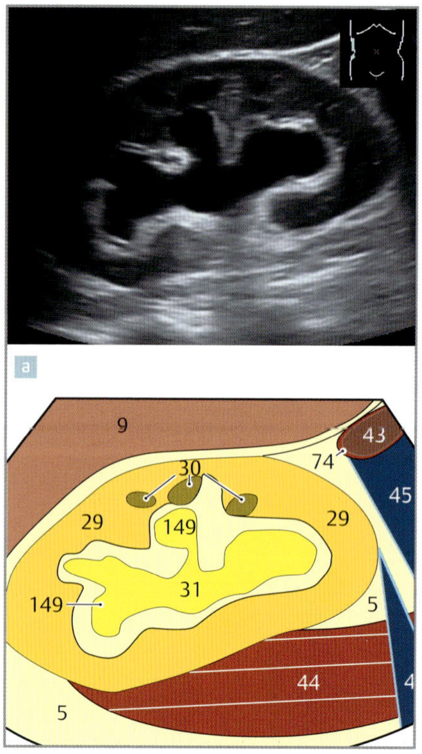


**Abb. 68.3** b Harnaufstau 2.°

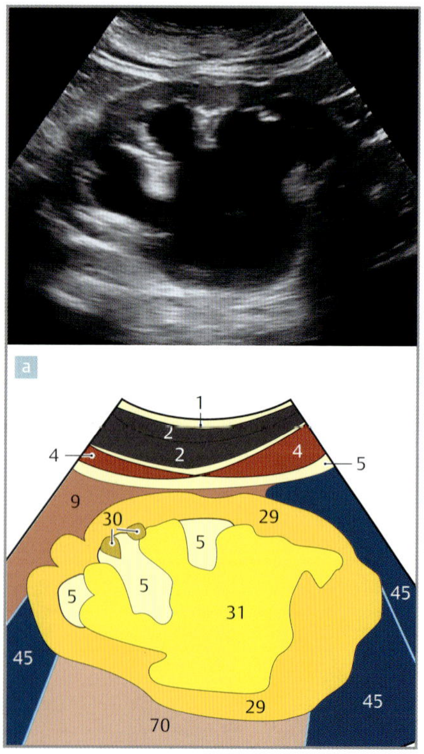


**Abb. 68.4** b Harnaufstau 3.°

## Harnaufstau

Bei länger andauerndem Harnaufstau geht schließlich das Parenchym der betroffenen Niere unter, sodass der Harnaufstau 4.° bei Erwachsenen im Vollbild der sogenannten Hydronephrose besteht (**Abb. 69.1**). Sind beide Nieren betroffen, resultiert ein nahezu vollständiger Funktionsverlust mit entsprechender Dialysepflicht. Die Gradeinteilung des Harnaufstaus bei Kindern finden Sie auf den Seiten 138 und 139.

Zu den häufigen Ursachen zählen neben einer Prostatahypertrophie bei Männern (vgl. S. 101), gynäkologischen Tumoren (vgl. S. 105) vor allem auch Konkremente (**49**), die im Ureter (**150**) eingeklemmt sind und einen retrograden Aufstau verursachen (**Abb. 69.2**). Die möglichen Prädilektionsstellen für eingeklemmte Uretersteine sind in **Abb. 69.3** eingekreist:

am Abgang des Ureters, an der Kreuzung mit den Vasa ovarica/testiculares bzw. mit den Vasa iliaca und an der Uretereinmündung in die Harnblasenwand.

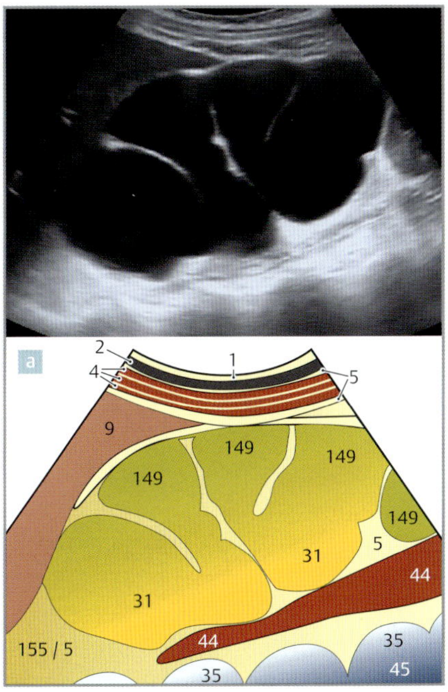


**Abb. 69.1** b Harnaufstau 4.°

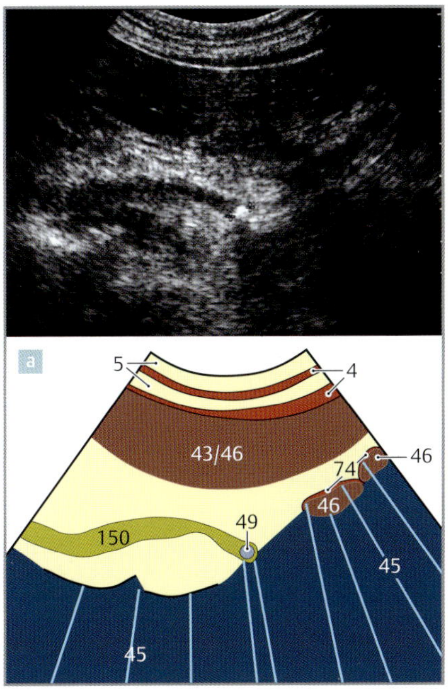


**Abb. 69.2** b Ureterstein

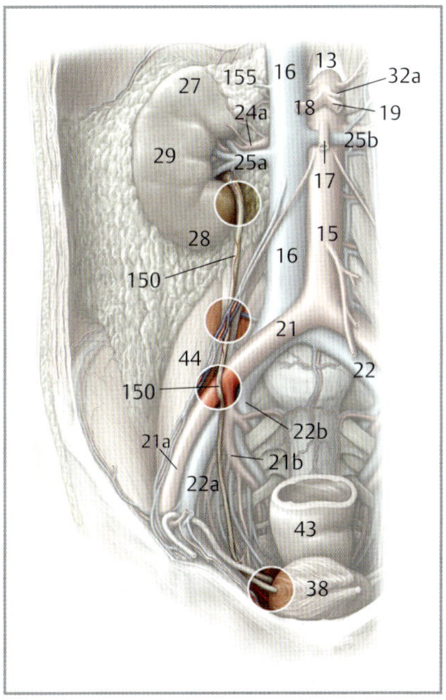


**Abb. 69.3** Ureter-Engstellen (aus Schünke M, Schulte E, Schumacher U. Prometheus. LernAtlas der Anatomie. Bd. 2 Innere Organe)

## DD des Harnaufstaus

Patienten mit der Anlagevariante eines ampullären Nierenbeckens oder mit etwas prominenteren Hilusgefäßen (**25**) können ebenfalls ein echoarm aufgelockertes Nierenbecken zeigen (**Abb. 69.4**), ohne dass dies einen Krankheitswert hat – allerdings stellen sich renale Gefäße i.d.R. zarter dar als die typische Verplumpung beim Grad 1 des Harnaufstaus (vgl. **Abb. 68.2**).

In Zweifelsfällen kann die DD durch die farbkodierte Duplexsonografie (FKDS) geklärt werden: Dort wird der schnellere Blutfluss farbig kodiert, während der stehende oder nur träge abfließende Harn echofrei (= schwarz) bleibt.

Schwieriger ist die Abgrenzung eines Harnaufstaus gegenüber mehreren pelvin lokalisierten Zysten (**64**), weil diese Zysten mangels Fluss durch die FKDS ebenfalls nicht farbkodiert werden (**Abb. 69.5**).

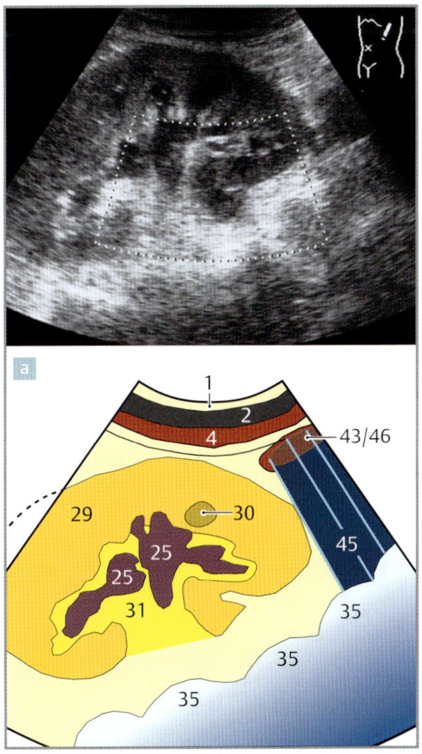


**Abb. 69.4** b ampulläres Pyelon oder prominente Hilusgefäße

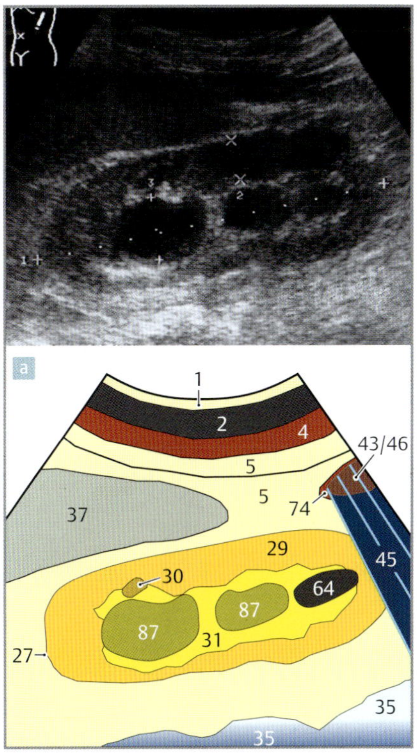


**Abb. 69.5** b pelvine Zysten als DD zum Harnaufstau

## Nierensteine

Der Nachweis renaler Konkremente (Nephrolithiasis) gestaltet sich schwieriger als der Konkrementnachweis in der Gallenblase (vgl. S. 46), da die echoreichen Steine (**49**) oft im ebenfalls echoreichen Pyelonkomplex (**31**) liegen (**Abb. 70.1**) und daher kein Kontrast gegenüber echoarmer Flüssigkeit in der Steinumgebung vorliegt. Eine Ausnahme stellen Konkremente in einem aufgestauten Sinus renalis dar, hier entsteht natürlich eine starke Kontrastierung. Der Untersucher muss also besonders auf die Schallschatten (**45**) achten, die von renalen Konkrementen oder Kalzifikationen ausgehen. Das Bildbeispiel der **Abb. 70.2** zeigt ausgepägte renale Kalzifikationen (**49**) bei einem Patienten mit Hyperparathyreoidismus, der einen stark erhöhten Serumkalziumspiegel hatte.

Je nach Zusammensetzung kann ein Nierenstein (**49**) entweder komplett durchschallbar sein (**Abb. 70.1**) oder die Schallwellen so stark reflektieren, dass nur der schallkopfnahe Anteil als echoreiche Kuppe abgebildet wird (**Abb. 70.2**). Die Differenzialdiagnose umfasst die Aa. arcuatae an der Grenze zwischen Nierenrinde und Markpyramiden (helle Echos ohne Schallschatten), Gefäßverkalkungen bei Diabetikern oder verkalkte, narbige Residuen nach einer durchgemachten Nierentuberkulose. Papillenverkalkungen nach Phenacitinabusus stellen eine seltenere Ursache dar. Große Beckenausgusssteine sind schwer zu diagnostizieren, wenn der dorsale Schallschatten nur gering ausgeprägt ist, da das große Konkrement dann mit dem echoreichen Pyelonkomplex verwechselt werden kann.

Wenn Nierenkonkremente sich lösen und in den Ureter gelangen (**Abb. 68.4**), können je nach Steingröße ein unbemerkter Steinabgang in die Harnblase, kolikartige Schmerzen während der Steinpassage oder zusätzlich ein akuter Harnaufstau bei Steineinklemmung auftreten. Der Wert der Sonografie liegt neben dem Nachweis eines eventuellen Harnaufstaus auch im Ausschluss anderer Schmerzursachen, wie z.B. einer Pankreatitis oder Colitis, und dem Ausschluss freier Flüssigkeit im Douglas-Raum (vgl. S. 100).

## Niereninfakte

Liegt eine Nierenembolie aus einem Aortenaneurysma (vgl. S. 27) oder einer Nierenarterienstenose vor, werden in einigen Fällen umschriebene Niereninfarkte (**71**) beobachtet, die entsprechend der renalen Gefäßversorgung breitbasig an der Kapsel beginnen und sich in Richtung Nierenhilus zunehmend verschmälern. Es entsteht ein triangulär geformter Substanzdefekt (**Abb. 70.3**) des Nierenparenchyms (**29**) im Spätstadium als echoreiche Narbe. Diese Narben sollten aufgrund ihrer Lokalisation und ihrer typischen Form nicht mit renalen Konkrementen oder Tumoren verwechselt werden.

Für den Nachweis einer Nierenarterienstenose eignet sich neben einer digitalen Subtraktionsangiografie (DSA) auch die nichtinvasive farbkodierte Duplexsonografie. Eine besondere Schwierigkeit sind dabei die Darstellung und die Abklärung kleinerer, akzessorischer Nierenarterien. Diese können sowohl unmittelbar neben der Hauptarterie aus der Aorta entspringen als auch als sogenannte „obere oder untere Polarterie“ mit einigem Abstand aus der Aorta oder (in seltenen Fällen) auch aus der A. iliaca communis entspringen.

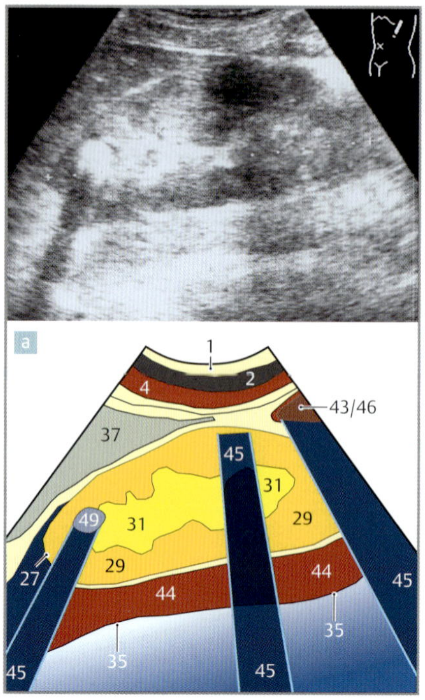


Abb. 70.1 b Nierenstein

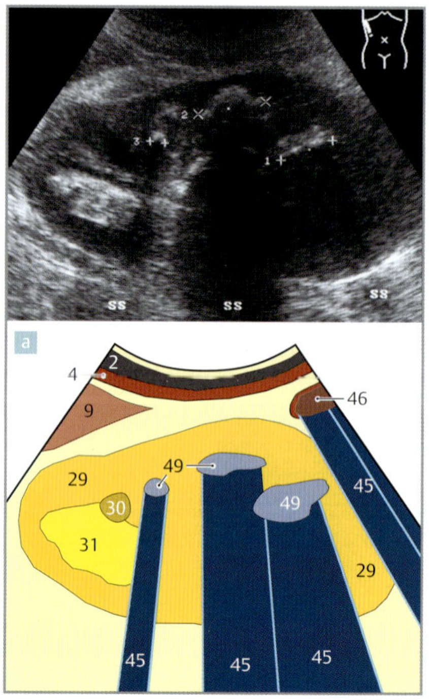


Abb. 70.2 b Nephrocalcinose

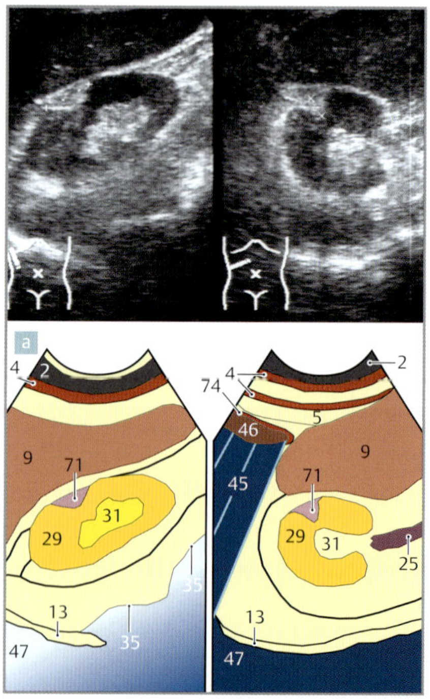


Abb. 70.3 b Niereninfarkt

## Benigne Nierentumoren

Solide benigne Nierentumoren (Fibrome, Adenome und Hämangiome) sind insgesamt selten und zeigen eine uneinheitliche Sonomorphologie. Sie unterscheiden sich von liquiden Zysten durch Binnenechos und die fehlende Schallverstärkung. Nur das Angiomyolipom, ein benigner Mischtumor aus Blutgefäßen, Muskel- und Fettgewebe, ist im Frühstadium so charakteristisch, dass er sicher von malignen Prozessen unterschieden werden kann: Ein kleines Angiomyolipom (**72**) ist ähnlich echoreich wie das Pyelon (**31**) und scharf abgrenzbar (**Abb. 71.1**). Die Sonomorphologie ähnelt somit sehr der von Leberhämangiomen (vergl. S. 56). Erst mit zunehmender Größe werden Angiomyolipome inhomogen und sind dann von anderen Tumorarten nur schwer zu differenzieren.

## Maligne Nierentumoren

Kleine nephrozelluläre Karzinome (**54**) sind oft echogleich zum übrigen Nierenparenchym (**29**). Erst mit zunehmenden Wachstum werden sie inhomogener und wölben je nach Lokalisation die äußere Organkontur vor (**Abb. 71.2**). Wird ein Karzinom nachgewiesen, müssen beide Nierenvenen und die V. cava inferior sorgfältig nach Tumorgewebe durchsucht werden, um eine Gefäßinvasion auszuschließen. Nierenkarzinome zeigen gelegentlich intravenös vorwachsende Tumorzapfen in diese Gefäße und kommen in bis zu 5 % der Fälle beidseitig vor. Durchbricht der Tumor die Nierenkapsel und infiltriert die Umgebung, kann die physiologische Atemverschieblichkeit der Niere (vgl. S. 65) verloren gehen. Schießlich kann ein Teil maligner Nierentumoren durch zystische Areale auffallen, sodass in Nachbarschaft von primär benigne erscheinenden Nierenzysten stets auf raumfordernde, solide Veränderungen geachtet werden muss.

## Nebennierentumoren

Die linke Nebenniere (NN) liegt anteromedial (also nicht cranial) des oberen Pols der linken Niere. Die rechte NN liegt dagegen meist etwas cranial des oberen Pols der rechten Niere und befindet sich dorsal der V. cava inferior. Beide NN sind beim Erwachsenen innerhalb der peri- und suprarenalen, echoreichen Fettkapsel i.d.R. nicht oder kaum erkennbar. Anders verhält es sich bei NN von Neugeborenen (vgl. S. 140).

Hormonal aktive NN-Tumoren, wie z.B. Adenome bei Conn-Syndrom oder eine Hyperplasie im Rahmen eines Morbus Cushing, sind i.d.R. noch so klein, dass sie dem Nachweis entgehen können. Lediglich Phäochromozytome sind bei klinischer Manifestation oft schon mehrere Zentimeter groß und können in bis zu 90 % der Fälle sonografisch nachgewiesen werden. In Zweifelsfällen wird eine ergänzende CT-Diagnostik herangezogen.

Einen höheren Stellenwert hat der sonografische Nachweis von NN-Metastasen (**54**): Die Metastasen stellen sich meistens als echoarme Raumforderung (**Abb. 71.3**) zwischen dem oberen Nierenpol und der Milz (**37**) oder dem caudalen Leberrand dar und müssen gegenüber aufsitzenden Nierenzysten abgegrenzt werden. Wegen der guten Vaskularisation der NN entstehen häufig hämatogen verschleppte Metastasen von Bronchial-, Mamma- oder Nierenkarzinomen in der Nebenniere. Die Echogenität einer suprarenalen Raumforderung erlaubt jedoch keinen sicheren Rückschluss auf ihre Dignität und auch keine Abgrenzung gegenüber einem Neurinom, das sich aus einem Grenzstrangganglion entwickelt hat.

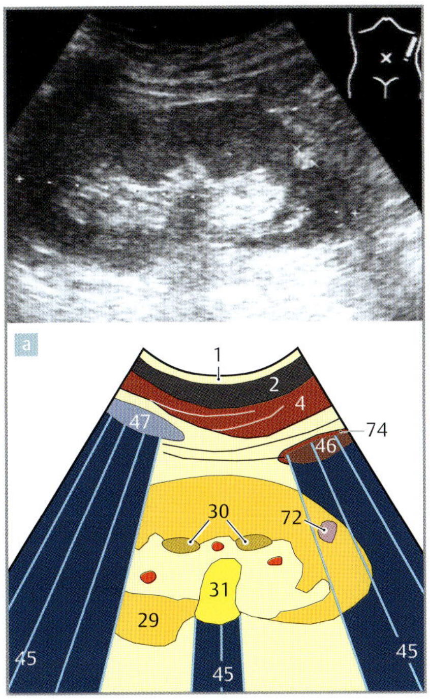


**Abb. 71.1** b Angiomyolipom

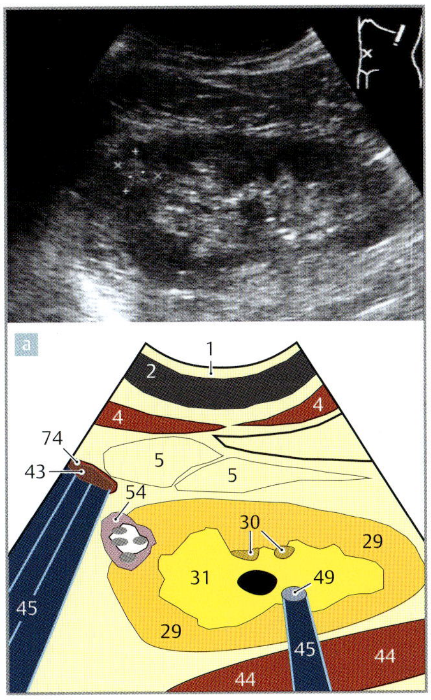


**Abb. 71.2** b Nierenzell-Ca

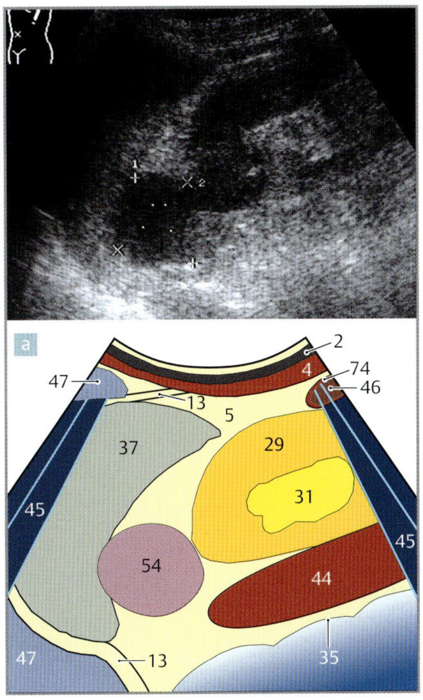


**Abb. 71.3** b Nebennieren-Metastase

## Normalbefunde

Nierentransplantate (NTP) werden in die rechte oder linke Fossa iliaca implantiert und an die Iliakalgefäße angeschlossen. Ihre Untersuchung erfolgt wie bei normalen Nieren systematisch in zwei Ebenen ( und in Abb. 72.1), nur muss der Schallkopf über dem lateralen Unterbauch in Rückenlage aufgesetzt werden. Wegen der typischerweise hautnahen Lage der NTP fehlen störende Darmgasüberlagerungen. Diese Position erleichtert die sonografische Kontrolle von NTP erheblich.

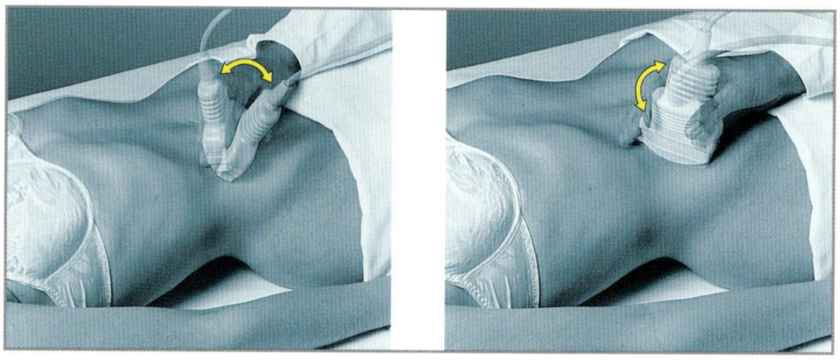

Abb. 72.1 a Befundung ... b von Nierentransplantaten

Ein unauffälliges NTP zeigt nach der Implantaton eine meist dauerhafte Volumenzunahme von bis zu 20 %. Der Parenchymsaum (**29**) erscheint dicker (Abb. 72.2) als bei Eigennieren. Die Echogenität des Parenchymsaums darf etwas angehoben sein, sodass die Markpyramiden (**30**) im Vergleich zu Eigennieren stärker kontrastieren. Anfänglich muss eine engmaschige Verlaufskontrolle eine zunehmende entzündliche Infiltration ausschließen. Oft wird ein betont flüssigkeitsgefülltes Pyelon bzw. ein geringer Harnaufstau I.° (vgl. Abb. 68.1 und 68.2) beobachtet, ohne dass eine interventionspflichtige Einschränkung der NTP-Funktion vorliegt. Ein Aufstau wird am besten im Querschnitt (Abb. 72.3) dokumentiert und sorgfältig ausgemessen, um später keine zunehmende Stauung zu übersehen, die gegebenenfalls therapiert werden müsste.

## Frühzeitige Detektion von Abstoßungsreaktionen

Außerdem achtet man bei der NTP-Beurteilung auf eine scharfe Abgrenzbarkeit des Organs zur Umgebung und auf eine scharfe „PP-Grenze" zwischen Parenchym (**29**) und Pyelon (**31**). Eine unscharfe PP-Grenze oder eine Volumenzunahme im Vergleich zur Voruntersuchung können Warnzeichen für eine beginnende Abstoßungsreaktion sein. Daher werden bei jeder Untersuchung Längs- und Querdurchmesser bestimmt und dokumentiert, um später einen validen Vergleich zu ermöglichen (vgl. S. 73).

Zusätzlich wird dopplersonografisch der Widerstandsindex (RI) in den NTP-Gefäßen als wertvoller Marker für eine beginnende Abstoßung bestimmt. Mit zunehmender Latenz nach der Implantation können i.d.R. sowohl die immunsuppressiven Medikamente als auch die Häufigkeit sonografischer Verlaufskontrollen reduziert werden.

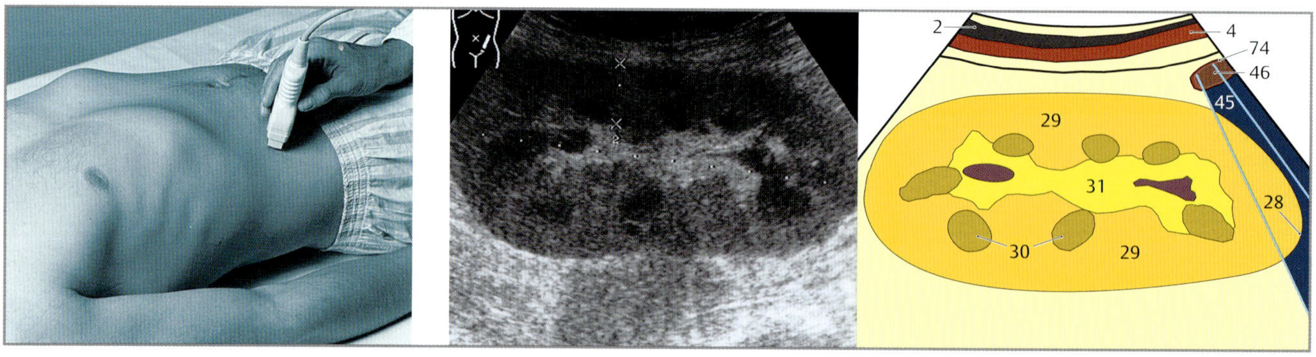


Abb. 72.2 a b NTP-Längsschnitt c

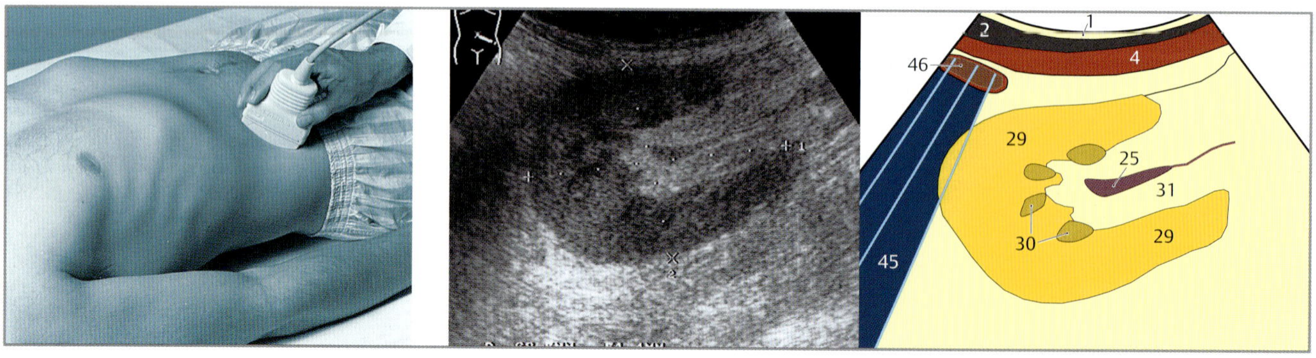


Abb. 72.3 a b NTP-Querschnitt c

## NTP-Größenbestimmung

Für eine korrekte Größenbestimmung wird das NTP zuerst im Längsdurchmesser durchmustert ( Abb. 73.1b), bis die maximale Längsausdehnung erfasst wird. In der Skizze (Abb. 73.1a) wird deutlich, dass eine zu weit lateral gelegene Bildebene (schwarz gepunktete Linie) einen falsch zu niedrigen Wert ergäbe und entsprechend den geraden Pfeilen ( ) durch Kippen des Schallkopfes zur tatsächlichen Maximallänge ($d_L$) verschoben werden muss. Danach wird der Schallkopf leicht gedreht (Abb. 73.1c), um sicherzustellen, dass das NTP nicht irrtümlich schräg angeschnitten wurde, wie es die zweite, rot gestrichelte Linie ( – – – in Abb. 73.1a) symbolisiert. Gegebenenfalls muss der Winkel entsprechend dem gebogenen Pfeil ( ) durch Drehung des Schallkopfes ( ) angeglichen werden. Durch diese zweistufige Schallkopfführung soll sichergestellt werden, dass keine falsch zu kurzen Längsdurchmesser dokumentiert werden. Eine solche Fehlmessung würde in der darauffolgenden Kontrolle zur Fehldiagnose einer vermeintlichen Volumenzunahme (u.U. Zeichen einer Abstoßungsreaktion) führen.

## Lymphozelen

Als eine mögliche Komplikation nach einer Nierentransplantation kann sich postoperativ eine Lymphozele (**73**) bilden (Abb. 73.2). Diese entwickeln sich meistens zwischen dem caudalen Pol des NTP (**29**) und der Harnblase (**38**), aber auch in der übrigen Umgebung des NTP. Nicht jede Lymphozele zwingt zu einer Intervention: Kleinere Lymphozelen bilden sich häufig spontan zurück. Handelt es sich um eine große Lymphozele, wird sie gelegentlich auf den ersten Blick mit der Harnblase verwechselt.

## Harnaufstau

Eine ebenso häufige postoperative Komplikation ist der Harnaufstau (**87**), der durch die Neuimplantation des Ureters hervorgerufen werden kann. Je nach Ausprägung muss durch Katheter (**59**) über einen gewissen Zeitraum die Drainage gewährleistet werden (Abb. 73.3 und 73.4), damit das NTP-Parenchym (**29**) nicht geschädigt wird.

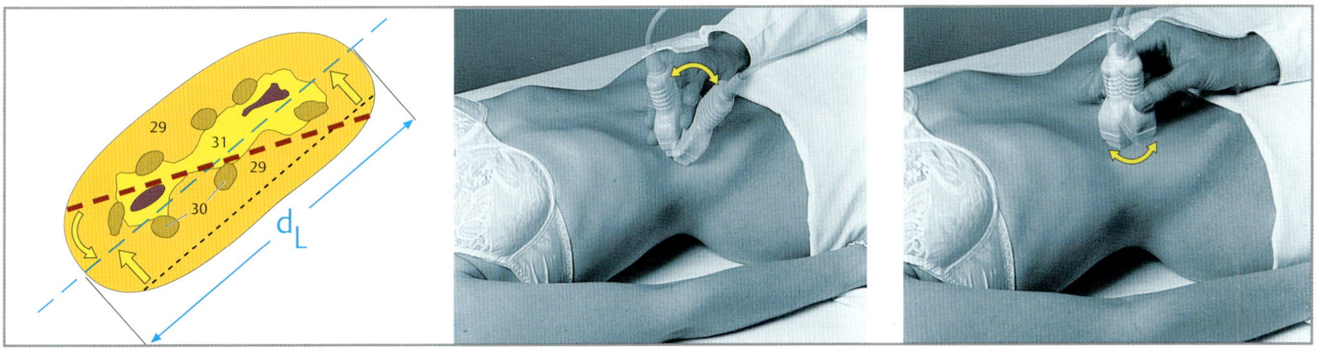


Abb. 73.1 a b c

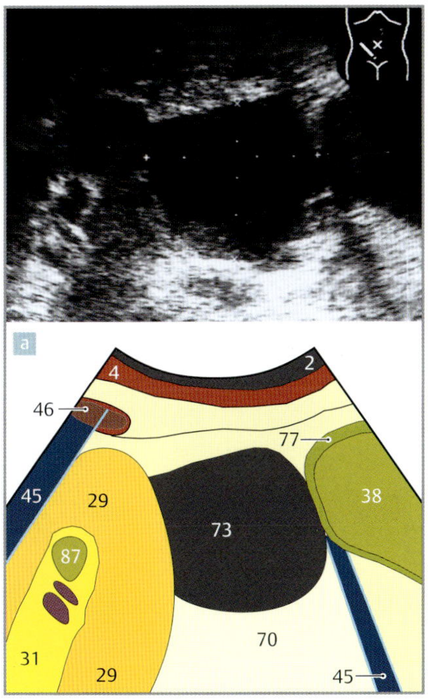


Abb. 73.2 b Lymphozele

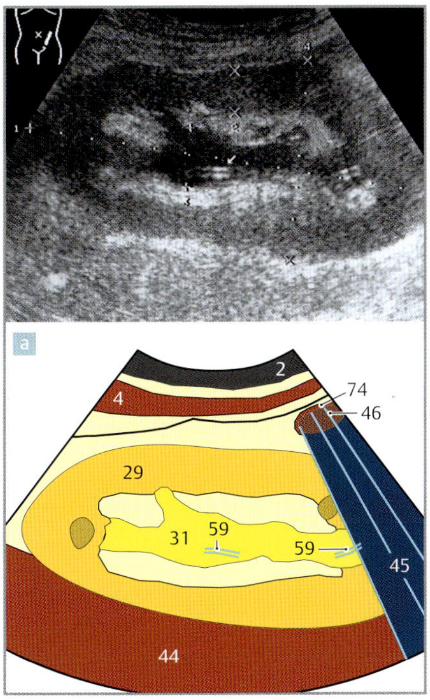


Abb. 73.3 b Harnaufstau mit ...

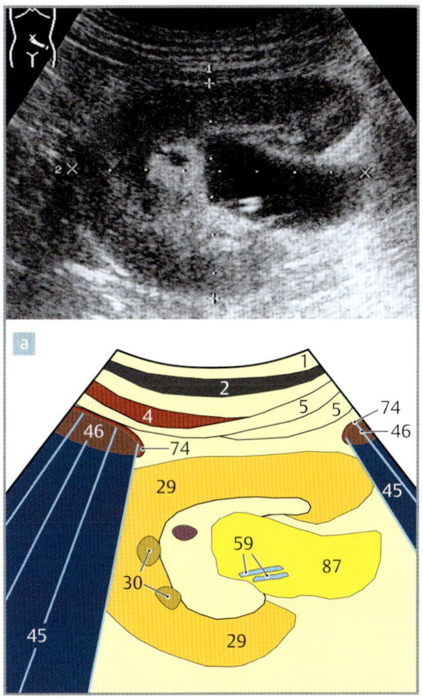


Abb. 73.4 b ... Drainagekatheter

## Anatomie

Die Milz ist über das Ligamentum phrenicolienale locker am Zwerchfell (**13**) befestigt und liegt intraperitoneal in ihrer Milzloge relativ weit dorsolateral – je nach Größe der Leber hat sie Kontakt zum linken Leberlappen (**9**). Ihre arterielle Versorgung über die A. lienalis (**19**) entspringt aus dem Truncus coeliacus (**32**) und verläuft am craniodorsalen Rand des Pankreas (**33**) retroperitoneal zum Milzhilus (**Abb. 74.1**). Die V. lienalis (**20**) verläuft ebenfalls retroperitoneal dorsal des Pankreas nach medial und drainiert am Confluens (hier dorsal des Pankreaskopfes nicht sichtbar) zusammen mit der V. mesenterica superior (**23**) in die V. portae (**11**).
Ventrocaudal der Milz befinden sich vor allem der Magen und lufthaltige Dünndarmschlingen (in dieser Ansicht entfernt) sowie die linke Colonflexur (**43**), sodass eine sonografische Darstellung der Milz von ventral oder ventrolateral wegen störender, gasinduzierter Schallschatten i.d.R. misslingt und eine Anlotung von laterodorsal durch einen der Interkostalräume zwischen den Rippen (**109**) hindurch gewählt werden muss (s.u.).

Die Milz (**37**) dient außerdem als Schallfenster zum Pankreasschwanz (**33c**), der von ventral wegen gastraler Gasüberlagerung i.d.R. nicht bis zu seinem Ende eingesehen werden kann. An seinem Ende fächert sich die Milzarterie (**19**) häufig schon vor ihrem Eintritt in die Milz in mehrere Einzelarterien auf. Gleiches gilt für die Hauptäste der Milzvene, die sich erst am Hilus zum Hauptstamm der V. lienalis (**20**) vereinigen.

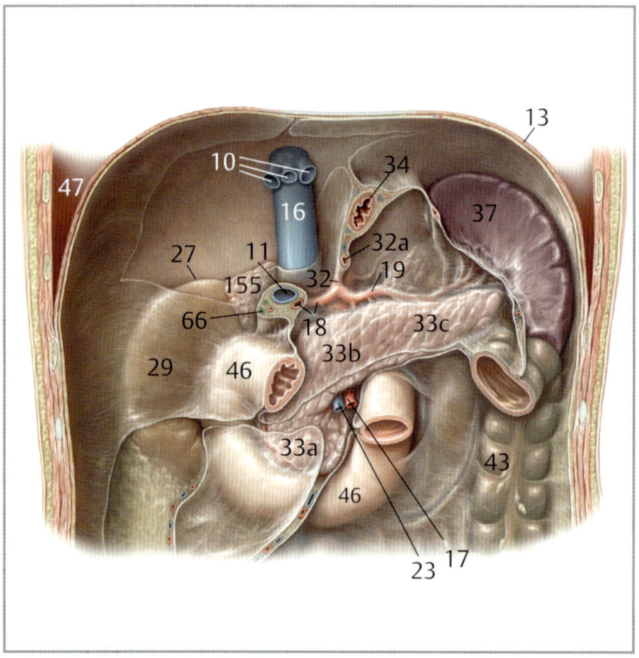


**Abb. 74.1** Ansicht auf das Retroperitoneum

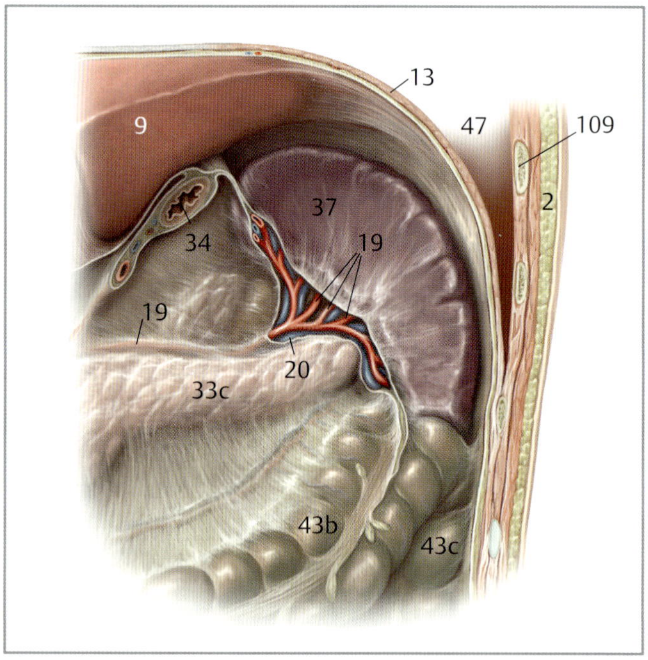


**Abb. 74.2** intraperitoneale Milzloge

(Beide Abb. aus Schünke M, Schulte E, Schumacher U. Prometheus. LernAtlas der Anatomie. Bd. 2 Innere Organe)

Die Bedeutung der übrigen Ziffern finden Sie auf der hinten ausklappbaren Legende.

## Untersuchungstechnik

Die Darstellung der Milz erfolgt primär in Rückenlage: Am besten bittet man kooperationsfähige Patienten, sich an den linken Liegenrand zu legen und den linken Arm hinter den Kopf zu nehmen (**Abb. 74.3**), damit die Interkostalräume aufgespreizt werden und der Schallkopf von dorsolateral parallel zu einem ICR aufgesetzt werden kann (vgl. **Videoclip 5.3b**). Am besten steht der Untersucher dabei auf und setzt sich auf den rechten Liegenrand, damit seine Armlänge bis zur hinteren Axillarlinie (HAL) des Patienten ausreicht. Die Untersuchung erfolgt in Exspiration (vgl. **Videoclip 5.3c**), damit sich die Lunge (**47**) nicht nach caudal ausdehnt und die Milz (**37**) durch Schallschatten (**45**) verdeckt (vgl. **Abb. 75.1 b/c**). Die alternative Rechtsseitenlage (vgl. **Abb. 75.1a**) ist gerade bei älteren Patienten oft zeitraubender und führt schwerkraftbedingt zu einer ungünstigen Entfernung der Milz von der laterodorsalen Thoraxwand.

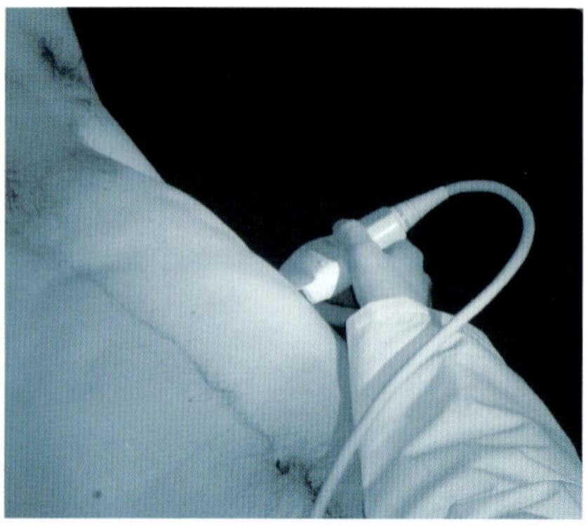

**Abb. 74.3** laterodorsal aus der HAL

## Milzgröße

Die normale Milzgröße beträgt bei Erwachsenen ca. 4 x 7 x 11 cm („4711-Regel"), wobei häufig Längsdurchmesser (L) von bis zu 13 cm (statt 11 cm) ohne Krankheitswert beobachtet werden, z.B. bei Zustand nach infektiöser Mononukleose („Morbus Pfeiffer"). Aussagekräftiger ist die Milzdicke (D, gemessen vom Hilus bis zur diaphragmalen Milzkapsel) in dieser Standardebene: Überschreitet sie 6 (statt 4) cm, sollte eine lymphatische Erkrankung durch Zusatzuntersuchungen ausgeschlossen werden, wenn kein venöser Rückstau durch eine portalvenöse Hypertension vorliegt.

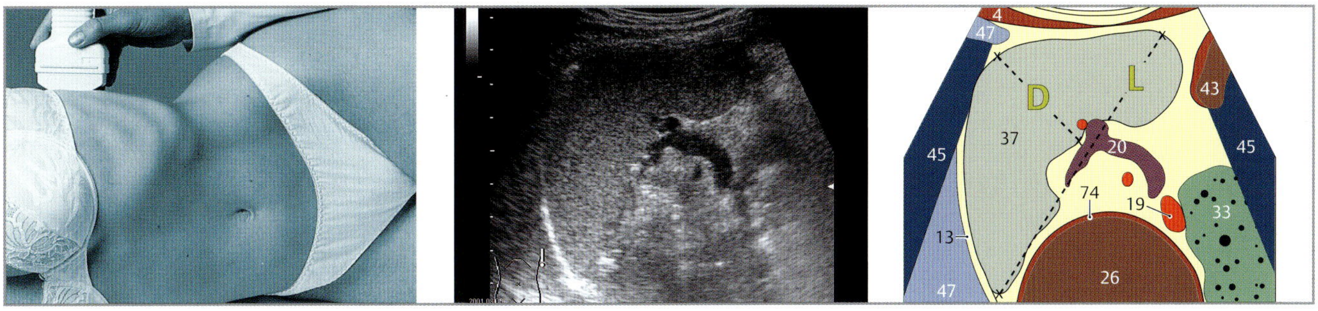


**Abb. 75.1** a Milzanlotung von lat. b Normalbefund c Milzgrößenmessung

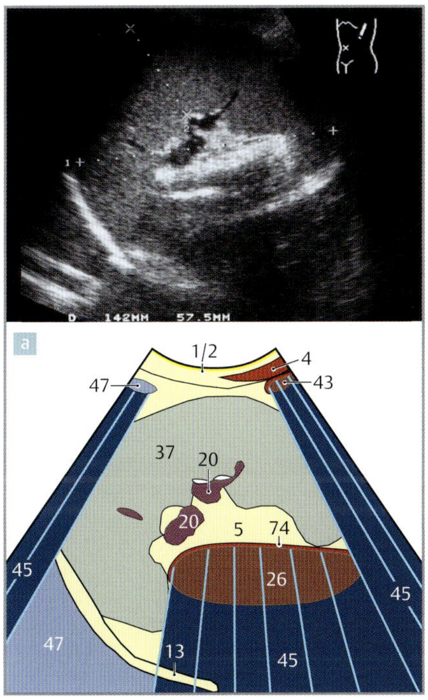


**Abb. 75.2** b ohne Vorhangtrick

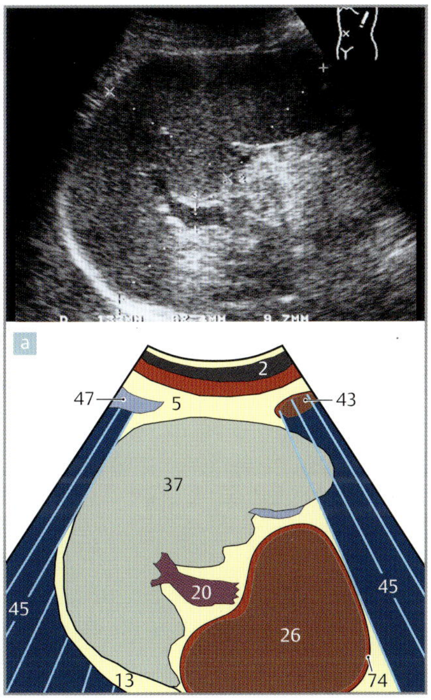


**Abb. 75.3** b mit Vorhangtrick

## Vorhangtrick

Bei einigen Patienten ist die Milz (**37**) spontan oder wegen zu tiefer Inspiration in ihren cranialen Anteilen durch Schallschatten (**45**) nicht einsehbar, weil sich die Lunge (**47**) zu weit in den Recessus costodiaphragmaticus ausgedehnt hat (**Abb. 75.2**). In diesen Fällen kann ausgenutzt werden, dass sich oft die Milz nach maximaler Inspiration während langsamer Exspiration in Relation zur Lunge langsamer nach cranial zurückzieht. Durch diese relative Verschiebung zieht sich der Schallschatten wie ein „Vorhang" zurück (vgl. **Videoclip 5.3c**). Der Untersucher muss dann den besten Moment abpassen und den Patienten um sofortige Unterbrechung seiner Ausatmung bitten – dann gelingt oft auch die Darstellung der unmittelbar subdiaphragmal gelegenen Milzanteile (am linken Bildrand in **Abb. 75.3**). Der caudale Milzpol wird gelegentlich durch Schallschatten hinter Darmschlingen (**43**) verdeckt.

## Splenomegalie

Am häufigsten verursachen akute Virusinfektionen eine diffuse, homogene Milzvergrößerung. Im Fall einer Ebstein-Barr-Virus-Infektion (= „infektiöse Mononukleose" oder „Morbus Pfeiffer") bleibt häufig auch nach Ausheilung eine geringe bis mäßige Splenomegalie mit verplumpten Organpolen lebenslang als Residuum bestehen und hat keinen Krankheitswert. Als wichtige DD kommt außerdem eine portale Hypertension infrage, bei der die Äste der V. lienalis (**20**) dilatiert sind (**Abb. 75.4**).

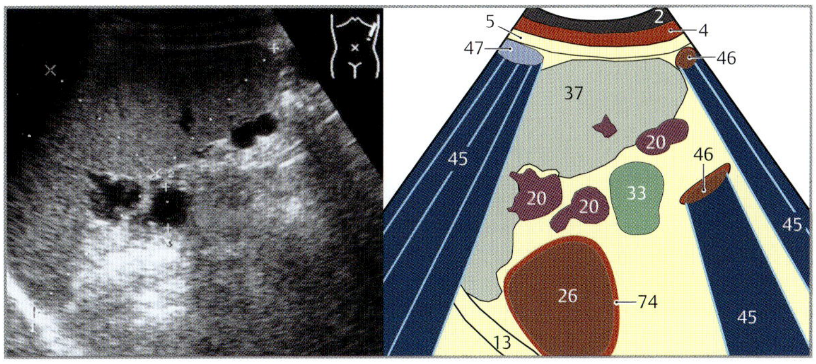


**Abb. 75.4** a Splenomegalie ... b ... bei portaler Hypertension

## Splenomegalie bei Leukämien

Die Splenomegalie ist ein typisches Begleitsymptom einer hämatologischen Systemerkrankung, u.a. der akuten oder chronischen lymphatischen Leukämie (CLL). Die **Abb. 76.1** zeigt eine Milz einer Leukämiepatientin mit benachbarter Nebenmilz (**86**) und dem Pankreasschwanz (**33c**) nahe am Milzhilus. Prinzipiell kommen alle Erkrankungen als Ursache infrage, die mit einem vermehrten Umsatz an Erythrozyten einhergehen, wie z.B. hämolytische Anämien oder die Polycythaemia vera: In diesen Fällen kann die Milz beträchtliche Größenausdehnungen bis in das Becken erreichen (**Abb. 76.2**) und fokale Infarkte (**Abb. 76.3**) aufweisen. Dabei kann eventuell das „kissing phenomenon“ beobachtet werden: Wegen der massiven Splenomegalie wird der Magen verdrängt und die Milz reicht bis unmittelbar an den linken Leberlappen heran. Wichtig für die Beurteilung ist das Zeichen der Organverplumpung: Die ursprüngliche Sichel- oder Halbmondform mit spitz zulaufenden Polen geht verloren, die Organpole wirken abgerundet und verplumpt (**Abb. 76.1**). Entwicklungsgeschichtlich ist gelegentlich ektopes Milzgewebe in Nachbarschaft der Milzloge vorhanden, das bei entsprechendem Reiz ebenfalls hypertrophiert. Daher sind sogenannte „Nebenmilzen“ (**86**) am Milzhilus (**Abb. 76.1**) oder am caudalen Milzpol nicht selten eine Begleiterscheinung einer diffusen Splenomegalie. Diese zeigen eine zum übrigen Milzparenchym (**37**) identische Echogenität und sind scharf abgrenzbar. Ein Problem ist allerdings die Differenzierung von pathologisch vergrößerten Lymphknoten (**55**) wie in **Abb. 76.2**.

## Milzinfarkte

Besonders bei schnell progredienter Splenomegalie kommt es gehäuft zu umschriebenen Infarkten (**71**), die im Frühstadium als echoarme Zonen zwischen noch perfundierten, echoreichen Zonen auffallen (**Abb. 76.3**). Ergänzend kann hier die farbkodierte Duplexsonografie schnell und nichtinvasiv Aufschluss über den Status der Milzperfusion geben.

## Arbeitstipp

Weder die Milzgröße noch ihre Echogenität erlauben einen Rückschluss auf die zugrunde liegende Grunderkrankung. Wenn Sie unerwartet eine Splenomegalie feststellen, sollten Sie daher alle sonografisch leicht zugänglichen Lymphknotenstationen (periaortal, am Leberhilus, parailiakal und cervikal) auf vergrößerte Lymphknoten absuchen, um keinen Hinweis auf eine mögliche hämatologische Systemerkrankung zu übersehen. Außerdem sollten Sie die Lumenweite der V. lienalis (Normwert < 12 mm), der V. portae (< 15 mm) und der V. mesenterica superior bestimmen und am Leberhilus nach portocavalen Anastomosen suchen, um eine portale Hypertension auszuschließen.
Eine möglichst exakte Dokumentation der Milzgröße erlaubt Ihnen dann in nachfolgenden Kontrolluntersuchungen die Beurteilung einer Größenre- oder -progredienz, z.B. nach Ausheilung einer Virusinfektion oder nach zwischenzeitlicher Chemotherapie, je nach Grunderkrankung. Denken Sie also am besten schon bei Ihrer Erstuntersuchung daran.

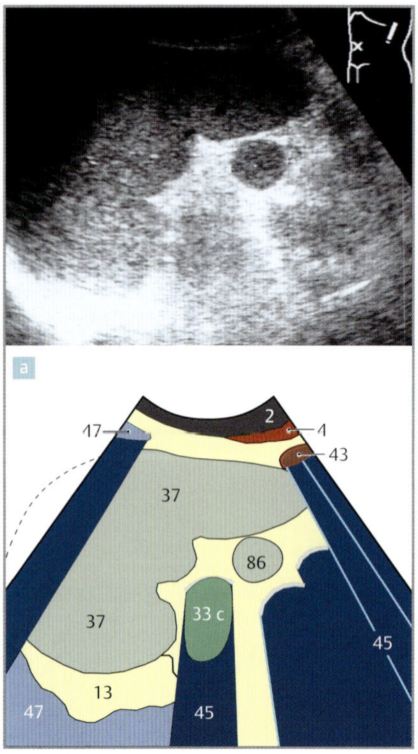


**Abb. 76.1** b Nebenmilz

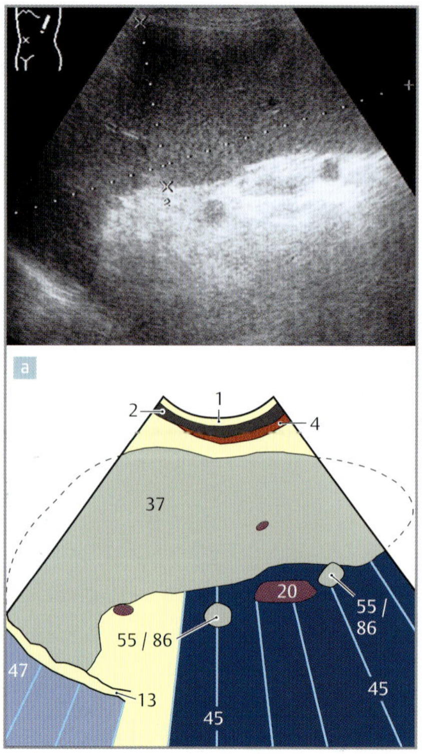


**Abb. 76.2** b Riesenmilz

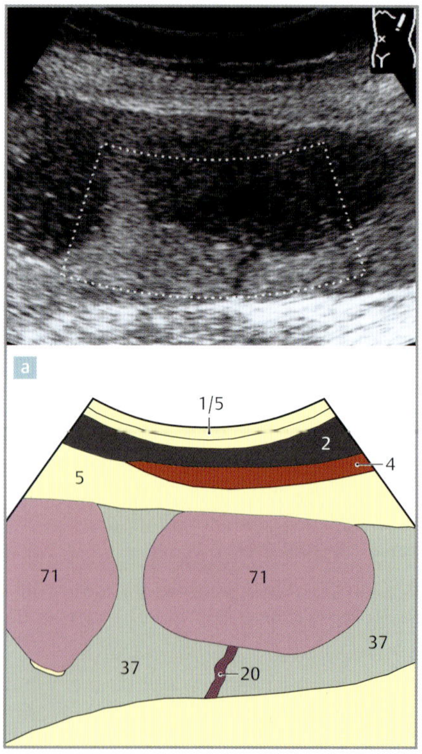


**Abb. 76.3** b Milzinfarkte

## Lymphominfiltrationen

Echoarme Milzläsionen bei Non-Hodgkin-Lymphomen können singulär vorkommen oder inhomogen die gesamte Milz durchsetzen. Beim Einsatz der rein konventionellen Sonografie kann eine vergrößerte, aber dennoch homogen erscheinende Milz durchaus Lymphomherde enthalten. In letzter Zeit hat jedoch der Einsatz von Kontrastverstärkern in Kombination mit harmonischer Bildgebung (vgl. S. 14) zu deutlich besseren Detektionsraten geführt.

## Milzhämatome

Bei posttraumatischen Patienten ist der sichere Ausschluss eines Milzhämatoms von besonderer Bedeutung, da frische Blutungen zunächst innerhalb der Milzkapsel („intra-/subkapsulär") tamponiert bleiben können. Erst mit einiger Verzögerung (ca. 50 % innerhalb der 1. Woche) reißt die Milzkapsel und eine lebensbedrohliche Einblutung in die freie Bauchhöhle entsteht („zweizeitige" Milzruptur). Daher müssen eine echoarme Läsion oder dünne, echoarme Doppelkonturen der Milzkapsel sorgfältig ausgeschlossen werden. Manche Milzhämatome (**50**) sind auch inhomogen (**Abb. 77.1**) oder echogleich zum Milzparenchym (**37**). Die beiden (⇦) in (**Abb. 77.1**) deuten auf die Stellen, wo Sie in Rückenlage nach (echo-) freier intraabdomineller Flüssigkeit (als Zeichen einer Blutung) suchen müssen, also auf der abdominellen Seite des Zwerchfells (**13**), dorsal des oberen Milzpols und in Nachbarschaft des caudalen Milzpols (**Abb. 77.2**).

## Echoreiche Läsionen

Kugelförmige und homogen echoreiche Läsionen, die scharf vom übrigen Milzparenchym abgrenzbar sind, entsprechen i.d.R. benignen Milzhämangiomen und zeigen ein identisches Bild zu Leberhämangiomen (vgl. S. 56). Alternativ kann es sich um echoreiche Verkalkungen nach Tuberkulose-Infektionen oder bei Leberzirrhose handeln. Multiple echoreiche Milzherde (**53**) formen das Bild einer sogenannten „Sternhimmelmilz" (**Abb. 77.3**) und kommen ebenfalls als postinfektiöse Narben vor. Abszesse können wie die selteneren Metastasen je nach Alter und Abwehrlage des Immunsystems in der Milz sehr variabel aussehen, sodass keine sicheren sonomorphologischen Differenzierungskriterien existieren.

## Milzzysten

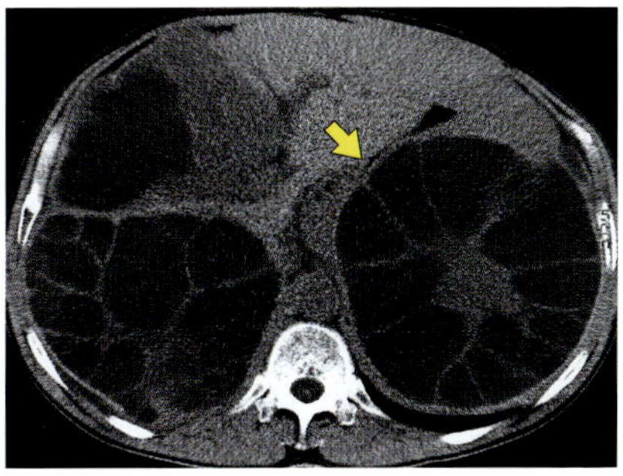

**Abb. 77.4** Echinokokkus

Angeborene Milzzysten sind echofrei und seltener als Leberzysten – sie unterscheiden sich nicht von deren Sonomorphologie (vgl. S. 55). Erworbene Milzzysten entstehen posttraumatisch, nach Infarkten oder im Rahmen einer Parasitose: Die **Abb. 77.4** zeigt ein CT mit deutlichen, radiär angeordneten Septierungen (↘) im Rahmen einer Echinokokkose, die hier Leber und Milz befallen hat.

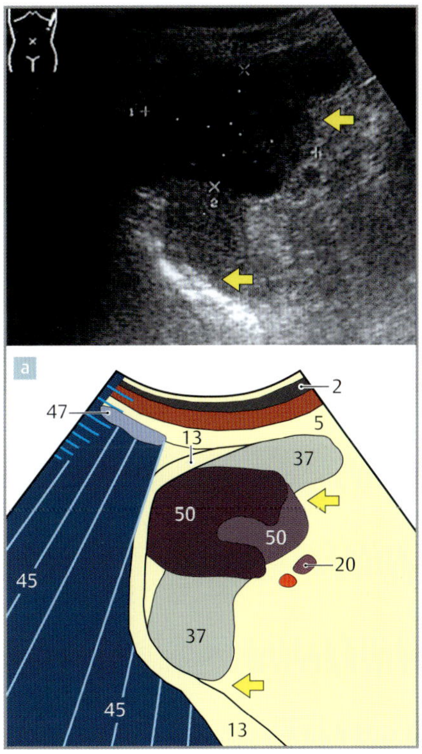


**Abb. 77.1 b** gedecktes Milzhämatom

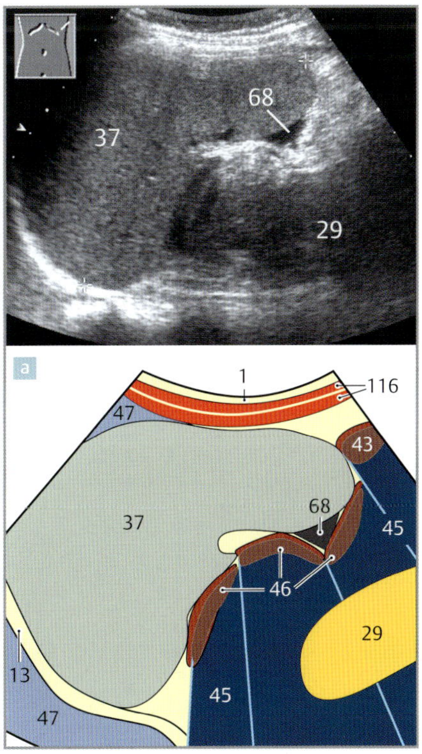


**Abb. 77.2 b** Einblutung in die freie Bauchhöhle

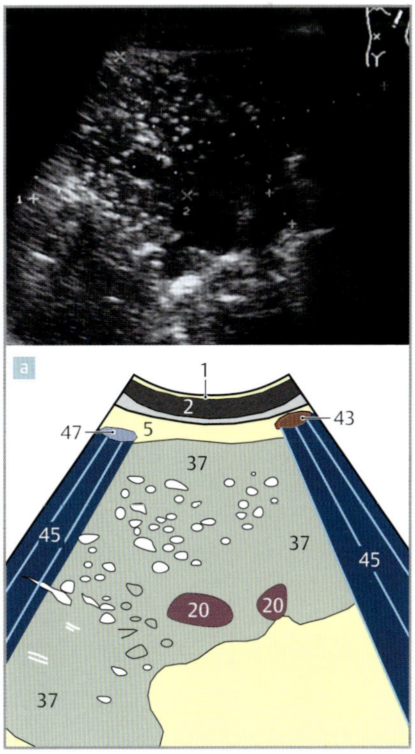


**Abb. 77.3 b** Sternhimmelmilz

Diese Aufgaben sollen Ihnen lediglich helfen, selbstständig ihren Wissenstand zu überprüfen, um mögliche Verständnisprobleme zu klären oder Lücken zu schließen, bevor Sie das nächste Organsystem angehen. Nehmen Sie es sportlich, dann macht diese Quizübung auch noch Spaß. Die Lösungen finden Sie auf den vorherigen Seiten (Aufgaben 1–4, 7–8) oder auf Seite 157 (Quizbilder Nr. 5, 6, 10).

1. Bitte zeichnen Sie aus dem Gedächtnis einen typischen Längsschnitt der rechten Niere und achten Sie auf die Position der Markpyramiden in Relation zur PP-Grenze (maximal 2 Minuten). Wiederholen Sie diese Übung für einen Querschnitt der rechten Niere in Hilushöhe und berücksichtigen Sie die Lage der Leber und der VCI. Wiederholen Sie beide Übungen so lange (am besten mit Intervallen, die länger als 2 Stunden dauern), bis sie Ihnen fehlerfrei gelingt.

2. Zeichnen Sie bitte grob skizziert die unterschiedlichen Erscheinungsformen einer normalen Niere versus das jeweilige Bild bei Harnaufstau I. bis III. Grades. Diskutieren Sie die Unterscheidungskriterien mit einem/einer Lernpartner(in). Validieren Sie Ihre Skizzen bitte durch Vergleich mit den Bildern auf Seite 68–69.

3. Woran erkennen Sie eine Nephrolithiasis?
Listen Sie bitte einige Grunderkrankungen auf, die Nierensteine verursachen können. Erstellen Sie auch mithilfe anderer Literaturquellen eine Differenzialdiagnose für eine Hämaturie (positiver Blutnachweis im Urin).

4. Wissen Sie noch die Normwerte für die Nierengröße, den PPI und die Grade des Harnaufstaus bei Erwachsenen? Notieren Sie sie hier und vergleichen Sie mit den Seiten 65 und 68.

5. Betrachten Sie die beiden Bildbeispiele 78.1 und 78.2 sehr sorgfältig und notieren Sie jeweils die Bildebene, alle dargestellten Organe, Gefäße und Muskeln – und, natürlich, Ihre Verdachtsdiagnose und deren Begründung.

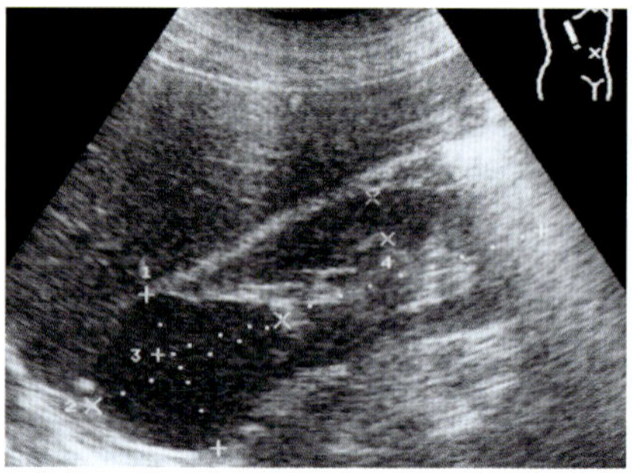

Abb. 78.1

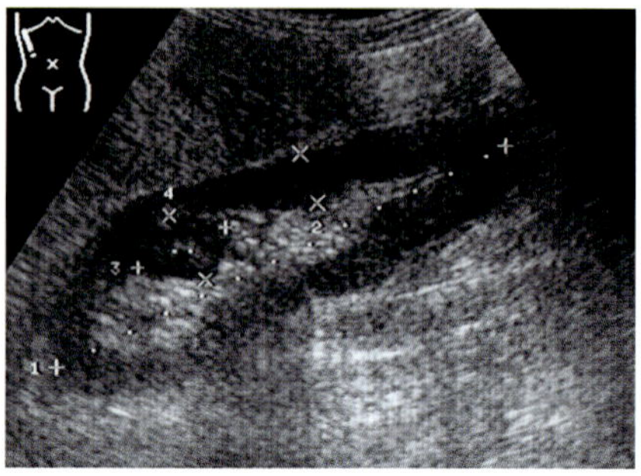

Abb. 78.2

6. Diese Abbildung (Abb. 78.3) gibt einen OBB-Querschnitt in Höhe der Nierengefäße wieder. Beschreiben Sie die Organe und Gefäße, die Sie erkennen können. Welches Gefäß ist in seinem Verlauf atypisch und welche Schlussfolgerung ziehen Sie daraus?

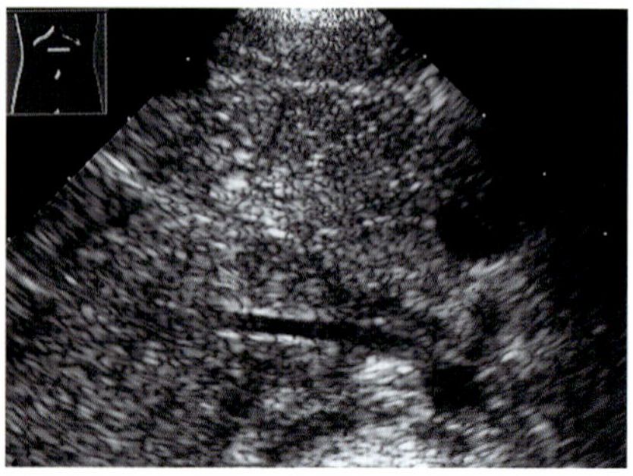

Abb. 78.3

7. Notieren Sie bitte die Normalgrößen der Milz bei Erwachsenen und relativieren Sie die Bedeutung einer Splenomegalie.

8. Welchen Trick kennen Sie, um die subdiaphragmalen Milzanteile einzusehen, wenn Sie mit pulmonaler Luftüberlagerung zu kämpfen haben? Wie funktioniert er?

9. Sie entdecken unerwartet eine Splenomegalie. Wie gehen Sie weiter vor?

10. Beurteilen Sie systematisch das folgende Bild 78.4. Gehen Sie dabei in der Reihenfolge vor, die das kleine „ABC“ der Sonobefundung auf Seite 144 empfiehlt, um Ihre Gedanken in eine sinnvolle Richtung zu kanalisieren.

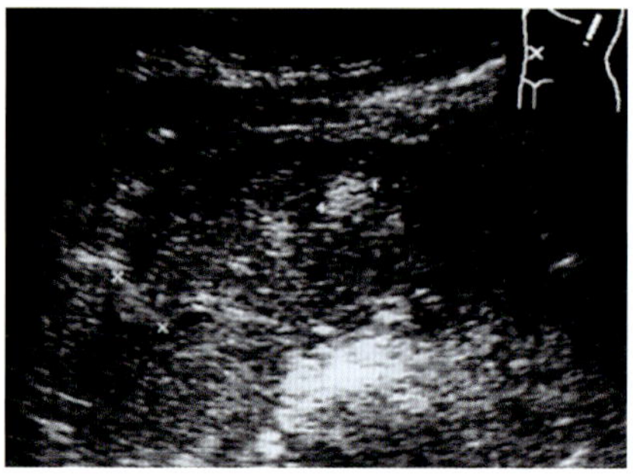

Abb. 78.4

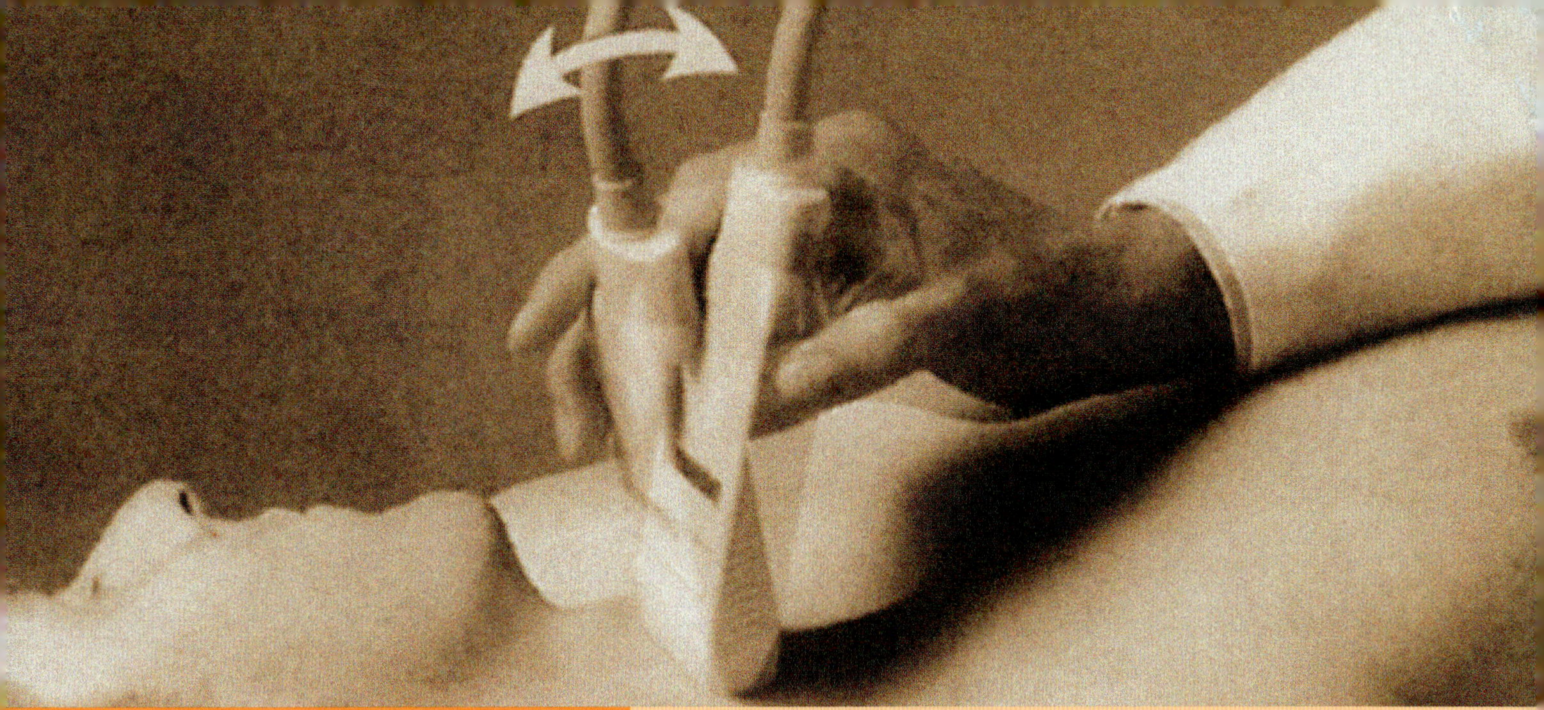

# 6. KURSTAG

## Schilddrüse, Lymphknoten, MDT

Mit MDT-Abbildungen von Matthias Hofer und Alexis Müller-Marbach

## Anatomie der Schilddrüse

Der Schilddrüsenisthmus (**81a**) liegt direkt hinter den Muskeln sternohyoideus (**89**) und sternothyroideus (**90**) ventral und seitlich der Trachea (**84**). Laterodorsal der seitlichen Schilddrüsenlappen (**81**) befinden sich die A. carotis communis (**82**) und noch weiter lateral die Vena jugularis interna (**83**), in deren Mitte der Nervus vagus (**169**) verläuft (Abb. 80.1 und 80.2). Dorsal der Trachea verläuft der Ösophagus (**34**) oft etwas paramedian nach links versetzt, vor den Mm. scaleni ant./med. (**88**) und den Halswirbelkörpern (**35**). Lateroventral wird die zervikale Gefäßnervenstraße noch vom M. sternocleidomastoideus (**85**) geschützt. Die Bedeutung der übrigen Ziffern finden Sie wieder in der ausklappbaren Ziffernlegende im hinteren Buchumschlag.

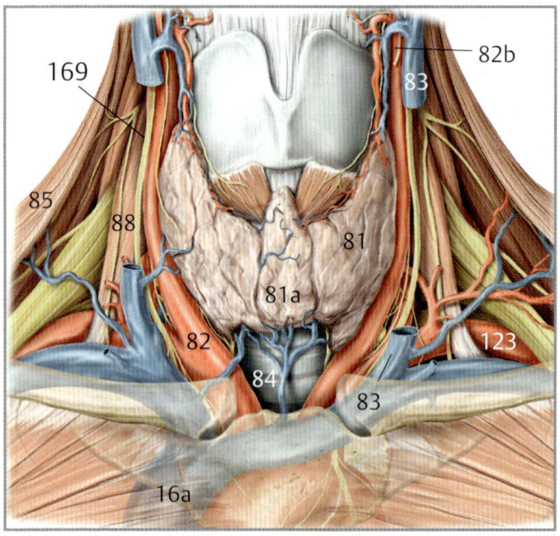


Abb. 80.1 Halsansicht von ventral

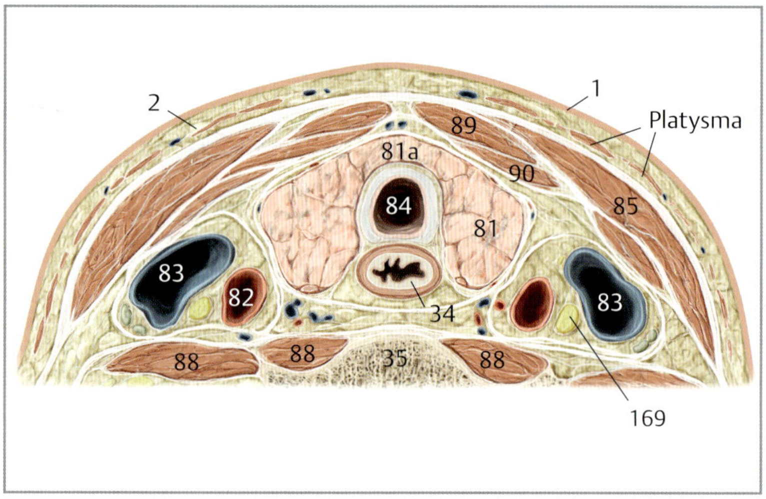


Abb. 80.2 Transversalschnitt auf Höhe der Schilddrüse

(Beide Abb. aus Schünke M, Schulte E, Schumacher U. Prometheus. LernAtlas der Anatomie. Bd. 3 Kopf, Hals und Neuroanatomie)

## Volumetrie

Zur Volumenbestimmung werden zunächst im Querschnitt seitengetrennt die maximalen Quer- und Sagittaldurchmesser (ventrodorsal) beider Lappen bestimmt. Die jeweiligen Werte werden mit dem craniocaudalen Durchmesser aus dem Längsschnitt und mit 0,5 multipliziert. Das Ergebnis entspricht dem Volumen eines Seitenlappens (in ml) mit einem Fehler von ca. 10 %. Das Volumen beider Lappen zusammen sollte dann bei Männern < 25 ml, bei Frauen < 18 ml liegen.

Bei der Beurteilung des Schilddrüsenvolumens muss berücksichtigt werden, dass Deutschland wegen leider noch fehlender Jodierung des Trinkwassers im Vergleich zu den meisten europäischen Nachbarländern noch zu den wenigen Jodmangelgebieten gehört. Daher sind statistische Mittelwerte der deutschen Population zwar „Normalwerte", sie spiegeln jedoch nicht den physiologischen Normalfall wider.

## Normwerte Schilddrüsenvolumen

Das Volumen der Schilddrüse liegt bei Mädchen unter 15 Jahren teilweise etwas oberhalb des Volumens bei Jungen. Damit jedoch die Frage nach der Notwendigkeit einer Jodprophylaxe differenziert beantwortet werden kann, sind hier die oberen Grenzwerte in Milliliter sowohl unter Jodmangel (schwarze Ziffern) als auch bei ausreichender Jodversorgung (orange Ziffern) angegeben:

Die schwarzen Ziffern in Klammern geben also die Normwerte für Kinder in Europa an, die nicht unter Jodmangelbedingungen leben. Angegeben ist das jeweils höchste noch als normal geltende Schilddrüsenvolumen beider Lappen zusammen, ermittelt mit der Volumenformel 0,5 x A x B x C. Die mittleren Volumina liegen zum Teil deutlich darunter.

| Alter | weiblich | männlich |
|---|---|---|
| Neugeborene | < 2,3 (1,5) | < 3,5 (2,0) |
| 1– 4 Jahre | < 4,7 (3,0) | < 3,8 (2,9) |
| 5–10 Jahre | < 6,5 (5,0) | < 6,0 (5,4) |
| 11–12 Jahre | < 14,6 (14,1) | < 13,9 (13,2) |
| Erwachsene | < 18,0 | < 25,0 |

## Normalbefunde

Die Schilddrüse wird mit einem 7,5-MHz-Linearschallkopf bei leicht überstrecktem Kopf im Querschnitt (Abb. 81.1a) systematisch von cranial nach caudal durchmustert (vgl. Video 6.1a–c). Danach wird jeder Seitenlappen auch im sagittalen Längsschnitt dargestellt (Abb. 81.1b).

Als erste Orientierung im Querschnitt dienen der Schallschatten der mittelständigen Trachea (**84**) und weiter lateral die echofreien Querschnitte der A. carotis (**82**) und der V. jugularis (**83**). Zwischen den Gefäßen und der Trachea liegt das Schilddrüsenparenchym (**81**) (Abb. 81.1c). Ventral der Trachea verbindet ein schmaler Parenchymstreifen (Isthmus) beide Seitenlappen (Abb. 81.2). Die A. carotis (**82**) liegt meistens dorsomedial, ist im Transversalschnitt kreisrund und nicht komprimierbar. Die V. jugularis (**83**) liegt eher anterolateral, zeigt eine venöse Doppelpulsation und lässt sich durch dosierten (!) Schallkopfdruck komprimieren.

Bestehen Zweifel bei der Gefäßzuordnung, kann der Untersucher den Patienten bitten, kurz bei geschlossenem Mund zu pressen: Der resultierende venöse Rückstau bewirkt, dass sich die V. jugularis aufweitet – dann ist die anatomische Zuordnung meistens klar. Das normale Schilddrüsenparenchym ist etwas echoreicher (heller) als die ventral vorgelagerten Mm. sternohyoideus (**89**), sternothyroideus (**90**) oder der lateral gelegene M. sternocleidomastoideus (**85**) (Abb. 81.2).

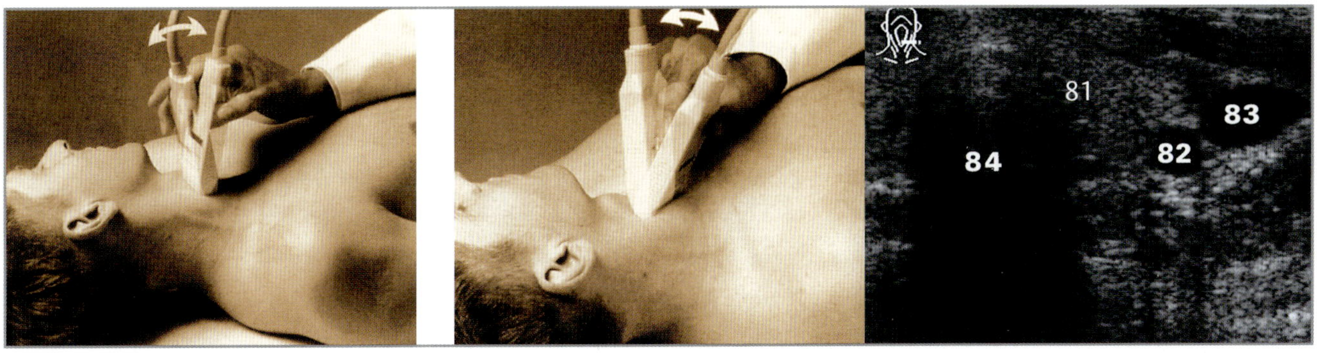


Abb. 81.1 a b c

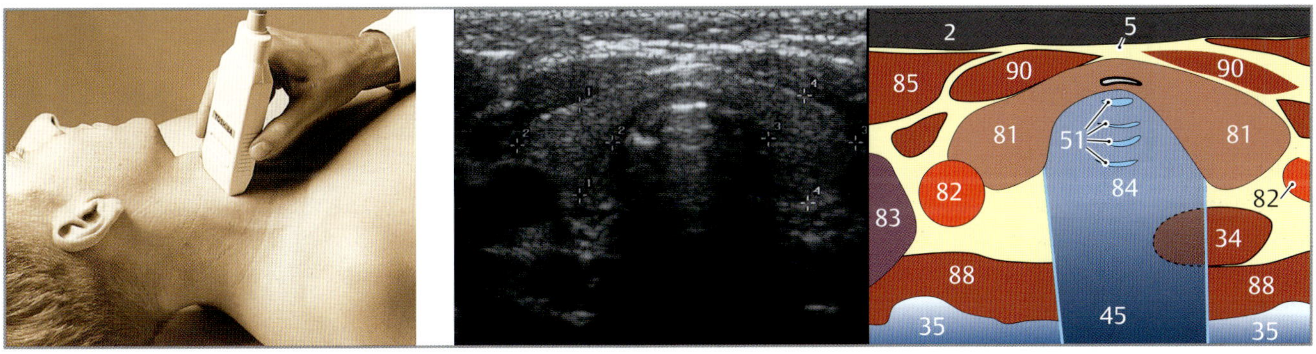


Abb. 81.2 a b c

Kleinere Zysten (**64**) in der Schilddrüse (**81**) bewirken u. U. noch keine dorsale Schallverstärkung (Abb. 81.3b) und müssen von echoarmen Knoten und Gefäßanschnitten differenziert werden.

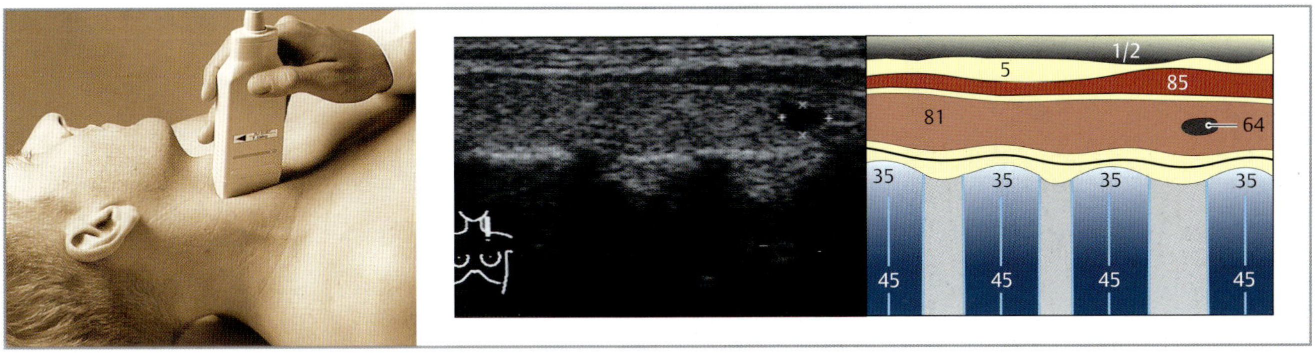


Abb. 81.3 a b c

## Struma

In Jodmangelgebieten ist die häufigste diffuse Schilddrüsenerkrankung die Jodmangelstruma, d.h. eine diffuse Vergrößerung der Schilddrüse. Im Vergleich zum Normalfall (Abb. 82.1) sind dann beide Lappen vergrößert und verplumpt (Abb. 82.2), oft mit ebenfalls verdicktem Isthmus. Aufgrund des Jodmangels bilden sich nicht selten echogleiche Knoten (↙) innerhalb der Struma aus, die bei randständiger Lage die Organkontur nach außen vorwölben können (Abb. 82.3). Dauert der Jodmangel länger an, entstehen innerhalb dieser Knoten (**54**) häufig regressive Verkalkungen oder Zysten (**64** in Abb. 82.4). Bei fortschreitender Degeneration können diese echofreien Zysten eine beachtliche Größe erreichen (Abb. 82.5) und zentral auch echogene Einblutungen (↘) zeigen (Abb. 82.6).

Eine maligne Entartung echoreicher oder echogleicher Knoten ist so selten (im Promille-Bereich), dass sie noch unter der normalen Malignomrate der deutschen Bevölkerung liegt. Anders verhält es sich mit echoarmen Schilddrüsenknoten (s. nächste Seite).

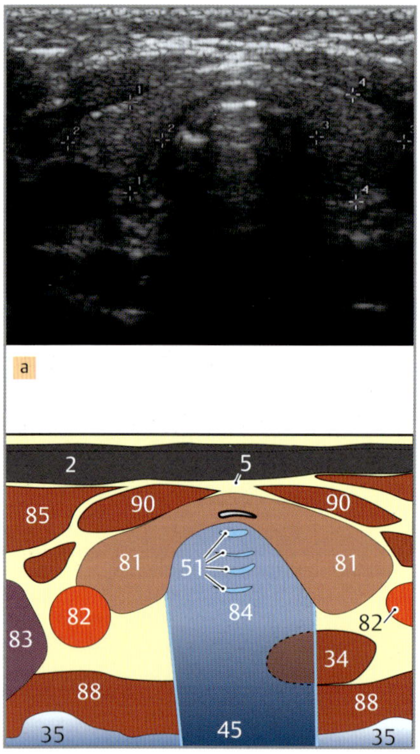

Abb. 82.1 b Normalbefund

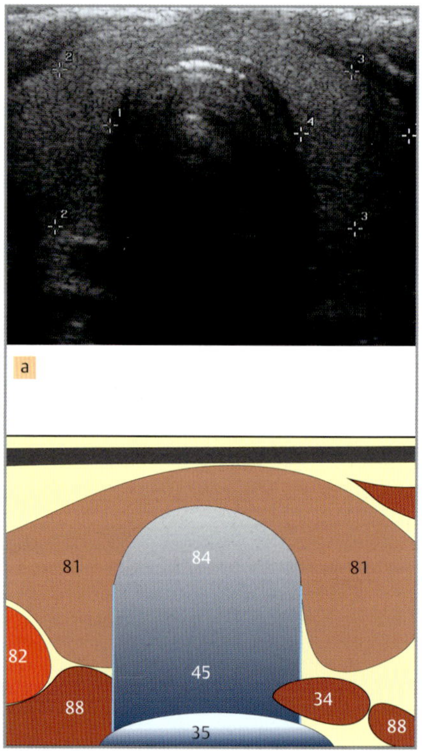

Abb. 82.2 b Struma

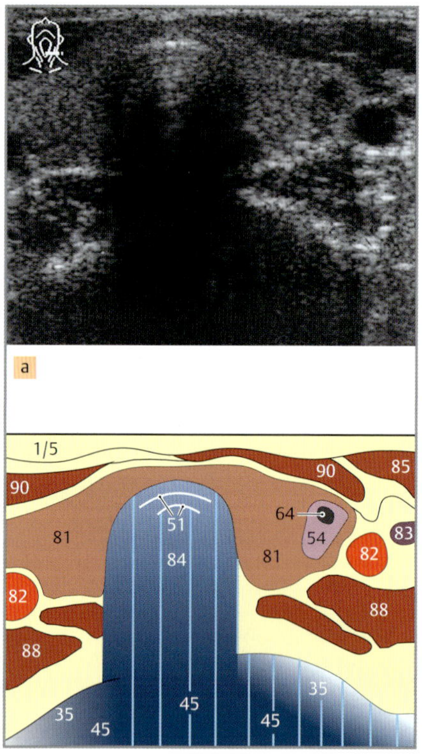

Abb. 82.4 b SD-Knoten

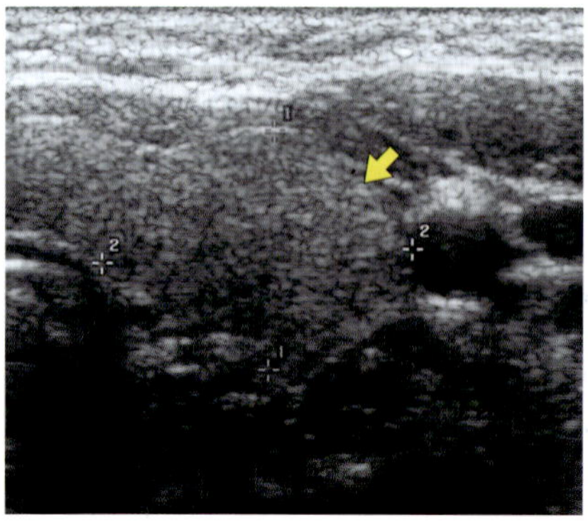
Abb. 82.3 SD-Knoten

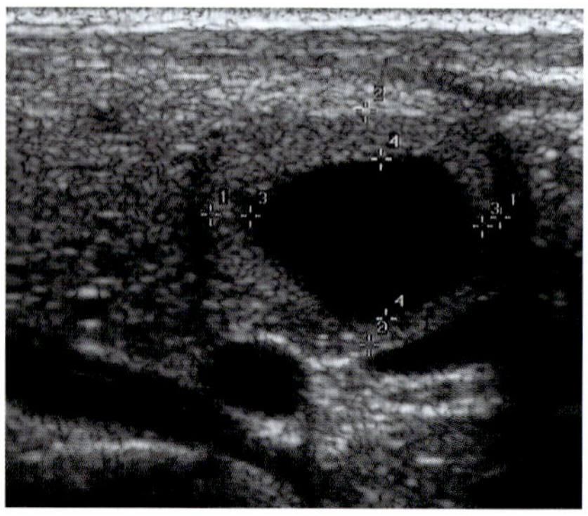
Abb. 82.5 Zystenbildung ...

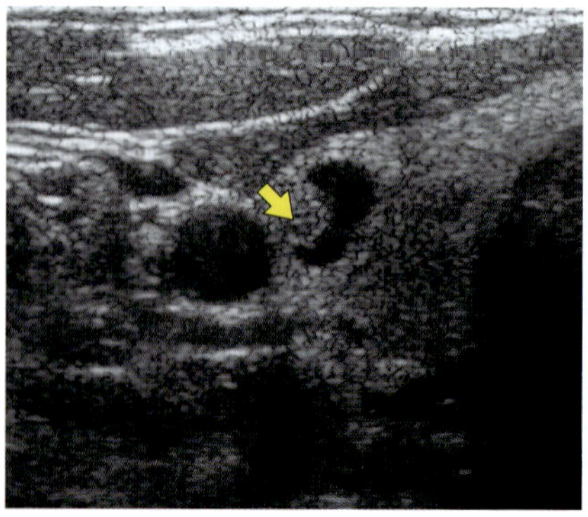
Abb. 82.6 ... mit Einblutung

## Fokale, solide Knoten

Die Differenzialdiagnose echoarmer Schilddrüsenherde umfasst neben kleinzystisch degenerierten Knoten und benignen Adenomen auch das Schilddrüsenkarzinom. Deshalb bedürfen echoarme Knoten einer ergänzenden Szintigrafie:

Szintigrafisch „heiße" Knoten entsprechen hormonaktiven Adenomen (**72**), die sich sonografisch häufig mit echoarmem Randsaum im normalen Schilddrüsenparenchym (**81**) darstellen (Abb. 83.1). In der Schilddrüse spricht ein echoarmer Randsaum (Halo) also **nicht** für Malignität – im Gegensatz zur typischen Sonomorphologie von Lebermetastasen (vgl. S. 60).

Szintigrafisch „kalte" und echoarme Knoten (**54**) bedürfen dagegen weiterer, z.B. bioptischer Abklärung (Punktionszytologie) zum Malignomausschluss (Abb. 83.2).

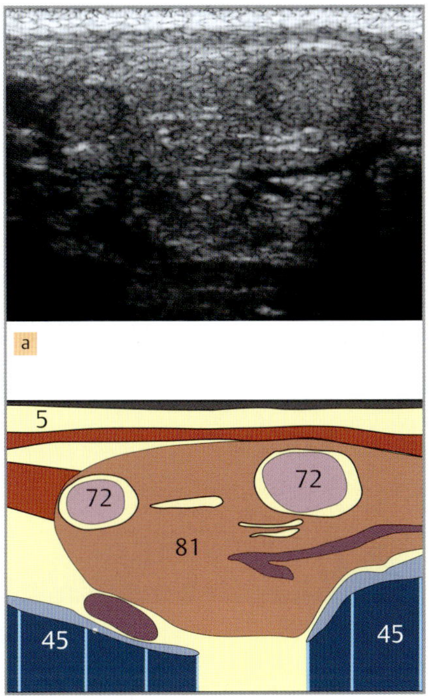


Abb. 83.1 b

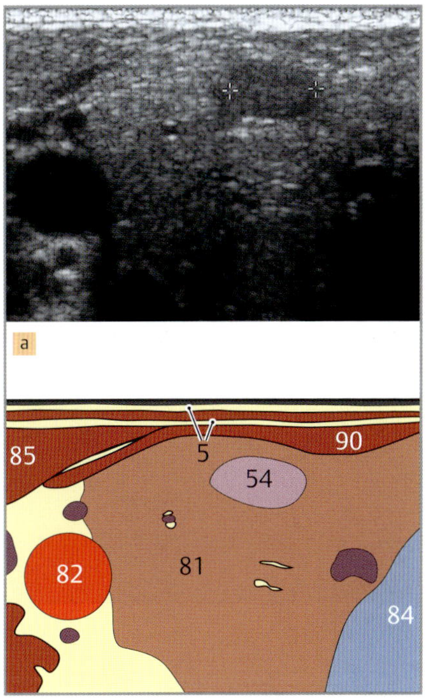


Abb. 83.2 b

## Thyreoiditis

Bei einem floriden M. Basedow ist eine diffuse Hypervaskularisation schon fast pathognomonisch (Abb. 83.3). Die systolischen Spitzengeschwindigkeiten liegen hier im Durchschnitt über 100 cm/s mit Stromzeitvolumina über 150 ml / min. Auch nach medikamentöser Therapie mit bereits euthyreoter Stoffwechsellage persistiert die Hyperperfusion zunächst einige Zeit und nimmt erst im späteren Verlauf der Erkrankung ab. Die Mehrperfusion bei einer Hashimoto-Thyreoiditis (Abb. 83.4) zeigt zwar ein ähnliches Bild, ist jedoch etwas geringer ausgeprägt als beim floriden M. Basedow. Durch eine chronische lymphozytäre Infiltration entsteht hier typischerweise eine diffuse Echoarmut des ansonsten eher echoreichen Schilddrüsenparenchyms, die zeitlebens bestehen bleibt. Bei der Thyreoiditis de Quervain betrifft die Entzündung meistens nicht diffus die gesamte Schilddrüse, sondern infiltriert das Organ ungleichmäßig mit inhomogenen, echoärmeren Ödemzonen (Abb. 83.5).

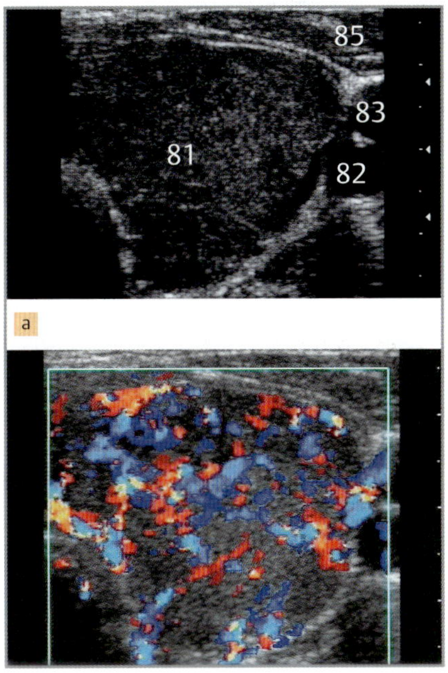


Abb. 83.3 b M. Bsasedow

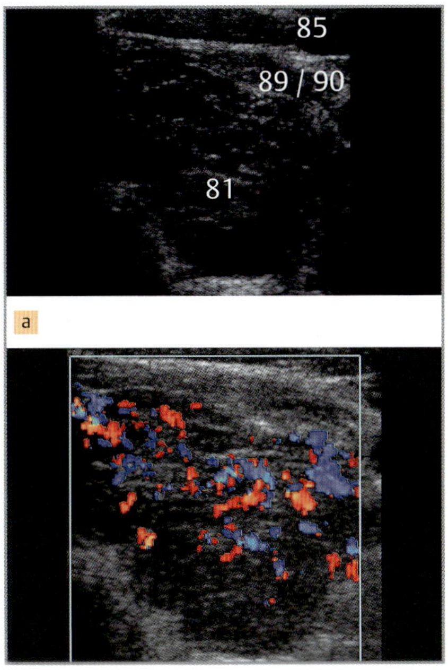


Abb. 83.4 b Hashimoto-Thyreoiditis

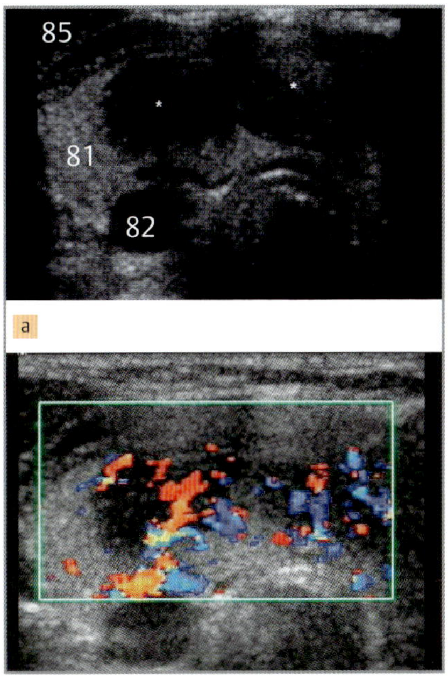


Abb. 83.5 b Thyreoiditis de Quervain

Vergrößerte LK (**55**) imponieren als ovale, echoarme Raumforderungen und liegen oft in Nachbarschaft der zervikalen Gefäßnervenstraße (Abb. 84.1) entlang der V. jugularis interna (**83**) und der A. carotis (**82**), aber auch submental. Physiologische LK, die reaktiv im Rahmen von Infektionen vergrößert sind, zeigen meistens eine längliche Form mit einem Verhältnis von maximalem Längsdurchmesser zur maximalen Dicke (MQQ = Maximal-zu-Querdurchmesser-Quotient) von über 2,0. Diese können durchaus auch gruppiert auftreten (Abb. 84.2).

Weist ein LK einen MQQ > 2 und einen zentralen, echoreicheren Hilus auf (⇩ in Abb. 84.3), kann dies in Kombination mit einem hilär betonten Gefäßmuster im Zentrum (vgl. S. 85–86) als Benignitätskriterium gewertet werden (6.1).

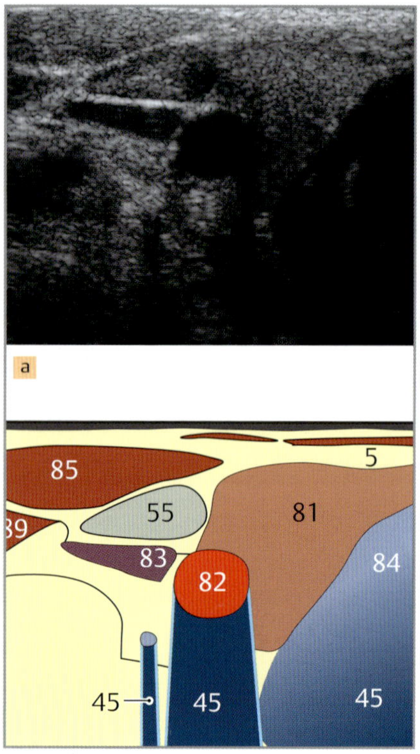


Abb. 84.1 b

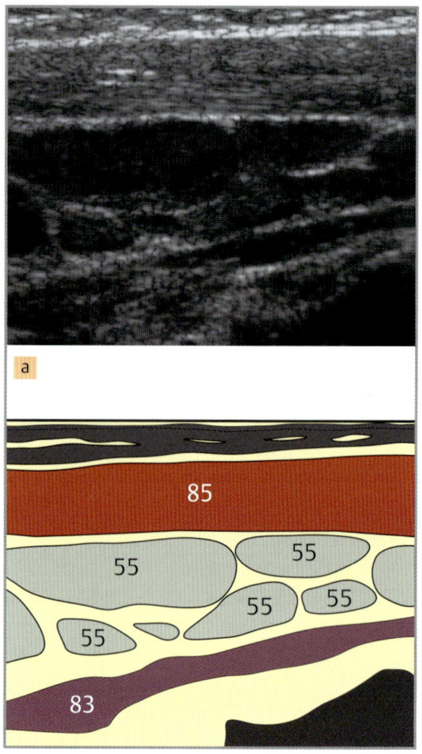


Abb. 84.2 b

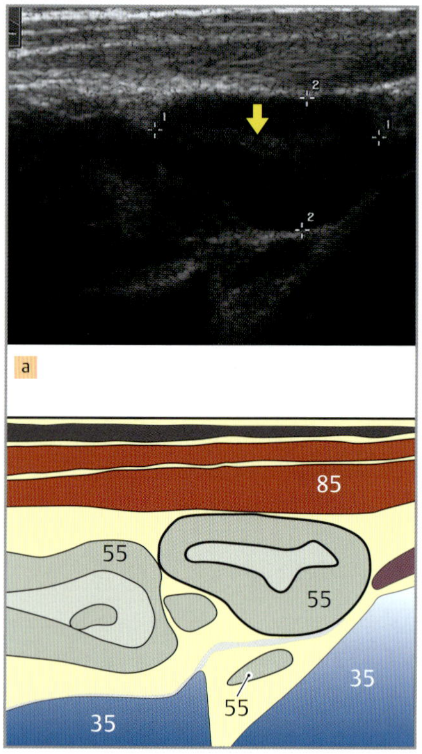


Abb. 84.3 b

Finden sich dagegen verplumpte, kugelförmige LK mit einem MQQ um 1,0 ohne Hiluszeichen, besteht der Verdacht auf eine pathologische LK-Vergrößerung durch z.B. Lymphome oder Metastasen, die gelegentlich auch zentrale Nekrosen aufweisen können (⇖ in Abb. 84.4). Kleinkinder tendieren jedoch im Rahmen von entzündlichen Begleitreaktionen zu noch ausgeprägteren LK-Schwellungen als Erwachsene: Sie bilden mitunter auch abszedierende Einschmelzungen in den betroffenen LK aus, die dann ebenfalls als echofreie Areale erscheinen können. Auch infraclaviculär können LK sonografisch sehr gut nachgewiesen werden, im Beispiel der Abb. 84.5 im Rahmen einer Sarkoidose.

Im Zweifelsfall stehen weitere differenzialdiagnostische Kriterien zur besseren Abklärung zur Verfügung: Dazu gehören u.a. die Darstellung des Verzweigungsmusters der intranodalen Blutgefäße in der farbkodierten Duplexsonografie (FKDS), die Bestimmung des dortigen Pulsatilitätsindex (PI) bzw. des Widerstandsindex (RI) und die Quantifizierung der Gewebselastizität „Elastografie". Fallbeispiele dazu finden Sie auf den nächsten Seiten.

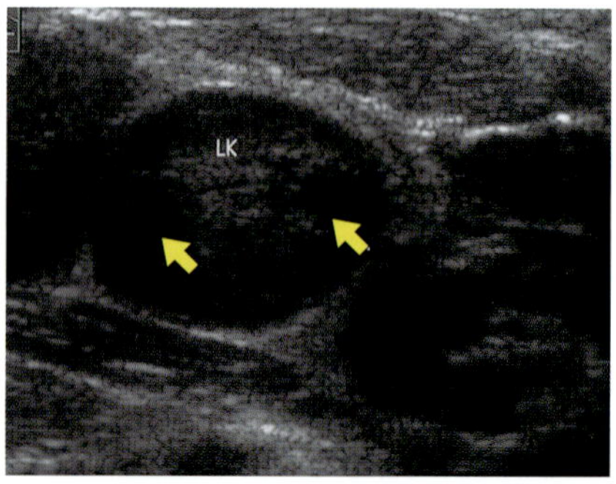


Abb. 84.4

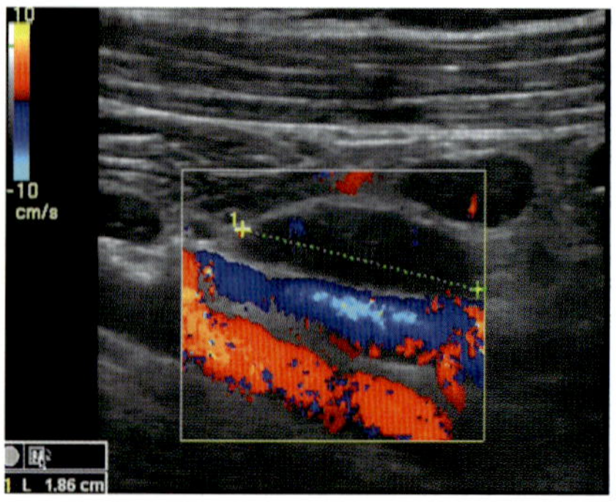


Abb. 84.5

| Kriterien | benigne | maligne |
|---|---|---|
| Quotient Länge / Dicke | > 2,0 | ~ 1,0 |
| Hiluszeichen | positiv | negativ |
| Vaskularisation | zentriert im Hilus | diffus oder baumartig |

Tab. 84.1 LK-Dignitätskriterien

## DD-Kriterien

Der auf der vorherigen Seite beschriebene MQQ kann nur dann korrekt bestimmt werden, wenn Sie den Schallkopf auf dem Zentrum des LK um 180° um seine Kabelachse drehen. Dann wird aus einem LK mit vermeintlich niedrigem MQQ (Abb. 85.1) mit zunehmender Annäherung an seinen „wahren" Längsdurchmesser eventuell ein längsovaler MQQ um 3,0 oder mehr (Abb. 85.2). Aber trotz erhaltener Hilusarchitektur (↗) kann ein solcher länglicher LK durchaus bereits metastatisch infiltriert (↓) sein (Abb. 85.2). Besonders bei der Verwendung höherer Centerfrequenzen über 10 MHz sind manchmal auch mehrere Metastasen in einem LK nachweisbar (↓↓ in Abb. 85.3).

Mit zunehmendem Größenwachstum der Metastase nähert sich der MQQ dann eher dem Wert einer Kugelform (1,0) an (Abb. 85.4). Dabei respektieren besonders Lymphome i.d.R. die Kapsel und wachsen überwiegend nur verdrängend innerhalb der befallenen LK (Abb. 85.5), während fortgeschrittene Metastasen später die Kapsel infiltrieren (↙↙) und sich dann auch in die Umgebung ausbreiten können (Abb. 85.6).

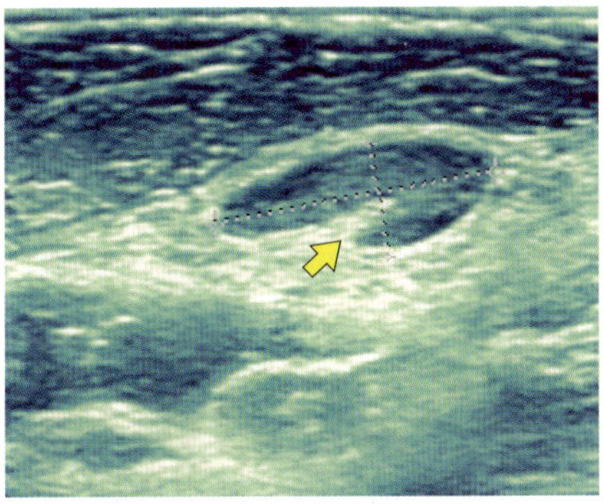

Abb. 85.1 LK im Querschnitt

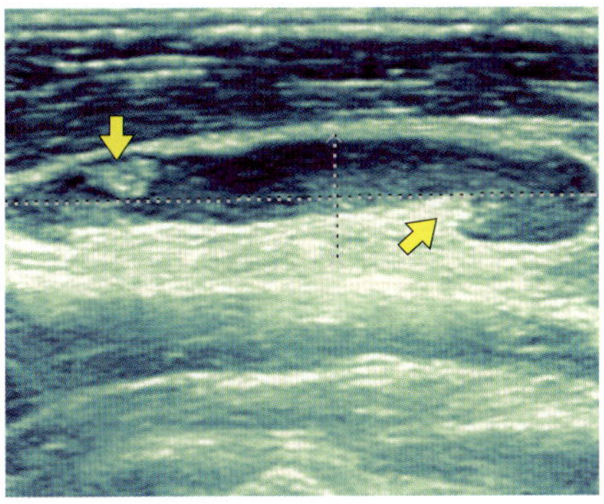

Abb. 85.2 LK im Längsschnitt mit kleiner Metastase

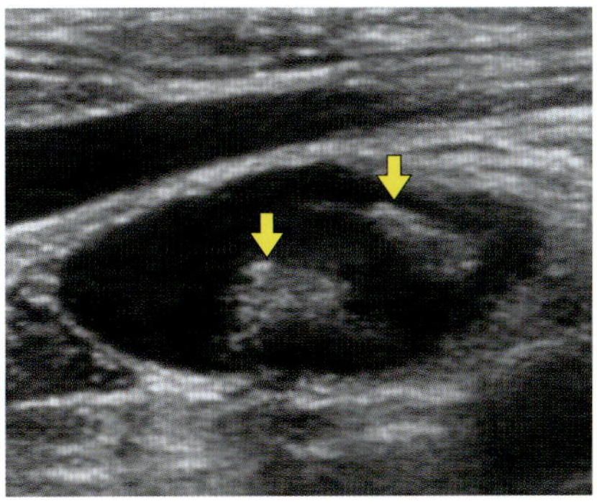

Abb. 85.3 zwei Metastasen in einem LK

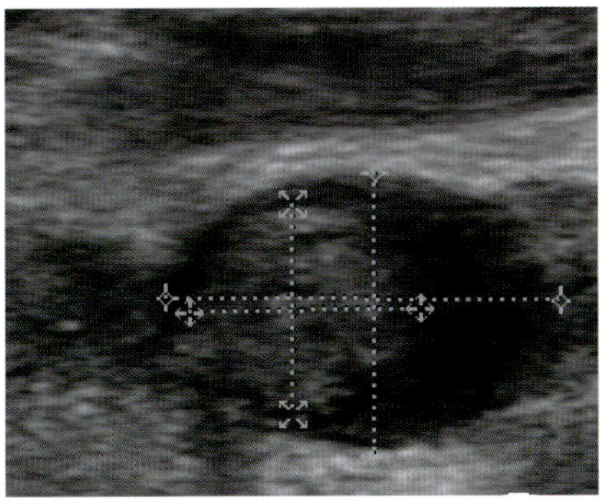

Abb. 85.4 LK-Metastase Kugelform

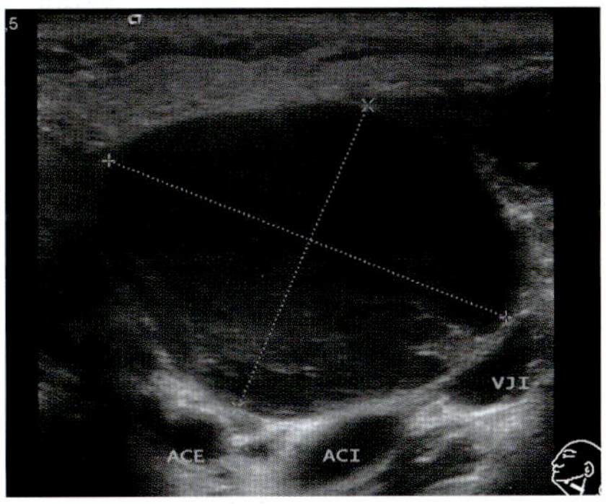


Abb. 85.5 Lymphomen mit intakter Kapsel

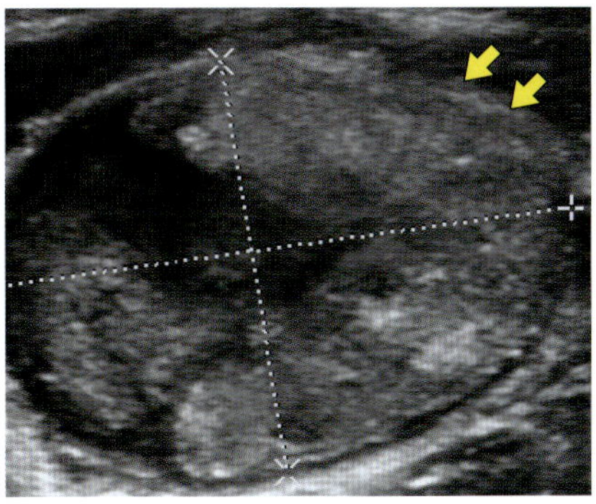

Abb. 85.6 Metastase mit Kapselinfiltration

## Perfusionsparameter

Sind innerhalb des LK perfundierte Gefäße ableitbar, sprechen PI-Werte < 1,6–1,8 und RI-Werte < 0,8–0,9 tendenziell eher für Benignität (Abb. 85.7), während PI- und RI-Werte oberhalb dieser Grauzonen eher für maligne LK typisch sind (Abb. 85.8). Dies sind jedoch keine absoluten Schwellen-, sondern Anhaltswerte.

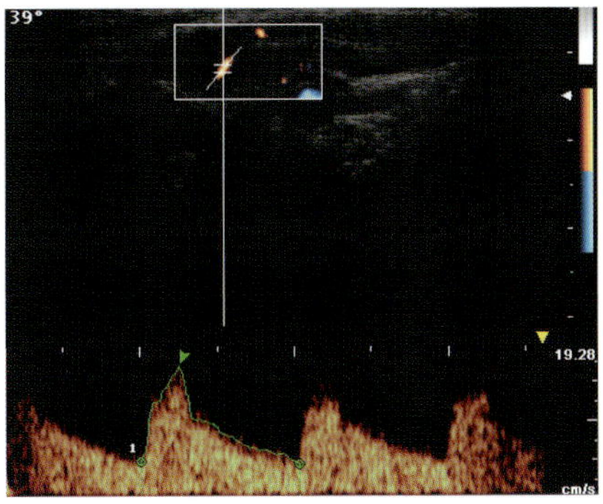


Abb. 85.7 reaktiv-entzündl. LK mit PI = 1,37, RI = 0,73

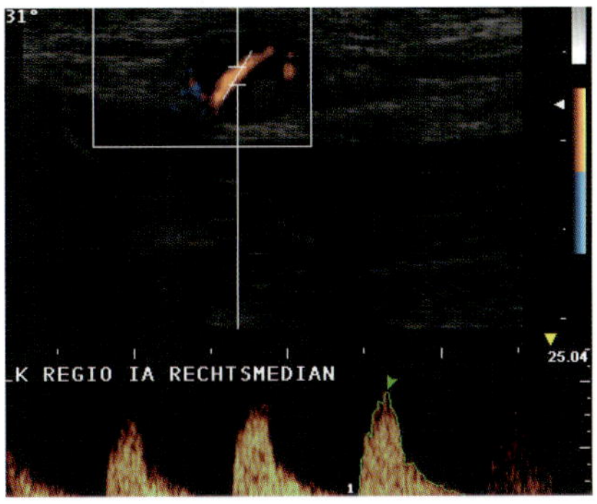


Abb. 85.8 maligner LK mit PI = 2,27, RI = 0,92

### DD-Kriterien

Eine überwiegend scharfe Abgrenzbarkeit eines LK garantiert also keineswegs seine Benignität. Auch die Echogenität eines LK erlaubt keinen sicheren Rückschluss auf die Dignität, auch wenn Lymphome oft homogen echoarm (z.B. im Vergleich zu benachbarten Muskeln) erscheinen und einen MQQ um 1 (Kugelform) aufweisen (Abb. 86.1). Die Metastasen eines malignen Melanoms erscheinen dagegen fast ausnahmslos stark echoarm (Abb. 86.2). Eine weitere Differenzierungsmöglichkeit erlaubt das intranodale Perfusionsmuster in der farbkodierten Duplexsonografie (FKDS) [6.1]: Typisch für Lymphom-infiltrierte LK ist ein baumartiges Perfusionsmuster, das oft bis in die Peripherie nachgewiesen werden kann (Abb. 86.3).

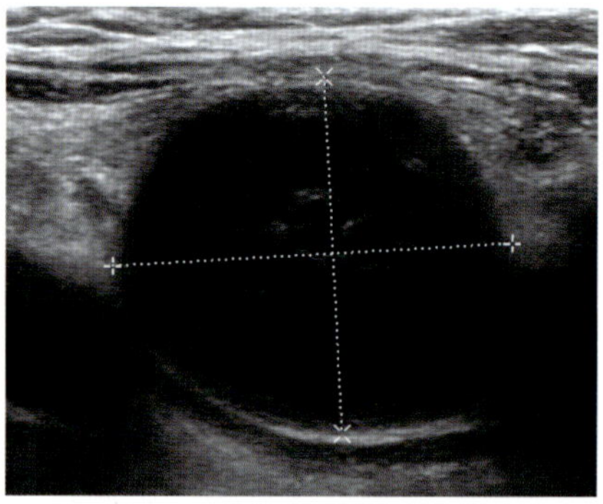

Abb. 86.1 homogen echoarmes Lymphom

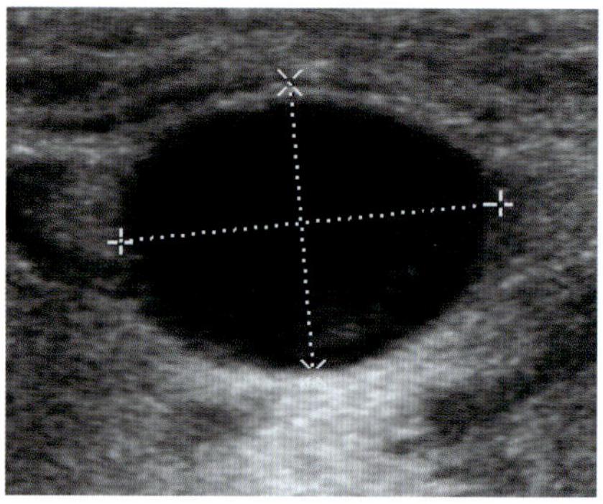

Abb. 86.2 echoarme Melanom-Metastase

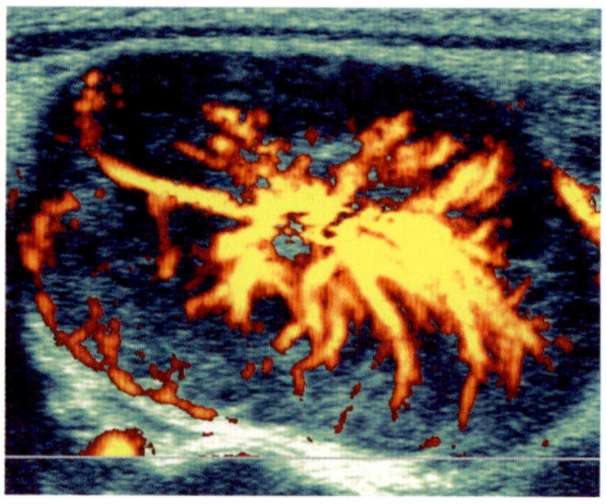

Abb. 86.3 baumartige Perfusion bei Lymphomen

### Reaktiv-entzündlich vergrößerte LK

Im Gegensatz dazu zeigen benigne LK in der Regel eine erhaltene Hilusarchitektur (⇩in Abb. 86.4) und eine nur zentral betonte Perfusion, die nicht bis in die Peripherie hin nachweisbar ist (Abb. 86.5).

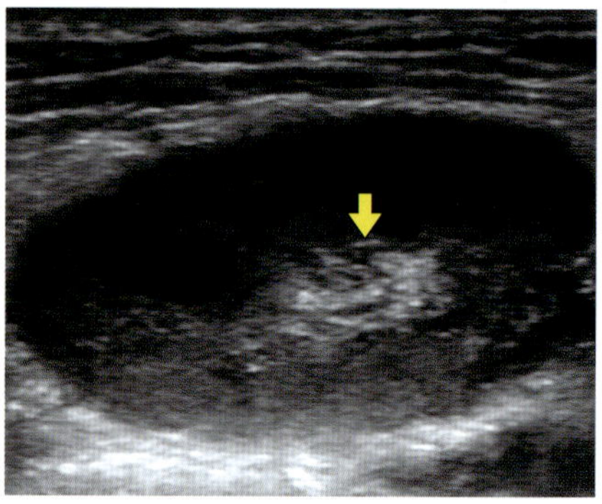

Abb. 86.4 positives Hiluszeichen

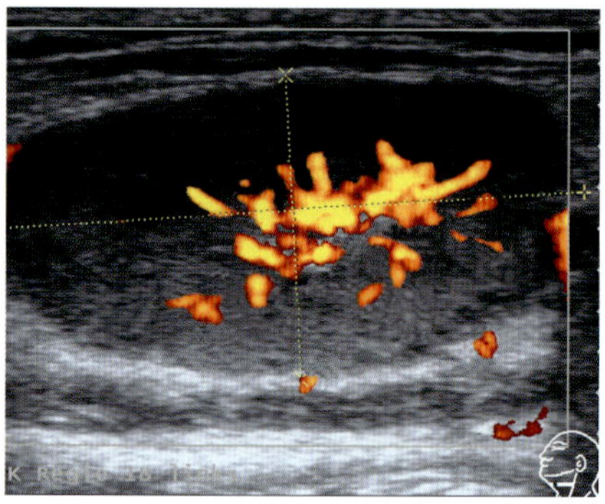

Abb. 86.5 zentral betonte LK-Perfusion

### LK-Metastasen

Typisch für LK-Metastasen ist dagegen ein unregelmäßiges Perfusionsmuster, das bis in die LK-Peripherie nachweisbar ist (Abb. 86.6) und eventuell auch zentrale Einschmelzungen aufweisen kann wie in Abb. 86.7.
In der Elastografie zeigen maligne LK i.d.R. steifere (höhere, hier rot kodierte) Werte > 2 (Abb. 86.8) im Vergleich zu reaktiv entzündlichen LK, auch wenn die Treffsicherheit dieser Methode noch eingeschränkt ist (Sensitivität je nach Untersuchererfahrung nur ~ 62 % und Spezifität um 84 % [6.2]).

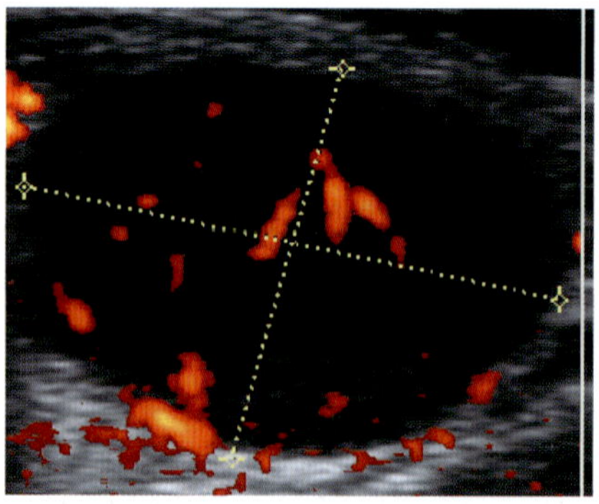

Abb. 86.6 maligne LK-Metastase

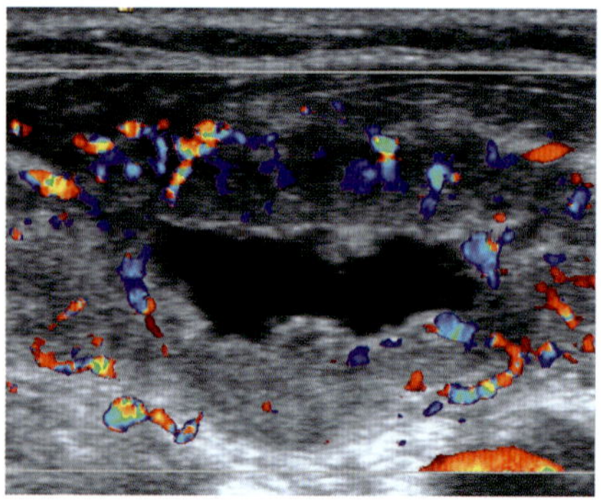

Abb. 86.7 LK-Metastase mit zentraler Nekrose

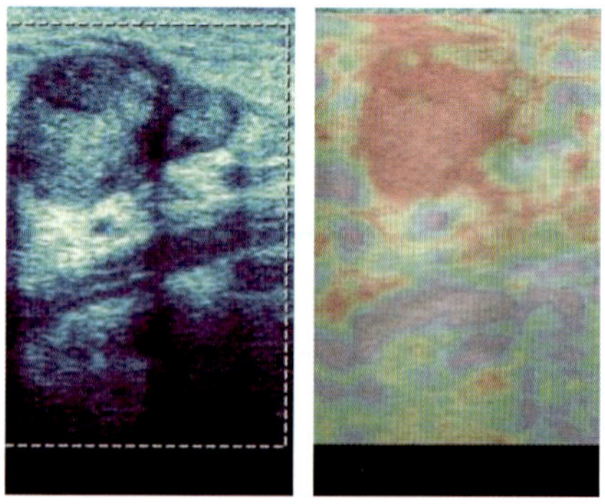

Abb. 86.8 Elastografie bei LK-Metastase

[6.1] Mende U. Radiologische Bildgebung von Lymphknoten in Diagnostik und Verlaufskontrolle. Radiologie Up2date 2002; 2: 141–164
[6.2] Bhatia CSS, Cho CCM, Yuen CYH et al. Real-time qualitative ultrasound elastography of cervical lymph nodes in routine clinical practice: Interobserver agreement and correlation with malignancy. Ultrasound in Med & Biol 2010; 36: 1990–1997

## Retroperitoneale Lymphknoten

Auf den vorherigen Seiten wurden als Beurteilungskriterien ja bereits die LK-Form (MQQ = Maximal-zu-Querdurchmesser- Quotient) und das Hiluszeichen herausgearbeitet (vgl. S. 84) und durch einige farbduplexsonografische Kriterien (PI, Perfusionsmuster und Elastografie) ergänzt (vgl. S. 85/86). Bei retroperitoneal gelegenen Lymphknoten (**55**) liegen diese oft in größerer Eindringtiefe und in Nachbarschaft zahlreicher anderer Leitungsbahnen, sodass sie auch aufgrund der geringeren Ortsauflösung bei Centerfrequenzen um 3,5 MHz leichter übersehen oder mit quergeschnittenen Gefäßen verwechselt werden können:
Liegen z.B. am Leberhilus schlechte Schallbedingungen durch Darmgasüberlagerungen oder bei adipösen Patienten vor, besteht eine gewisse Verwechslungsgefahr ventral der Vena portae (**11**) zwischen Teilanschnitten der A. hepatica (**18**) und präportal gelegenen Lymphknoten (**55**) wie in Abb. 87.1. Daher hat sich bewährt, insbesondere die Leberpforte und das Retroperitoneum eher langsam und in nur einer kontinuierlichen Schwenkrichtung sorgfältig und systematisch zu durchmustern: Diese manuelle Technik bewirkt, dass lokale Blutgefäße sich kontinuierlich entweder verjüngen oder durch Zusammenfluss/Einmündung in andere Gefäße an Lumenweite zunehmen, während Lymphknoten dagegen plötzlich auftauchen und plötzlich verschwinden.
Dieser für die DD hilfreiche Unterschied entfällt, wenn ein Untersucher mehr oder weniger planlos den Schallkopf hin und her schwenkt. Bei Lymphknoten in der Mesenterialwurzel kann es die ganze Konzentration des Untersuchers erfordern, vereinzelte vergrößerte Lymphknoten (**55**) von quer getroffenen Dünndarmschlingen (**46**) zu unterscheiden, die ebenfalls echoarm und ähnliche eiförmig konfiguriert sein können (Abb. 87.2). Wenn dann auch noch zahlreiche Lymphknoten (**55**) ein Konglomerat bilden wie in Abb. 87.3, kann ein wenig Geduld hilfreich sein, um z.B. die Peristaltik der Darmschlingen als DD-Kriterium hinzuzuziehen. Gleiches gilt für die DD zwischen Darmschlingen und Lymphknoten in Nachbarschaft zu den Iliakalgefäßen (**21**) im Unterbauch (Abb. 87.4).

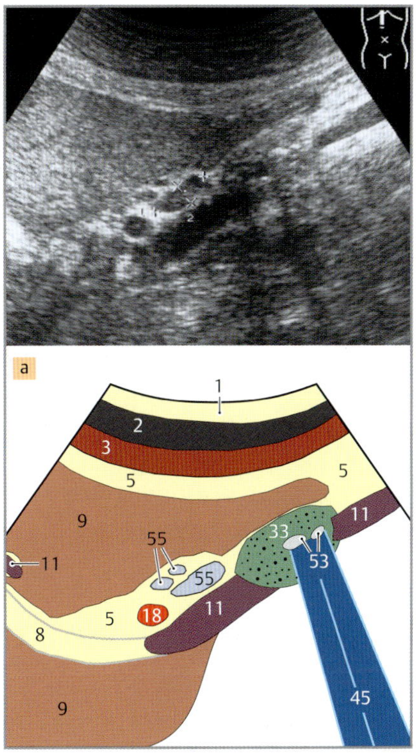


Abb. 87.1 b periportale LK

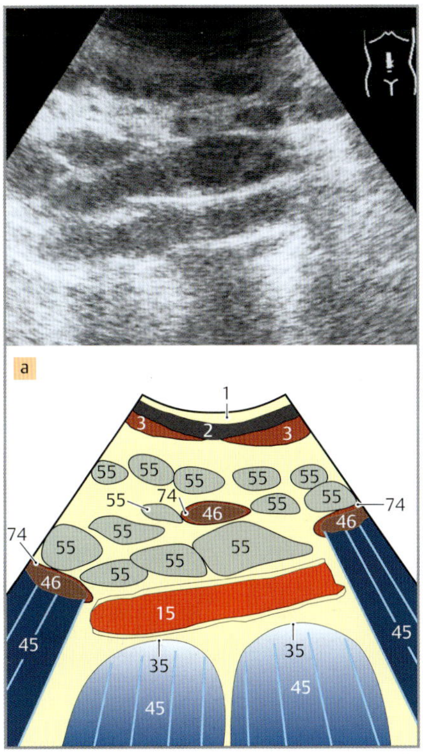


Abb. 87.2 b mesenteriale LK

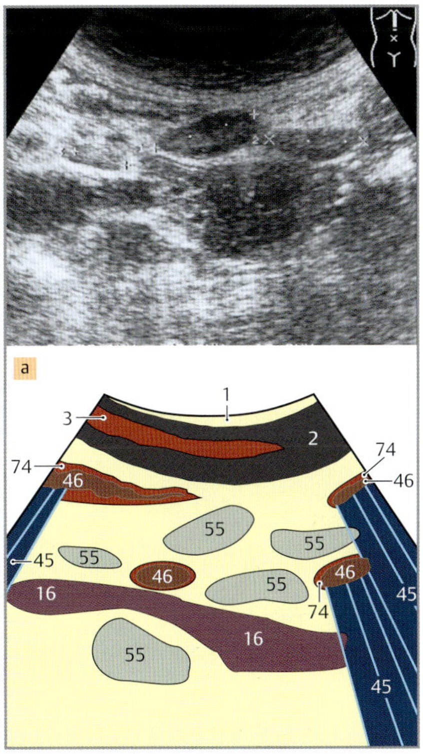


Abb. 87.3 b LK-Konglomerat

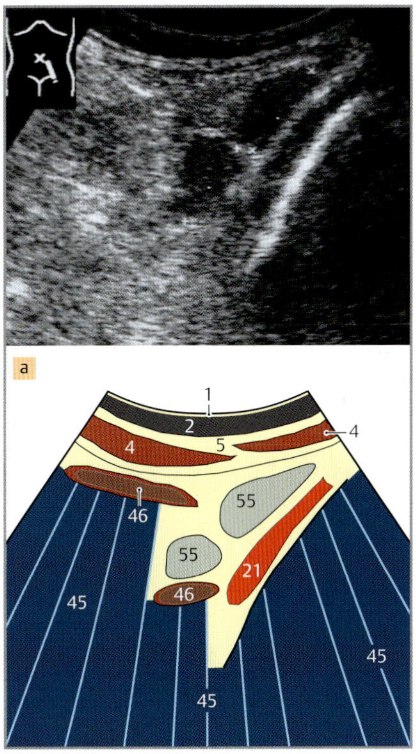


Abb. 87.4 b parailiacale LK

## Anatomie des MDT

Der Magen (**26**) liegt mit seiner Vorderwand unmittelbar der Rückwand des linken Leberlappens (**9**) an und berührt mit der Magenhinterwand unmittelbar den Corpus (**33b**) und die Cauda des Pankreas. Links lateral des Magens liegt die Milz (**37**), caudal befindet sich das Colon transversum (**43b**) mit dem Omentum majus.

An seiner Curvatura minor verläuft die A. gastrica sin. (**32a**) aus dem Truncus coeliacus (**32**) und dorsal des Magens verläuft die A. lienalis (**19**) am Oberrand des Pankreas. Knapp unterhalb des Omentum minus mit der A. hepatica (**18**), der Vena portae (**11**) und dem Ductus hepatocholedochus (DHC, **66**) geht das Antrum des Magens in das Duodenum (**46**) über, das C-förmig den Pankreaskopf (**33a**) umgibt. Die übrigen Ziffern finden Sie im hinteren Klappumschlag dieses Buches.

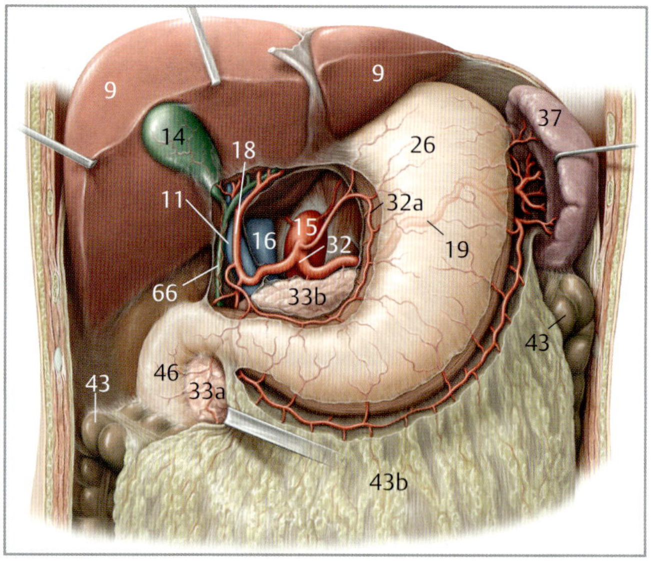


(aus Schünke M, Schulte E, Schumacher U. Prometheus. LernAtlas der Anatomie. Bd. 2 Innere Organe)

## Wandschichten

Die normale Wandschichtung des Magen-Darm-Traktes (MDT) besteht aus fünf Schichten, die abwechselnd echoreich und echoarm erscheinen (**Abb. 88.3**). Von innen nach außen sind dies die echoreiche Mucosagrenze (**74 a**), die sehr dünne, echoarme Muscularis mucosae (**74b**), die echoreiche Submucosa (**74c**) sowie die dickere, echoarme Tunica muscularis (**74d**) und der wiederum echoreiche Serosaüberzug (**74e**), der jedoch ventral zumindest optisch mit der echoreichen Leberkapsel verschmilzt (**Abb. 88.2**) und auch nach dorsal nicht immer klar vom Pankreas abgegrenzt werden kann, falls das Pankreas (**33**) bei einer Lipomatose echoreicher ist (vgl. S. 34). Je nach Kontraktionszustand variiert die gesamte Magenwanddicke bei Erwachsenen zwischen 5 und 7 mm. Die echoarme Tunica muscularis allein sollte unter 5 mm liegen, wenn sie nicht gerade von einer peristaltischen Welle (**Abb. 88.4**) erfasst wird.
Gelegentlich verwehrt gastrale Luft (**47**) durch Schallschatten (**45**) den Blick auf die dorsale Magenwand.

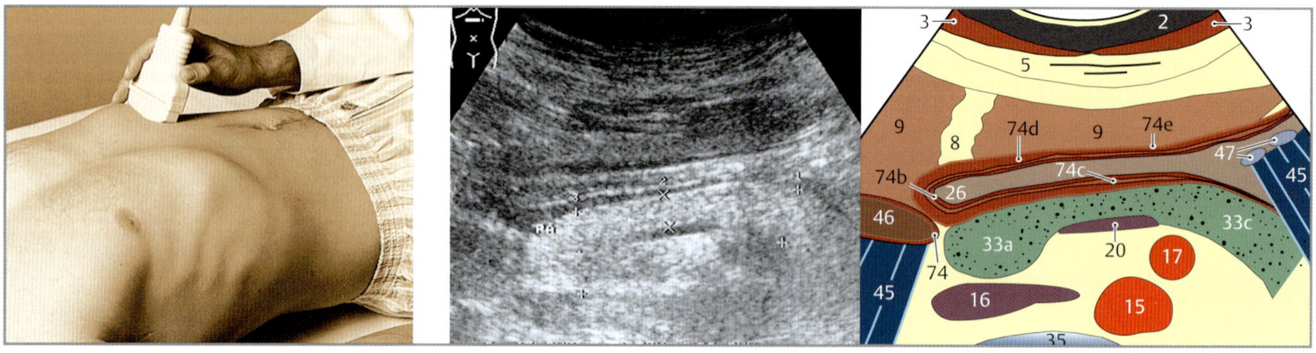


**Abb. 88.2** a SK-Position für Magen b Magenwandschichten c

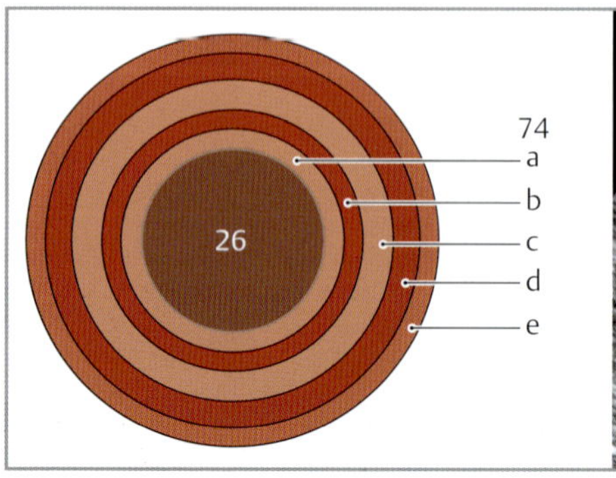


**Abb. 88.3** a alternierende Echogenität

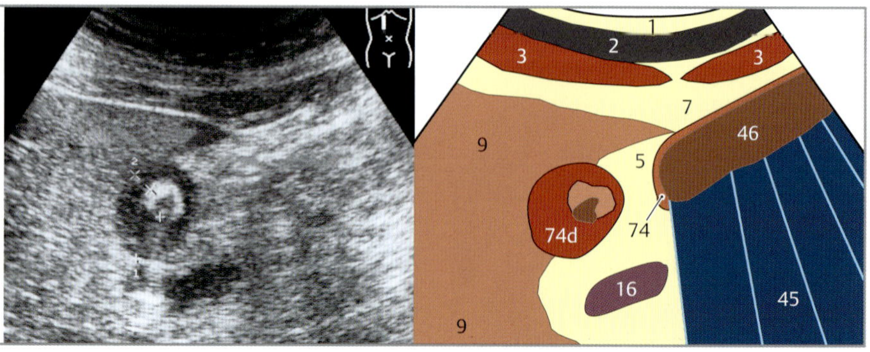


**Abb. 88.4** a Pylorus im Querschnitt ... b ... bei einer peristaltischen Welle

## Magentumoren

Ein Magenkarzinom (**54**) wächst zunächst fokal an einer Stelle der Magenwand (**74**) und kann dort dann eine umschriebene Wandverdickung hervorrufen (Abb. 89.1) und die normale Wandschichtung (vgl. vorherige Seite) aufheben. Als indirektes Zeichen einer tumorbedingten Magenentleerungsstörung kann eine Dilatation des Lumens (**26**) auffallen (Abb. 89.2): Hier beruhte die Entleerungsstörung auf einem großen Tumor (**54**), der sich von der Magenwand polypoid in das Lumen ausgedehnt und die normale Wandschichtung (↙) bereits über einige Zentimeter (⇨) in seiner Nachbarschaft aufgehoben hatte.

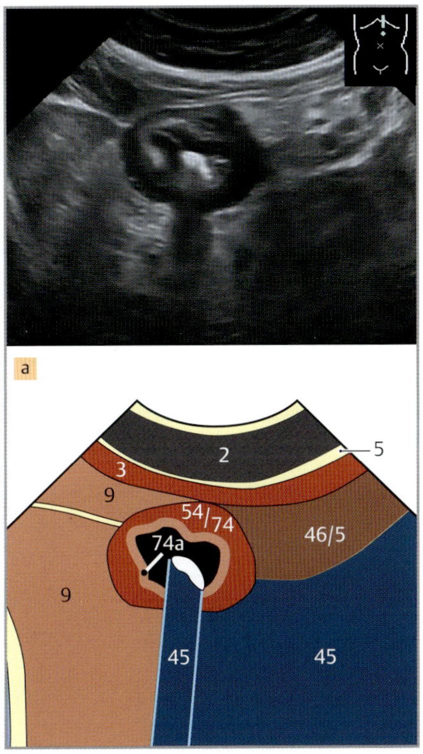


Abb. 89.1 b Magenantrum-Ca

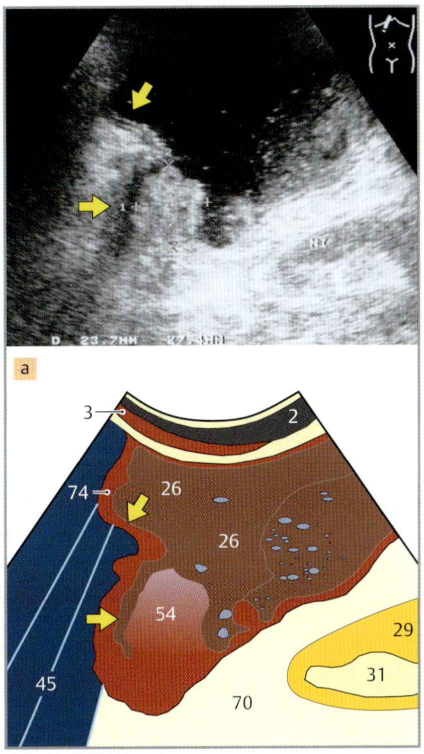


Abb. 89.2 b Magenentleerungsstörung

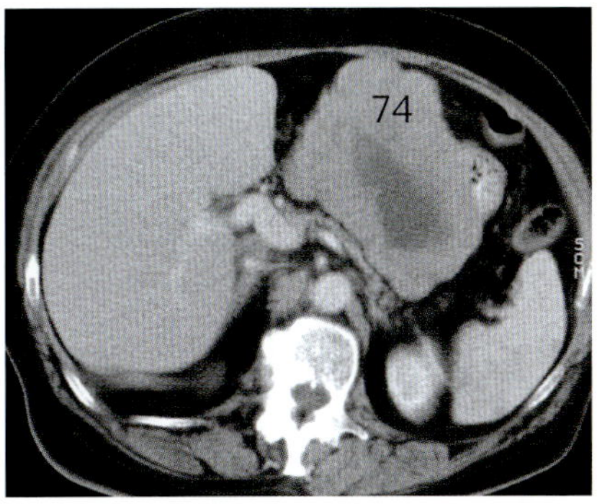


Abb. 89.3 CT bei Lymphom

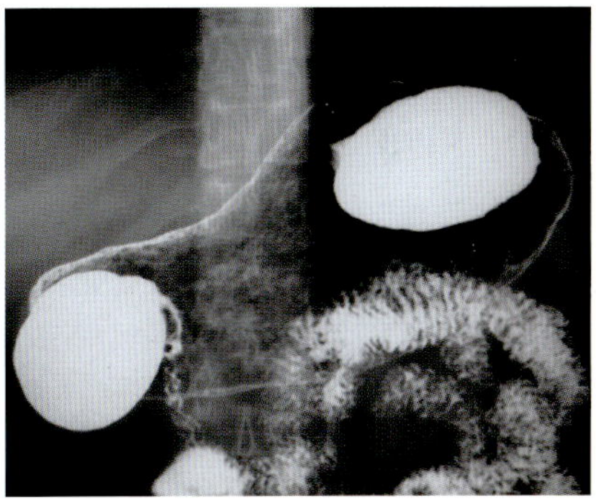

Abb. 89.4 normale MDP

Da insbesondere die Magenrückwand wegen ihres Luftgehaltes sonografisch oft nur inkomplett dargestellt werden kann, wird häufig die Endosonografie oder die CT-Diagnostik eingesetzt: Hier sind transmurale Wandverdickungen in der gesamten Zirkumferenz des Magens, wie sie z.B. für eine Lymphominfiltration typisch sind, leichter zu erkennen (Abb. 89.3). Zusätzlich erlaubt die CT eine genaue Abklärung einer eventuellen Infiltration von Nachbarorganen und regionären Lymphknoten – unabhängig vom Gasgehalt des MDT. Für die histologische Bestimmung des Tumortyps muss dann jedoch auf eine Gastroskopie zurückgegriffen werden. Ergänzend steht eine radiologische „Magen-Darm-Passage" (MDP) im Doppelkontrast zur Verfügung, in der das Faltenrelief der Wand auf atypische Läsionen, wandstarre Segmente oder Ulcusnischen abgesucht werden kann (Abb. 89.4). Quizfrage: Ist Ihnen klar, ob der Patient mit diesem Normalbefund hierfür auf dem Rücken, in Seiten- oder Kopftieflage gelegen hat? (Lösung: s. S. 157).

Wie bei Lymphomen kann auch im Rahmen einer portalvenösen Hypertension (vgl. S. 42) die gesamte Magenwand (**74**) zirkulär verdickt sein und zeigt dann in der FKDS oft eine radiäre, betonte Gefäßzeichnung (Abb. 89.5) und die sonstigen Zeichen einer Leberzirrhose (vgl. S. 58).

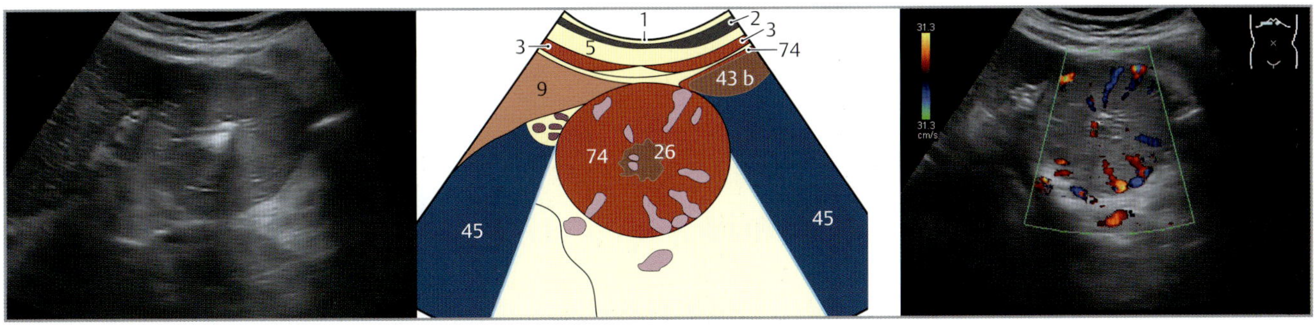


Abb. 89.5 a Wandverdickung ... b ... bei portaler Hypertension c radiäre Gefäße in der FKDS

## Morbus Crohn

Im Normalfall sind die Darmwände so dünn, dass sie kaum darstellbar sind. Bei entzündlichen Darmerkrankungen sind die Darmwandschichten (**74**) jedoch zuungunsten der Lumenweite stark verdickt, wie z.B. bei Patienten mit Morbus Crohn (Abb. 90.1). Fortgeschrittene Stadien können eine so massive Wandverdickung aufweisen, dass sie im Querschnitt (Abb. 90.2) als tumoröse Raumforderung fehlgedeutet (vgl. S. 93) oder mit einer Darminvagination (vgl. S. 91) verwechselt werden können. Beruht die Wandverdickung auf einer Entzündung (Abb. 90.3a), kann in den betroffenen Darmsegmenten durch Hinzuschalten der Farbkodierung eine deutliche Hyperperfusion der Wand nachgewiesen werden (Abb. 90.3b), wie bei dieser Sigmoiditis bei einem Patient mit M. Crohn.

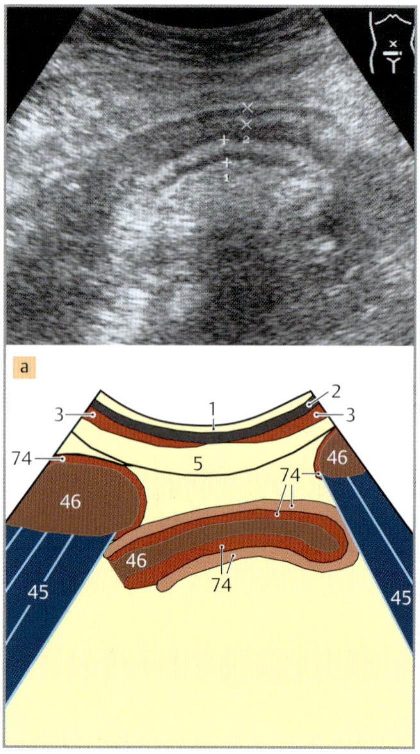


Abb. 90.1 b Wandverdickung bei M. Crohn

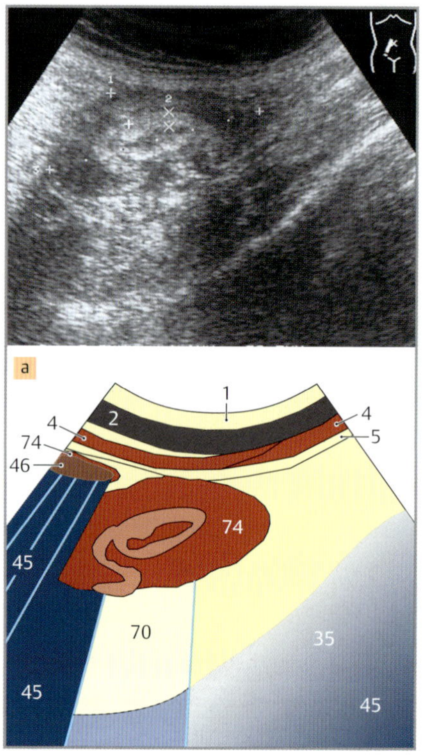


Abb. 90.2 b Kokardenphänomen bei M. Crohn

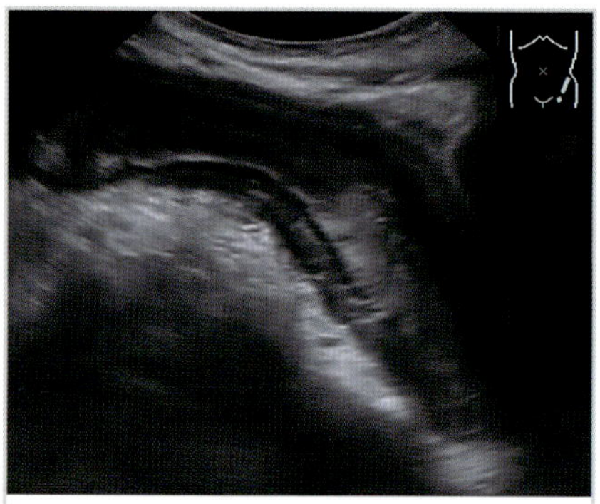

Abb. 90.3 a Nativbild

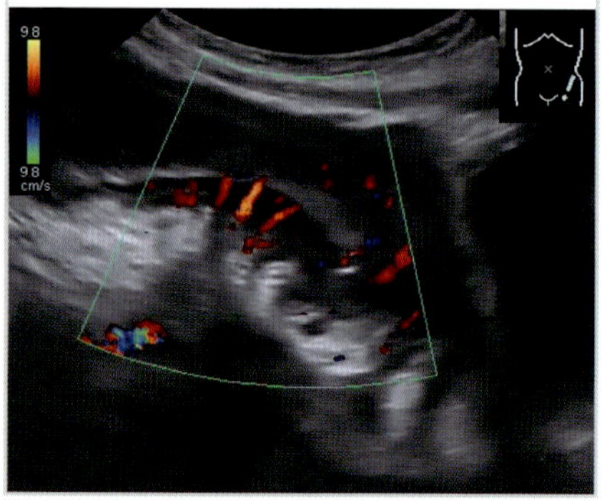


Abb. 90.3 b Hyperperfusion bei Sigmoiditis

Eine der häufigen Komplikationen bei diesem Krankheitsbild ist die Fistelbildung, also die Ausbildung von Verbindungskanälen zwischen dem entzündlich veränderten Darmsegment und entweder anderen, benachbarten Organen (z.B. der Harnblase oder anderen Darmschlingen) oder mit der Haut wie in der Abb. 90.4: Hier hatte sich am linken Unterbauch ein Darmsegment (**43**) in der Nachbarschaft zu einem Anus praeter entzündet und zu einer Verdickung der Darmwand (**74**) geführt. Mithilfe echoreichen Kontrastverstärkers gelang die genaue Darstellung des Fistelgangs (↘) in der CEUS (Abb. 90.4b).

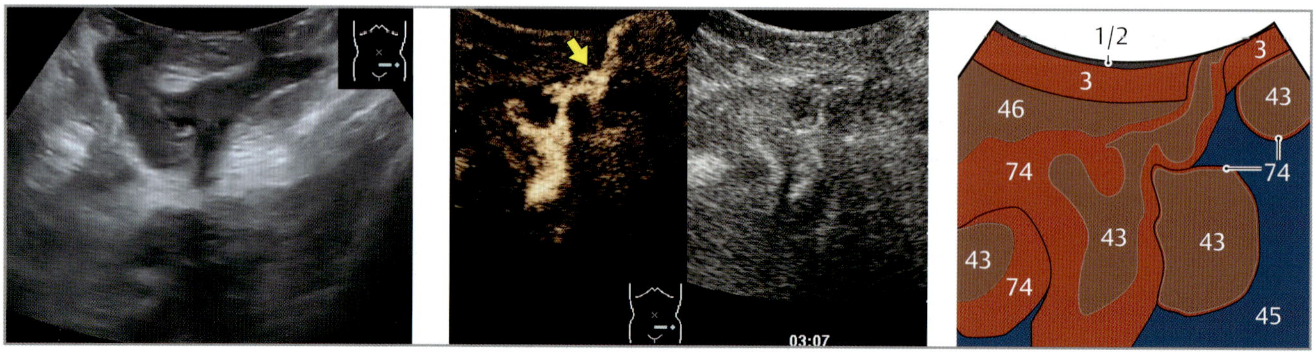


Abb. 90.4 a Anus-praeter-Fistel nativ b Fistelgang in der CEUS c d

## Darminvagination

Das Prädilektionsalter für eine Invagination ist beim Säugling der 6.–9. Lebensmonat. Jungen sind häufiger als Mädchen betroffen. Als Faustregel kann gelten, dass eine Invagination vor dem 3. Lebensmonat und nach dem 3. Lebensjahr nur als Rarität auftritt, also eher unwahrscheinlich ist. Typisch sind plötzlich einsetzende Schmerzattacken mit symptomarmen oder symptomfreien Intervallen. Meistens stülpt sich das terminale Ileum am Ileozökalpol durch die Bauhin'sche Klappe in das Colon ein, sodass sich eine ringförmige Darmwand innerhalb des Colonlumens befindet (Abb. 91.1 und 91.2).

Seltener treten Invaginationen auch im Jejunum auf. Es resultiert eine äußere, echoarme Muskelschicht (**74d**), die von der inneren, invaginierten Muscularis durch die echoreiche Mucosa (**74b**) getrennt wird. Im Querschnitt entsteht ein „schießscheibenartiges" Muster, man spricht auch vom „target sign" oder „Kokardenphänomen". Gelegentlich sind auch zwei echoreiche Mucosaschichten (**74b**) beider Darmsegmente erkennbar (Abb. 91.2). Die Abb. 91.3 zeigt das Erscheinungsbild einer Invagination (**74**) im CT, hier neben flüssigkeitsgefüllten Colonsegmenten (**43**).

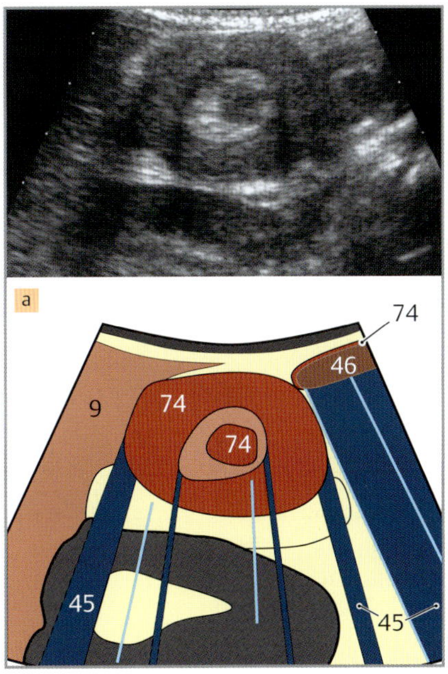


Abb. 91.1 b „Target sign" bei ...

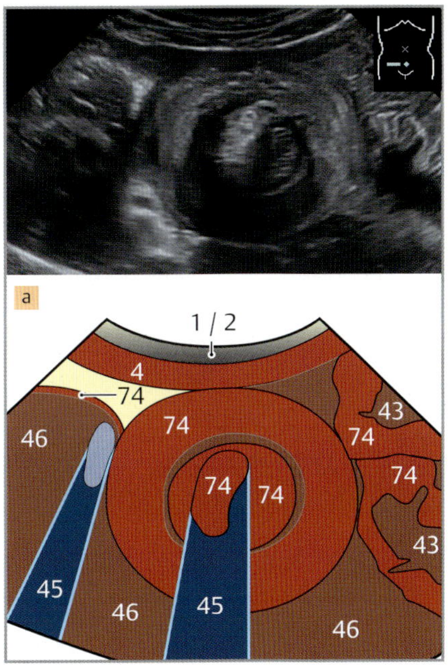


Abb. 91.2 b Darminvagination

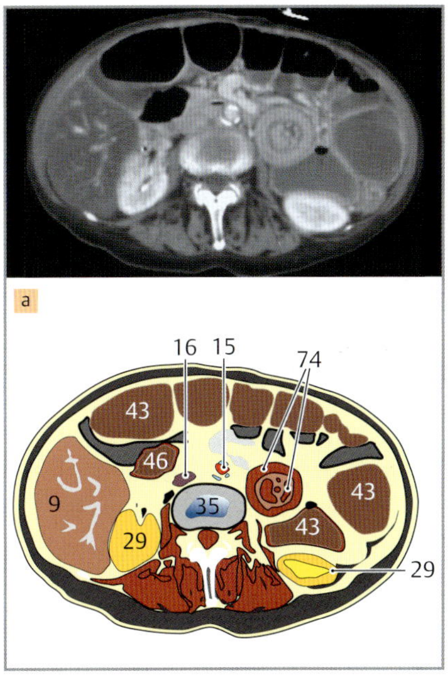


Abb. 91.3 b Invagination im CT-Beispiel

## Hernien

Der Durchbruch einer Darmschlinge (**46**) durch die ventralen Bauchfaszien (**6**) wird besonders periumbilical (Abb. 91.4) und entlang der Linea alba beobachtet. Die Breite der Bruchpforte ( ⟺ ) ist für das Risiko einer „Inkarzeration" von besonderer Bedeutung: Ist die Bruchpforte breit, ist das Risiko geringer, dass Blutgefäße abgeklemmt werden, die das hernierte Darmsegment (**120**) versorgen. Als indirektes Zeichen einer Minderperfusion wird deshalb besonders auf eine ischämisch bedingte Verdickung der hernierten Darmwand (**74**) geachtet (hier nicht vorhanden).

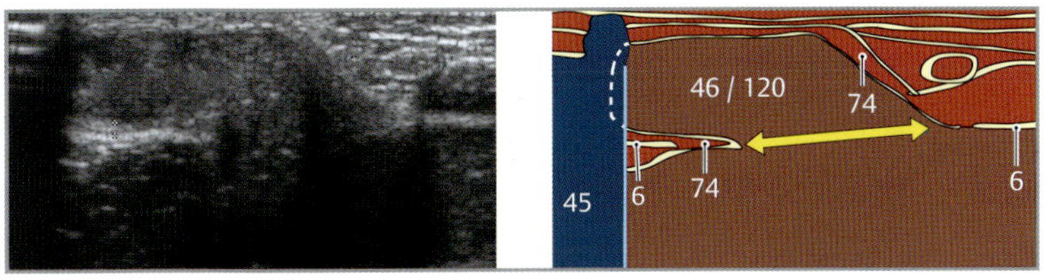


Abb. 91.4 a Umbilicalhernie b

## Colon-Kontrasteinlauf (Colon-KE)

Falls eine Invagination durch eine der beiden Methoden gesichert ist, muss unverzüglich versucht werden, den invaginierten Darmabschnitt ( ↘ ) durch einen retrograden Colon-Kontrasteinlauf (Abb. 91.4) zu reponieren. Nur so kann eine Kompression der Blutgefäße der betroffenen Mesenterialwurzel rechtzeitig verhindert oder aufgehoben werden. In diesem Beispiel war der Dünndarm bereits bis zur Mitte des Colon transversum invaginiert. Bei diesem Verfahren treibt das retrograd instillierte Kontrastmittel durch seinen hydrostatischen Druck den invaginierten Dünndarm im günstigsten Fall vollständig zurück, sodass dem Kind eine operative Revision erspart bleiben kann. Wichtig ist die sonografische Kontrolle nach der Reposition: Es darf dann keine Kokarde mehr erkennbar sein.

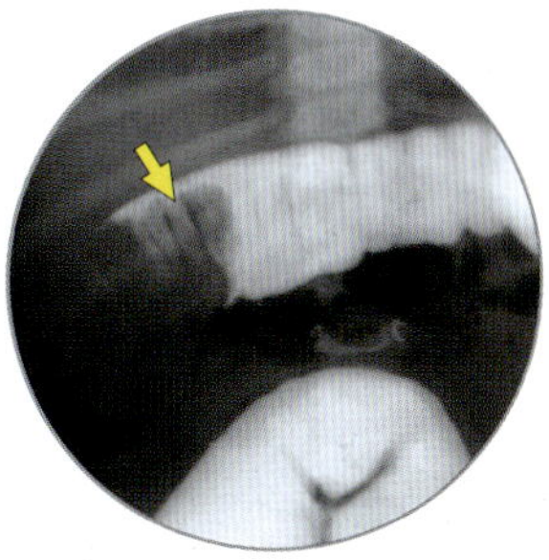

Abb. 91.5 Colon-KE

## DD enteraler Wandverdickungen

Als DD zum M. Crohn kommen auch ischämische Wandverdickungen nach z.B. mesenterialer Embolie/hoch dosierter Katecholamintherapie (Abb. 92.1) oder eine Glutenunverträglichkeit („Sprue“) infrage: Sprue-Patienten weisen i.d.R. eine vermehrte Flüssigkeitsfüllung des Darms und im Spätstadium einen Verlust der Kerkring'schen Falten auf, zeigen im Akutstadium jedoch auch eine Verdickung der (Sub)Mucosa (Abb. 92.2), die dann jedoch nicht transmural die gesamte Darmwand betrifft wie beim M. Crohn (vgl. S. 90).

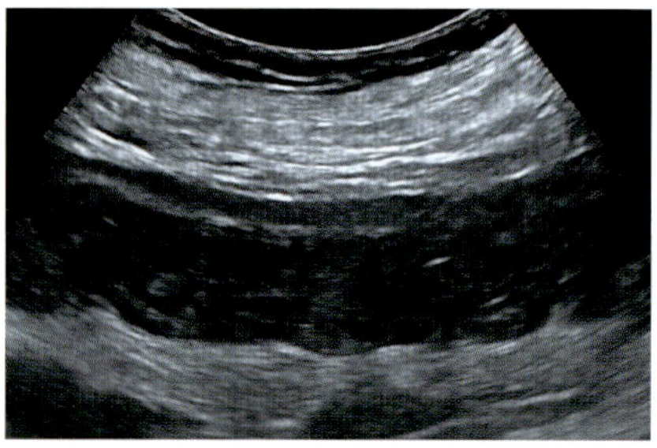

Abb. 92.1 Darmwandischämie

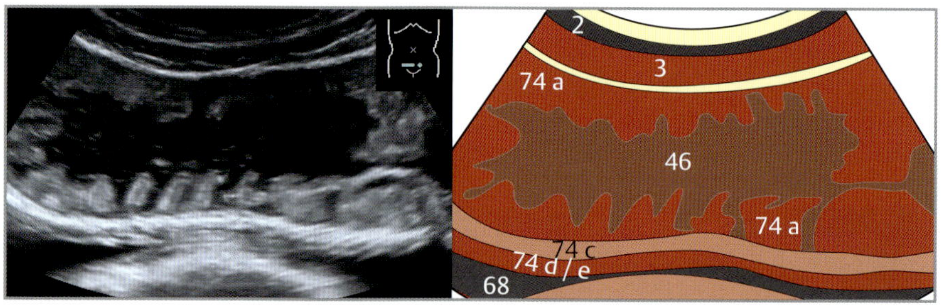


Abb. 92.2 a Schleimhautverdickung bei Sprue b

## Diarrhoe

Bei wässrigen Durchfällen findet sich viel echofreie Flüssigkeit (**46**) innerhalb der Darmschlingen (Abb. 92.3). Diese intraluminalen Flüssigkeitsansammlungen dürfen nicht mit extraluminalem Aszites verwechselt werden. Bei Koprostase (vgl. Abb. 93.1) oder beim Morbus Hirschsprung (vgl. S. 142) ist der Darminhalt dagegen echogener.

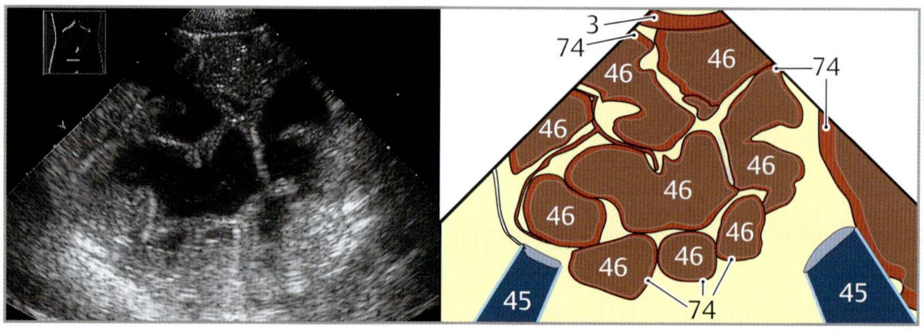


Abb. 92.3 a b flüssigkeitsgefüllte Darmschlingen bei Diarrhoe

| Appendix-Normwerte | normal | entzündlich |
|---|---|---|
| Wanddicke | ≤ 2 mm | ≥ 3 mm |
| Max. Außen-Durchmesser | ≤ 6 mm | ≥ 7 mm |

## Appendizitis

Eine normale Appendix vermiformis zeigt innen eine echoreiche Schicht, die außen von einer echoarmen Schicht umgeben wird (Abb. 92.4). Der maximale Durchmesser einer normalen Appendix sollte maximal 6 mm, die Wanddicke maximal 2 mm dick sein. Werte ab 7 mm Außendurchmesser bzw. 3 mm Wanddicke gelten als pathologisch. Typisch für eine akute Appendizitis ist außerdem eine ödematöse Wandverdickung, die im Querschnitt dann als dicker, echoarmer Ring mit echoreichem Zentrum (Mukosa und verschmälertes Lumen) imponiert (Abb. 92.5a).

Im Längsschnitt (Abb. 92.5b) wird eine Verwechslung der Appendix mit anderen Darmanteilen dadurch ausgeschlossen, dass das wandverdickte Darmsegment keine Peristaltik zeigt und blind endet. Zusätzlich kann durch vorsichtigen Schallkopfdruck überprüft werden, ob ein lokaler Druckschmerz besteht. Die perifokalen Darmschlingen können eine reaktiv herabgesetzte Peristaltik zeigen. Bei einer Abszedierung bildet sich ein zunehmend inhomogenes und echoreiches Konglomerat mit unscharfer Begrenzung aus, das im Spätstadium nur noch schwer als Appendix identifizierbar ist.

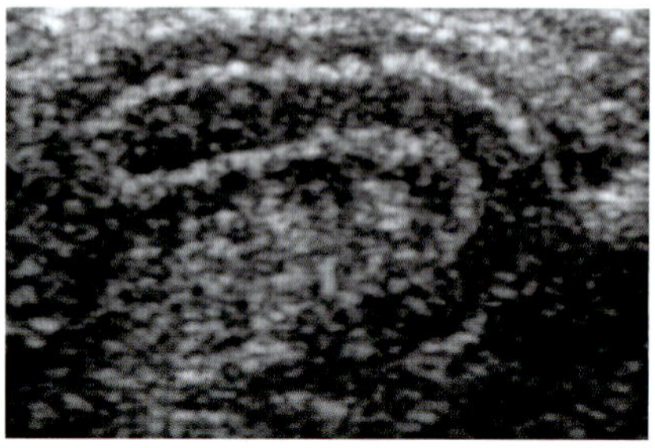

Abb. 92.4 Normalbefund (ohne Peristaltik)

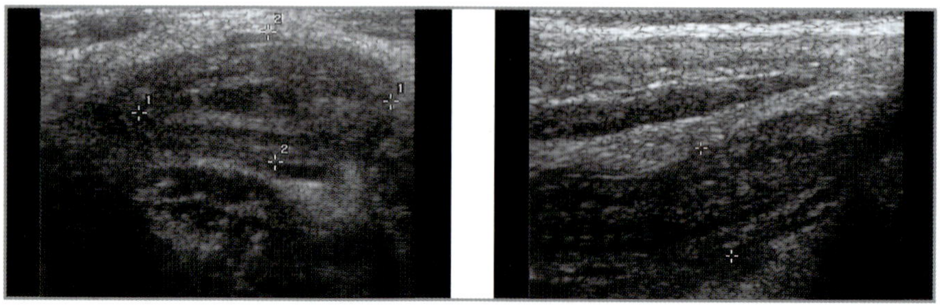

Abb. 92.5 a akute Appendizitis b

## Koprostase

Im Normalfall kann vom Colon nur die dem Schallkopf zugewandte Wand beurteilt werden, da der Colonrahmen in der Regel so viel Luft enthält, dass das Lumen und die abgewandte Wand nicht einsehbar sind. Besonders bei älteren Patienten findet sich gelegentlich ein Stuhlverhalt (Koprostase, Abb. 93.1), hier im Quercolon (**43**) ohne Gas, sodass beide Wände gut beurteilbar sind.

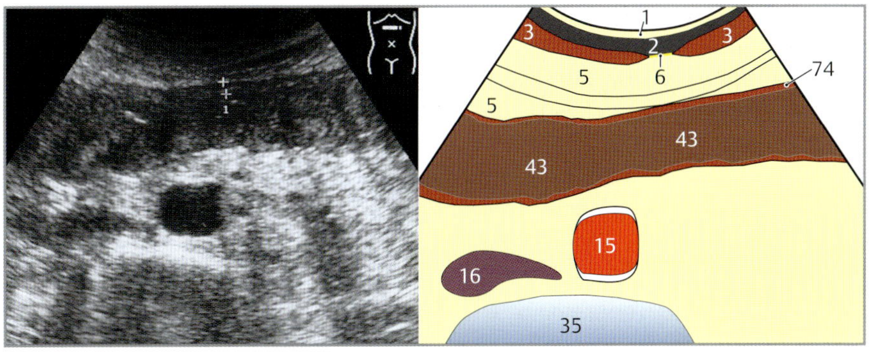


Abb. 93.1 a Koprostase b

## Colitis

Bei entzündlichen Verdickungen der Colonwand (**74**) im Rahmen einer Colitis können gelegentlich die ödematösen Plicae semilunares sehr viel deutlicher hervortreten als üblich, hier am Beispiel eines Sigmoids (Abb. 93.2). Alternativ kann eine Wandverdickung des Colons auch ischämisch bedingt sein, etwa bei einem Mesenterialinfarkt oder einer Mesenterialvenenthrombose.

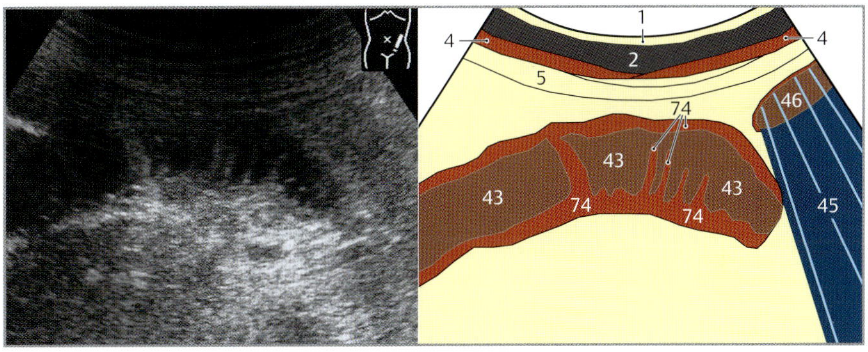


Abb. 93.2 a Darmwandverdickung b bei Colitis

## Colon-Ca

Während in normalen Colonabschnitten die Wand so dünn ist, dass sie am Rande der Haustrierung des Colonrahmens (**43**) kaum sichtbar ist (Abb. 93.3), finden sich beim Colon-Ca (Abb. 93.4) umschriebene, solide tumoröse Wandverdickungen (**54**), sodass je nach Größenstadium eine höhergradige Lumeneinengung im Darmquerschnitt (Abb. 93.5) durch den Tumor (**54**) gefunden werden kann, sodass neben Teerstuhl auch Darmpassagehindernisse resultieren.

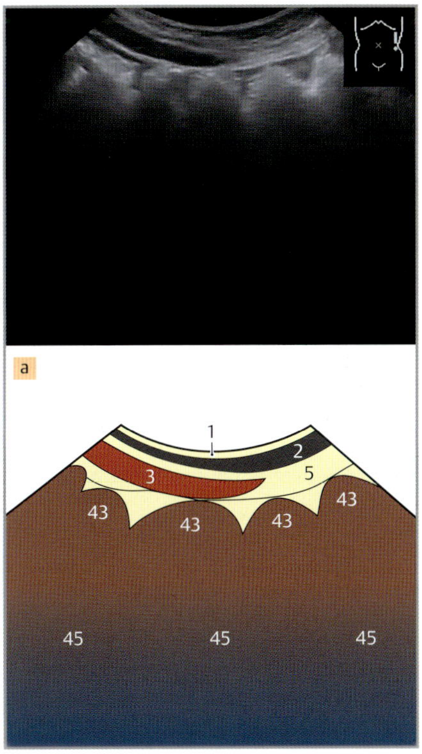


Abb. 93.3 b Normalbefund

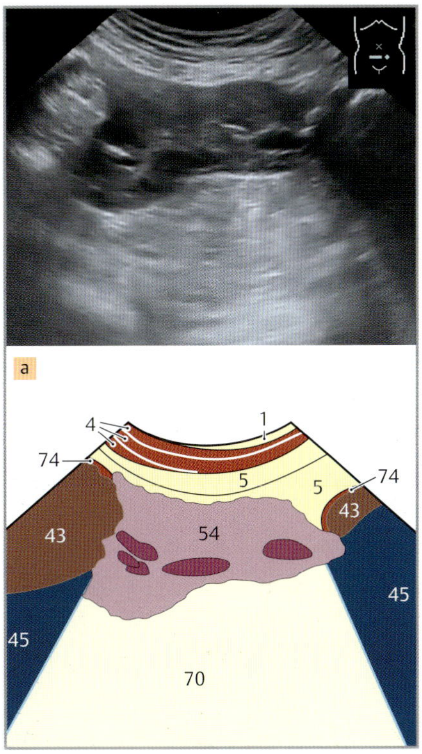


Abb. 93.4 b Colon-Ca im Längsschnitt

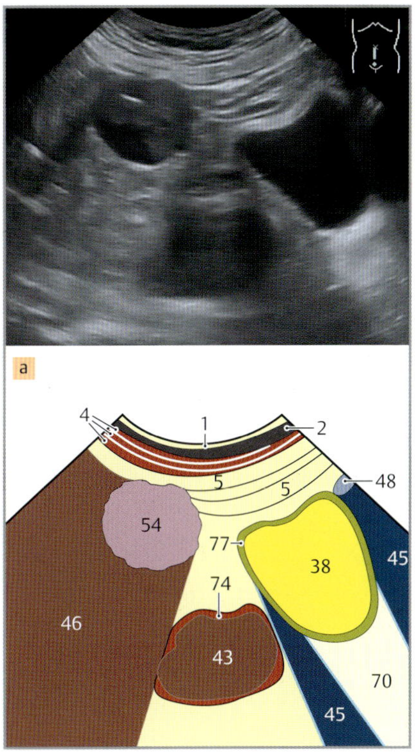


Abb. 93.5 b Colon-Ca im Querschnitt

## Divertikulitis

Dickdarmdivertikel sind keine Seltenheit, sondern kommen bei älteren Patienten sehr häufig vor, ohne dass zwangsläufig eine Entzündung vorliegen muss. Die **Abb. 94.1** zeigt ein Divertikel (**54**), das über seinen dünnen Divertikelhals (☆) mit dem Lumen des benachbarten Colons (**43**) verbunden ist. Allerdings besteht hier bereits eine suspekte Verdickung der Colonwand (**74**), die auch im CT derselben Patientin sichtbar ist (**Abb. 94.2**): Während der mittelständige rektosigmoide Übergang noch scharf von seinem paracolischen Fettgewebe abgrenzbar ist (↘), ist das pericolische Gewebe in Nachbarschaft des Divertikels (⇩) als Ausdruck der Entzündung nur unscharf abgrenzbar und ödematös verdichtet (⇦). Die **Abb. 94.3** zeigt eine echoreiche Luftblase (**47**) in einem kleineren Divertikel mit beginnender Verdickung der dem Divertikel unmittelbar benachbarten Darmwand (**74**) im Frühstadium einer Divertikulitis.

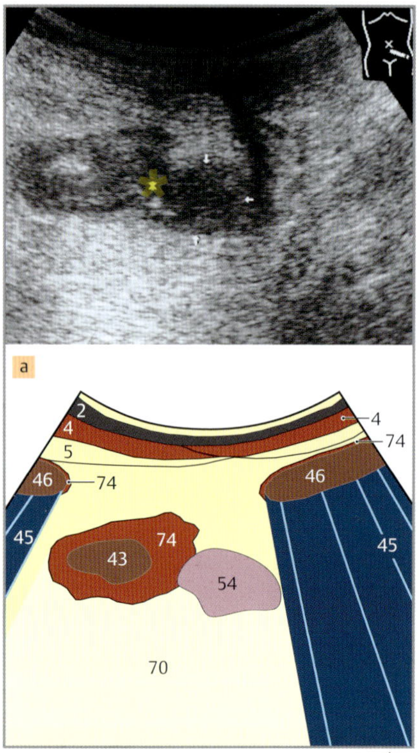


Abb. 94.1 b Divertikelhals

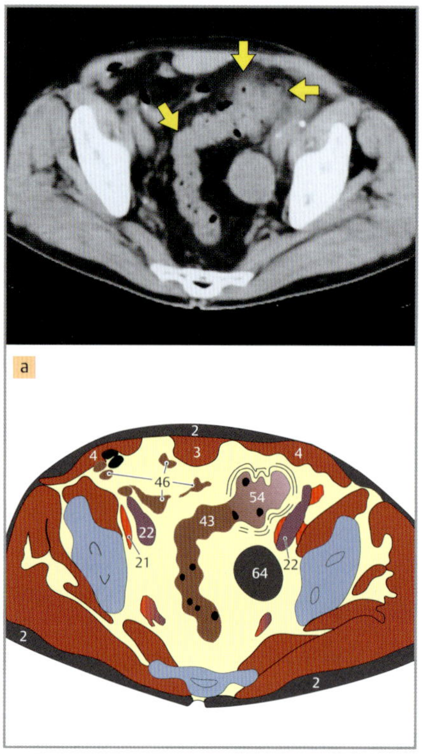


Abb. 94.2 b Divertikulitis im CT

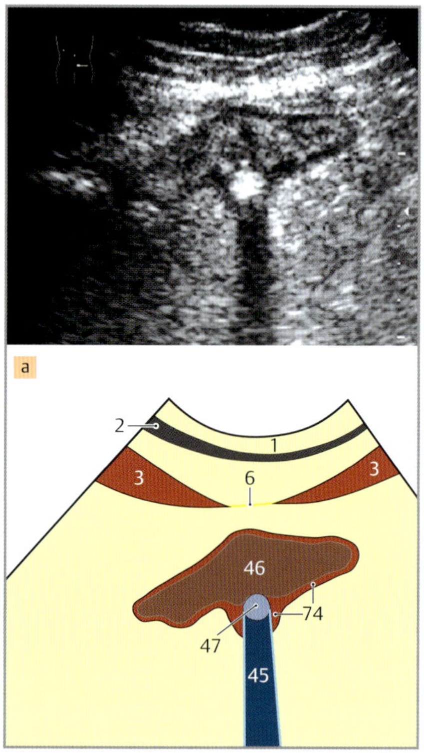


Abb. 94.3 b ... im Frühstadium

Im Verdachtsfall stellt der Untersucher mithilfe der Patienten, die oft den Maximalpunkt des Schmerzes bei einer Divertikulitis recht genau lokalisieren können, das betroffene Darmsegment im Quer- (**Abb. 94.4a**) und im Längsschnitt des betroffenen Colonabschnitts ein (**Abb. 94.4b**), um zu überprüfen, ob hier eine lokale Darmwandverdickung (⇨) in Nachbarschaft des Divertikels (⇩) vorliegt. Fortgeschrittene Stadien zeigen zusätzlich als Begleitreaktion eine deutliche Verdickung des pericolischen Bindegewebes (**5**) wie in **Abb. 94.5**.

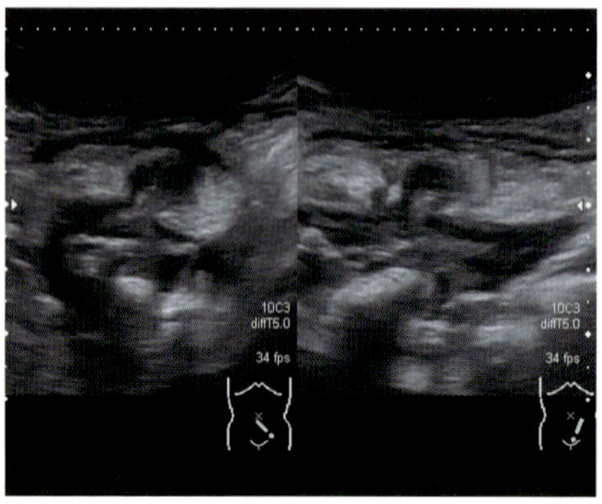

Abb. 94.4 Colon-Divertikel

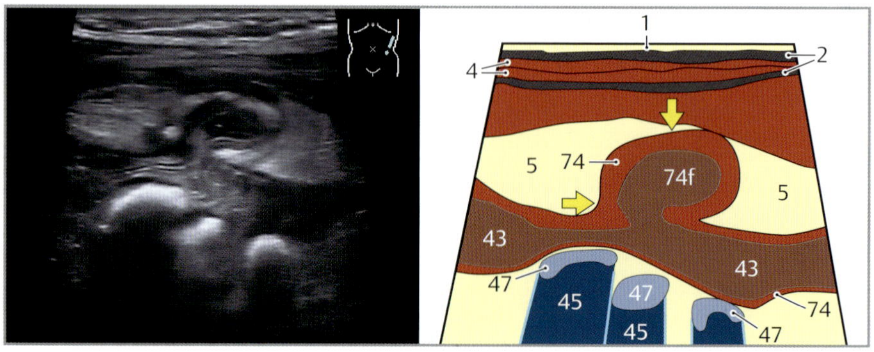


Abb. 94.5 a fortgeschrittene Divertikulitis b

Hier finden Sie wieder einige Quizaufgaben zum vorangegangenen Kapitel. Die Lösungen finden Sie auf den vorherigen Seiten, das Bildrätsel wird auf Seite 157 aufgelöst.

1. Welche Kennzeichen für die Dignitätsbeurteilung von Lymphknoten kennen Sie? Listen Sie bitte mindestens jeweils 3 Kriterien für physiologische bzw. maligne Vergrößerungen von Lymphknoten auf.

| Benignitätskriterien | Malignitätskriterien |
| --- | --- |
| | |

2. Wie sehen benigne Adenome der Schilddrüse typischerweise (nicht obligat) aus? Welche Kriterien sprechen dagegen in ihrer Kombination für einen Verdacht auf ein Schilddrüsenmalignom?

3. Bitte notieren Sie sich hier noch einmal die Normwerte für den max. Durchmesser der Appendix vermiformis bzw. deren Wanddicke.

4. Können Sie noch die Magenwandschichten und ihre jeweilige Echogenität hier aufzeichnen und benennen?

5. Wissen Sie noch, wodurch sich ein Darmdivertikel von einer Divertikulitis unterscheidet? Bitte notieren Sie sich hier Ihre DD-Kriterien.

6. Bitte nennen Sie fünf aus Ihrer Sicht denkbare Ursachen für das in der nebenstehenden Abb. 95.1 erkennbare Phänomen.

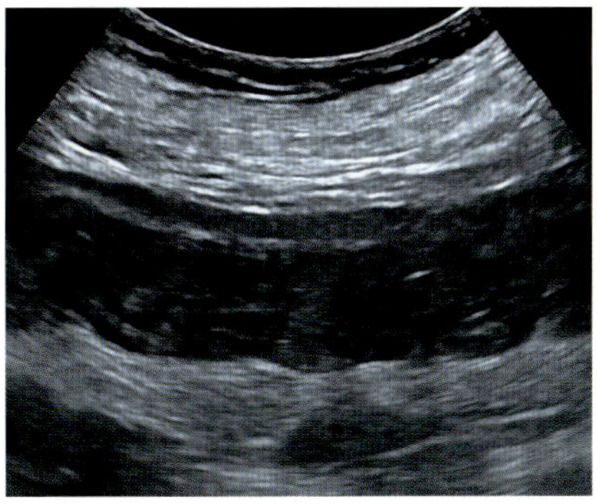

Abb. 95.1

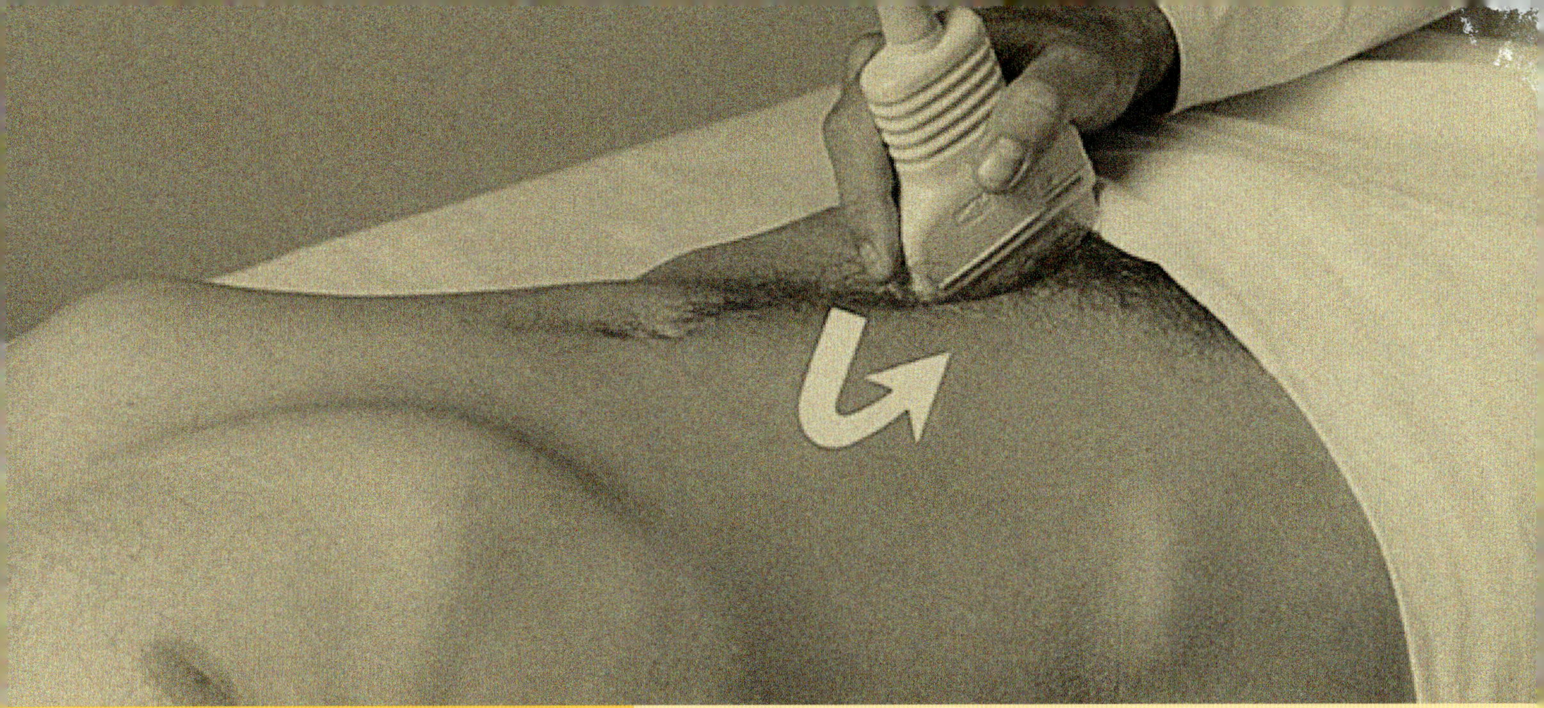

# 7. KURSTAG

## Harnblase & Geschlechtsorgane

## Anatomie

### Ableitende Harnwege:

Die beiden Ureteren (**150**) verlaufen von den Nieren (**29**) retroperitoneal ventral des M. psoas (**44**) nach Überkreuzung der Iliakalgefäße (**21/22**) zum dorsalen Rand der Harnblase (**38**), die sich bereits subpertoneal befindet (Abb. 98.1). Unmittelbar dorsal der Harnblase (HB) befindet sich das Rectum (**43d**) und dazwischen der Douglas-Raum (**122**) als wichtige Prädilektionsstelle für freie Flüssigkeit (Blut, Aszites, Peritonealdialyseflüssigkeit) an der am weitesten caudal gelegenen Stelle der Peritonealhöhle (Abb. 98.2).

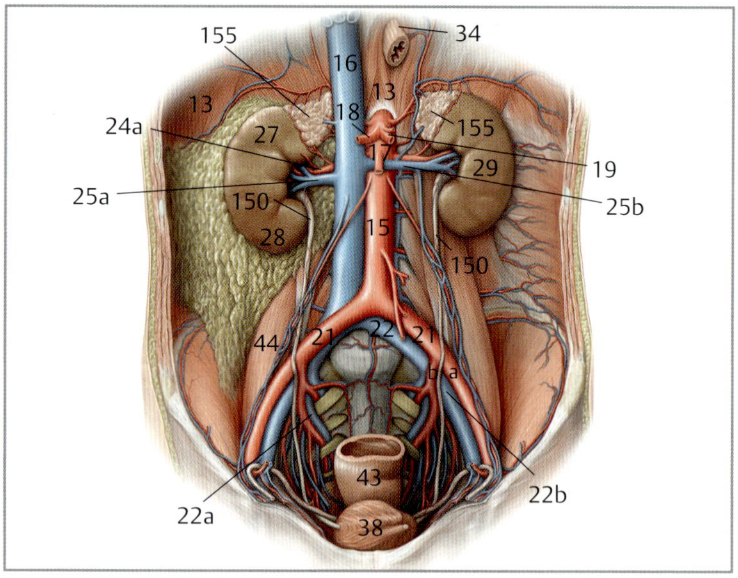


Abb. 98.1

### Weibliche Geschlechtsorgane:

Die Zervixregion (**40**) des Uterus (**39**) liegt dorsal der HB am cranialen Ende der Vagina (**41**). Je nach Füllungszustand der Harnblase (**38**) liegt der Uterus zumeist anteflektiert dem Dach der HB auf wie in Abb. 98.2 oder wird bei zunehmender HB-Füllung zunehmend aufgerichtet. Nur selten ist der Uterus nach dorsal flektiert – und in diesen Fällen dann durch Darmgasüberlagerung von transabdominell aus deutlich schwieriger darstellbar. Im Zentrum des Uterus befindet sich je nach Zyklusphase ein unterschiedlich hoch aufgebautes Endometrium (**78**) mit variierender Echogenität (vgl. S. 104).

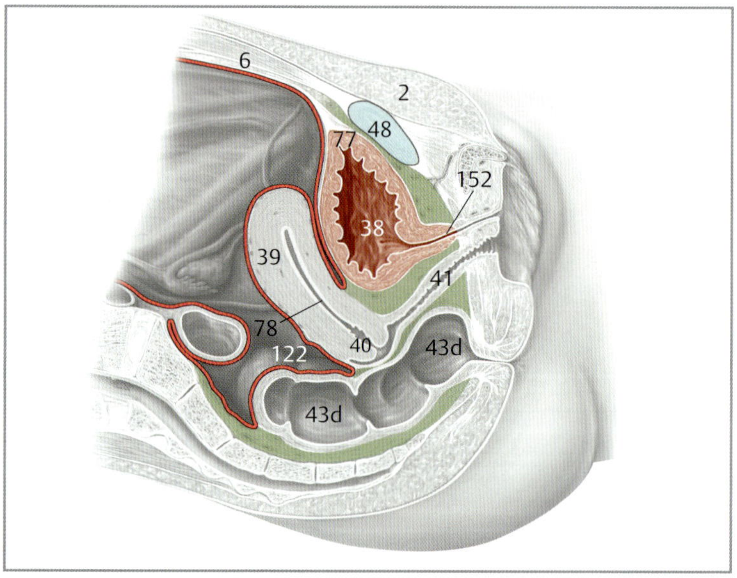


Abb. 98.2

### Männliche Geschlechtsorgane:

Bei Männern befindet sich die Prostata (**42**) am Boden der Harnblase (**38**) und wird von der Urethra (**152**) durchzogen. Direkt dorsal der Prostata liegen das in der Regel luftgefüllte Rektum (**43d**) und cranial in der Medianebene aufsitzend die Samenbläschen (**42a**), die sich typischerweise echoarm im Sonogramm darstellen. Nach cranial schließt sich auch bei Männern die Excavatio rectovesicalis (**122**) als tiefster Punkt der Peritonealhöhle an. Liegt kein Maldescensus vor (vgl. S. 102), befindet sich der Hoden (**98**) im Scrotalsack (**100**).

Ein Schallhindernis für die transabdominelle Darstellung von Harnblase und Geschlechtsorganen stellt die Symphyse des Os pubis (**48**) dar, die durch geeignete Schallkopfführung umgangen werden muss (vgl. S. 99 und Videoclip Nr. 7.1 und 7.2). Die Bedeutung hier nicht erwähnter Ziffern finden Sie wieder im hinteren Klappumschlag dieses Buches.

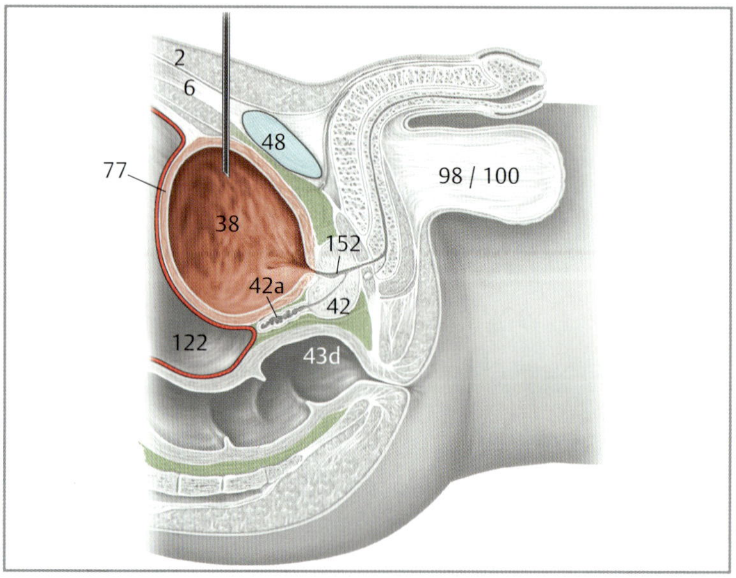


Abb. 98.3

(Alle 3 Abb. aus Schünke M, Schulte E, Schumacher U. Prometheus. LernAtlas der Anatomie. Bd. 2 Innere Organe)

## Untersuchungstechnik

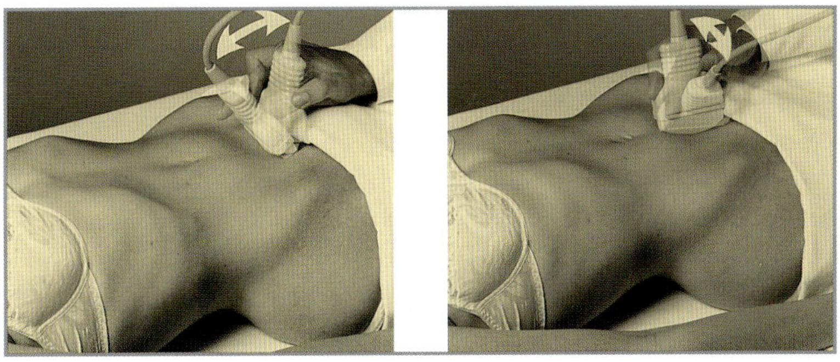

Abb. 99.1 a b

Die Harnblase wird sowohl im suprapubischen Querschnitt (Abb. 99.1a) als auch im sagittalen Längsschnitt (Abb. 99.1b) systematisch durchmustert. Die Durchmusterung muss so langsam erfolgen, dass der Untersucher verdächtige Wandverdickungen oder intraluminale Raumforderungen erkennen kann (vgl. Videoclip 7.1c). Es hat sich bewährt, dabei auch das jeweils lateral benachbarte Paravesikalgewebe zu erfassen. Die Darstellung erfolgt in möglichst prall gefülltem Zustand, also möglichst nach reichlicher Flüssigkeitsaufnahme vor Miktion (oder bei katheterisierten Patienten nach rechtzeitigem Abklemmen des Katheters), damit die Wand der Harnblase überhaupt beurteilbar wird. Eine Untersuchung der Harnblase post mictionem ist nicht aussagekräftig.
Die normale Harnblase (**38**) liegt im typischen Querschnitt (Abb. 99.2) dorsal beider Mm. recti (**3**), cranioventral des Rectums (**43**) und zeigt in Prallfüllung die Form eines abgerundeten Rechtecks. Im sagittalen Längsschnitt (Abb. 99.3) erscheint die Harnblase eher dreieckig. Caudal der Harnblase kann die Prostata (**42**) bzw. die Vagina dargestellt werden (vgl. Abb. 101.2 und 103.1).

## Restharnbestimmung

Bei Verdacht auf eine z.B. neurogene Entleerungsstörung oder eine Obstruktion bei Prostatahyperplasie (vgl. S. 101) wird nach der Miktion die Restharnmenge durch die Messung des Harnblasenvolumens bestimmt: Dafür werden im Querschnitt der maximale Querdurchmesser (Abb. 99.2b) und im Sagittalschnitt der maximale craniocaudale Durchmesser bestimmt (horizontal gepunktete Linie in Abb. 99.3b). Oft ist es dabei notwendig, den Schallkopf entsprechend dem Pfeil in (Abb. 99.3a) nach caudal zu angulieren, damit nicht der Schallschatten (**45**) des Schambeins (**48**) die Sicht versperrt. Zusätzlich muss in einer der beiden Ebenen noch der maximale ventrodorsale Durchmesser bestimmt werden (vertikal gepunktete Linie in beiden Bildbeispielen). Die Restharnmenge wird nach der vereinfachten Volumenformel in Milliliter bestimmt, indem alle drei Messergebnisse miteinander und dann mit 0,5 multipliziert werden. Auch wenn die Literatur vereinzelt Restharnmengen bis 100 ml noch als physiologisch beschreibt, sollte ab einer Restharnmenge von 50 ml bereits eine Harnblasenentleerungsstörung in Betracht gezogen werden.

**Volumenbestimmung Harnblase:** $Vol_{HB} = A \times B \times C \times 0{,}5$

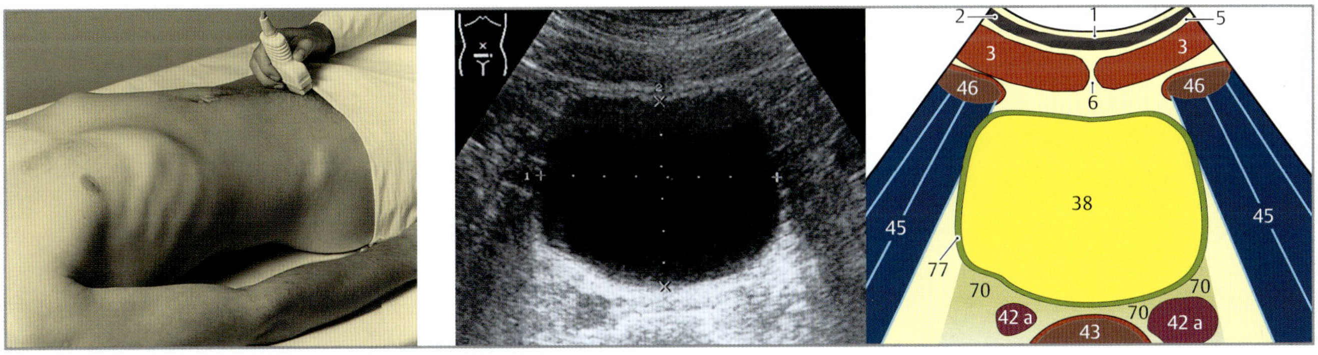


Abb. 99.2 a b Harnblase im Querschnitt c

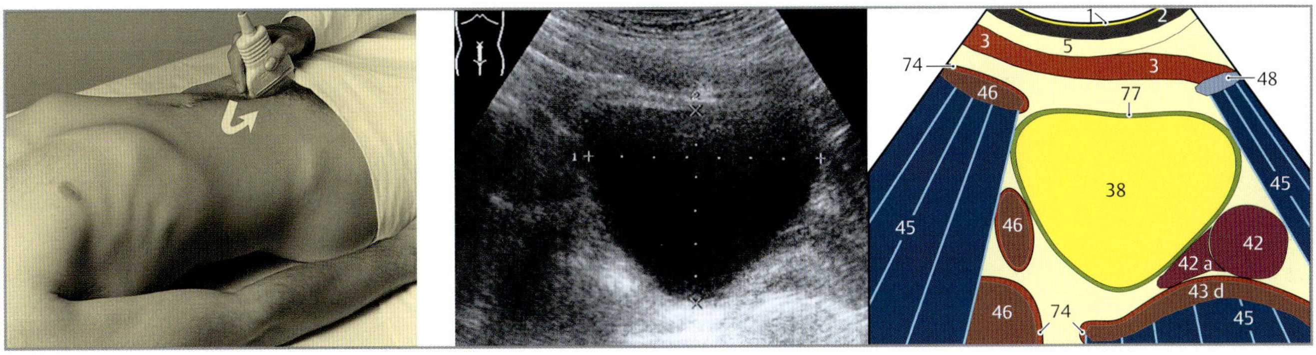


Abb. 99.3 a b Harnblase im Sagittalschnitt c

## Dauerkatheter und DD der Zystitis

Bei liegendem Dauerkatheter (**76**) ist die Harnblase (**38**) in der Regel kollabiert, sodass eine sichere Beurteilung unmöglich ist. Deshalb wird ein Katheter zunächst einige Zeit abgeklemmt (daran denken!), damit sich die Harnblase füllt. Nur bei fortgeschrittenem Ödem der Harnblasenwand (**77**) kann eine Zystitis (Abb. 100.2) auch ohne vorherige Harnblasenfüllung erkannt werden. Die Wanddicke einer entfalteten (gefüllten) Harnblase sollte 4 mm nicht überschreiten. Nach der Miktion ist auch eine normale Harnblase unregelmäßig auf bis zu 8 mm verdickt, sodass wandständige Polypen oder umschriebene Tumoren maskiert werden können.

## Wandverdickung

Eine diffuse Wandverdickung, die die gesamte Circumferenz erfasst, entsteht in erster Linie ödembedingt im Rahmen einer Zystitis. Umschriebene Wandverdickungen sind eher verdächtig auf einen wandständigen Tumor. Als Differenzialdiagnose kommt eine sogenannte „Balkenblase" in Betracht, die bei Prostatahyperplasie als Kompensationsreaktion auf die Entleerungsstörung entsteht. In Zweifelsfällen kann die transrektale oder vaginale Endosonografie mit höheren Frequenzen oder eine CT-Diagnostik Aufschluss geben.

## Binnenechos/Sedimentierungen

Auch die gesunde Harnblase ist nie ganz echofrei (= schwarz): Meistens projizieren sich Wiederholungsartefakte (**51a**) der ventralen Bauchdecke (Abb. 100.3) in die schallkopfnahen Lumenanteile der Harnblase (**38**). In den schallkopffernen, dorsalen Anteilen der Harnblase werden oft Schichtdickenartefakte (**51b**) beobachtet, die durch den schrägen Verlauf der Harnblasenwand durch die Schallkeule verursacht werden und ebenfalls intraluminales Material vortäuschen können (vgl. S.18). Von diesen Schichtdickenartefakten müssen echte Sedimentierungen von Kristallen, kleine Blutkoagel (**52**) oder sedimentierte Konkremente (**49**) am Boden der Harnblase differenziert werden (Abb. 100.3): Eine Möglichkeit ist das „Aufschütteln" der sedimentierten Bestandteile durch schnell alternierenden Schallkopfdruck (Vorsicht bei praller Harnblasenfüllung ...). Ein wirklich wandständiger Tumor lässt sich bei diesem Manöver natürlich nicht von der Wand trennen.

## Ureterperistaltik

Als Nebenbefund werden gelegentlich Einstromphänomene durch propulsive Ureterperistaltik aus den Ureterostien in die Harnblase beobachtet. Bei Kleinkindern müssen zusätzlich Ureterozelen ausgeschlossen werden (vgl. S. 141). Freie Flüssigkeit: Bei jedem abdominellen Trauma ist der Nachweis bzw. der Ausschluss freier Flüssigkeit (**68**) im Abdomen von essenzieller Bedeutung. Die Abb. 100.4 zeigt freie Flüssigkeit an typischer Stelle im Douglasraum dorsal des Uterus (**39**), wie z.B. bei einer frischen intraabdominellen Einblutung oder bei Aszites.

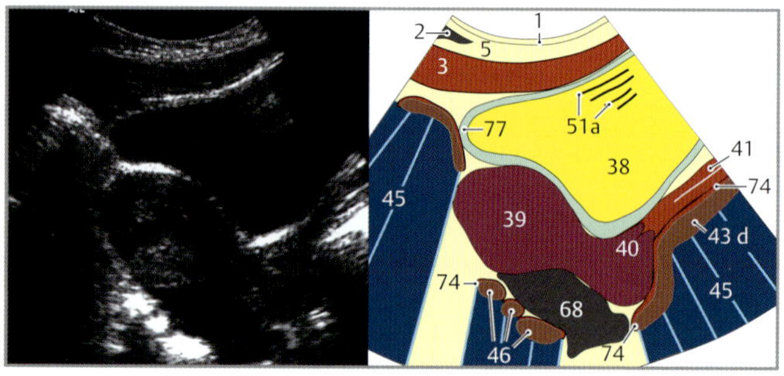


Abb. 100.4 a Aszites ... b ... im Douglasraum

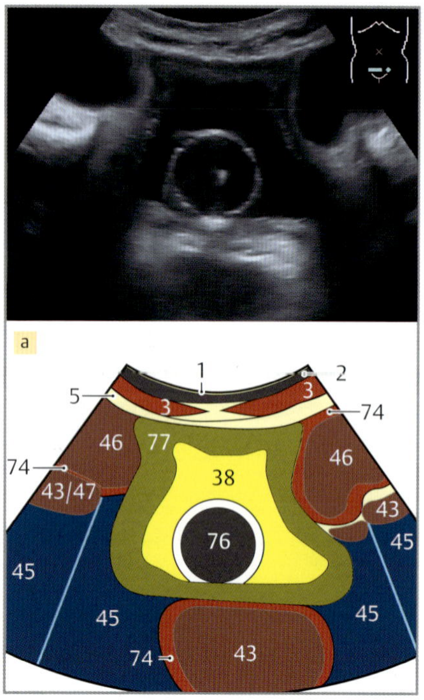


Abb. 100.1 b geblockter Ballon ...

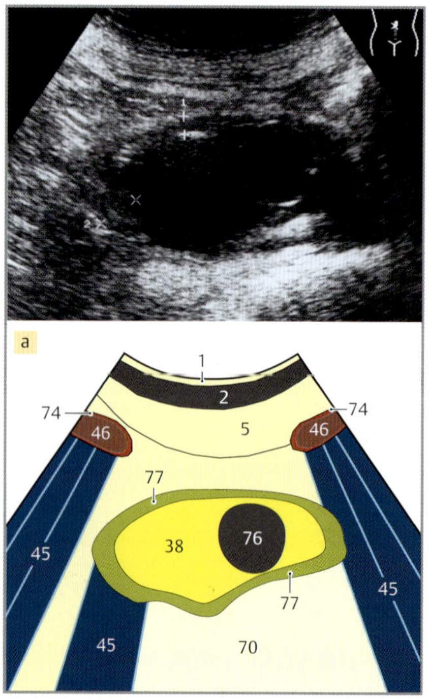


Abb. 100.2 b ... eines Dauerkatheters

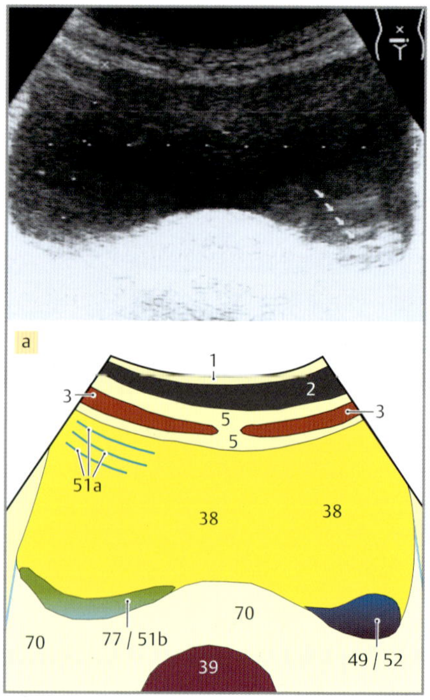


Abb. 100.3 b Sedimente am HB-Boden

## Prostata

Die transabdominale Sonografie der Geschlechtsorgane erfordert die vorherige Füllung der Harnblase (**38**), damit die gashaltigen Darmschlingen (**46**) nach kranial und lateral verdrängt und störende Schallschatten (**45**) vermieden werden. Die Prostata (**42**) befindet sich am Boden der Harnblase, ventral des Rektums (**43**) und wird im suprapubischen Quer- und sagittalen Längsschnitt dargestellt und ausgemessen (Abb. 101.1).

## Prostatahyperplasie

Die normale Prostata sollte die Größe von ca. 5 x 3 x 3 cm bzw. das maximale Volumen von ca. 25 ml nicht überschreiten (A x B x C x 0,5). Bei älteren Männern ist jedoch in einem hohen Prozentsatz eine Prostatahyperplasie (Abb. 101.2) nachweisbar, die zu Miktionsstörungen und zur Ausbildung einer Balkenblase (vgl. Abb. 100.2) führen kann. Eine vergrößerte Prostata (**42**) kann von caudal die Harnblase (**38**) anheben; die Harnblasenwand (**77**) kann jedoch meistens als glatte, echoreiche Linie abgegrenzt werden (Abb. 101.2).
Ein Prostatakarzinom (**54**) entsteht meistens in der Drüsenperipherie, kann die Harnblasenwand tumorös infiltrieren und knollig in das Lumen der Harnblase vorwachsen (Abb. 101.3). Bei fortgeschrittener Kompression der Urethra resultiert eine diffuse Hypertrophie der Harnblasenwand (**77**), die dann verdickt darstellbar ist (Abb. 101.3).

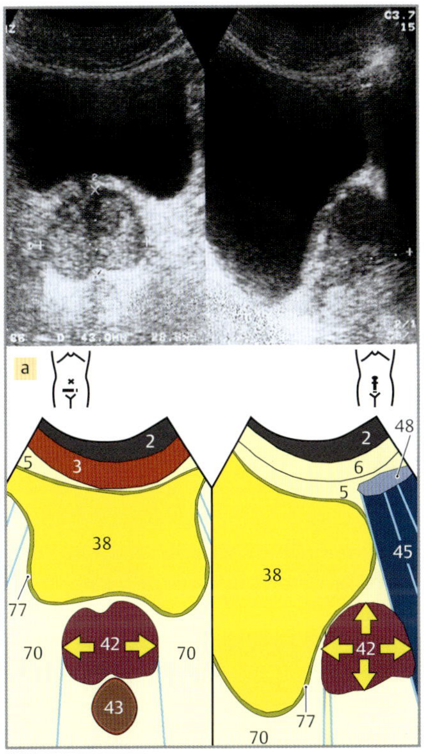

Abb. 101.1 b Prostatagröße

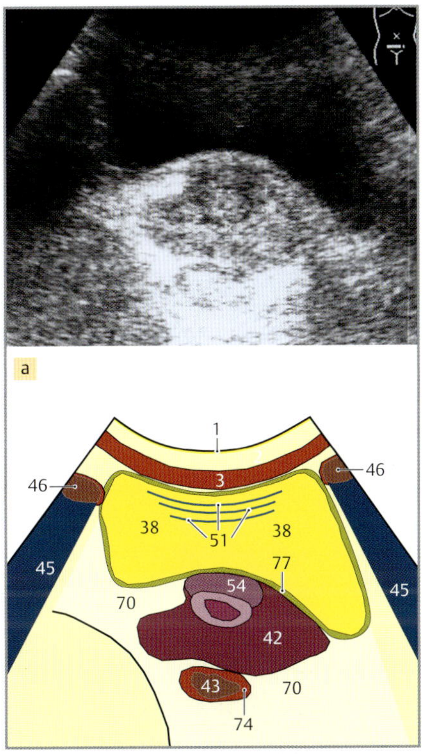

Abb. 101.2 b Prostatahyperplasie

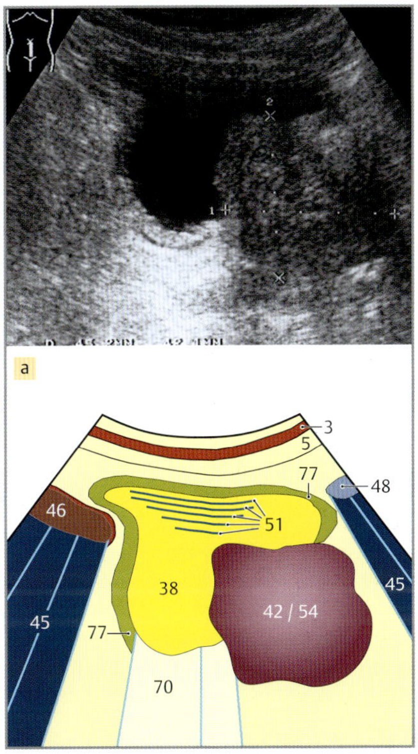

Abb. 101.3 b Prostatakarzinom

## Hoden und Skrotum

Der Hoden (**98**) eines Erwachsenen ist normalerweise homogen echoarm, scharf von den scrotalen Wandschichten (**100**) abgrenzbar und im Längsschnitt ca. 3 x 4 cm groß (Abb. 101.4). Dem oberen Hodenpol sitzt die Kappe des Nebenhodens (**99**) auf, der um den Hodenrand herumzieht. Bei Kindern wird im Querschnitt auf den Ausschluss eines Maldescensus testis (vgl. S. 82) geachtet: Beide Hoden müssen nebeneinander im Scrotum nachweisbar sein.

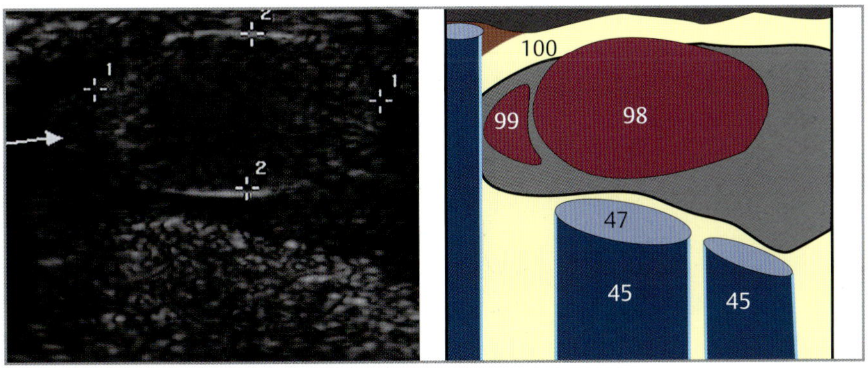

Abb. 101.4 a Hoden-Normalbefund b

### Maldescensus testis

Werden nach dem 3. Lebensmonat nicht beide Hoden im Skrotum gefunden, stellt sich die Frage nach der Lokalisation des maldescendierten oder ektopen Hodens: Häufig findet sich die Hodenanlage (**98**) im Leistenkanal nahe der ventralen Bauchwand (**2 / 5**) wie in Abb. 102.1. Gelingt der sonografische Nachweis der Hodenanlage nicht, muss deren Lokalisation durch eine ergänzende MRT-Untersuchung ausgeschlossen werden, da ein nichtdescendierter oder ektoper Hoden maligne entarten kann.

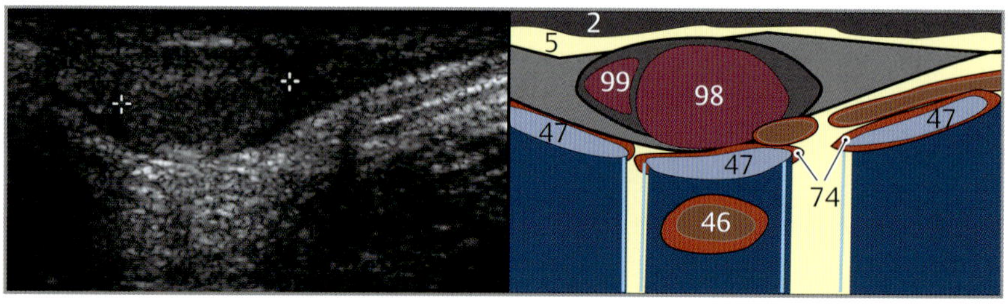


Abb. 102.1 a Hoden im Leistenkanal b

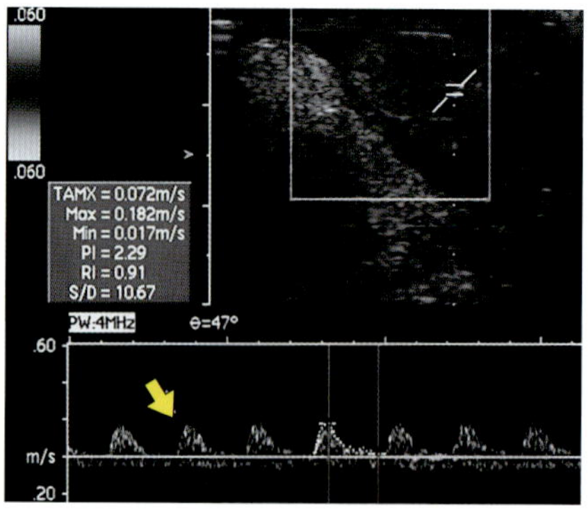


Abb. 102.2 Hodenperfusion

### Orchitis/Epididymitis

Bei plötzlich einsetzenden, starken Schmerzen im Skrotum mit Ausstrahlung in die Leiste muss neben einer inkarzerierten Leistenhernie besonders die Differenzialdiagnose zwischen einer Entzündung des (Neben)Hodens und einer Hodentorsion geklärt werden: Hodengewebe zeigt eine Ischämietoleranz von nur ca. 6 Stunden, bevor eine irreversible Nekrose auftritt. Liegt „nur" eine Entzündung vor, muss dopplersonografisch eine Perfusion mit arteriellen Pulsen im Flussprofil (↘ in Abb. 102.2) nachweisbar sein. Häufig ist dann die betroffene Seite sogar hyperperfundiert. Bei einer Torsion ist die Hodenperfusion im Seitenvergleich entweder erheblich reduziert oder fehlt völlig.
Typisch für eine Orchitis oder Epididymitis sind eine ödematöse Verdickung des Hodens (**98**) bzw. des Nebenhodens (**99**) und auch eine mehrschichtige Verdickung der Skrotalwand (**100**) wie in Abb. 102.3. In Zweifelsfällen hilft die Größenbestimmung im Seitenvergleich.

### Hydrozele/Leistenhernie

Liegt dagegen eine homogen echofreie Flüssigkeitsansammlung vor (Abb. 102.4), kann es sich entweder um eine Hydrozele (**64**) oder um eine Varikozele handeln. Eine Varikozele würde sich beim Valsalva-Pressversuch jedoch vergrößern und eine farbduplexsonografisch nachweisbare Perfusion zeigen. Gelegentlich finden sich im Leistenkanal oder Skrotum gleichzeitig sowohl hernierter Darm (**46**) als auch eine Hydrozele (**64**) neben dem normalen Hoden (**98**, Abb. 102.5). Ein Hodenmalignom führt meistens zu inhomogenen Veränderungen des Hodenparenchyms. Maligne, aber noch gut differenzierte Seminome können allerdings eine homogene und weitgehend unauffällige Sonomorphologie zeigen.

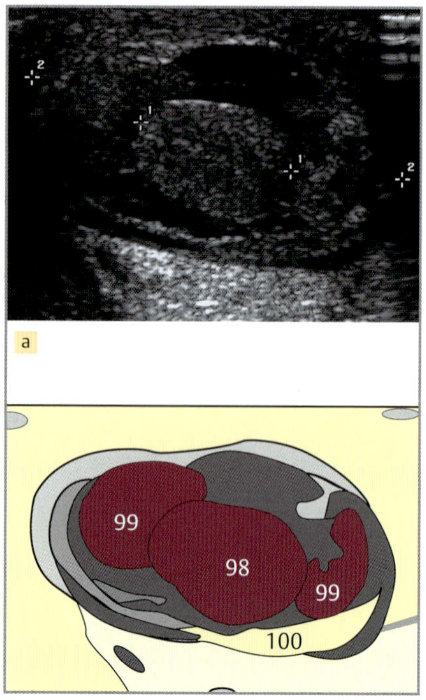


Abb. 102.3 b Epididymitis

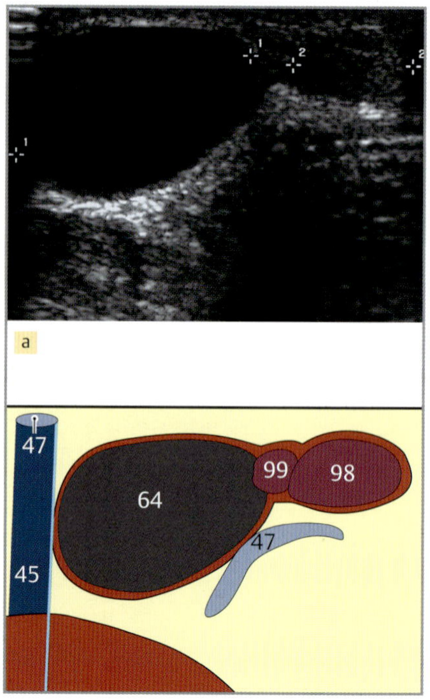


Abb. 102.4 b Hydrozele

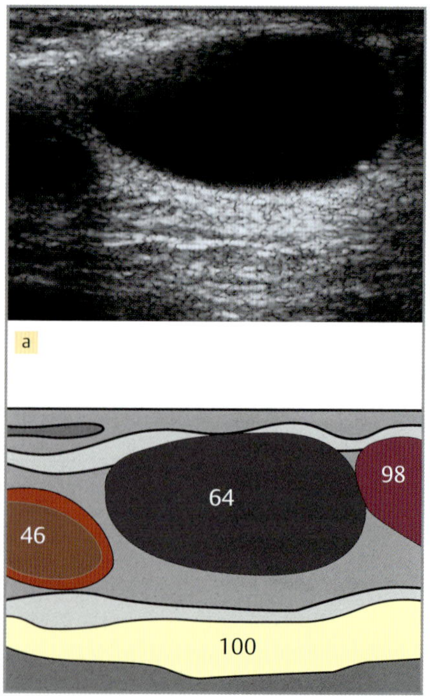


Abb. 102.5 b DD Varikozele

Die transabdominelle Darstellung (Abb. 103.1) des Uterus (**39**) mit den Ovarien (**91**), der Vagina (**41**) und des Rektums (**43**) benötigt als Schallfenster eine gut gefüllte Harnblase (**38**). Wegen der benötigten Eindringtiefe müssen niedrigere Frequenzen um 3,5 MHz mit dementsprechend limitiertem Auflösungsvermögen eingesetzt werden. Daher wird von Gynäkologen häufig die höher auflösende Alternative der Endosonografie eingesetzt (s.u.).

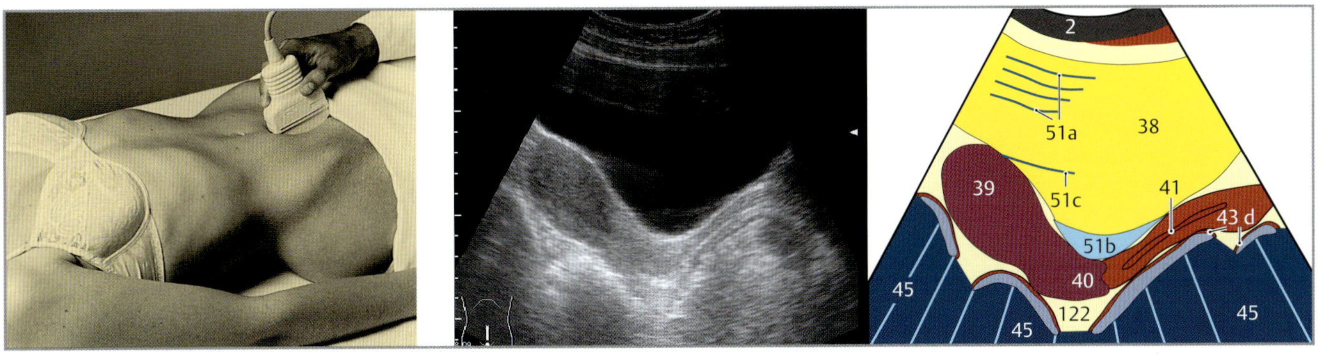


Abb. 103.1 a b c

## Endovaginale Sonografie

Die Verwendung transvaginal einsetzbarer Schallköpfe (Abb. 103.2) erlaubt wegen der besseren Nähe zu den Zielorganen die Verwendung höherer Frequenzen (5–10 MHz) mit entsprechend besserer Ortsauflösung (vgl. S. 11). Die Endosonografie hat außerdem den Vorteil, dass die Harnblase nicht gefüllt sein muss. Es stehen dafür unterschiedliche elektronische und mechanische Schallköpfe mit variierender Bildbreite (70–180°) zur Verfügung: Schallköpfe, die die Schallwellen etwas exzentrisch zu einer Seite aussenden, müssen für die Darstellung des kontralateralen Ovars dann um 180° gedreht werden. Im Vergleich zu transabdominellen Bildern resultiert eine Darstellung von caudal, das endovaginale Bild steht quasi „auf dem Kopf". Die Ausbreitung der Schallwellen erfolgt vom unteren Bildrand nach oben (Abb. 103.3). Diese Orientierung führt dazu, dass Darmschlingen (**43**) mit Schallschatten (**45**) im oberen Bildanteil, der Uterus (**39**) und die Zervixregion (**40**) jedoch schallkopfnah erscheinen.

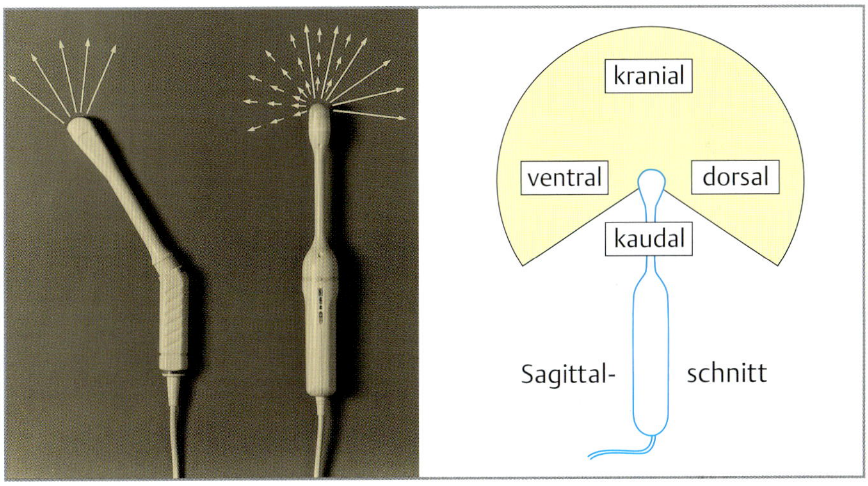


Abb. 103.2 a b

## Bildorientierung

In sagittalen Schnittebenen bevorzugen viele Gynäkologen – entgegen der internistischen Konvention – den Anblick von der linken Patientenseite: Die Harnblase (**38**) und die ventralen Körperanteile liegen dadurch am linken Bildrand (Abb. 103.3), die Zervix (**40**) und die dorsalen Anteile am rechten Bildrand.

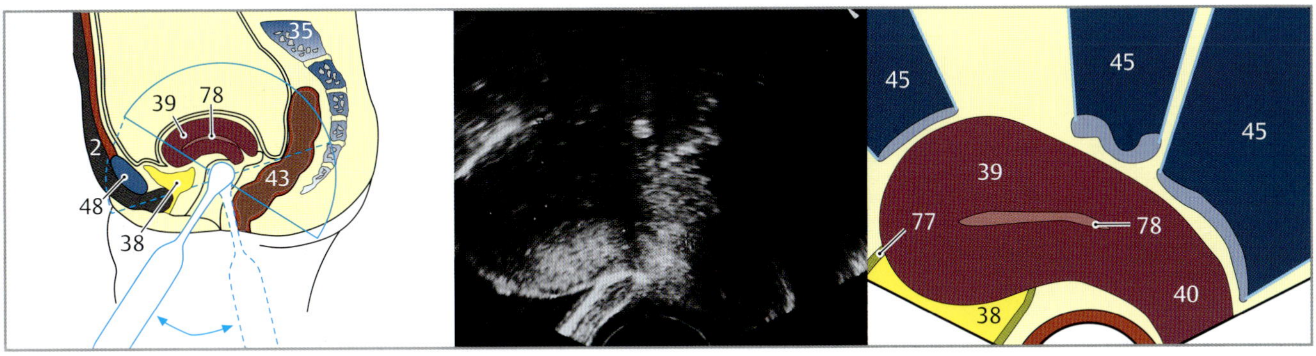


Abb. 103.3 a Normal anteflektierter Uterus in endovaginaler Darstellung b c

## Uterus: Normalbefunde

Die Dicke des Endometriums (**78**) variiert mit dem hormonellen Zyklus: Unmittelbar nach der Menstruationsblutung findet man nur einen dünnen, echoreichen und strichförmigen Zentralreflex (Abb. 104.1). Später ist das Endometrium (**78**) periovulatorisch durch einen dünnen, echoreichen Randsaum ( ↙ ) vom Myometrium (**39**) abgegrenzt (Abb. 104.2). Nach der Ovulation geht im sekretorischen Endometrium zunehmend das Mittelecho ( ⇨ ) verloren (Abb. 104.3), bis nur noch echoreiches Endometrium erkennbar ist.

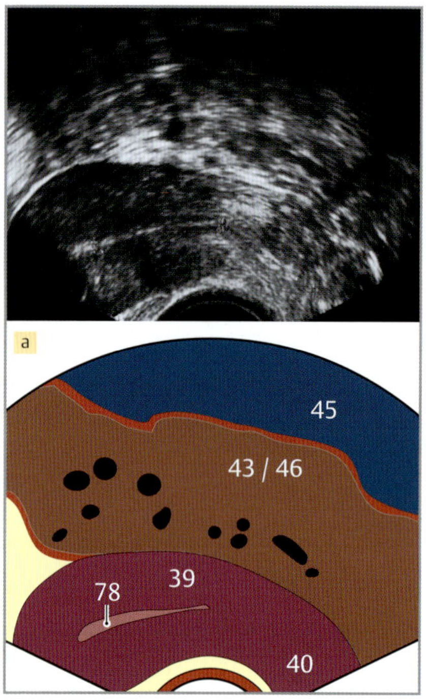

Abb. 104.1 b

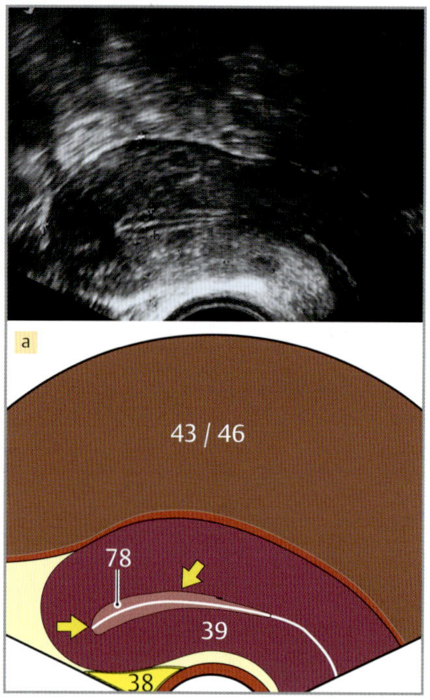

Abb. 104.2 b

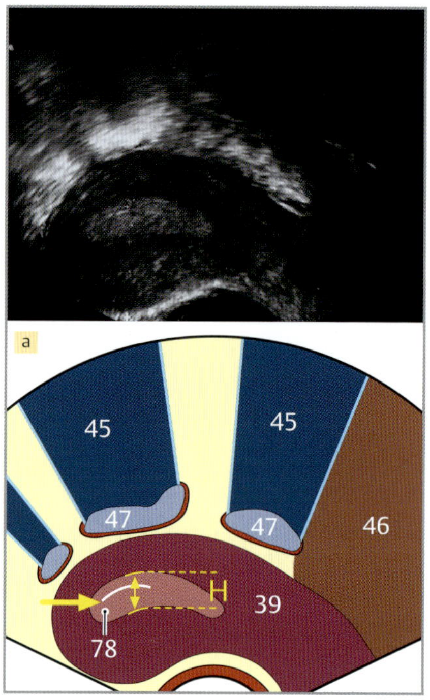

Abb. 104.3 b

Das normalerweise homogen echoreiche Myometerium kann von Gefäßen durchsetzt sein, die als echofreie Areale imponieren. Corpus (**39**) und Zervix (**40**) des Uterus unterscheiden sich nicht in ihrer Echogenität. Prämenopausal sollte die doppelte Höhe (H) des Endometriums (**78**) dünner als 15 mm sein (↕ Abb. 104.3), postmenopausal dünner als 6 mm, wenn die Patientinnen keine Hormonsubstitution einnehmen. Um falsch zu hohe Messungen durch Schräganschnitte zu vermeiden, erfolgt die Messung nur im uterinen Längsschnitt.

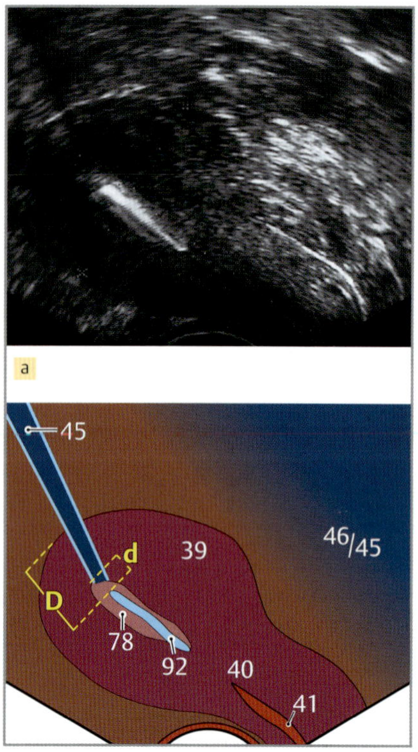

Abb. 104.4 b korrekter IUP-Sitz

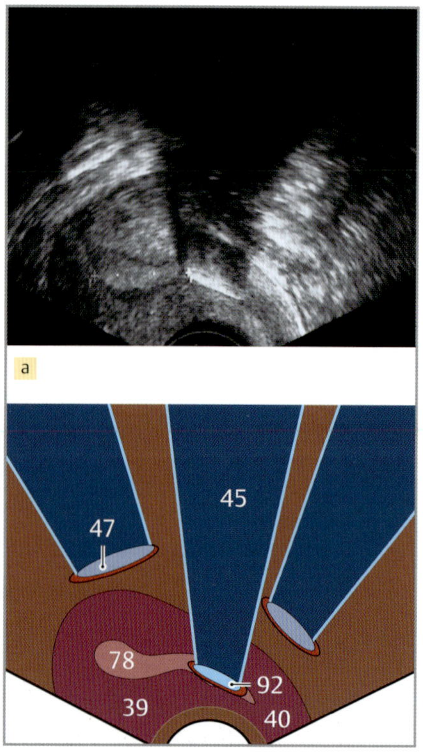

Abb. 104.5 b disloziertes IUP

## Intrauterinpessar (IUP)

Ein IUP (**92**) ist an seiner hohen Echogenität mit Schallschatten (**45**) gut erkennbar und sollte am Fundus im Cavum uteri liegen. Der Abstand zwischen fundusnaher Endometriumspitze und IUP (d) sollte unter 5 mm, die Distanz zum Fundusende (D) unter 20 mm liegen (Abb. 104.4). Größere Abstände (Abb. 104.5) sprechen dagegen für eine Dislokation des IUP zur Portio (**40**) mit entsprechend unzureichend kontrazeptivem Schutz.

## Uterustumoren

Der normale Uterus ist durch die echoreiche Serosa begrenzt und zeigt ein homogen echoarmes Myometrium (**39**). Myome (**54**) sind die häufigsten benignen Uterustumoren: Sie gehen von der glatten Muskulatur aus und befinden sich meistens im Corpus uteri. Im Hinblick auf die OP-Planung einer Myomenukleation unterscheidet man zwischen intra-/transmuralen (Abb. 105.1), submukösen (Abb. 105.2) und schließlich subserösen Myomen, die dem Uterus außen anliegen (Abb. 105.3). Ein submuköses Myom kann leicht mit Endometriumpolypen (**65**) verwechselt werden (Abb. 105.2).

Myome weisen ein homogenes oder ein konzentrisch-schalenförmiges Echogenitätsmuster auf bei scharfer Abgrenzung und glatter Oberfläche. Sie können jedoch auch Verkalkungen mit Schallschatten oder zentrale Nekrosen enthalten. In jedem Fall sind exakte Größendokumentation und Verlaufskontrolle induziert, um eine seltene sarkomatöse Entartung durch den Nachweis einer raschen Größenprogredienz aufzudecken. Zu Beginn einer Schwangerschaft kann eine plötzliche Myomvergrößerung jedoch benignen Charakters sein.

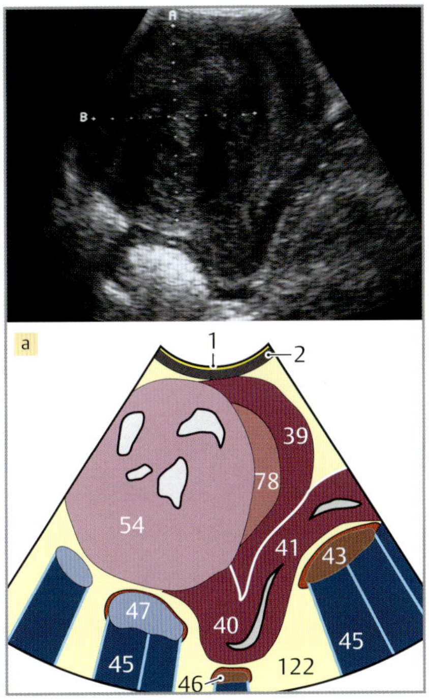


Abb. 105.1 b Uterusmyom

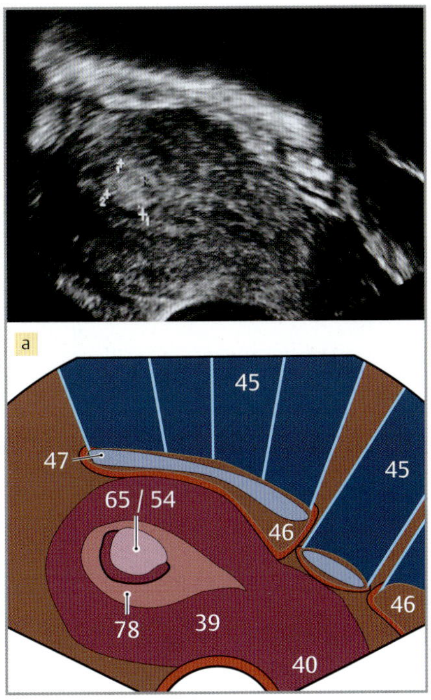


Abb. 105.2 b submuköses Myom

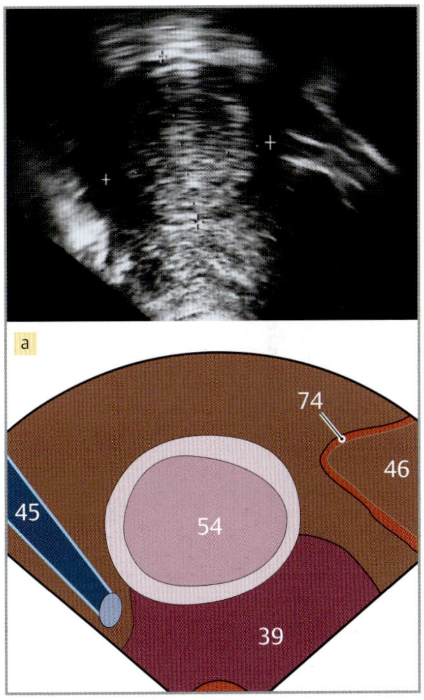


Abb. 105.3 b subseröses Myom

Postmenopausal kann durch externe Östrogenzufuhr, östrogenbildende Ovartumoren oder persistierende Follikel eine Hyperplasie des Endometriums entstehen (Abb. 105.4), die bei anhaltend hohem Östrogenspiegel zum Adenokarzinom (**54**) entarten kann (Abb. 105.6). Als Malignitätskriterien gelten eine auffällige Dicke über 6 (post-) bzw. 15 mm (prämenopausal) sowie eine Inhomogenität und unregelmäßige Begrenzung des Endometriums wie in Abb. 105.6.

Eine echoarme Blutansammlung (↙) im Cavum uteri (Hämatometra), kann sowohl durch eine postentzündliche Verklebung der Portio nach Koniotomie als auch durch einen Zervixtumor entstehen (Abb. 105.5).

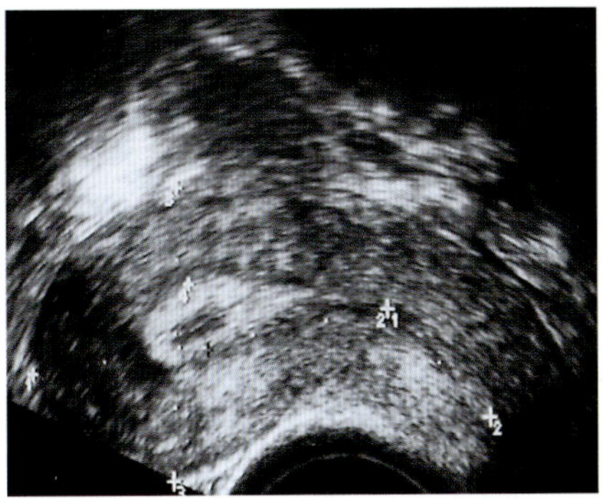

Abb. 105.4 Endometrium-Hyperplasie

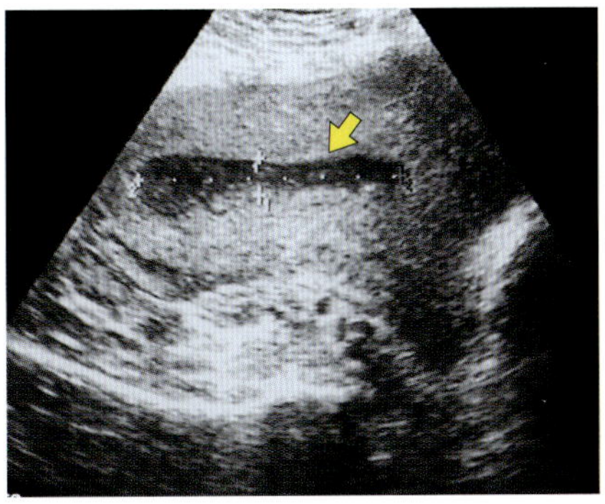

Abb. 105.5 Hämatometra

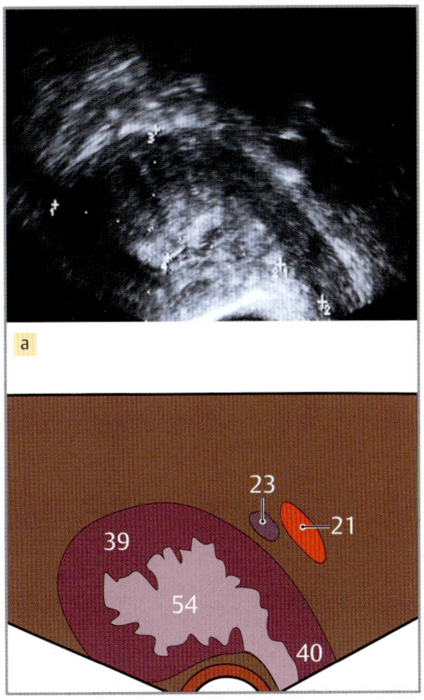


Abb. 105.6 b Uterus-Ca

## Volumetrie der Ovarien

Die Ovarien (**91**) werden im nach craniolateral gerichteten, sagittalen Längsschnitt dargestellt (Abb. 106.1) und finden sich häufig in unmittelbarer Nachbarschaft zu den Iliakalgefäßen (**21/22**). Zur Messung des Ovarvolumens wird zusätzlich eine Transversalebene eingestellt. Die drei Durchmesser mit 0,5 multipliziert ergeben einen Anhaltswert für das Volumen: Bei erwachsenen Frauen liegt es auf jeder Seite zwischen 5,5 und 10,0 cm$^3$, im Mittel bei knapp 8 cm$^3$. Das Volumen des Ovars ändert sich zwar nicht durch Schwangerschaften, nimmt jedoch postmenopausal kontinuierlich von ca. 3,5 auf 2,5 cm$^3$ ab, je länger die Menopause zurückliegt.

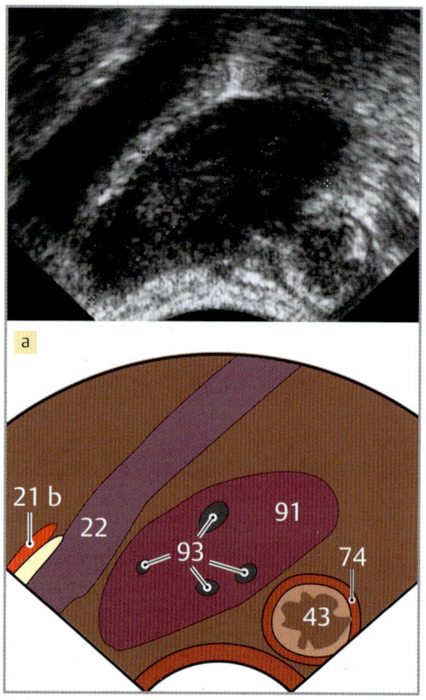

Abb. 106.1 b Normalbefund

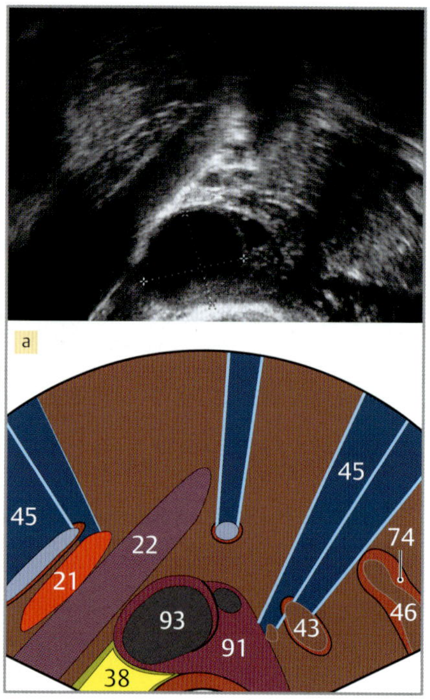

Abb. 106.2 b Graaf-Follikel

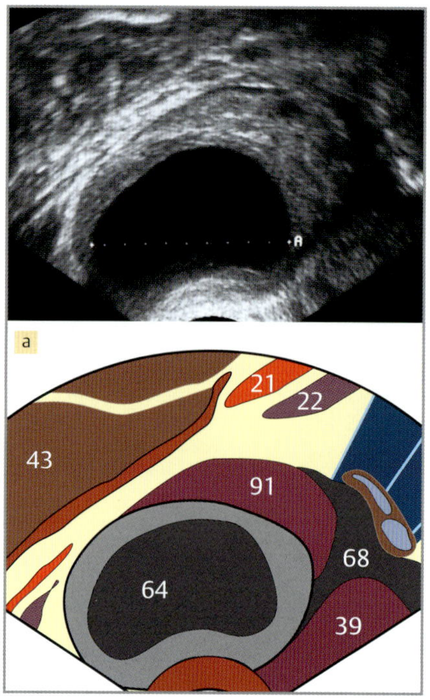

Abb. 106.3 b Corpus-luteum-Zyste

## Zyklusphasen

In den ersten Zyklustagen sind normalerweise mehrere Follikel (**93**) erkennbar, die als 4–6 mm kleine, echofreie Zysten im Ovar erscheinen. Erst ab dem 10. Zyklustag (Abb. 106.2) reift ein Leitfollikel mit ca. 10 mm Durchmesser heran („Graaf-Follikel"). Seine Größe nimmt danach linear um ca. 2 mm/Tag zu, bis sie präovulatorisch 1,8–2,5 cm erreicht. Die anderen Follikel bilden sich währenddessen zurück.

Für die Infertilitätsbehandlung und In-vitro-Fertilisation (IVF) ist bedeutsam, dass durch enge sonografische Kontrollen die Follikelreifung und gelegentlich auch der Zeitpunkt der Ovulation endosonografisch gut nachweisbar sind: Als Zeichen für eine kurz bevorstehende Ovulation gelten eine Follikelgröße über 2 cm, die Darstellung eines kleinen, randständigen Cumulus oophorus und eine Zackenbildung innerhalb der Follikelwand. Durch die Ovulation „verschwindet" der Leitfollikel oder wird zumindest deutlich kleiner – gleichzeitig kann etwas freie Flüssigkeit im Douglasraum nachweisbar sein.

Aus dem geplatzten Follikel entwickelt sich durch Gefäßeinsprossung das Progesteron-produzierende Corpus luteum, das nur für einige Tage als echoreiche Zone in der ehemaligen Follikelposition sichtbar bleibt. Kommt es jedoch zur Nidation, bleibt das Corpus luteum bestehen und kann als Corpus-luteum-Zyste (**64**) bis zur 14. Schwangerschaftswoche nachweisbar sein (Abb.106.3). Zu den Follikelentwicklungsstörungen gehört die vorzeitige Luteinisierung des Follikels, die zu einem Ausbleiben der Ovulation und zu einer Follikelzyste (**64**) führt (Abb. 106.4). Bleibt eine Follikelzyste länger als eine Zyklusdauer größer als 3 mm, sollte stets an einen persistierenden Follikel gedacht werden (vgl. nächste Seite).

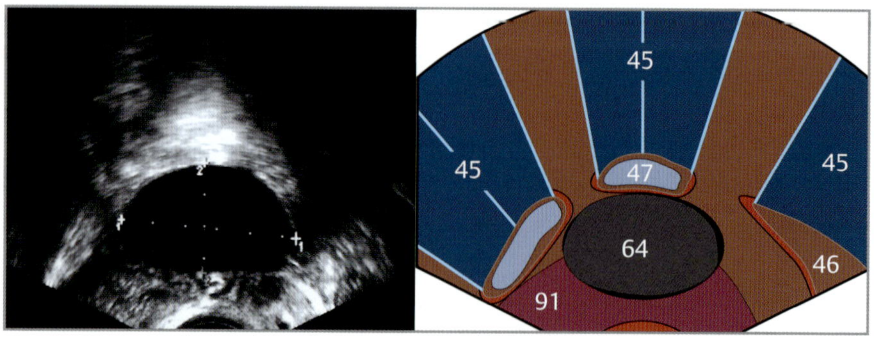

Abb. 106.4 a Follikelzyste b

## Ovarien: Zysten und Tumoren

Liegt der Durchmesser einer ovariellen Zyste jedoch über 5 cm (vgl. S. 106), gilt sie als tumorverdächtig. Ein Malignitätsverdacht besteht insbesondere dann, wenn innerhalb der Zyste Septen und/oder solide Binnenechos (↖) oder eine Wandverdickung nachweisbar sind (Abb. 107.1). Ein ähnliches Aussehen haben Dermoidzysten (Abb. 107.2), die 15 % der meist einseitigen Ovarialtumoren ausmachen: Deren Binnenechos (↘) entsprechen dann Talg, Haaren und anderen Gewebsanteilen. Sie sind primär als benigne einzustufen und entarten nur selten maligne.

Davon abzugrenzen sind eingeblutete oder Endometriosezysten, die entweder Spiegelbildungen (⇨) in ihrem Lumen aufweisen (Abb. 107.3) oder homogen komplett durch Blutbestandteile (**50**) ausgefüllt sein können (Abb. 107.4). Wissen Sie, weshalb die Spiegelbildung in der Abb. 107.3 fast senkrecht im Bild verläuft? Die Lösung steht auf S. 157.

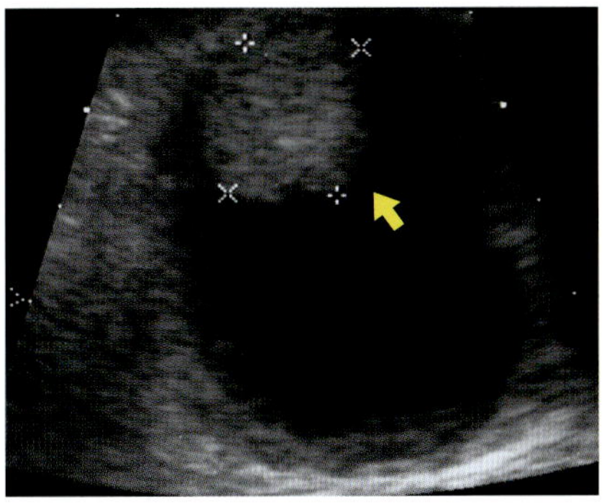

Abb. 107.1 Ovarialkarzinom

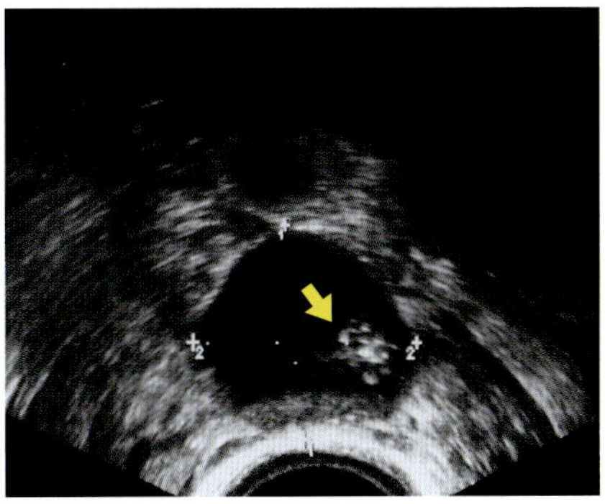

Abb. 107.2 Dermoidzyste

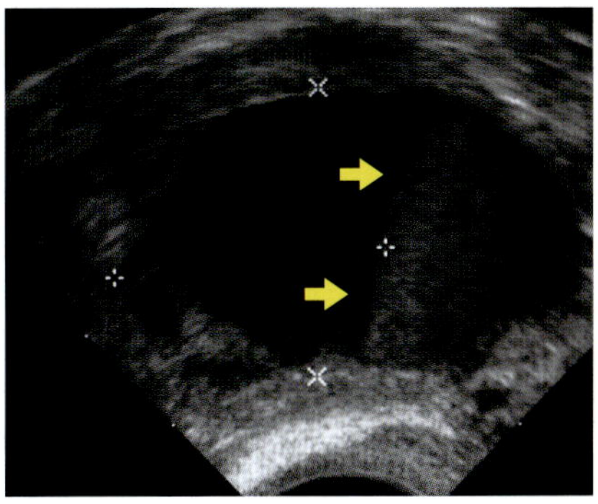

Abb. 107.3 eingeblutete Zyste

## Infertilitätstherapie

Im extern stimulierten Zyklus erlauben alleinige Hormonbestimmungen im Serum weder einen sicheren Ausschluss von hyperstimulierten Ovarien (Abb. 107.5) noch eine zuverlässige Aussage über die Anzahl der sprungreifen Follikel (**93**). Deshalb muss sonografisch die Anzahl heranreifender Graaf-Follikel kontrolliert werden, damit bei mehr als zwei sprungreifen Follikeln ein Abbruch der extenen Hormonstimulation erwogen werden kann und die Patientin gegebenenfalls kontrazeptive Maßnahmen ergreifen kann. Bei ca. 5 % der Frauen finden sich polyzystische Ovarien (PCO) ohne typische Follikelreifung. Meistens beruht dieses Bild auf einer adrenalen Überproduktion von Androgenen. Typisch für das PCO-Syndrom sind mehrere kleine, überwiegend randständige Zysten (**64**) im Ovar, die perlschnurartig in einem vermehrt echogenen Stroma (**91**) aufgereiht sind (Abb. 107.6). In diesen Fällen unerwünschter Infertilität kann eine Hormontherapie helfen.

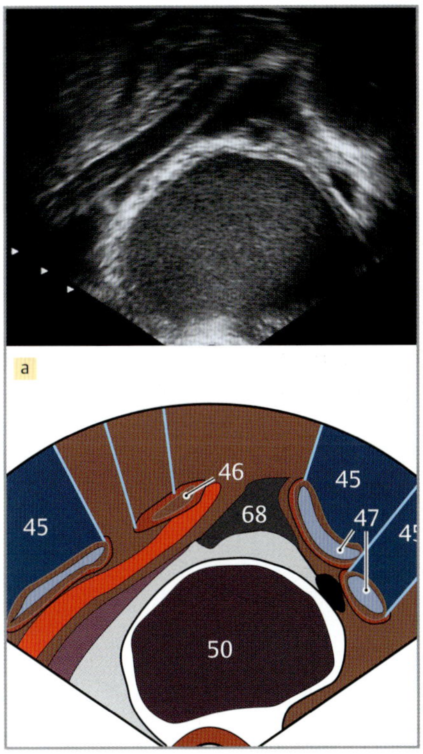


Abb. 107.4 b Endometriosezyste

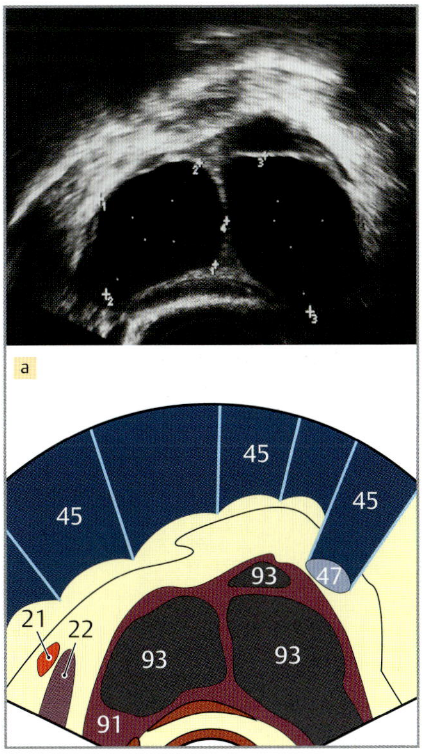


Abb. 107.5 b hyperstimulierte Ovarien

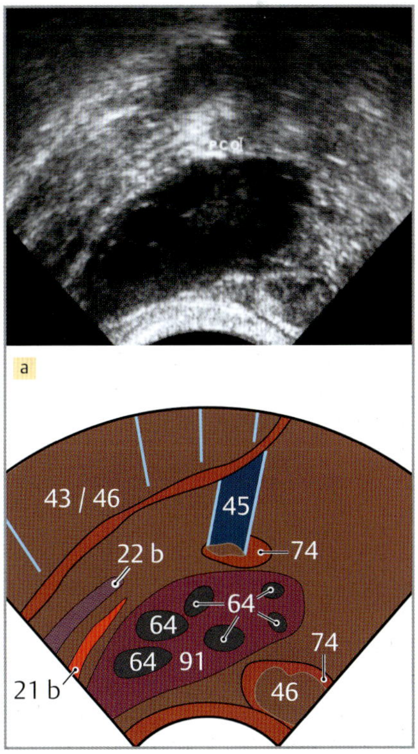


Abb. 107.6 b polyzyst. Ovarien

## Schwangerschaftsnachweis

Ein Schwangerschaftsnachweis kann nicht nur durch ß-HCG-Messungen im mütterlichen Blut oder Harn geführt werden. Zusätzliche sonografische Untersuchungen sollen einerseits die Gravidität bestätigen, können andererseits aber eine extrauterine Gravidität (EUG) ausschließen und eine hormonell nicht sicher nachweisbare Mehrlingsschwangerschaft (vgl. Abb. 109.3/4 ) aufdecken. Der sonografische Nachweis einer frühen intrauterinen Schwangerschaft (hier meiner ersten Tochter, Abb. 108.1) gelingt vaginalsonografisch ab einem Chorion-höhlendurchmesser von ca. 2–3 mm. Diese Größe ist in der Regel ab dem 14. Tag post conceptionem bzw. ab der 4. SSW + 3 Tage post menstruationem erreicht. Aus dem ursprünglichen Bläschen im Corpus uteri (**39**), das von echoreichem Endometrium (**78**) umgeben ist, entwickelt sich mit ca. 1,1 mm Größenzunahme pro Tag die Fruchthöhle (**101**), in der später der Embryo (**95**) nachweisbar ist (Abb. 108.2). Embryonale Herzaktionen sind ab der 6. SSW mit einer Frequenz von ca. 80–90/Minute nachweisbar. Routinemäßig muss die dopplersonografische Frequenzmessung jedoch nicht eingesetzt werden, wenn eine normale Fruchtentwicklung vorliegt (s.u.).

Gelingt zum erwarteten Zeitpunkt kein Embryonachweis in der Chorionhöhle, muss zunächst das Gestationsalter kontrolliert werden. Zeigt eine spätere Kontrolluntersuchung eine Wachstumsverzögerung der weiterhin leeren Chorionhöhle, liegt mit einer Inzidenz von ca. 5 % aller Fruchtanlagen ein sogenanntes „Windei" mit fehlender Fruchtentwicklung vor.

## Extrauterine Gravidität (EUG)

Bei einer EUG (Abb. 108.3) befindet sich die Fruchtanlage (**95**) außerhalb des Uterus (**39**). Wegen der notwendigen Konsequenzen (u.a. Blutungsrisiko) darf dieses Krankheitsbild nicht übersehen werden.

## Grenzwertdiskussion

Nach den Richtlinien des American Institute of Ultrasound in Medicine (AUIM) sind Schallenergien unter 100mW/cm$^2$ bzw. 50 J/cm unbedenklich. Die Grenzwerte werden bei der reinen B-Bild-Sonografie (schwarzweiß) weit unterschritten, sodass nach allen derzeitigen Erkenntnissen weder relevante Gewebserwärmungen noch mutagene Effekte zu erwarten sind. Dies gilt auch für wiederholte Ultraschalluntersuchungen während einer Schwangerschaft. In diesem Zusammenhang ist interessant, dass während einer Ultraschalluntersuchung nur ein minimaler Prozentsatz der Zeit für das Aussenden von Ultraschallimpulsen verwendet, die meiste Zeit jedoch für den Empfang der reflektierten Echos benötigt wird. Anders verhält es sich bei der farbkodierten Dopplersonografie und dem gepulsten Doppler (PW- oder pulsed wave Doppler): Hier können die genannten Grenzwerte bei längeren Untersuchungszeiten erreicht und überschritten werden. Bisher liegen zwar keine Hinweise über einen schädigenden Effekt von Ultraschallwellen vor, trotzdem wird von unnötigen (Farb)Doppleruntersuchungen in der empfindlichen Phase der Organogenese im 1. Trimenon abgeraten. Die Quellen dieser Angaben sind jederzeit beim Autor erhältlich.

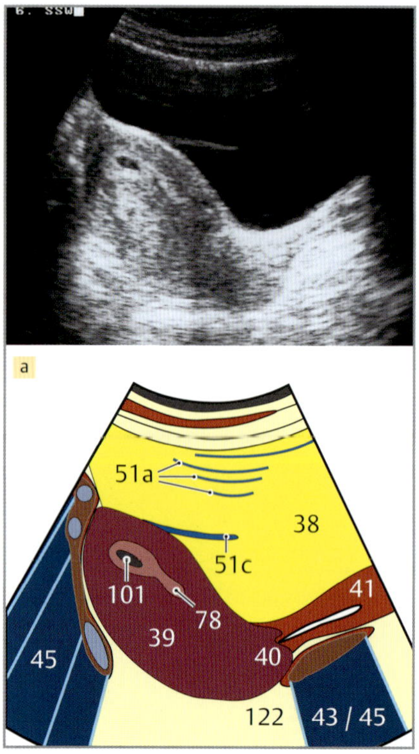


Abb. 108.1 b Frühschwangerschaft

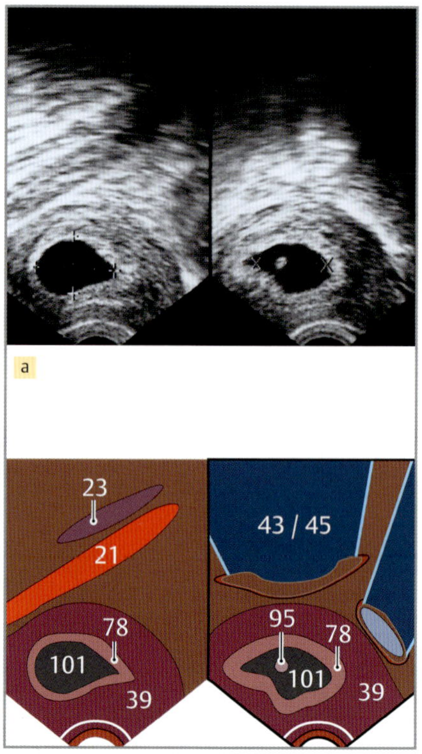


Abb. 108.2 b Embryo

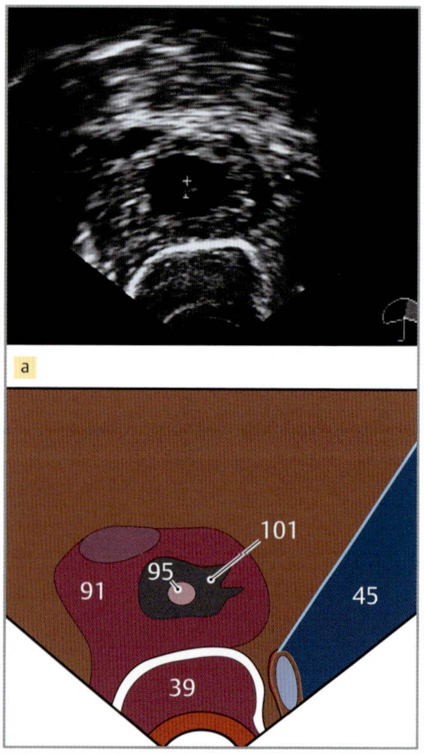


Abb. 108.3 b extrauterine Fruchtanlage (EUG)

## Plazentalage

Der normale Plazentasitz befindet sich nahe dem Fundus uteri an der Vorder- oder Hinterwand. Innerhalb der Plazenta (**94**) treten in ca. 20 % eine oder mehrere, ein- oder mehrkammerige Zysten/Lakunen (**64**) auf (Abb. 109.1), die funktionell jedoch meist ohne Bedeutung sind. Es soll jedoch eine gewisse Assoziation zu einem mütterlichen Diabetes oder einer Rhesus-Inkompatibilität bestehen.

Die definitive Bestimmung der Plazentalage sollte jedoch erst gegen Ende des 2. Trimenons erfolgen, da eine Plazenta praevia der Frühschwangerschaft durch eine zunehmende Ausdehnung des caudalen Uterusanteils später in einen normalen oder „tiefen" Plazentasitz (Abstand zum inneren Muttermund < 5 cm) übergehen kann.

Man unterscheidet drei Formen der Plazenta praevia: eine, die den Muttermund (**40**) komplett (totalis) überdeckt, eine mit teilweiser Überlagerung (partialis, Abb. 109.2) und eine, die unmittelbar an ihn heranreicht (marginalis). Die Bewertung der Plazentastruktur hat an Bedeutung verloren, seitdem die plazentare und fetale Perfusion dopplersonografisch überprüft werden kann.

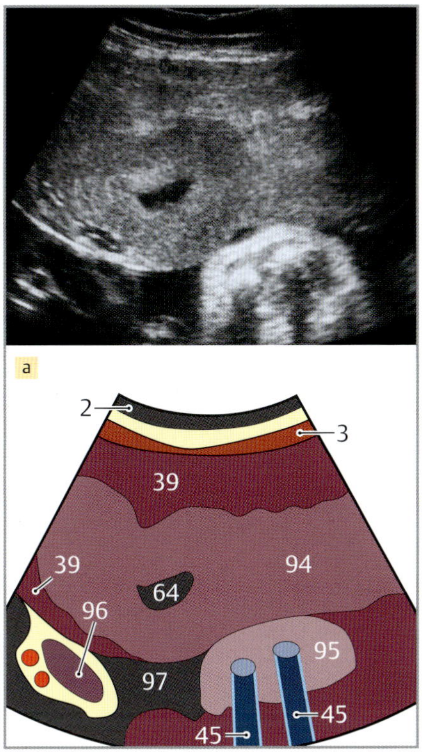


Abb. 109.1 b Plazentazyste

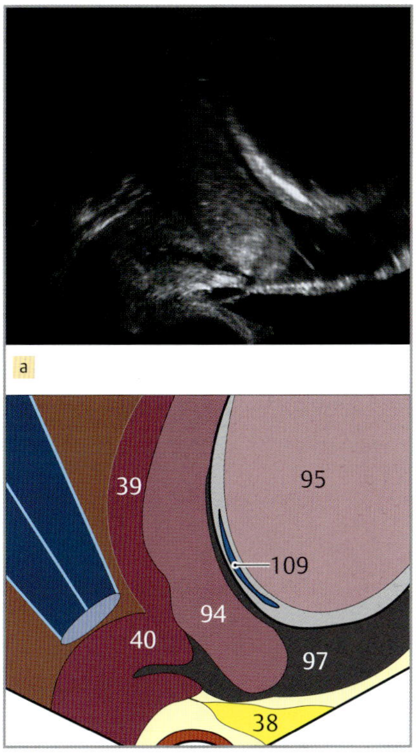


Abb. 109.2 b Placenta praevia

## Mehrlingsschwangerschaften

Bei Mehrlingsschwangerschaften muss geklärt werden, ob sich die Fruchtanlagen (**95**) eine gemeinsame Plazenta (⇦ in Abb. 109.4) teilen oder jeder Embryo separat versorgt wird. Für die werdenden Eltern (und deren Geburtshelfer) ist nicht nur wichtig zu wissen, ob sie Zwillinge (Abb. 109.3) oder sogar Drillinge (Abb. 109.4) erwarten. Einige möchten sich auch darauf einstellen, ob sie eine Tochter (Abb. 109.5) oder einen Sohn (Abb. 109.6) erwarten:

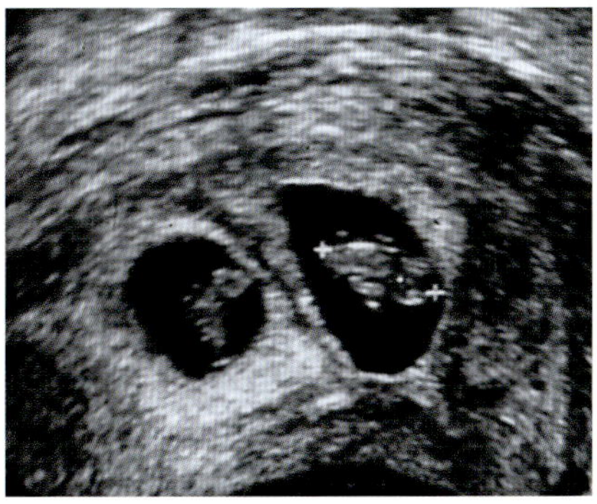

Abb. 109.3 Zwillinge

## Geschlechtsbestimmung

Denken Sie daran, den Eltern nur nach Aufforderung bzw. vorheriger Nachfrage das Geschlecht des Feten mitzuteilen. Vor allem sollten Sie sich aber sicher sein: In der Frühphase besteht noch eine gewisse Verwechslungsmöglichkeit (**?**) zwischen der Nabelschnur (↘) und einer Klitoris bzw. einem Penis (↖) einerseits sowie zwischen den weiblichen Labien und dem Skrotum (⇨) andererseits (Abb. 109.5 / 6).

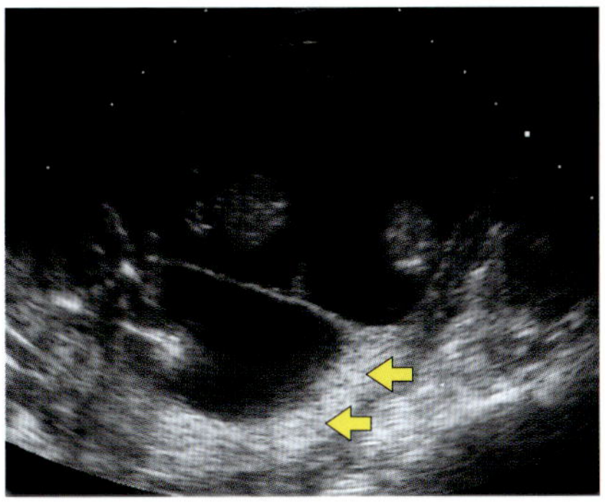

Abb. 109.4 Drillinge

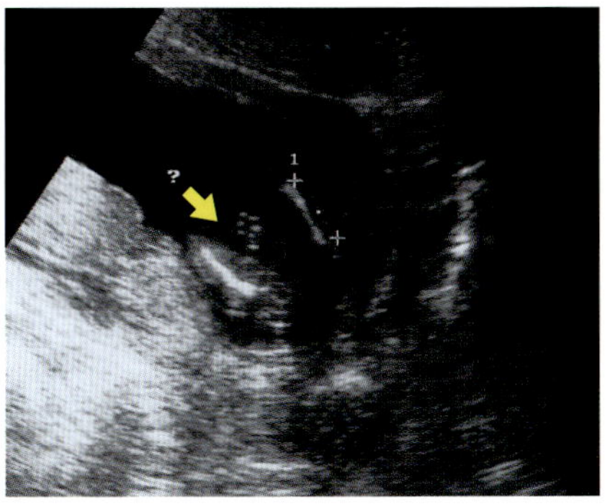


Abb. 109.5 Nabelschnur

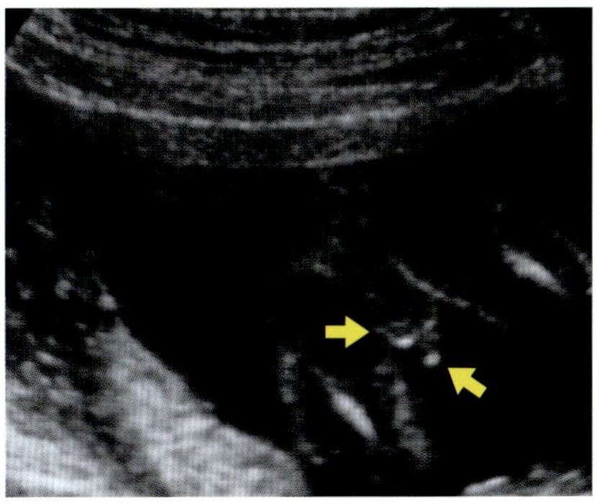

Abb. 109.6 ... ein Junge!

Zum Abschluss dieses Kapitels können Sie wieder überprüfen, welche Details Ihnen im Gedächtnis geblieben sind und in welchen Bereichen Sie noch Wissenslücken schließen müssen. Die Auflösungen zu den Aufgaben 1–6 finden Sie auf den vorherigen Seiten, die Auflösung des Bildrätsels (Nr. 4) finden Sie dagegen auf Seite 157 am Ende des Buches.

1. Auf der Seite 107 wurden Sie gefragt, warum eine Spiegelbildung in einer eingebluteten Endometriumzyste senkrecht durch das endosonografische Bild verläuft. Ist Ihnen die Antwort klar? Falls nicht, orientieren Sie sich bitte an der Erläuterung zu sagittalen Bildebenen in der Vaginalsonografie auf der Seite 103.

2. Ein 18-jähriger Patient stellt sich mit starken Schmerzen im linken Scrotum vor, die vor ca. drei Stunden plötzlich aufgetreten seien und in die linke Leiste ausstrahlen. Welche Differenzialdiagnosen müssen Sie in erster Linie klären? Wie viel Zeit bleibt Ihnen dafür? Welche sonografischen Verfahren setzen Sie dafür ein?

3. Woran erkennen Sie sonografisch eine bevorstehende Ovulation? Was sollte sich danach (nach der Ovulation) ändern? Ab dem wievielten Tag post menstruationem/post conceptionem können Sie von endovaginal die erfolgreiche Nidation sonografisch dokumentieren?

4. Eine 58-jährige Patientin wird Ihnen zur gynäkologischen Routine-Untersuchung überwiesen. Die Patientin hatte ihre Menopause im Alter von 52 Jahren und hat in den letzten 5 Jahren keine Hormonpräparate eingenommen. Sie führen eine endovaginale Sonografie durch und sehen den Befund der Abb. 110.1: Die Dicke des Endometriums beträgt im Querschnitt 18 mm.
Welche Verdachtsdiagnose haben Sie und welche Maßnahmen würden Sie einleiten?

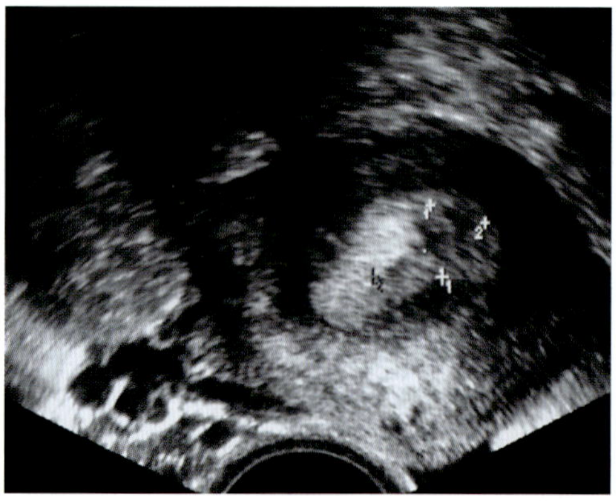
Abb. 110.1

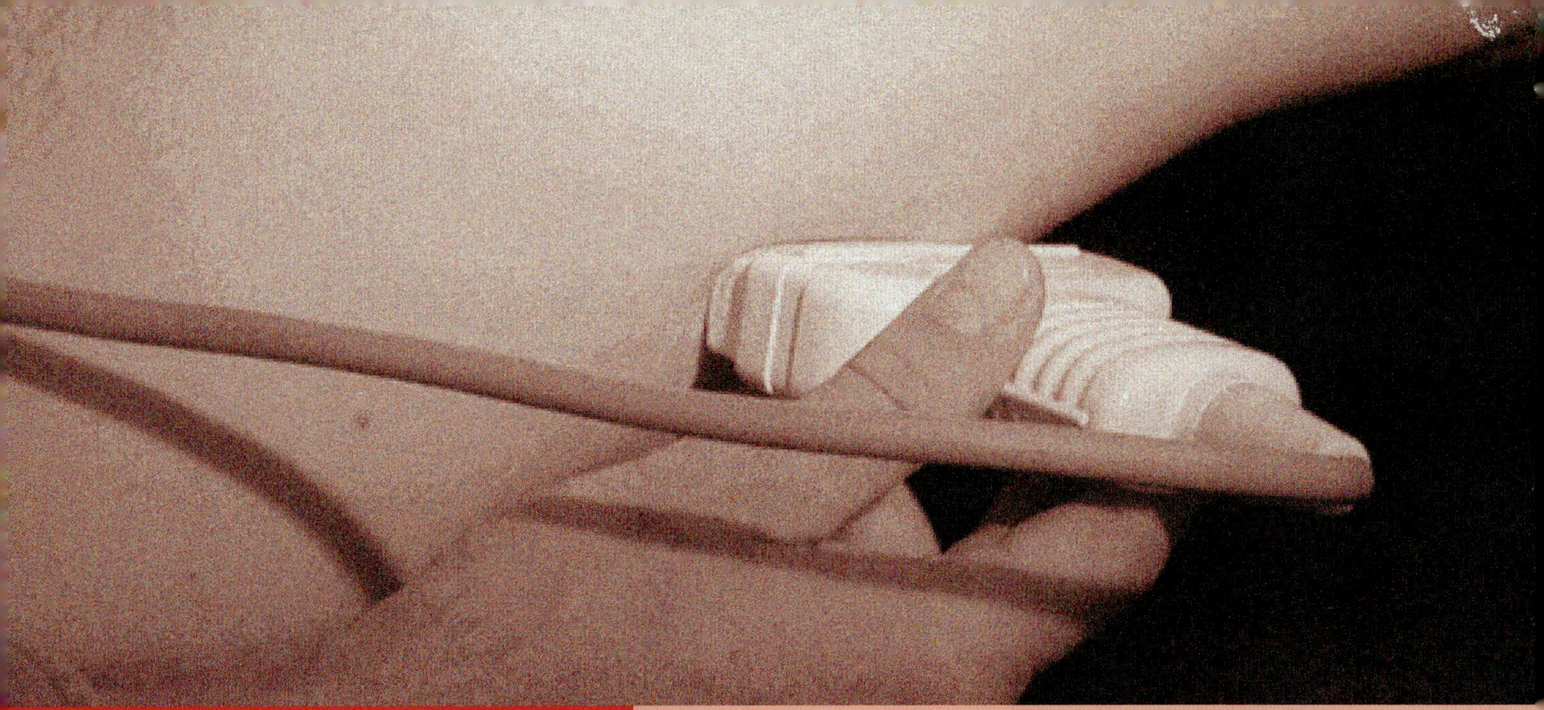

# 8. KURSTAG

## FAST, eFast und Lunge



Mit Abbildungen
von Matthias Hofer
und Georg Groß

## FAST

Bei der FAST-Methode (Focused Assessment with Sonography for Trauma) handelt es sich um eine Technik, bei Unfallpatienten möglichst schnell und zuverlässig lebensbedrohliche Einblutungen in die serösen Höhlen des Thorax und Abdomens auszuschließen bzw. nachzuweisen. Gleichzeitig können mit dieser standardisierten Methode [8.1–8.3] Parenchymrisse in der Milz oder der Leber nachgewiesen werden.

Unfallpatienten befinden sich in der Regel beim Transport, in der Notaufnahme oder dem Schockraum in Rückenlage – daher muss sich der Untersucher vergegenwärtigen, wo sich relevante Einblutungen entsprechend der Schwerkraft ansammeln: Betrachtet man den Torso eines liegenden Patienten von lateral (**Abb. 112.1**), wird schnell klar, dass sich freie Flüssigkeit im Abdomen vor allem im Douglasraum des kleinen Beckens (↙) und am kranialen Anteil der Peritonealhöhle (↓) ansammeln wird. Dieses Verteilungsmuster (Prädilektionsstellen) wird vor allem von der Lordose der LWS (↑) hervorgerufen.

Freie Flüssigkeit in den Pleurahöhlen (hier: Hämatothorax) läuft in Rückenlage ebenfalls nach dorsal in den Recessus costodiaphragmaticus (↘), wenn nicht umfangreiche pleurale Verklebungen nach vorangegangener Pleuritis (vgl. **Abb. 117.3**) dies verhindern.

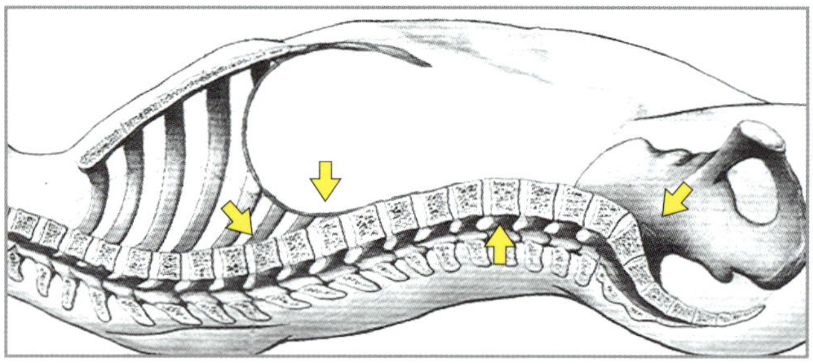

**Abb. 112.1**

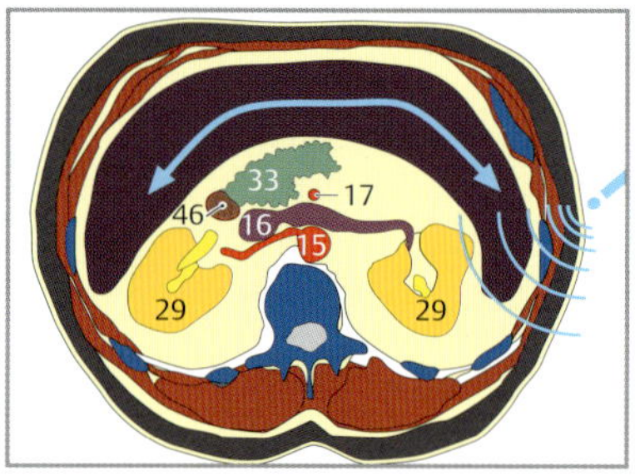


**Abb. 112.2**

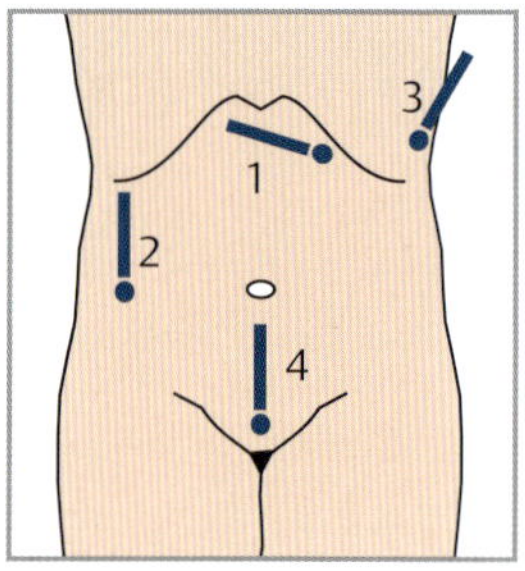


**Abb. 112.3**

Intraabdominell resultiert aber auch eine Lateralisierung des Hämatoms auf beide Seiten: Dies liegt an der relativen Vorwölbung des medianen Peritoneums nach ventral durch die Wirbelsäule (**Abb. 112.2**): Dadurch findet man oft nahe der Mittellinie keine größeren Blutansammlungen, da sich das intraperitoneale Hämatom entsprechend der Schwerkraft frei nach laterodorsal verlagern kann (↷).

Dementsprechend haben sich international die folgenden Schallkopfpositionen für eine zügige Abklärung etabliert (**Abb. 112.3**): **1. Schallkopfposition**: Zuerst wird der Schallkopf im Epigastrium transversal aufgesetzt und nach kaudal gekippt (**Abb. 112.4a**), um das Herz und Perikard auf ein Hämatoperikard zu untersuchen. Im Fall einer Einblutung ist in den zirkulären Randbereichen um die Herzbinnenräume (**114**) ein echofreier Flüssigkeitssaum (**79** nachweisbar (**Abb. 112.4b**). Achten Sie hierbei auf eine ausreichende Eindringtiefe/einen kleinen Zoomfaktor.

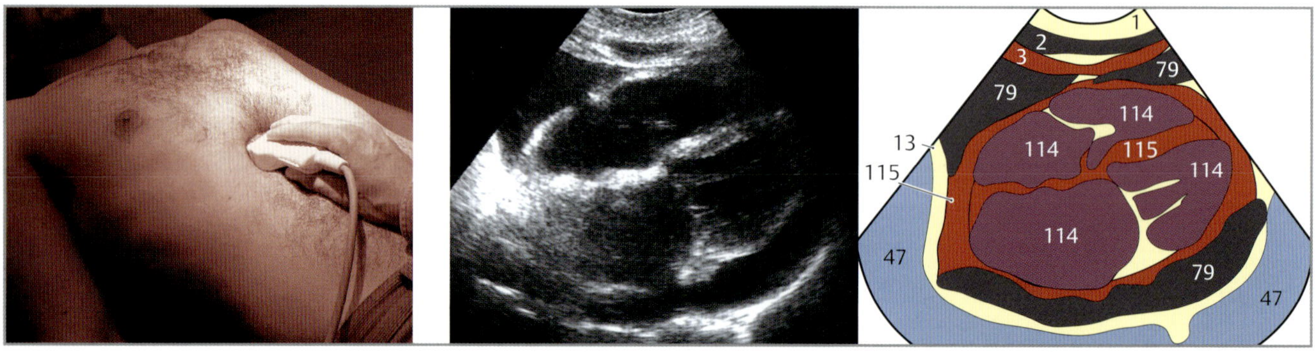


**Abb. 112.4** a 1. SK-Position für ... b ... die Perikarddarstellung ... c ... von subxiphoidal

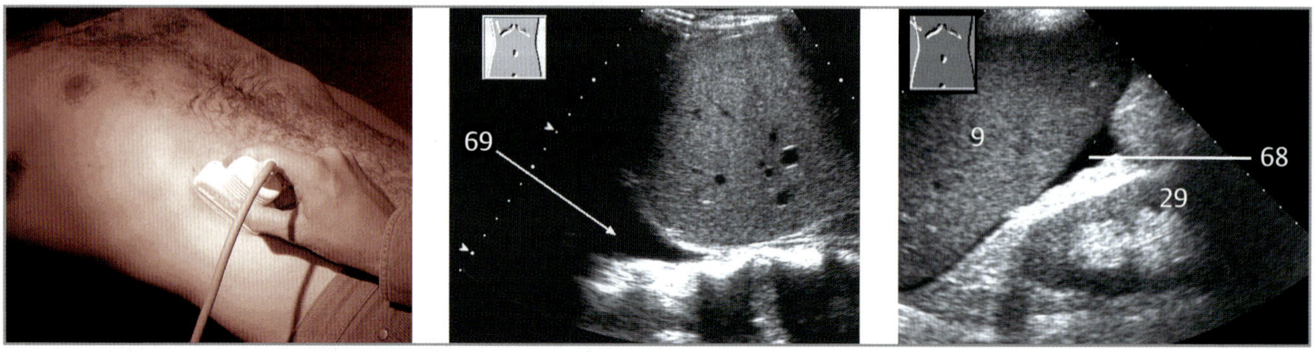


**Abb. 112.5** a 2. SK-Position für ... b ... Hämatothorax rechts und ... c ... Morison-Tasche

Die **2. Schallkopfposition** an der vorderen Axillarlinie rechts (**Abb. 112.5a**) deckt gleichzeitig einen echofreien Hämatothorax rechts (**69** in **Abb. 112.5b**) und eine etwaige Einblutung (**68**) in die sogenannte „Morison"-Tasche zwischen der Leber (**9**) und der rechten Niere (**29**) auf (**Abb. 112.5c**).

Die **3. Schallkopfposition** an der hinteren Axillarlinie (**Abb. 113.2a**) dient zum einen dazu, einen Hämatothorax links auszuschließen, der cranial des Zwerchfells (**13**) sowohl lateral ( ☆ ) schallkopfnah liegen kann als auch medial am unteren Bildrand ( ☆☆ ). Zum anderen können sowohl Milzhämatome (**50**) bei Milzruptur (**Abb. 113.2b**) wie auch Einblutungen in die freie Bauchhöhe, hier in die Koller-Tasche zwischen Milz (**37**) und linker Niere (**29**), aufgespürt werden (**Abb. 113.3**).
Dafür muss jedoch der Schallkopf so nach ventral gekippt werden, dass der Schwenkbereich auch die dorsalen Anteile des Recessus costodiaphragmaticus und des perilienalen Raums erfasst (**Abb. 113.1**).

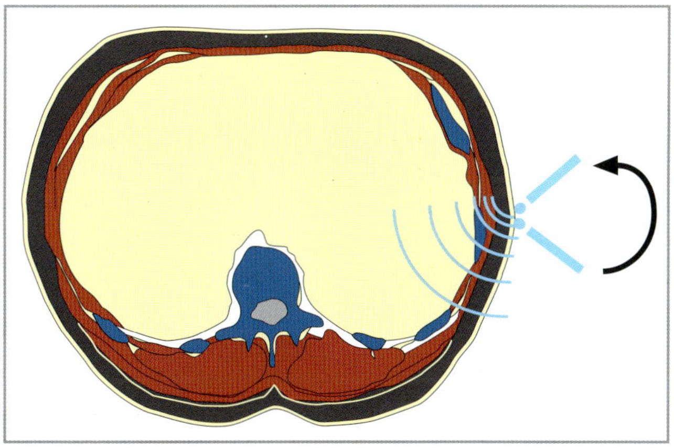

**Abb. 113.1** Kippung des Schallkopfes nach ventral, um die dorsalen Anteile der Koller-Tasche/des Recessus einsehen zu können.

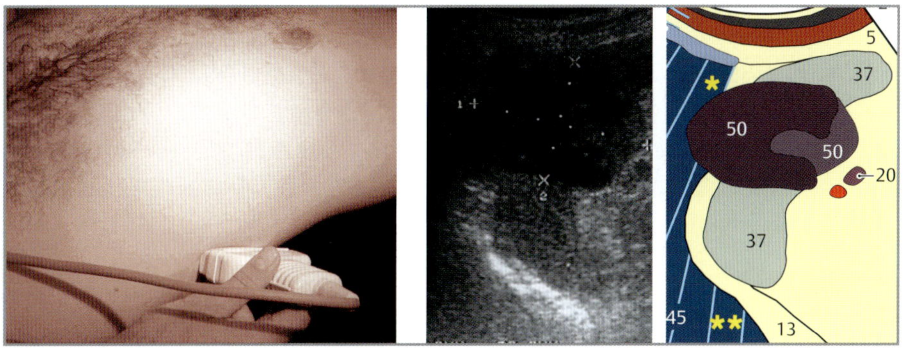


**Abb. 113.2** a 3. SK-Position b Milzhämatom

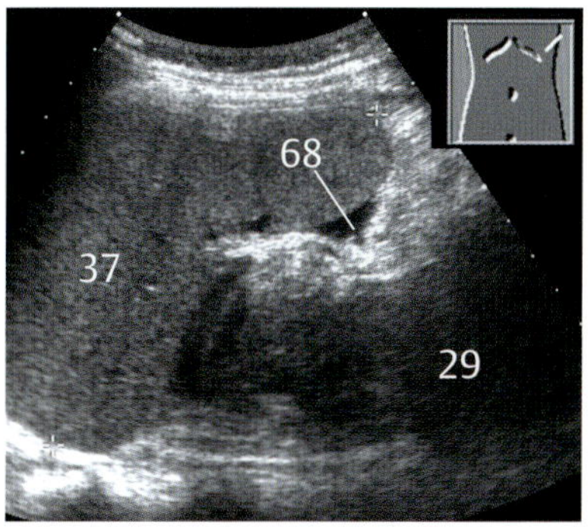


**Abb. 113.3** perilienales Hämatom

**4. Schallkopfposition:** Schließlich wird der Schallkopf sagittal und median suprapubisch aufgesetzt und nach kaudal anguliert (**Abb. 113.4a**), um zwischen Darmschlingen (**46**), Harnblase (**38**) und Rektum (**43d**) den Douglasraum (**122**) auf dort vorhandenes Blut (**68**) abzusuchen (**Abb. 113.4b**). Bei größeren Hämatomen kann die Einblutung auch auf dem Harnblasendach und ventral (einer gefüllten) Harnblase nachweisbar sein.
Der gesamte FAST-Untersuchungsgang dauert beim erfahrenen Untersucher ohne Fotodokumentation nur 20–30 Sekunden (daher der Name) und ist im **Video 8.1a–c** auch im dynamischen Ablauf nachvollziehbar.

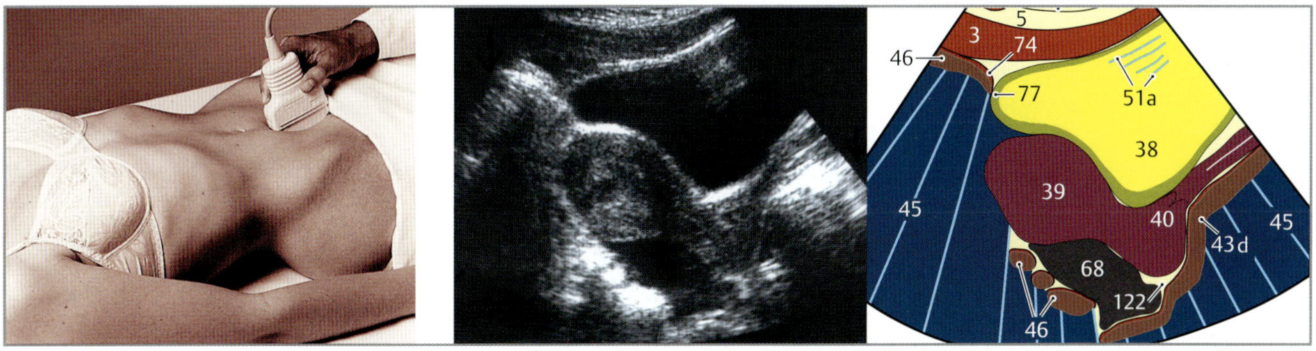


**Abb. 113.4** a 4. SK-Position für den ... b ... suprapubischen Sagittalschnitt c ... und den Douglasraum

[8.1] Ligawi SS, Buckley AR. Focused abdominal US in patients with trauma. Radiology. 2000 Nov; 217 (2): 426–429
[8.2] Rose JS. Ultrasound in abdominal trauma. Emerg Med Clin North AM. 2004 Aug; 22 (3): 518–599
[8.3] Brooks A, Davies B, Smethhurst M, Connolly J. Prospective evaluation of non-radiologist emergency abdominal ultrasound for haemoperitoneum. Emerg Med J. 2004 Sep; 21 (3): e5

## eFAST

Der sogenannte „extended FAST-Algorithmus“ dient dazu, bei Unfallpatienten schnell einen Pneumothorax auszuschließen bzw. seine etwaige Größe abzuschätzen, um einen punktions- oder entlastungswürdigen (Spannungs-)Pneumothorax zu identifizieren. Dafür wird jeder Hemithorax in vier Quadranten unterteilt und systematisch auf einen Pneumothoraxspalt untersucht: Der Schallkopf wird hierfür sagittal nacheinander an den vier in **Abb. 114.1** markierten Stellen aufgesetzt. Das resultierende Ultraschallbild zeigt schallkopfnah die Schichten der ventralen bzw. lateralen Thoraxwand mit der Haut (**1**), Subkutis (**2**), Mm. pectorales (**117**), Interkostalmuskulatur (**116**) zwischen den echoarmen Rippen (**109**) sowie an der Dorsalseite der Rippen die Pleuragrenze (**101**) vor der Lunge (**47**) in größerer Eindringtiefe (**Abb. 114.2**).

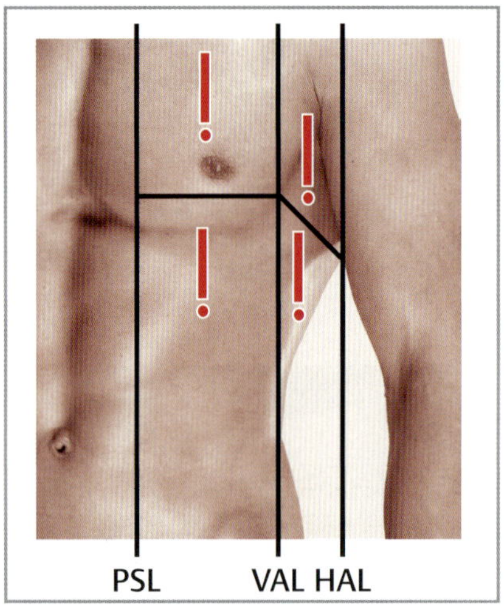


**Abb. 114.1** SK-Positionen für eFAST

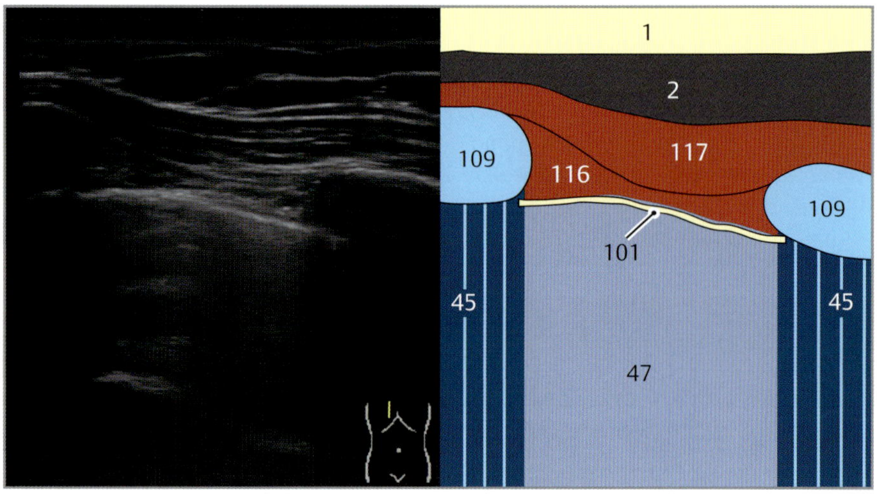


**Abb. 114.2** a thorakaler Sagittalschnitt b

## M-Mode

Um die Atemverschieblichkeit und Ausdehnung der Lunge zu evaluieren, wird beim sogenannten M-Mode eine Bildzeile als Y-Achse definiert (senkrechte gelbe Linie in **Abb. 114.3**) und in einem der Interkostalräume positioniert, damit es keine störenden Schallschatten gibt, die von Rippen (**109**) ausgehen würden. Von dieser einzelnen Bildzeile wird deren Veränderung im Echoverhalten im zeitlichen Verlauf (= x-Achse) aufgetragen.

Dabei bilden sich in den oberflächlichen Schichten der Thoraxwand nahezu horizontale Linien über die Zeitachse aus, weil die Haut, Subcutis und auch die Muskulatur nahezu ortskonstant bleiben:

keine Ortsänderung der Echos => horizontale Linien.

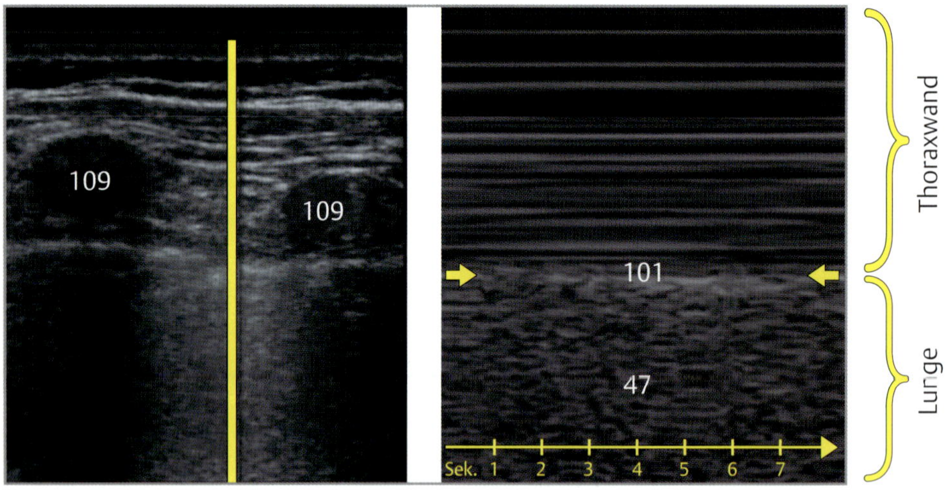


**Abb. 114.3** a Bildzeile im ICR b M-Mode-Darstellung

Ab der Tiefe der Pleuragrenze (**101**) ändert sich dies jedoch: Im Lungengewebe (**47**) resultieren aus Atem- bzw. Beatmungsbewegungen und aus den arteriellen Pulswellen über die Zeit stetige, kleine Ortsänderungen der Ursprungsorte der Echos, sodass hier keine ortskonstanten, horizontalen Linien, sondern ein fein granuliertes Schneegestöber entsteht, das aussieht wie ein ungeordnetes Sandkornmuster.

## Seashore-Sign

Ist die Lunge vollständig entfaltet und reicht am Beschallungsort bis an die parietale Pleuragrenze (**101**) heran, so erinnert das resultierende M-Mode-Bild im oberen (schallkopfnahen) Anteil nacheinander an parallel an eine Küste auflaufende Meereswellen, während der untere Bildanteil (in größerer Eindringtiefe) einem Sandstrand (**Abb. 115.1**) ähnelt. Daher stammt der Name „Seashore-Sign“ oder „Meeresküsten-Zeichen“, das für eine physiologische Ausdehnung der Lunge ohne einen Pneumothoraxspalt an dieser Stelle spricht (**Abb. 115.2**). Ein kleinerer Pneumothorax mit geringer, nur örtlich begrenzter Spaltbildung könnte dennoch an anderer Stelle bestehen – daher werden beide Lungenhälften in allen vier Quadranten untersucht.

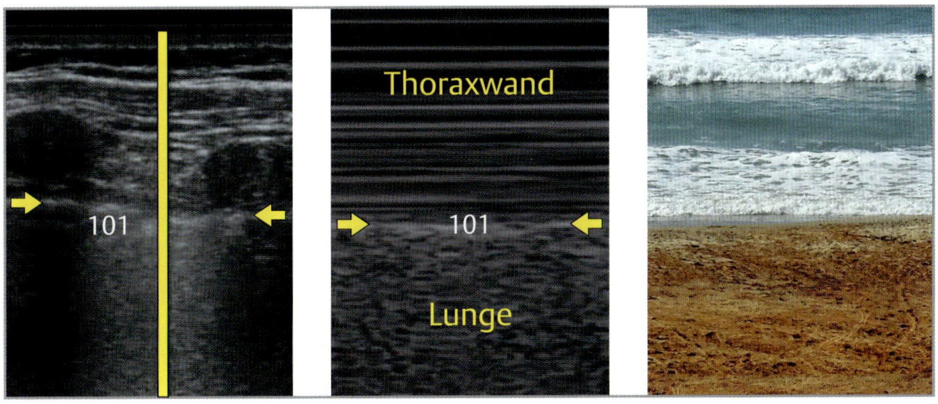


**Abb. 115.1** a Seashore-Sign b im M-Mode bei … c

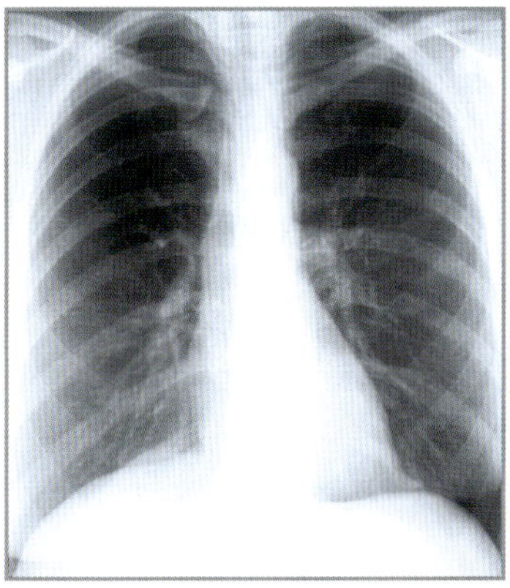

**Abb. 115.2** … vollständiger Entfaltung der Lunge

## Barcode-Sign

Ist die Lunge jedoch unvollständig entfaltet und reicht am Beschallungsort nicht bis an die Thoraxwand heran, so führt die Luft im Interpleuralspalt bereits an der Pleuragrenze (**101**) zur Totalreflexion der Schallwellen. Auf dem echoarmen Hintergrund sind dann Echos erkennbar, die von Schallwellen stammen, die zwischen den Schichten der Thoraxwand mehrfach hin und her reflektiert worden sind – und wegen ihres verspäteten Eintreffens am Schallkopf vom Bildrechner falsch zu tief in die Tiefenebene der Lunge projiziert werden (vgl. Wiederholungsartefakte, S. 18). Die Schichten der Thoraxwand bleiben jedoch ortskonstant, sodass auch die Wiederholungsechos sich in ihrer Tiefe oder Position über die Zeit nicht ändern.

Daher weist das resultierende M-Mode-Bild nur noch ortskonstante, also horizontale Linien auf, die wegen ihrer unterschiedlichen Dicke einem Barcode von Produktaufklebern ähneln (**Abb. 115.3**). Ein solches „Barcode-Sign“ findet sich demnach an solchen Stellen der Thoraxwand, an denen sich Luft im Interpleuralspalt befindet und somit ein Pneumothorax (⟺) an dieser Stelle vorliegt (**Abb. 115.4**).

**Abb. 115.3** a Barcode-Sign b im M-Mode bei … c

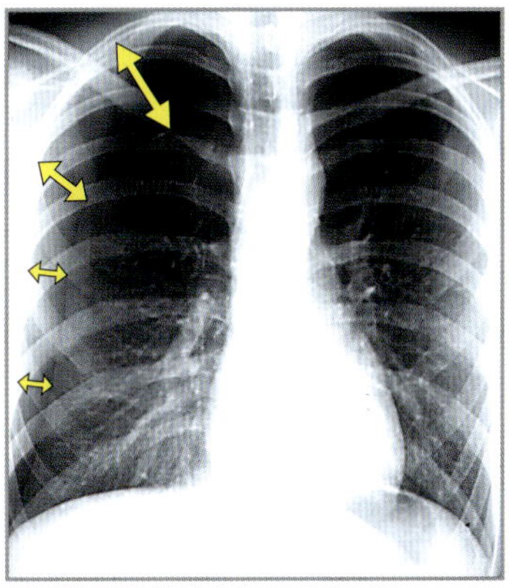

**Abb. 115.4** … Pneumothorax

## Pleuragleiten

Ist die Lunge vollständig entfaltet und reicht am Beschallungsort bis an die parietale Pleuragrenze (**101**) heran, kann dort bei Atemexkursionen der Lunge im normalen B-Bild eine Links-rechts-Verschiebung (⟺) des Lungengewebes beobachtet werden (**Abb. 116.1**). Diese Atemverschieblichkeit wird noch deutlicher in der dynamischen Bildabfolge des **Videoclips 8.2**.

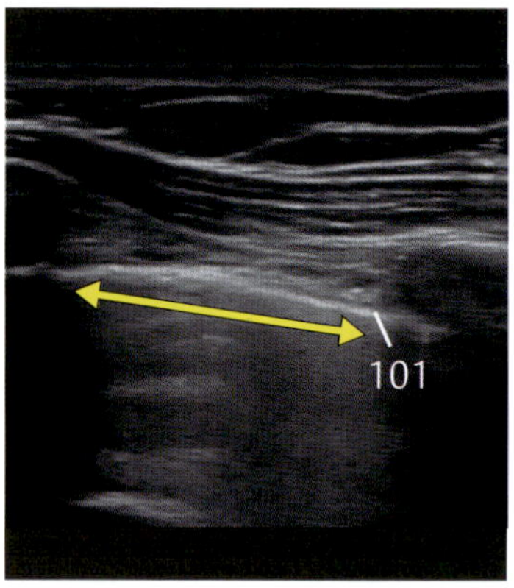


**Abb. 116.1** Lungengleiten

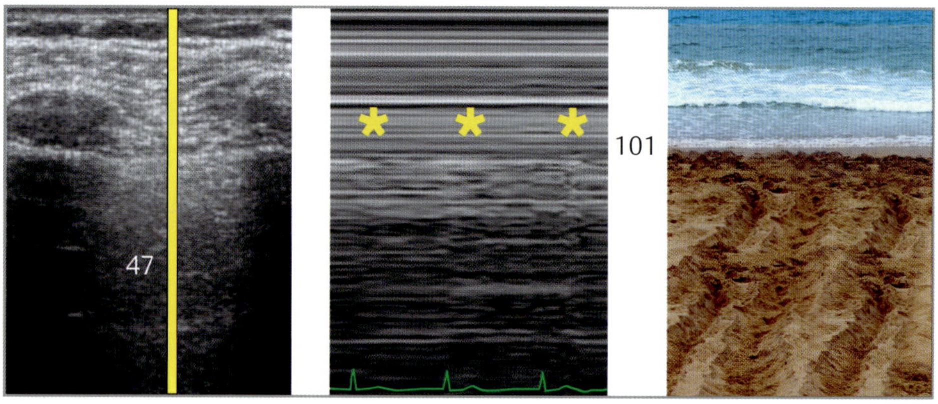


**Abb. 116.2** a Lungenpuls b im M-Mode c bei Atempause

## Lungenpuls bei Atemstillstand

Wird erneut eine interkostale Bildzeile über die Zeit aufgezeichnet und der Patient gebeten, kurz die Luft anzuhalten, bzw. die Beatmung bewusstloser Patienten kurz unterbrochen, so resultieren ab der Pleuragrenze (**101**) vertikale Veränderungslinien (*) bzw. balkenartige Unschärfen im ansonsten homogen-granulären Muster der Lunge (**47**) wie in **Abb. 116.2**. Diese senkrechten Linien entsprechen perfusionsbedingten Ortsänderungen der schallkopfnahen Lungenanteile beim dortigen Eintreffen der arteriellen Pulswelle. Sie treten daher pulssynchron abhängig von der Herzfrequenz auf und beweisen eine vollständige Entfaltung der Lunge an der untersuchten Stelle (**Videoclip 8.3**). Im Fall eines Pneumothorax sind weder das Pleuragleiten noch ein Lungenpuls im Atemstillstand nachweisbar.

Bei einem kleineren Pneumothorax mit noch wenig Luftansammlung im Interpleuralspalt zieht sich der betroffene Lungenflügel mit seinen elastischen Fasern noch nicht vollständig Richtung Lungenhilus zusammen. In diesen Fällen kann sonografisch die Grenze ermittelt werden, bis zu der die Lunge noch entfaltet ist und der Thoraxwand anliegt (**Abb. 116.3**) – bzw. der Bereich, ab dem bei (Be-)Atmungsaktionen ein Pneumothoraxspalt (**102**) vorliegt (**Abb. 116.4**). Die Ermittlung dieses sogenannten „Lungenpunkts" erlaubt die Größenabschätzung eines Pneumothorax (vgl. nächste Seite).

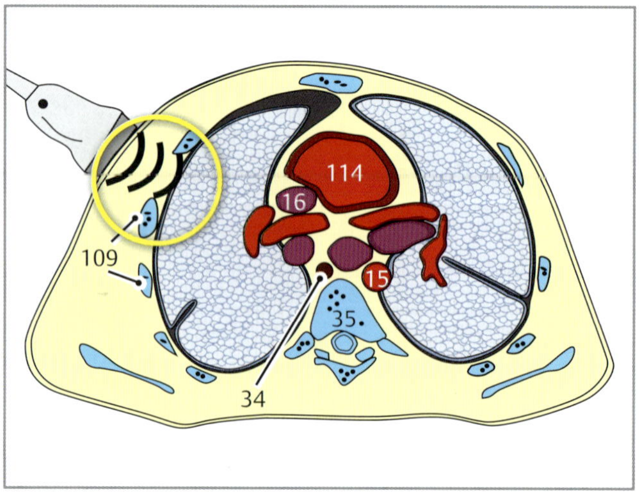


**Abb. 116.3** Pneumothoraxspalt bei Inspiration
Lunge reicht bis an die Thoraxwand heran

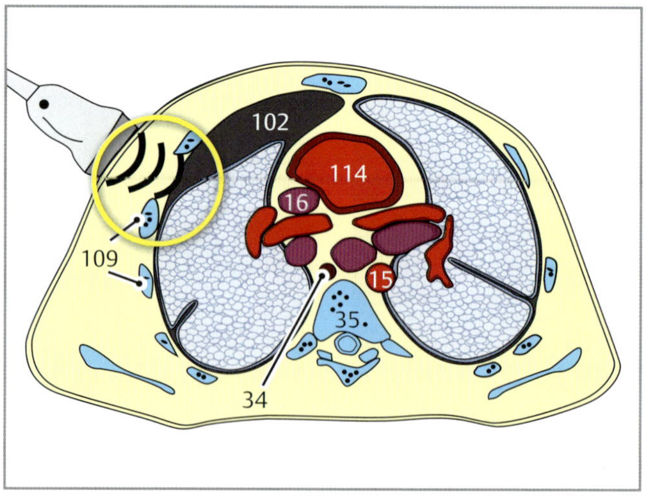


**Abb. 116.4** Pneumothoraxspalt bei Exspiration
zwischen Thoraxwand und Lunge

## Lungenpunkt

Wird der Schallkopf im Rahmen der systematischen Überprüfung aller vier Thoraxquadranten (vgl. S. 114) an derjenigen Stelle der Thoraxwand aufgesetzt, an der sich die Grenze zwischen entfalteter Lunge und Pneumothoraxspalt befindet (**Abb. 116.4**), so entsteht in der dortigen M-Mode-Ableitung ein Wechselbild zwischen Seashore-Sign und Barcodesign, ja nachdem, wie sich die Lunge mit der (Be-)Atmung ausdehnt bzw. zurückzieht (**Abb. 117.1**). Diese Ausdehnungsgrenze der Lunge wird „Lungenpunkt" genannt. Der Nachweis dieses Phänomens (⇩) gilt als hinreichender Beweis für einen (partiellen) Pneumothorax.

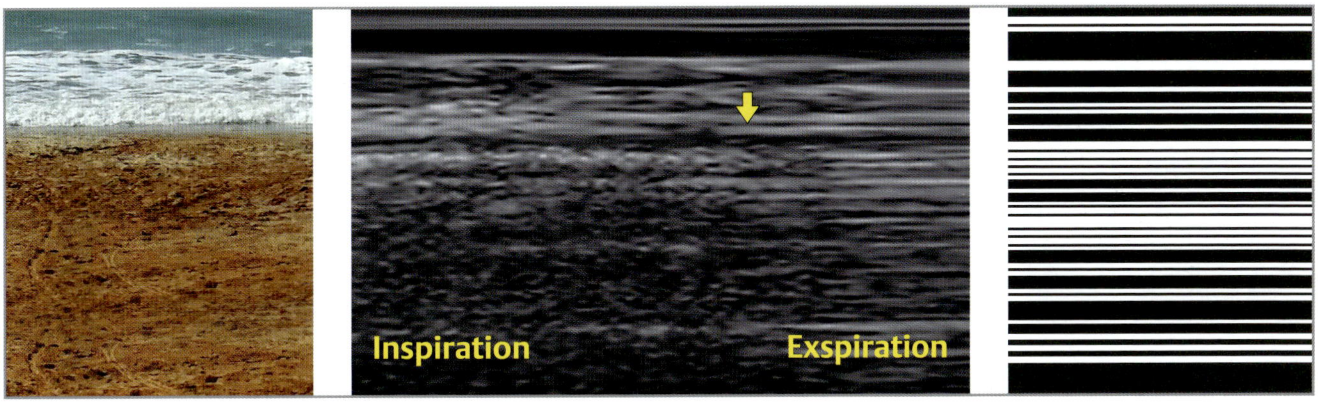


**Abb. 117.1** a Lungenpunkt b im M-Mode als Nachweis der Lungenentfaltungsgrenze c

## Diagnostische Treffsicherheit beim Pneumothorax-Ausschluss

Der besondere Vorteil des eFAST-Algorithmus liegt sowohl in seiner Anwendungsmöglichkeit bereits in der präklinischen Phase der Notfallversorgung, z.B. im Notarztwagen, als auch in seiner Schnelligkeit, falls gerade keine Röntgenaufnahme des Thorax schnell verfügbar sein sollte.

Hinzu kommt, dass nicht jeder Pneumothoraxspalt (⤡) im Röntgenbild so leicht zu identifizieren ist wie in der **Abb. 117.2**, in der sich sowohl die Ausdehnung der Lunge als auch der Pneumothoraxspalt (**102**) leicht identifizieren lassen. Etliche Patienten weisen postpleuritische Adhäsionen (⇘) zwischen den beiden Pleurablättern auf, die Anteile der betroffenen Lunge an der Thoraxwand festhalten und so zu einem unvollständigem Kollaps mit residueller Entfaltung der Lunge führen, die mitunter schwer für den ungeübten Diagnostiker zu erkennen ist (**Abb. 117.3**).

Die Stärke des Röntgenbilds liegt jedoch in der Abschätzung einer akuten, vitalen Bedrohung des Patienten im Fall eines Spannungspneumothorax (**Abb. 117.4**), der kurzfristig wegen des stark verminderten venösen Rückstroms zum Herzen zum akuten Herzpumpversagen führen kann, bevor die verminderte Gasaustauschfläche überhaupt kritisch wird:

In der **Abb. 117.4** ist die rechte Lunge in Richtung des Hilus vollständig kollabiert. Durch den hohen Druck in der rechten Pleurahöhle herniert diese zur linken Gegenseite (⇨) und verdrängt das Mediastinum und das Herz nach linkslateral. Dadurch entsteht an der Einmündungsstelle der VCI in den rechten Vorhof eine Knickbildung, die den venösen Rückstrom zum Herzen stark herabsetzt.

Daher müssen in derartigen Fällen eine kurzfristige Punktion der unter Überdruck stehenden Pleurahöhle sowie eine Pleuradrainage unter Sog zur Wiederentfaltung der Lunge erfolgen.

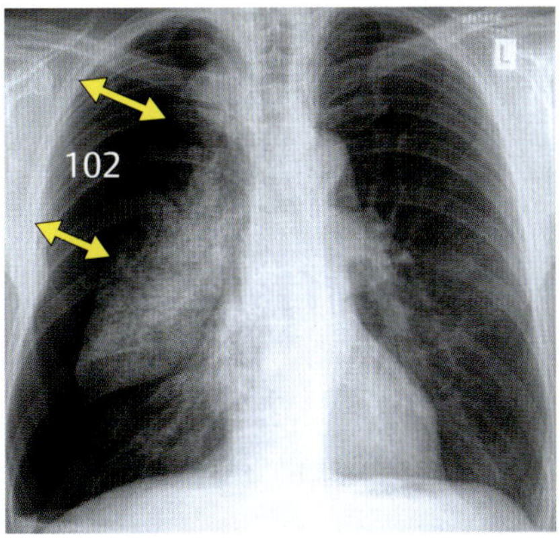


**Abb. 117.2** „klassischer" Mantelpneumothorax

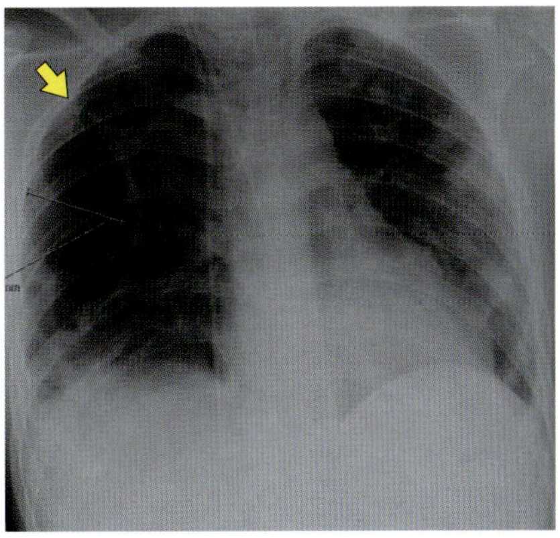

**Abb. 117.3** inkompl. Pneumothorax bei postpleurit. Adhäsionen

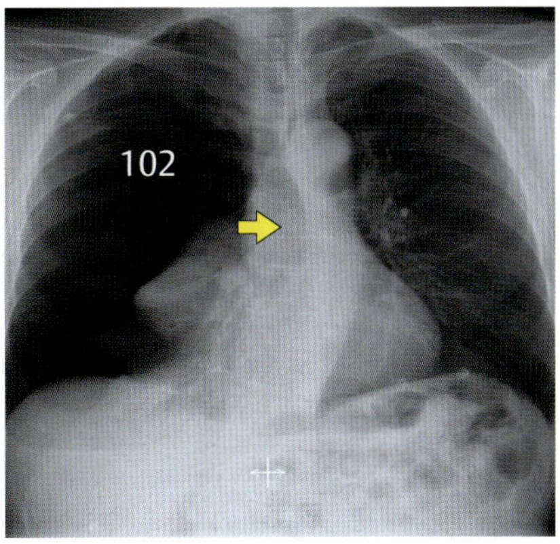


**Abb. 117.4** Spannungspneumothorax mit „Midline-Shift"

## Quantifizierung pleuraler Ergüsse in thorakalen Röntgenbildern

In konventionellen p.a.-Röntgenbildern der Lunge werden pleurale Ergüsse in der Regel erst ab ca. 200–500 ml Ergussmenge als laterobasale Randwinkelverkürzung (↙) sichtbar. In Liegendaufnahmen (a.p.) liegt die Nachweisgrenze sogar höher bei 500–1000 ml. Geringere Mengen werden nur in Seitaufnahmen oder in Rechtsseitenlage erkennbar (**Abb. 118.1**). Die sichelförmige Transparenzminderung (↘) suggeriert, dass der Erguss an der seitlichen Thoraxwand vermeintlich weiter nach cranial reicht (**Abb. 118.2**).

In Wirklichkeit steht die Flüssigkeit im Sitzen oder Stehen nahezu horizontal im Thoraxraum (↓) und führt im lateralen Bereich nur zu einer summativ stärkeren Absorption der Röntgenstrahlen (**Abb. 118.3**). Eine kompressionsbedingte Atelektase der laterobasalen Lungenanteile geht im Röntgenbild in der Tranzparenzminderung unter, ist im Sonogramm jedoch sichtbar.

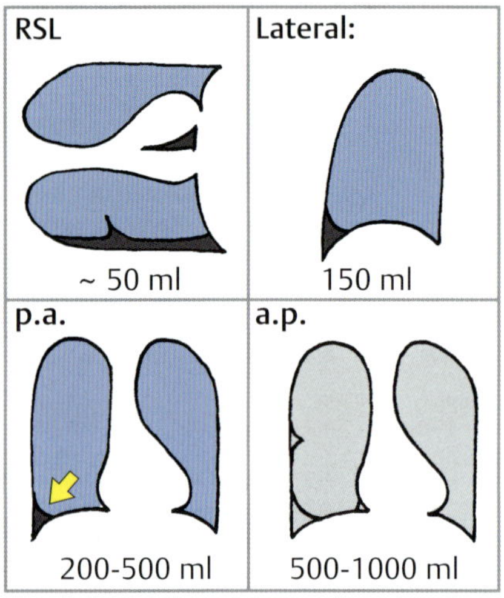


**Abb. 118.1** Nachweisgrenzen in Röntgenaufnahmen

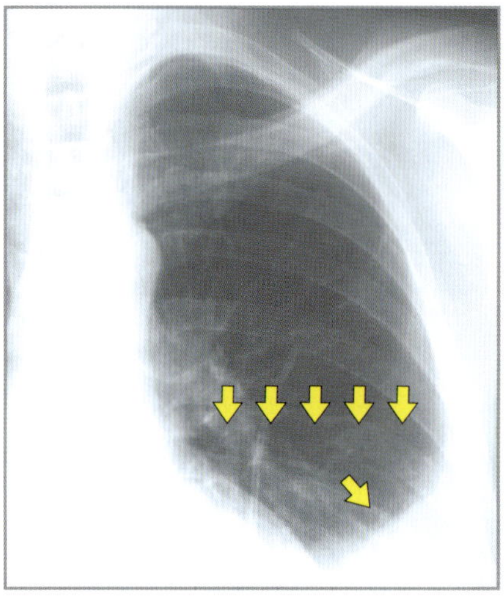

**Abb. 118.2** Randwinkelerguss im p.a.-Röntgenbild

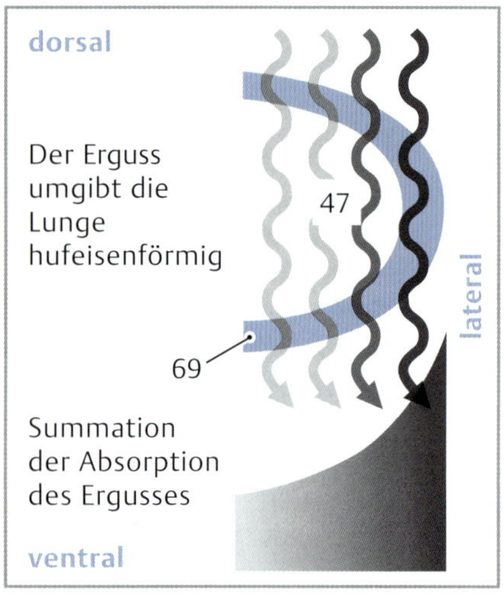


**Abb. 118.3** Summationseffekt

## Sonografische Quantifizierung pleuraler Ergüsse

Im Sonogramm sind pleurale Ergüsse jedoch ohne vergleichbare Artefakte am besten in sitzender Position (oder falls möglich im Stehen) bereits bei deutlich geringeren Ergussmengen (**69**) klar als echofreie (schwarze) Areale zwischen der Zwerchfellkuppel (**13**) und der Lunge (**47**) erkennbar, die je nach Ergussmenge kompressionsbedingte Atelektasen (**118**) aufweisen kann (**Abb. 118.4**).

Die semiquantitative Abschätzung der Ergussmenge erfolgt sonografisch von dorsal oder von lateral, indem man die maximale craniocaudale Ausdehnung (**H** ⟷) der echofreien Flüssigkeit und anschließend die kürzeste Entfernung (**D** ⤡) zwischen der caudalen Lungengrenze und der Zwerchfellkuppel (**13**) ausmisst (**Abb. 118.5**). Die Summe dieser beiden Werte (in cm) wird mit dem Faktor 70 multipliziert, um näherungsweise die Ergussmenge in ml zu berechnen:

$$Vol_{ml} = (H + D\ [cm]) \times 70$$

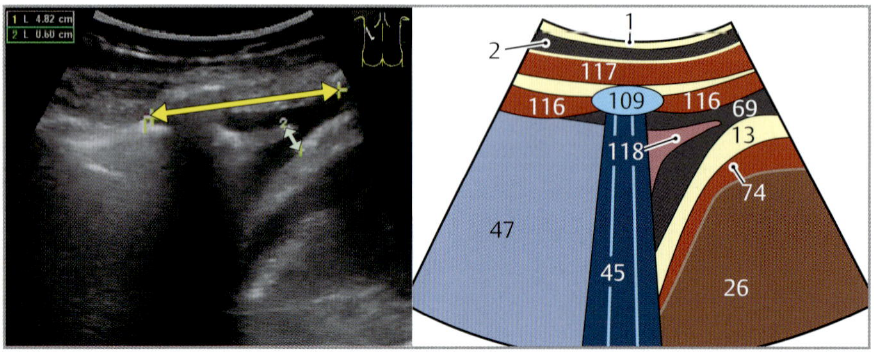


**Abb. 118.4** a basaler Pleuraerguss ... b ... im Sitzen

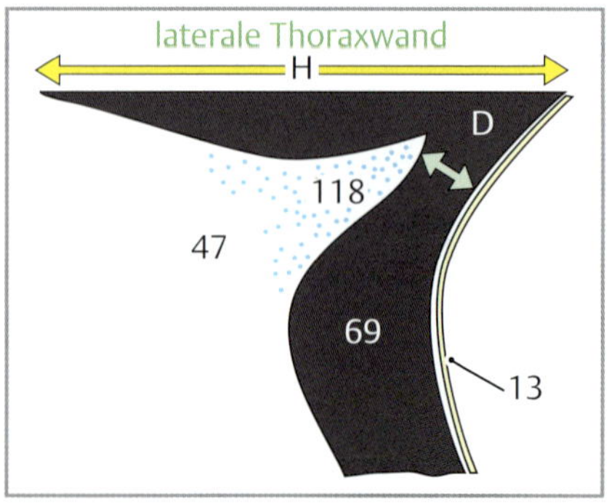


**Abb. 118.5** Berechnung der Ergussmenge

## Andere Pleuraveränderungen

Größere pleurale Ergüsse (**69**) führen in der Regel zu begleitenden Kompressionsatelektasen (**118**) der benachbarten, basalen Lungenabschnitte – in der **Abb. 119.1** finden sich zusätzlich Zeichen der Pneumonie (**119**) in Form von echoreichen, reiskornartigen Lufteinschlüssen mit baumartiger Verzweigung in dem konsolidierten, ansonsten kaum noch belüfteten Lungengewebe. Finden sich jedoch innerhalb der pleuralen Flüssigkeit sedimentierte Binnenechos ( ), kann es sich entweder um sedimentierte korpuskuläre Blutbestandteile bei einem Hämatothorax oder um eine Eiteransammlung in der Pleurahöhle (Pleuraempyem, **58**) handeln (**Abb. 119.2**).

Nach chronisch rezidivierenden Pleuritiden kommt es zur Verklebung der viszeralen mit der parietalen Pleura mit eingeschränkter Atemverschieblichkeit und großflächiger, diffuser Verbreiterung der Pleuragrenze (**101**) mit fibrinösen und teilweise verkalkten Anteilen im Sinne einer Pleuraschwiele beobachtet werden (**Abb. 119.3**).

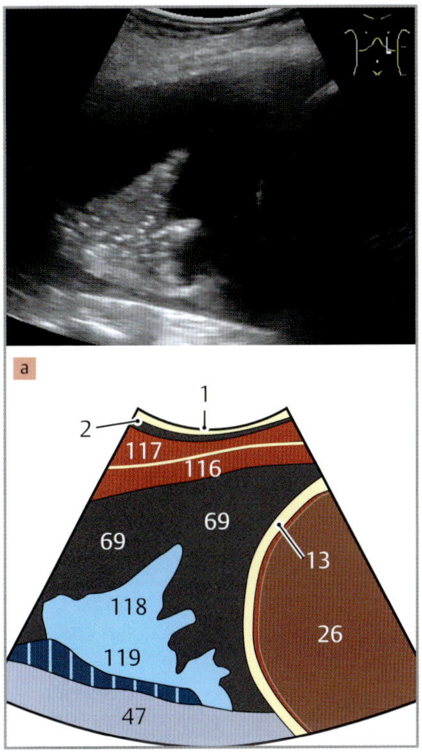

**Abb. 119.1** b großer Pleuraerguss

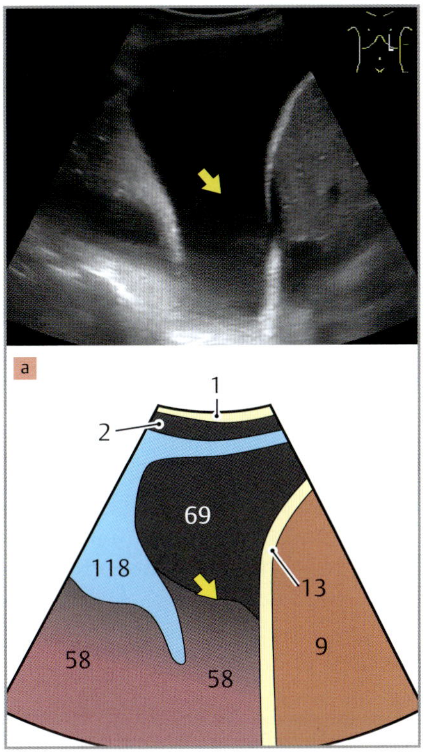

**Abb. 119.2** b Pleuraempyem

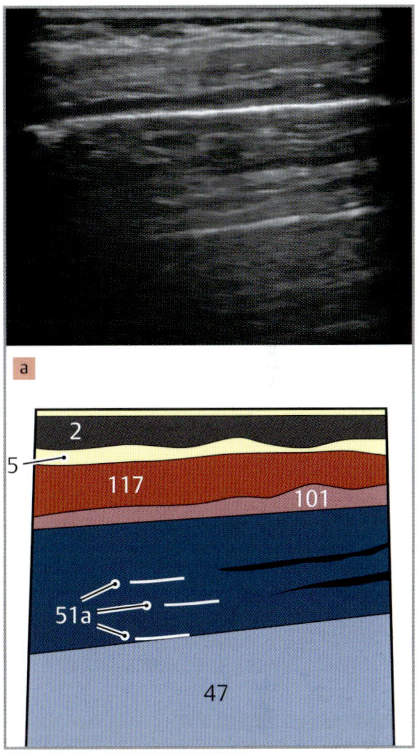

**Abb. 119.3** b Pleuritis sicca

Davon abzugrenzen sind maligne Veränderungen im Rahmen von z.B. Bronchial- oder Mamma-Tumoren, wie z.B. eine Pleuracarcinose, die eine knotige, unregelmäßige Pleuraverdickung ( ) verursachen können (**Abb. 119.4a**), jedoch im Power-Doppler dann eine vermehrte Perfusion ( ) aufweisen (**Abb. 119.4b**).

Ein ähnliches Bild bieten Mesotheliome mit ausgedehnter, unregelmäßig konfigurierter Pleuraverdickung ( ) wie in **Abb. 119.5** die die Thoraxhöhle tapetenartig auskleiden und mit füßchenartigen Tumorausläufern das Zwerchfell (**13**) durchwandern.

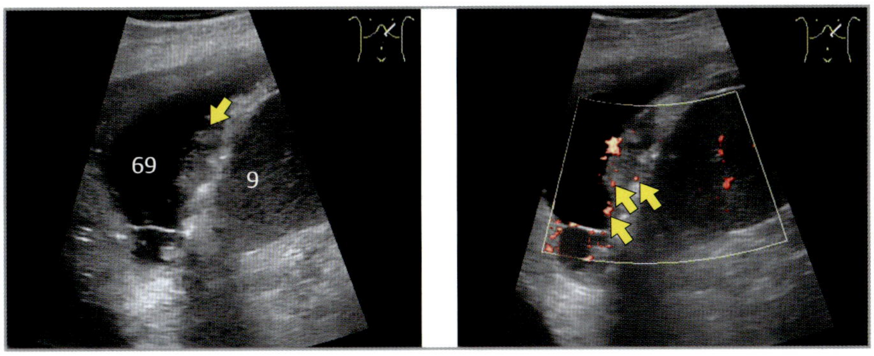

**Abb. 119.4** a Pleuracarcinose nativ b Perfusionsnachweis

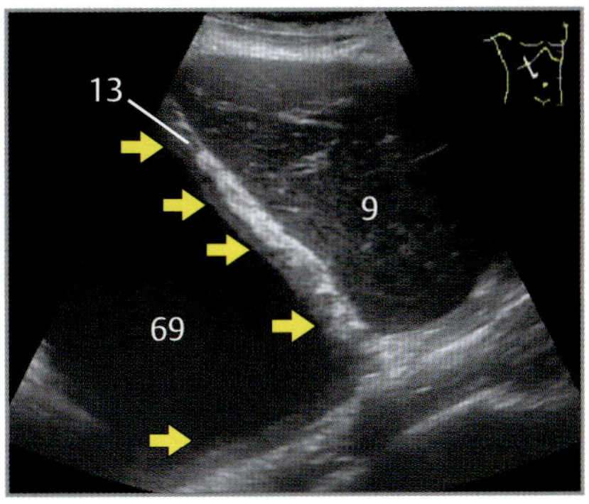

**Abb. 119.5** Mesotheliom

## Rippen

Wenn posttraumatisch oder spontan, etwa nach einer schweren Hustenattacke, der Verdacht auf eine Rippenfraktur besteht, kann an der klinisch suspekten Stelle im Fall einer frischen Fraktur eine Stufenbildung (⇩) der Rippenkortikalis (**109**) mit Frakturspalt (**168**) nachgewiesen werden (**Abb. 120.1**). Bei älteren Rippenfrakturen resultiert dagegen durch die zwischenzeitliche Kallusbildung typischerweise eine konvexe, jedoch glatt berandete Vorwölbung (⇧) der Rippenkontur, ohne dass ein Frakturspalt sichtbar ist (**Abb. 120.2**). Besteht jedoch eine unregelmäßge, kolbenförmige und sonografisch inhomogene, echoarme Auftreibung der Rippe, muss differenzialdiagnostisch eher an eine Rippenmetastase (**56**) eines Malignoms (⇘ ⇙) gedacht werden (**Abb. 120.3**).

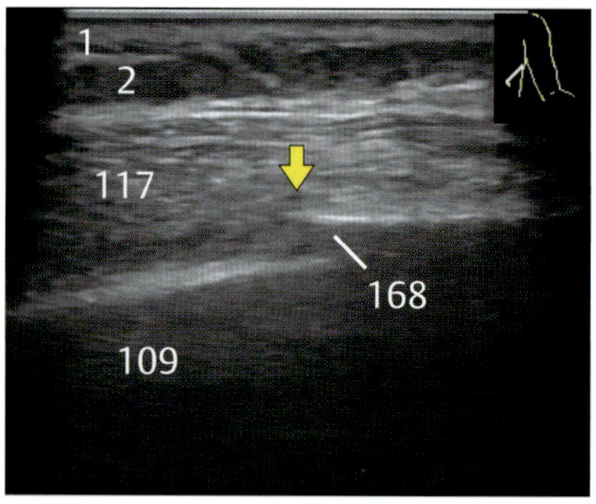


**Abb. 120.1** frische Fraktur

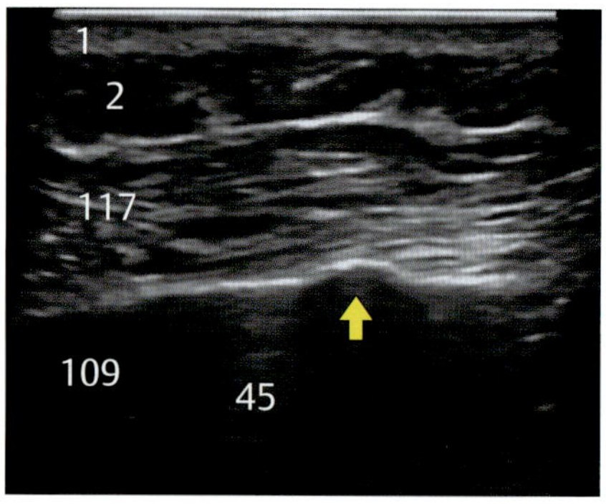


**Abb. 120.2** ältere Fraktur

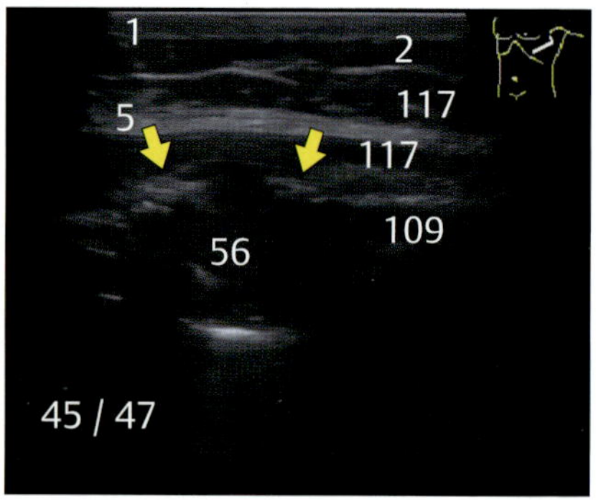


**Abb. 120.3** Rippenmetastase

## Pneumonie

Bei einer Lobärpneumonie kommt es durch das entzündliche Ödem sowie Sekret- und Schleimretention zu einer Verdichtung des entzündeten Lungengewebes (**119**) mit nur noch residueller, stark verminderter Belüftung der Alveolen (**Abb. 120.4**). Typisch ist das positive Bronchoaerogramm (⇙ in **Abb. 120.5**) der baumartig verzweigten, luftgefüllten und daher echoreichen Bronchien in flüssigkeitsgefülltem Lungengewebe in der Umgebung, oft mit parapneumonischem Begleiterguss. Davon abzugrenzen sind zwei Formen echoarmer Lungenatelektasen: Kompressionsatelektasen bei großen Pleuraergüssen, die sich in tiefer Inspiration partiell wieder entfalten (s. **Videoclip 8.4**) und postobstruktive Atelektasen (hinter einem Schleimpropf oder zentral stenosierendem Bronchial-Ca) mit flüssigkeitsgefüllten Bronchien, dem sog. „Bronchofluidogramm" (⇩ in **Abb. 120.6**). Als Pneumonie-Komplikation kann besonders bei immungeschwächten Patienten auch ein Lungenabszess (**58**) mit zentraler Einschmelzung (**57**) entstehen (**Abb. 120.7a**). Dopplersonografisch findet man dann oft eine randbetonte Hyperperfusion (**Abb. 120.7c**).

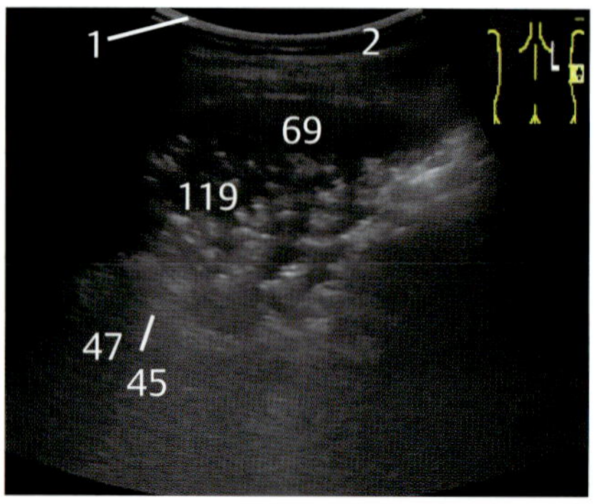


**Abb. 120.4** Lobärpneumonie

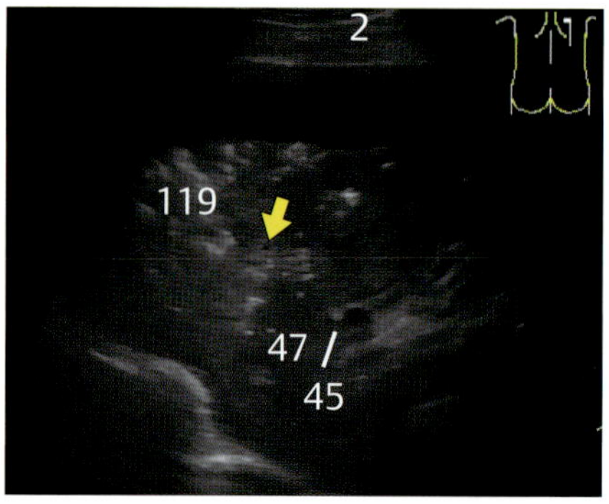


**Abb. 120.5** Bronchopneumogramm

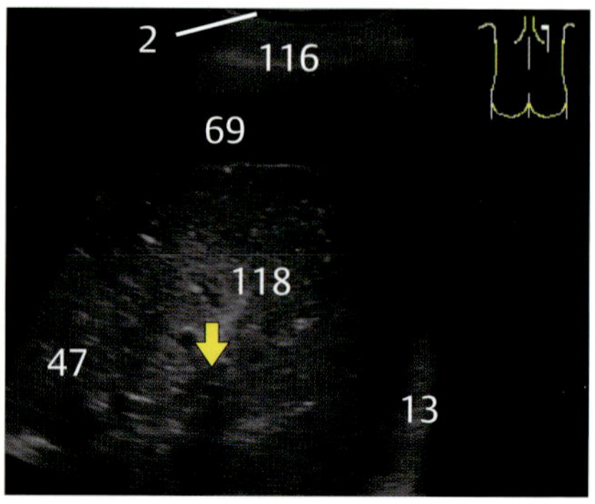


**Abb. 120.6** Bronchofluidogramm

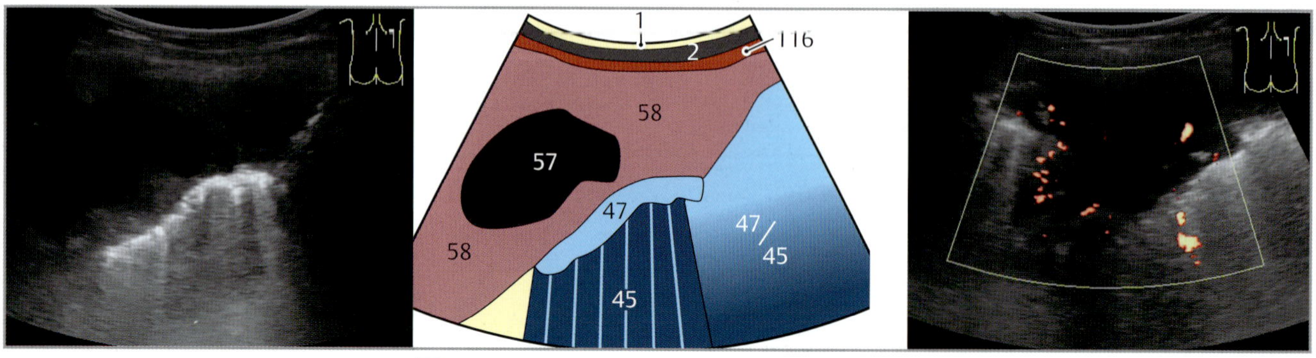


**Abb. 120.7** a Lungenabszess b mit Zeichen der randständigen ... c ... Hyperperfusion im Power-Doppler

## Bronchial-Ca

Liegt ein Lungentumor (**54**) nicht zentral oder hilusnah, sondern in der Lungenperipherie, ist er durchaus für eine sonografische Darstellung zugänglich (**Abb. 121.1a**). Um einen solchen echoarmen Herdbefund von peripheren Lungeninfarkten (**Abb. 121.2**) abzugrenzen, wird mithilfe des Power-Dopplers oder der FKDS überprüft, ob sich im veränderten Areal eine Perfusion ( ) nachweisen lässt (**Abb. 121.1c**).

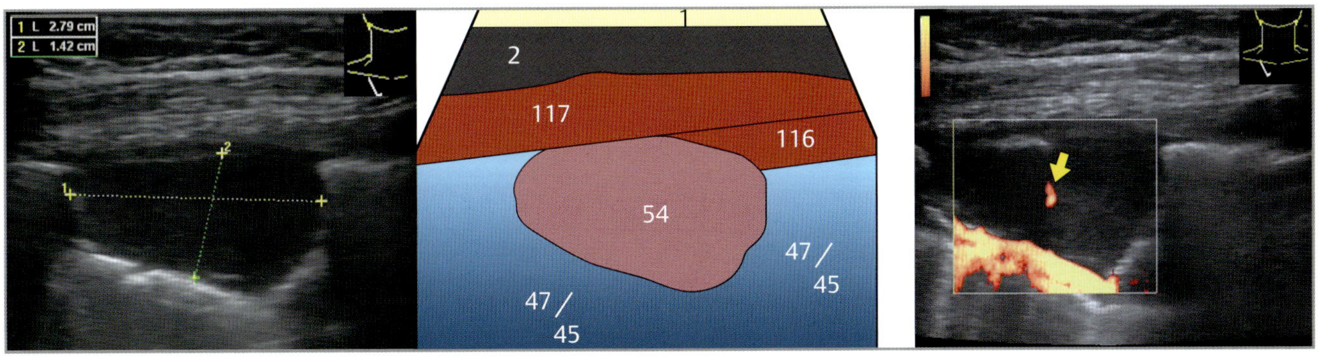


**Abb. 121.1** a Bronchial-Ca b c ... Perfusionsnachweis

## Lungeninfarkt

Vergleichbar zu Niereninfarkten (vgl. S. 70) sind Lungeninfarkte (**71**) ebenfalls in der Organperipherie kegelförmig konfiguriert und fallen als echoarme bikonvexe Zonen oder Dreiecke an der Pleuragrenze (**101**) auf (**Abb. 121.2**).

Als Komplikationen kommen sowohl eine Infarktpneumonie (**Abb. 121.3**) als auch bei fulminanten Lungenembolien eine Dilatation ( ) des retrosternalen rechten Ventrikels (**114**) als Ausdruck der akuten Rechtsherzbelastung /eines Cor pulmonale vor (**Abb. 121.4**).

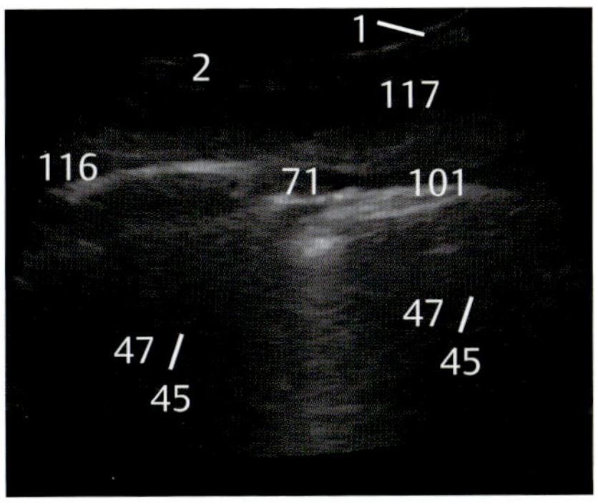


**Abb. 121.2** peripherer Infarkt

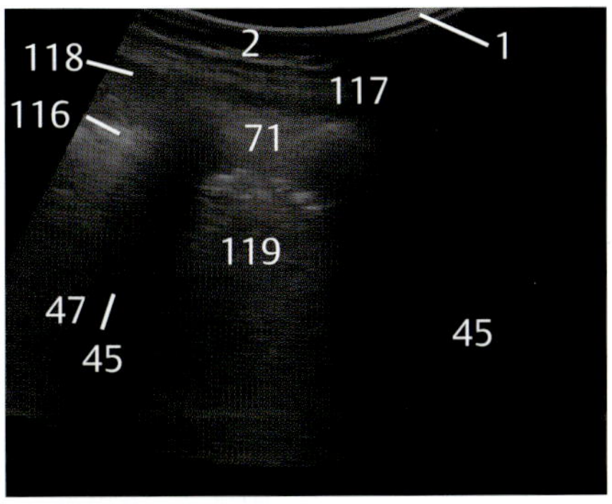


**Abb. 121.3** Infarktpneumonie

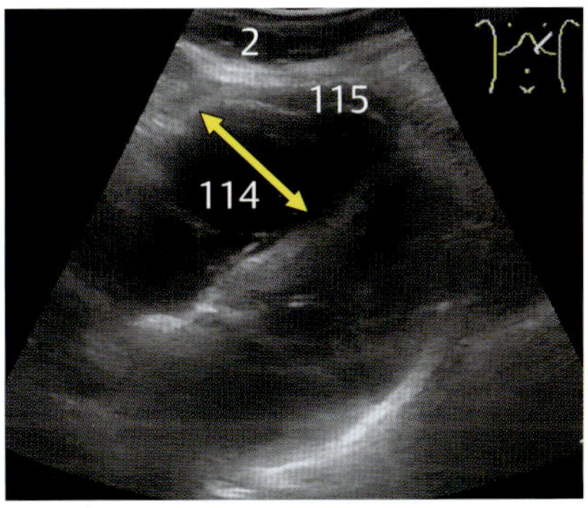


**Abb. 121.4** akute Dilatation des rechten Ventrikels

## Lungenmetastasen

Wenn ein Bronchial-Ca eine Bronchusobstruktion verursacht, entsteht in den von diesem Bronchus ventilierten Lungenabschnitten eine Atelektase (**118**), in der dann gegebenenfalls ipsi- oder contralaterale Lungenmetastasen (**56**) als kugel- oder eiförmige Areale Zonen oder Dreiecke mit hyperreflektivem Randsaum identifizierbar werden (**Abb. 121.5**), die zentral teilweise liquide Nekrosen aufweisen können.

## Lungenödem

Bei einer Lungenstauung bzw. einem Lungenödem infolge akuter Linksherzinsuffizienz treten im Sonogramm vermehrt sog. B-Linien besonders in den peripheren Unterfeldern auf, die zu langen Kometenschweifartefakten ( ) führen, die sich bei der Atmung hin und her bewegen (Taschenlampen-Phänomen, **Abb. 121.6**, **Videoclip 8.5**).

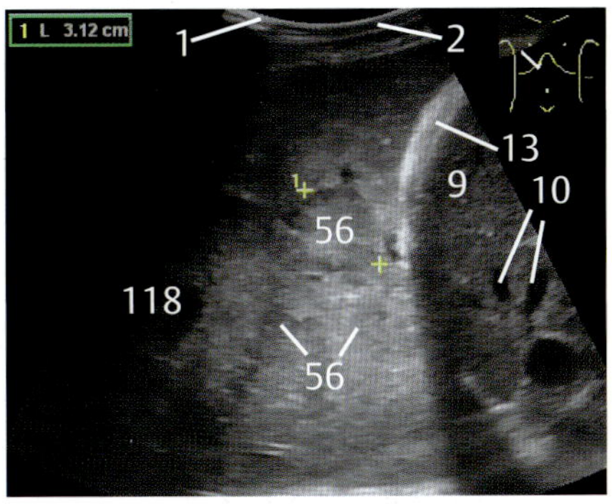


**Abb. 121.5** Lungenmetastasen

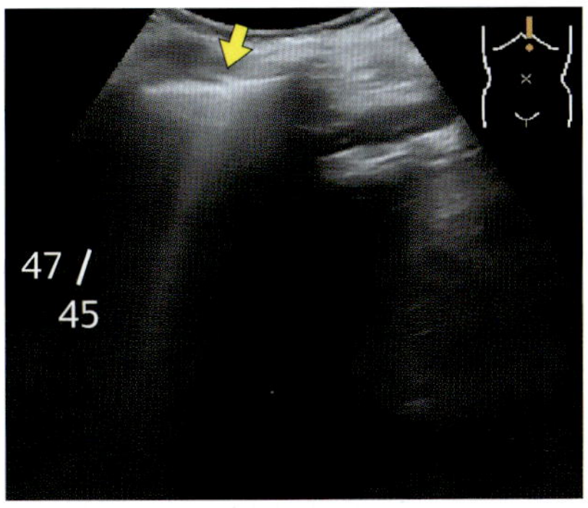


**Abb. 121.6** B-Linien bei Lungenödem

Zum Abschluss dieses Kurstages bieten Ihnen die nachfolgenden Quizfragen wieder die Gelegenheit, den eigenen Kenntnisstand zu überprüfen und etwaige Restunklarheiten zu beseitigen. Die Auflösungen finden Sie auf den vorangehenden Seiten oder hinten im Anhang auf der Seite 158.

**1.** Welche drei Einblutungen können Sie noch einmal in der FAST-Position 2 und 3 jeweils gleichzeitig feststellen bzw. ausschließen?

**FAST-Position 2**

- 
- 
- 

**FAST-Position 3**

- 
- 
- 

**2.** Bitte rekapitulieren Sie noch einmal stichwortartig, wodurch das Seashore-Sign und das Barcode-Sign jeweils entstehen und wofür sie sprechen?

**3.** Welche drei Voraussetzungen müssen vorliegen, damit im M-Mode das Phänomen des Lungenpulses beobachtet werden kann?

1. ______________________
2. ______________________
3. ______________________

**4.** Betrachten Sie bitte die nebenstehende **Abb. 122.1**, die eine interkostale Anlotung der Lunge darstellt: Identifizieren Sie die dargestellten Bilddetails und formulieren Sie bitte Ihre Differenzial- und Verdachtsdiagnose.

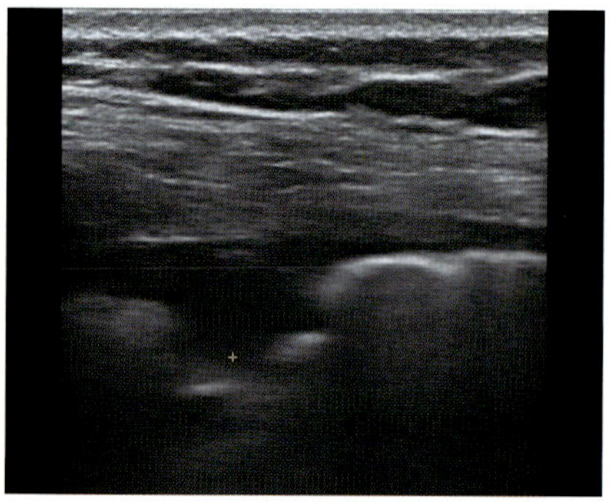

**Abb. 122.1**

**5.** Diese Aufnahme wurde von ventrolateral über dem rechten M. pectoralis erstellt. Bitte formulieren Sie auch hierzu Ihre Verdachts- und Differenzialdiagnosen.

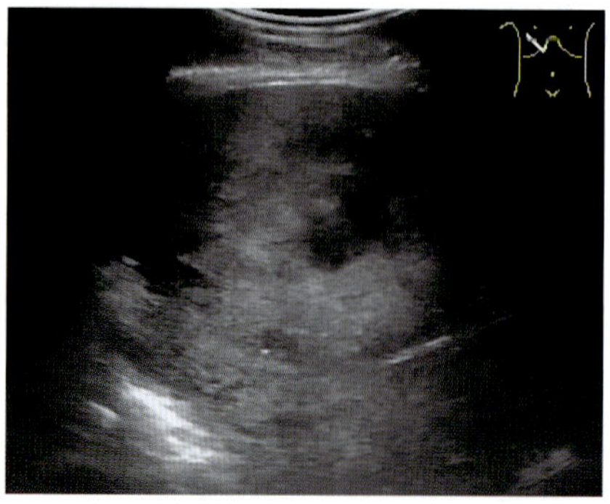

**Abb. 122.2**

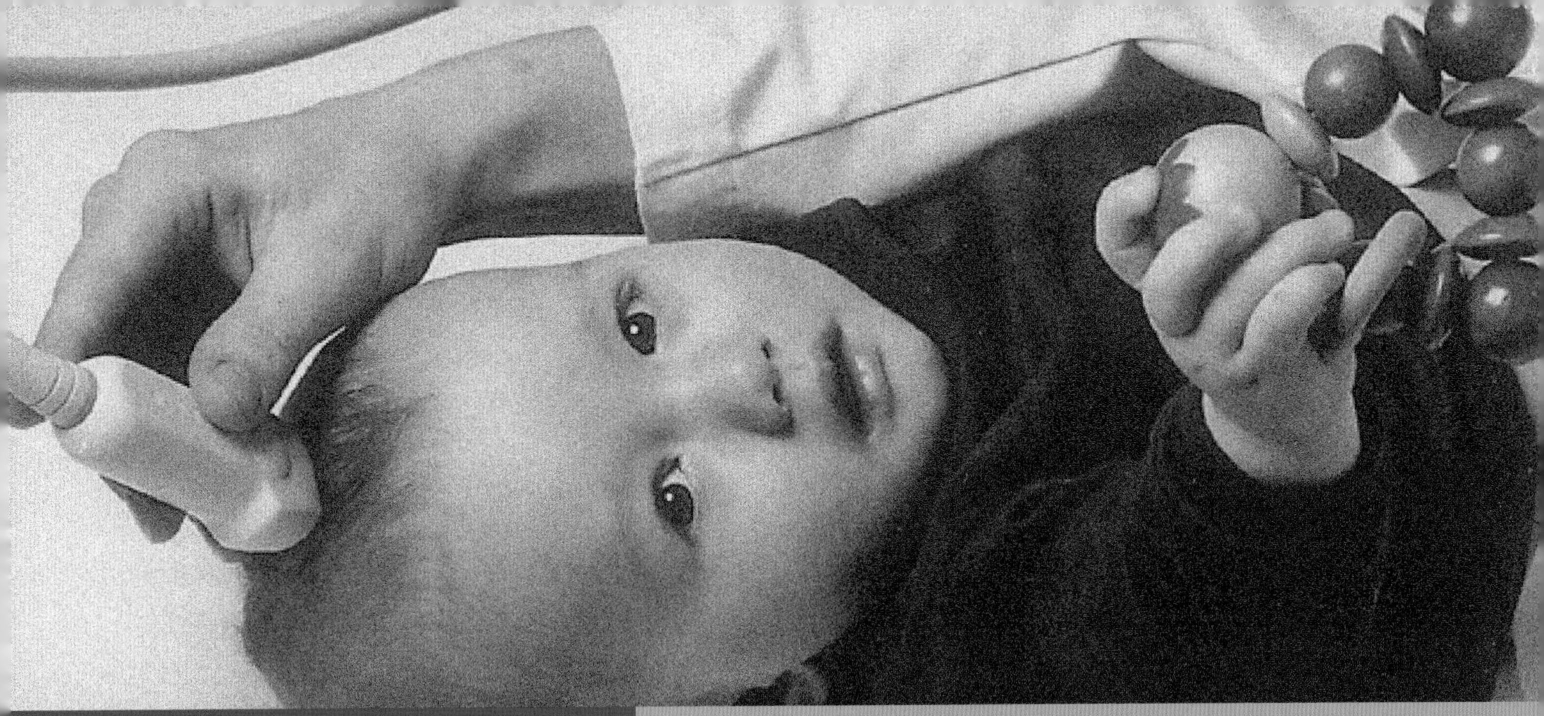

# 9. KURSTAG

## Pädiatrie
## Kopf, Hüften, Nieren

## Anatomie der Liquorräume

Die äußeren Liquorräume und andere oberflächliche Strukturen werden mit einem Linearschallkopf mit 5,0 –7,5 MHz dargestellt, um dort eine ausreichende Auflösung zu erzielen (**Abb. 124.1**). Die normale Breite der Vorderhörner (**103**) liegt von der mittelständigen Falx (**106**) aus gemessen (⟺) beim Neugeborenen nicht über 13 mm. Gemessen wird am Übergang in die Foramina Monroi (**144**) bzw. in den III. Ventrikel (**124**), der seinerseits nicht breiter als 10 mm sein sollte.

| Liquorräume bei Neugeborenen | | |
|---|---|---|
| SCW | (sinucorticale Weite) | < 3 mm |
| CCW | (craniocorticale Weite) | < 4 mm |
| IHW | (Interhemisphärenweite) | < 6 mm |
| SVW | (Seitenventrikelweite, Vorderhorn) | < 13 mm |
| III. VW | (Weite des III. Ventrikels) | < 10 mm |

Die äußeren Liquorräume (SAR) werden an drei Stellen ausgemessen: Die maximale Breite des Interhemisphärenspalts (**146**) beträgt beim Neugeborenen 6 mm, gemessen (⟺) in zwei gegenüberliegende Sulci hinein (**Abb. 124.1c**). Anschließend werden die sinucorticale (**147**, < 3 mm) und die craniocorticale Weite (**148**, < 4 mm) bestimmt, um eine Hirnatrophie (bei erweitertem äußerem SAR) bzw. ein Hirnödem oder einen Hydrocephalus internus (bei verschmälertem äußeren SAR) auszuschließen.

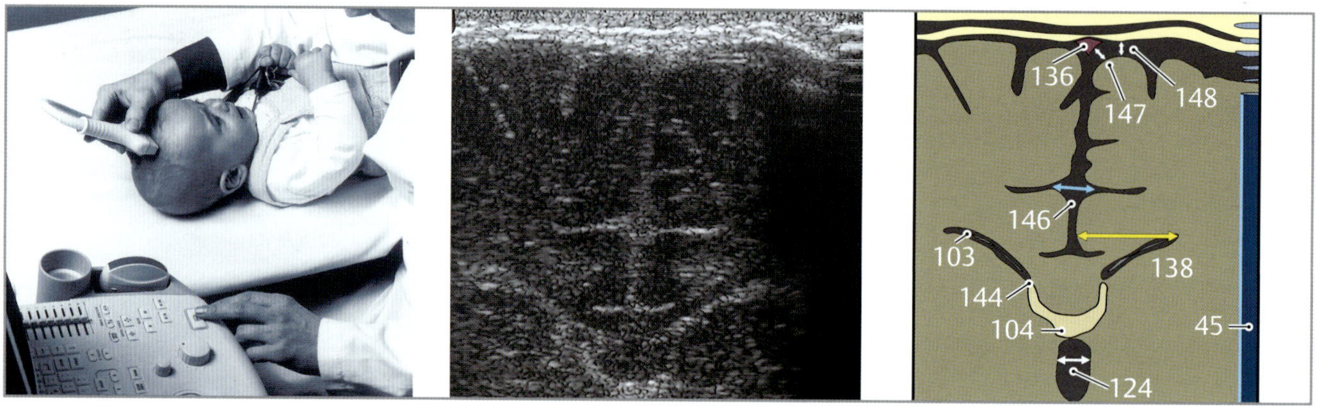


**Abb. 124.1** a b Coronarschnitt c

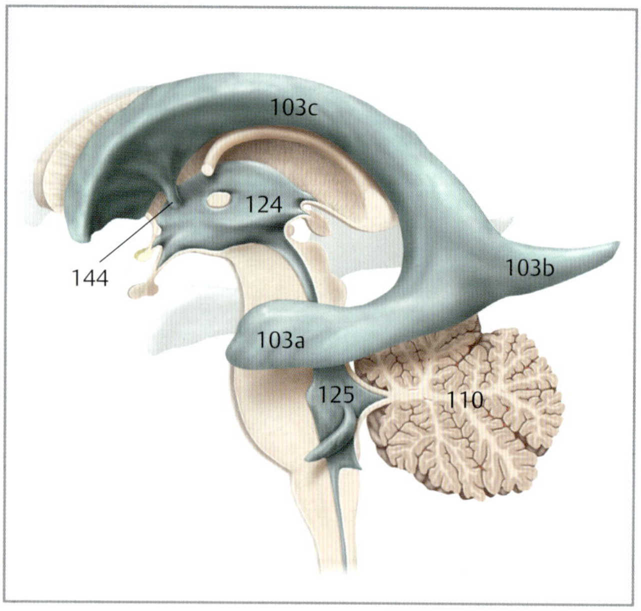


**Abb. 124.2** laterale Ventrikelansicht

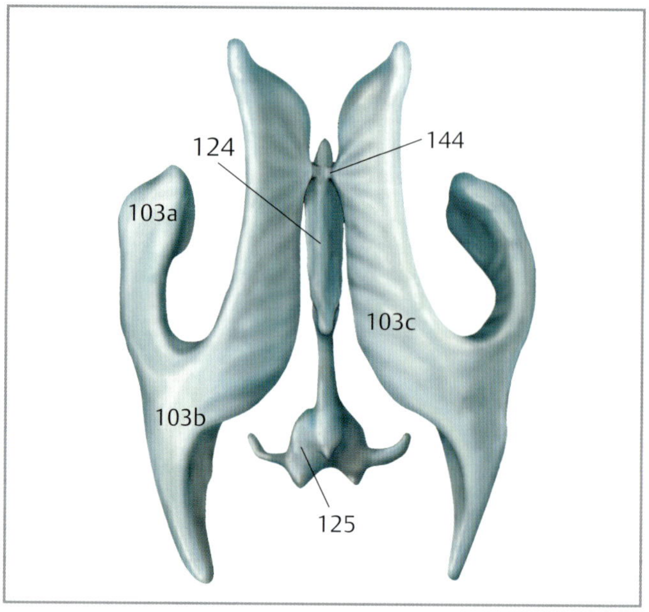


**Abb. 124.3** Ventrikelansicht von oben

(Beide Abb. aus Schünke M, Schulte E, Schumacher U. Prometheus. LernAtlas der Anatomie. Bd. 3 Kopf, Hals und Neuroanatomie)

Optimale Rahmenbedingungen für die Untersuchung von Neugeborenen, Säuglingen und Kleinkindern erfordern nicht nur eine ruhige Umgebung ohne ablenkende Hektik, vorgewärmtes Gel und eine Wärmelampe über der Untersuchungsliege, sondern auch die Anwesenheit einer engen Bezugsperson des Kindes. Die Untersuchung wird vorwiegend durch die große Fontanelle (**135**) durchgeführt (**Abb. 124.1**), bis sich diese im Alter von ca. 1,5 Jahren verschließt. Mit zunehmendem Alter verkleinert sich dieses Schallfenster kontinuierlich, sodass die lateralen und peripheren Hirnabschnitte auch bei maximaler Schallkopfkippung nur schwer darstellbar sind.

## Sagittalebene

Für die systematische Durchmusterung der Sagittalebene wird der Schallkopf auf der Fontanelle von rechts nach links geschwenkt (**Abb. 125a**). Hierbei ist für den einzelnen Untersucher die konstante Beibehaltung eines bestimmten Untersuchungsablaufes empfehlenswert – auf diese Weise entstehen weniger Seitenverwechslungen:
Man kann sich z.B. angewöhnen, zunächst die linke Hemisphäre, dann die Medianebene und anschließend die rechte Hemisphäre systematisch nach pathologischen Veränderungen abzusuchen. Vergegenwärtigen Sie sich bitte die normale topografische Anatomie der sagittalen Hemisphärenansicht von medial noch einmal an der **Abb. 125.2c**.
Es muss besonders auf eine regelrechte Anlage des Corpus callosum (**126**) mit dem darüberliegenden Gyrus cinguli (**130**) geachtet werden. Das Kleinhirn (**110**) fällt dorsal der Pons (**145**) als echoreiche Formation in der hinteren Schädelgrube auf (vgl. **Abb. 125.3**).

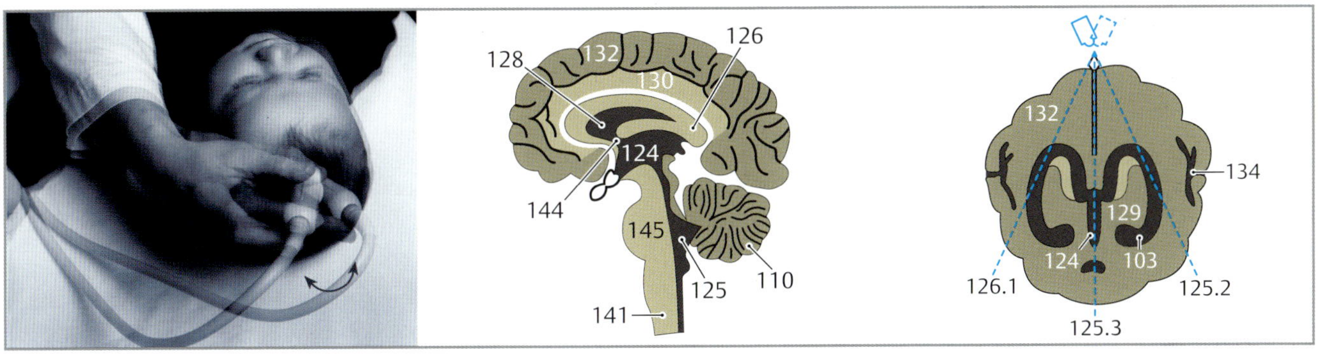


**Abb. 125.1** a b c

Der Thalamus (**129**) liegt im Zentrum der schräg nach lateral gekippten Bildebenen (**Abb. 125.2** und **125.3**). Darüber befindet sich der echofreie Liquor im Seitenventrikel (**103**) mit dem echoreichen Plexus choroideus (**104**), dessen äußere Konturen glatt ohne Vorbuckelung (DD: Plexusblutung, s. S. 129) zur Darstellung kommen sollten. Ist das Corpus callosum (**126**) normal angelegt, reichen die Hirnfurchen (**133**) der parietalen und occipitalen Hemisphäre nicht bis an den Seitenventrikel heran, sondern werden durch den Gyrus cinguli (**130**) unterbrochen. Die **Abb.125.2** zeigt einen schräg angulierten Sagittalschnitt durch den linken Seitenventrikel. Ein Medianschnitt mit der Pons (**145**), dem echoreichen Kleinhirn (**110**) und dem IV. Ventrikel (**125**) sehen Sie in **Abb. 125.3**.

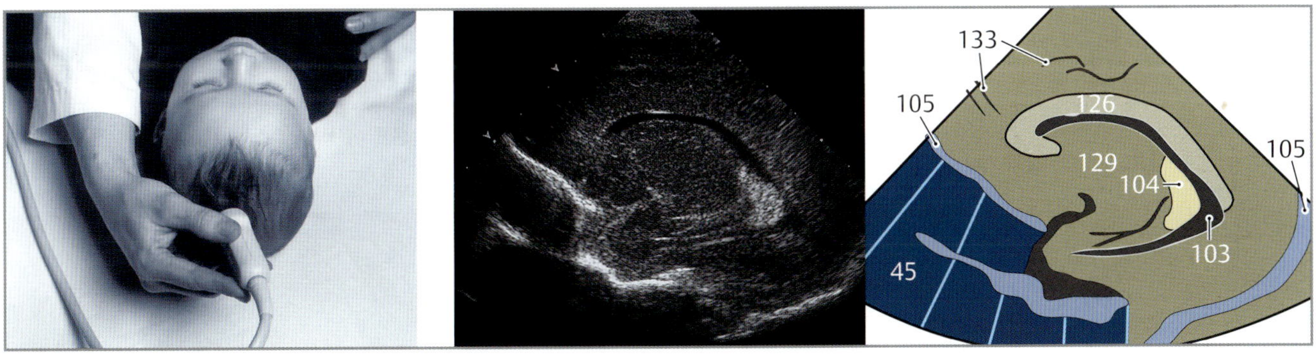


**Abb. 125.2** a b c

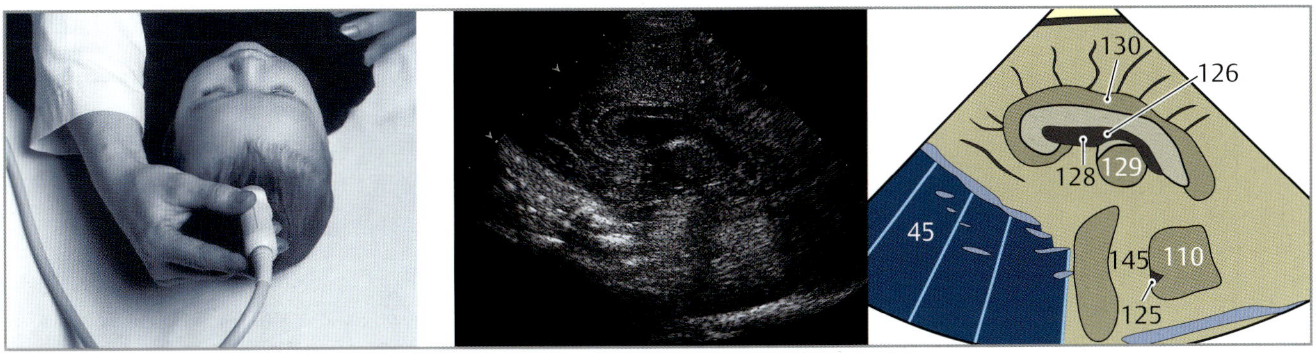


**Abb. 125.3** a b c

**Plexuszysten:** Als Normvariante können einseitige, kleine Plexuszysten (**64**) auftreten (**Abb. 126.1**). Als Ursache werden pränatale, kleinere Einblutungen oder Virusinfektionen diskutiert. Ist die Zyste klein und behindert sie nicht die Liquorzirkulation, bleibt sie meist ohne klinische Folgen. Erst größere, liquorisointense Substanzdefekte des Hirnparenchyms („Porenzephalie") lassen auf Resorptionszonen größerer Einblutungen oder auf Missbildungsanomalien schließen.

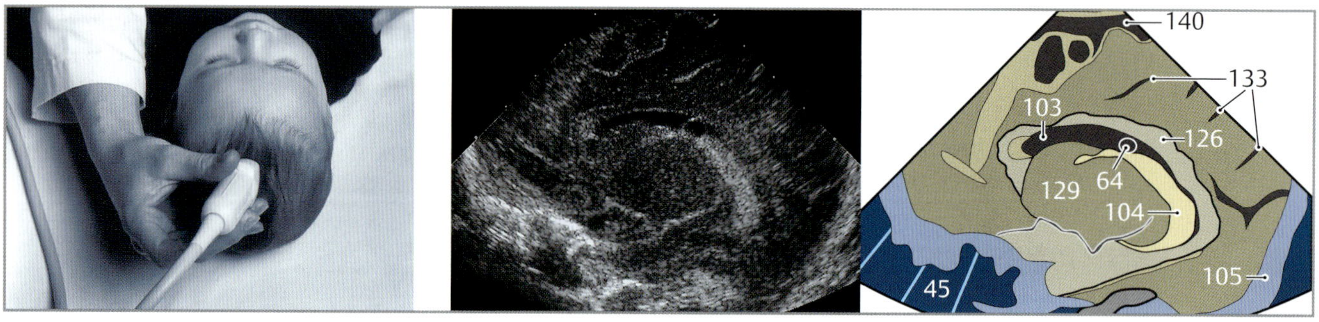


Abb. 126.1 a b c

**Frühgeborene (FG):** Bei Frühgeborenen kann die normale Hirnfurchung um die 28. SSW noch völlig fehlen oder im Vergleich zu Termingeborenen eine verminderte Gyrierung zeigen, ohne dass eine echte Reifungsstörung vorliegen muss. Konsekutiv sind die Liquorräume bei FG weitlumiger und teilweise auch asymmetrisch ausgebildet (**Abb. 126.3**). Auch der Balken (Corpus callosum) ist bei Frühgeborenen oft noch inkomplett angelegt und imponiert dann als dünne, echoarme Linie im Coronarschnitt, meistens oberhalb eines Cavum septi pellucidi. Diese physiologischen Unreifezeichen müssen daher durch Verlaufs-/Entwicklungskontrollen von echten Liquorzirkulationsstörungen oder einer echten Balkenhypoplasie bzw. -aplasie (**Abb. 126.4**) abgegrenzt werden.

**Cavum septi pellucidi:** Ein inkomplette Verklebung des Septum interventriculare zwischen den Vorderhörnern führt beim Früh- oder Neugeborenen zu einem liquorgefüllten Cavum septi pellucidi (**128**), das meistens innerhalb der ersten Lebensmonate obliteriert, aber in ca. 20 % der Fälle auch bis ins Erwachsenenalter persistiert (**Abb. 126.2**). Als weitere Normvariante können die Seitenventrikel (**103**) geringgradig asymmetrisch angelegt sein, ohne dass ein Liquoraufstau vorliegen muss: In **Abb. 126.3** ist z.B. nur linksseitig ein breiter, echofreier Liquorsaum lateral des Plexus choroideus (**104**) erkennbar.

**Balkenagenesie:** Das Corpus callosum ist bei vielen Anlagefehlbildungen, Syndromen und Stoffwechselstörungen, aber auch sekundär bei Hypoxien oder Infektionen involviert. Es existieren alle Übergangsformen von einem partiellen Balkenmangel bis hin zu einer totalen Agenesie des Balkens. Fehlt der Balken völlig, resultiert im Coronarschnitt (**Abb. 126.4a**) eine stierhornartige Konfiguration beider Vorderhörner (↗↖), die einen verbreiterten Abstand zueinander aufweisen und weiter lateral als üblich positioniert sind. Im Sagittalschnitt (**Abb. 126.4b**) fehlt im Bereich der Agenesie dann auch der Gyrus cinguli (vgl. **Abb. 125.2**), sodass die Gyri der Großhirnhemisphären radiär bis an den Seitenventrikel heranziehen (↙↙) und so auch einen partiellen Balkenmangel leicht erkennen lassen. In diesem Beispiel (**Abb. 126.4**) sind nicht nur die Seitenventrikel, sondern auch der äußere Subarachnoidalraum (⇨) im Sinne einer diffusen Hirnatrophie betont (vgl. **Abb. 124.1**).

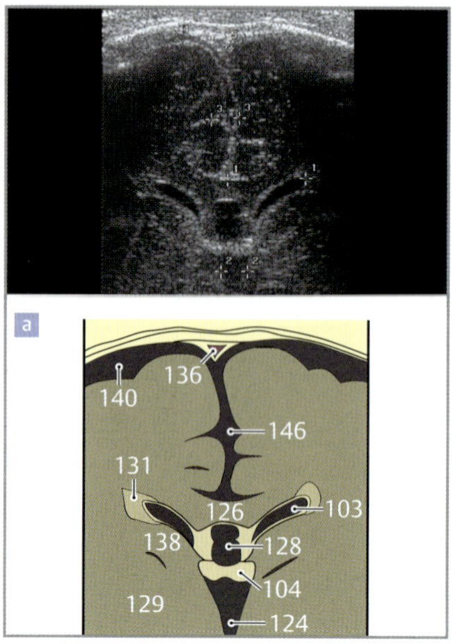


Abb. 126.2 b

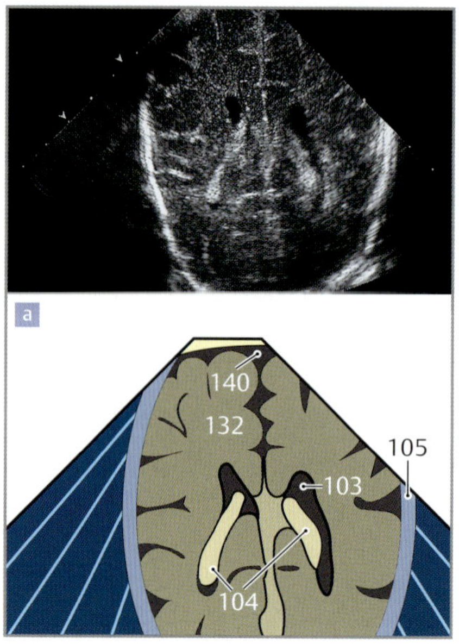


Abb. 126.3 b

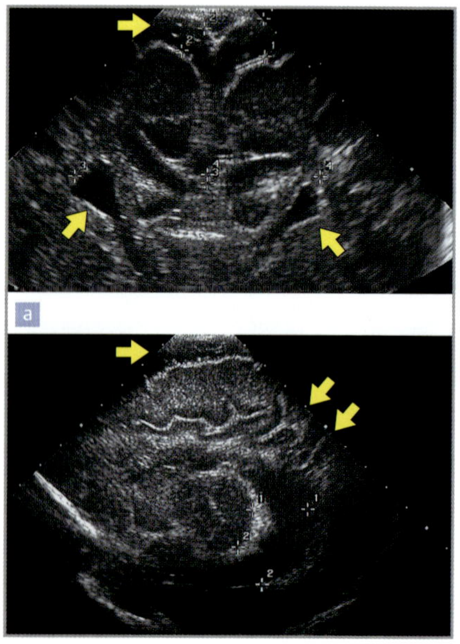


Abb. 126.4 b

## Normalbefund Coronarebene

Nach der Durchmusterung in sagittaler Ebene erfolgt nach einer Drehung des Schallkopfes um 90° die Durchmusterung in coronarer Orientierung.

Am besten haben sich multifrequente Sektorschallköpfe (**Abb. 127.1c**) mit kleiner Ankopplungsfläche und einer Centerfrequenz von ca. 3,0 MHz (bei Kleinkindern) bzw. 5,0 MHz (vom 6.–18. Lebensmonat) und 7,5 MHz (bei Früh- und Neugeborenen) bewährt. Inzwischen existieren auch Mischtypen, die eine ähnlich gute Nahfeldauflösung bieten wie Linearschallköpfe, deren Bild jedoch in der Tiefe divergiert, sodass ein breiterer Hirnabschnitt eingesehen werden kann (**Abb. 127.1c**).

In der Bildebene direkt dahinter (**Abb. 127.3**) werden dann die Vorderhörner beider Seitenventrikel (**103**) angeschnitten, die an dieser Stelle keinen echoreichen Plexus enthalten dürfen. Leichte Asymmetrien der Ventrikelgröße können noch physiologisch sein oder auf Schräganschnitten beruhen. Die Form der echoreichen Fissura sylvii (**134**) ähnelt einem um 90° auf die Seite gestellten Y (vgl. **Abb. 128.1**).

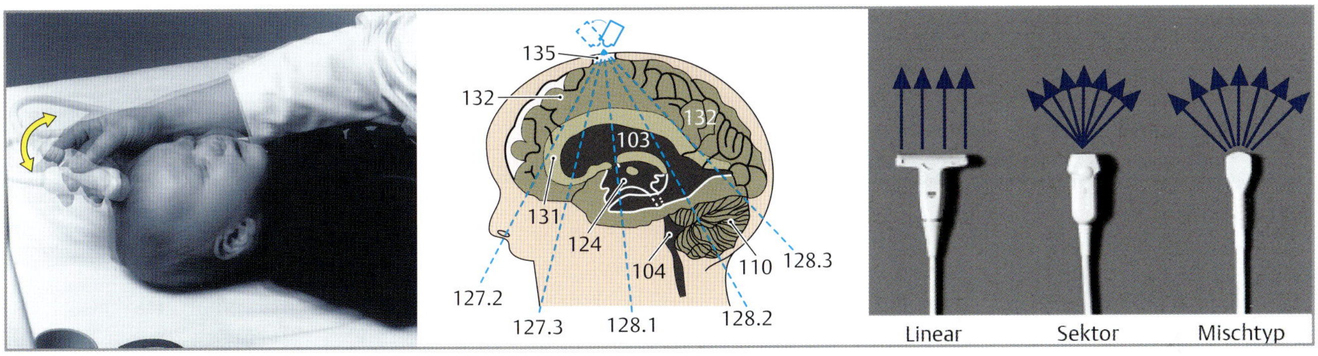


**Abb. 127.1** a b c

Der Schädel wird coronar und sagittal mit einer langsamen, kontinuierlichen Schwenkbewegung durchmustert (**Abb. 127.1a,b**). Dabei werden die folgenden fünf coronaren Standardebenen passiert und dokumentiert: Man beginnt frontal (**Abb. 127.2**) und sieht das periventrikuläre Marklager (**131**) physiologisch etwas echoreicher als den benachbarten Kortex (**132**). Schallkopfnah liegt der Sinus sagittalis superior (**136**).

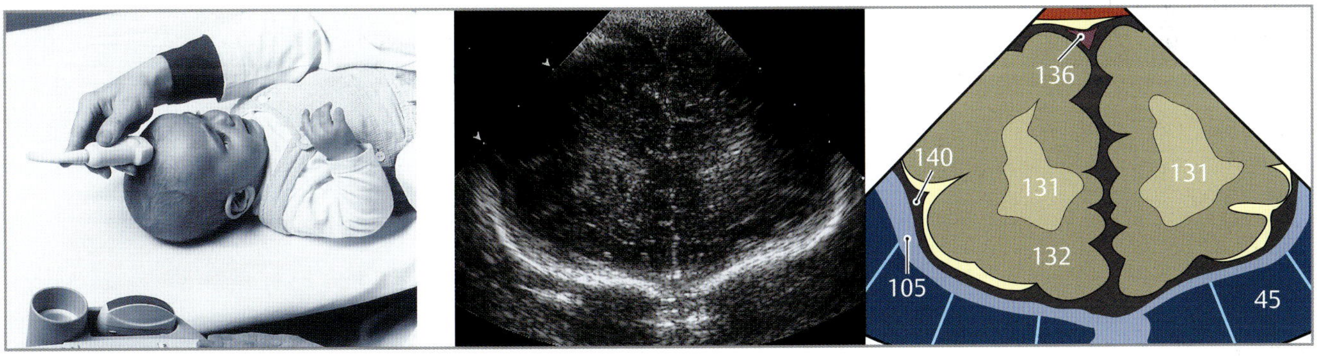


**Abb. 127.2** a b c

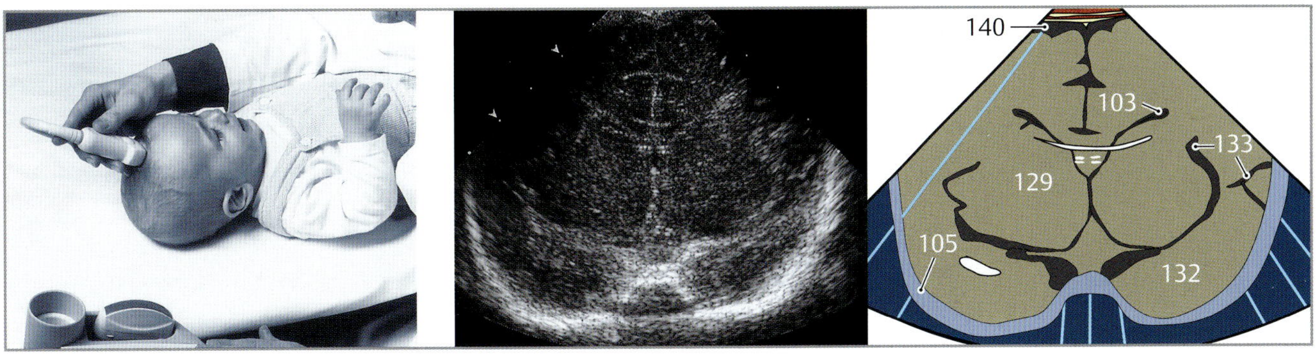


**Abb. 127.3** a b c

## Normalbefund Coronarebene

Eine Ebene weiter occipital wird der Übergang der Seitenventrikel (**103**) in den III. Ventrikel (**124**) über die Foramina Monroi (**144**) dokumentiert (**Abb. 128.1**). Jetzt befindet sich neben dem echofreien Liquor auch echoreicher Plexus choroideus (**104**) im Lumen dieses Ventrikelübergangs. Dieser echoreiche Plexus darf nicht mit einer ebenso echoreichen Einblutung in den Ventrikel verwechselt werden.

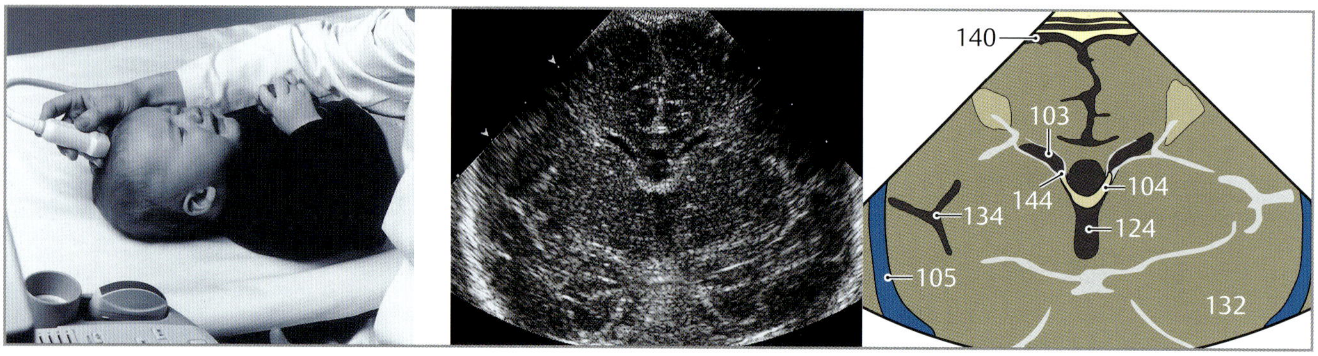


**Abb. 128.1** a b c

Wird der Schallkopf jetzt noch mehr nach frontal gekippt (**Abb. 128.2a**), breiten sich die Schallwellen noch weiter nach occipital aus. Es resultiert die Darstellung der bogenförmigen Cellae mediae der Seitenventrikel, die in die Temporalhörner übergehen (**Abb. 128.2b**). Auch hier können gut die Breite der Seitenventrikel (**103**) sowie die Dicke des Plexus choroideus (**104**) abgeschätzt werden, der normalerweise eine glatte Begrenzung aufweist. Medial liegen u.a. der Thalamus, die Capsula interna und das Putamen.

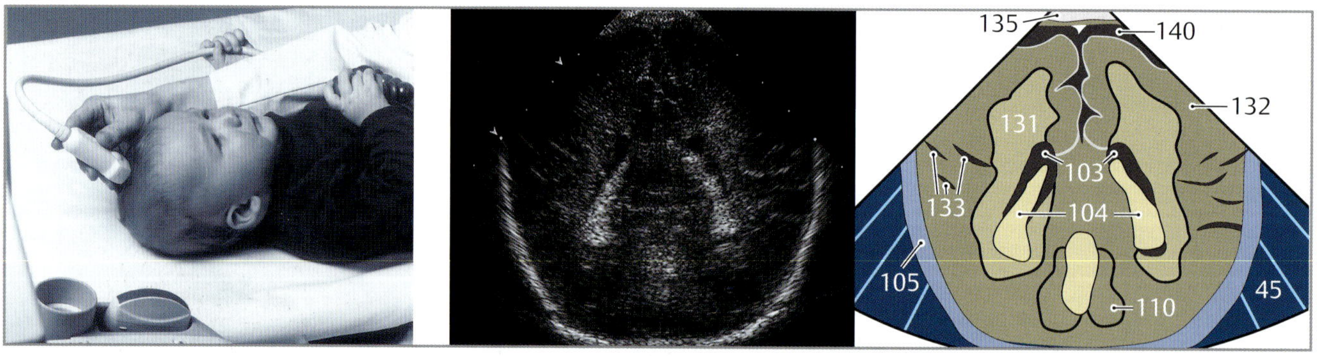


**Abb. 128.2** a b c

Bei extremer Angulation des Schallkopfes (**Abb. 128.3a**) kommt dann das etwas unscharf begrenzte und echoreiche occipitale Marklager (**131**) ins Bild (**Abb. 128.3b**), das schmetterlingsförmig die Ventrikel umgibt. Achten Sie auf die Vielzahl der Sulci (**133**), die den Cortex wegen ihres Gefäßreichtums und Bindegewebes als echoreiche Linien durchziehen. Die normale Weite der Liquorräume finden Sie auf der Seite 124 beschrieben.

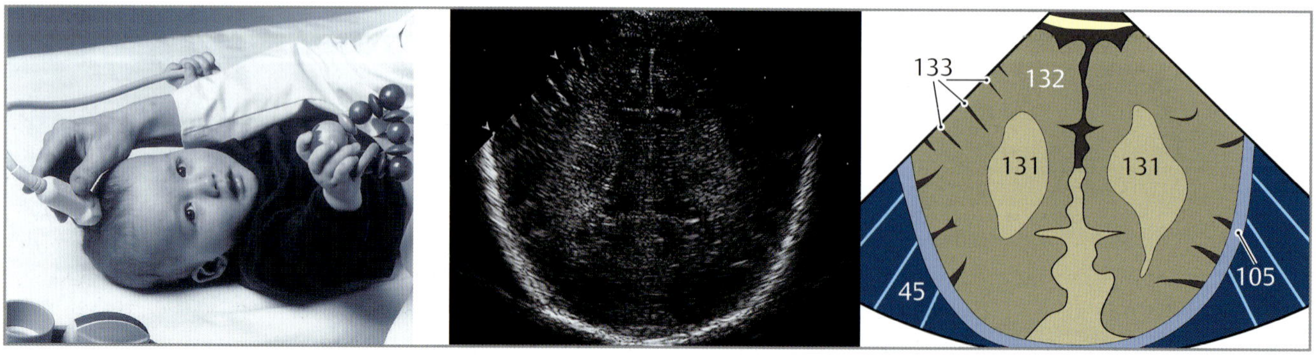


**Abb. 128.3** a b c

## Hirnblutung

Pathophysiologisch liegt fatalen Hirnblutungen der folgende Zusammenhang zugrunde:
Die Ventrikel werden durch das sogenannte Ependym ausgekleidet. Darunter liegt die subependymale Zellschicht. Diese Zellschicht proliferiert besonders zwischen der 24. und 32. SSW mit entsprechend starker Vaskularisation. Dieses Stratum germinativum ist gegenüber Blutdruckschwankungen zu diesem Zeitpunkt noch sehr sensibel, da die intrazerebrale Druckregulation noch nicht ausgereift ist.
Deshalb entstehen fetale Hirnblutungen sehr häufig subependymal oder im Bereich des Plexus choroideus. Je nach Ausprägung werden vier Schweregrade unterschieden, die aus der nebenstehenden **Tab. 129.1** hervorgehen:

| Hirnblutungen–Schweregrade | |
|---|---|
| Grad 1 | isolierte, subependymale Einblutung |
| Grad 2 | zusätzlich Ventrikeleinbruchblutung ohne Ventrikeldilatation (weniger als 50 % des Lumens betroffen) |
| Grad 3 | zusätzliche Ventrikeldilatation (mehr als 50 % des Lumens betroffen) |
| Grad 4 | zusätzlicher Parenchymeinbruch |

**Tab. 129.1**

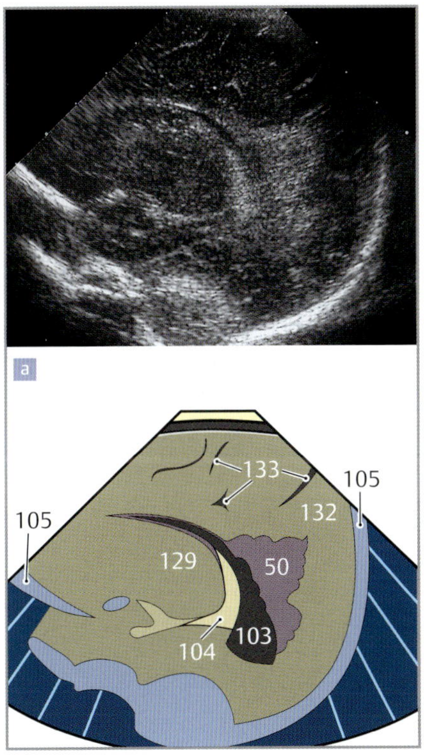

**Abb. 129.2** b

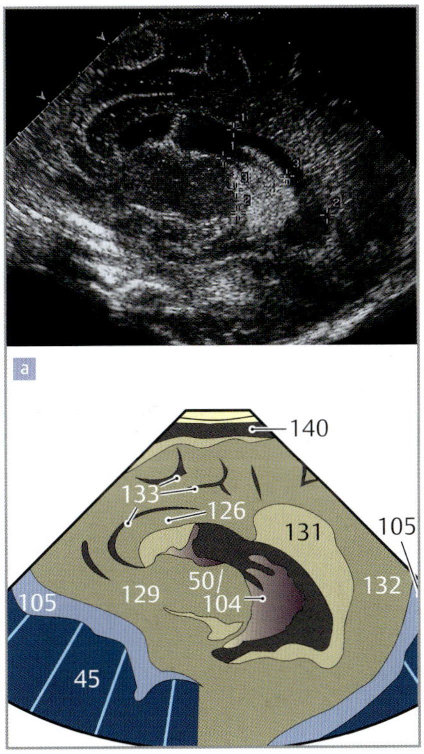

**Abb. 129.3** b

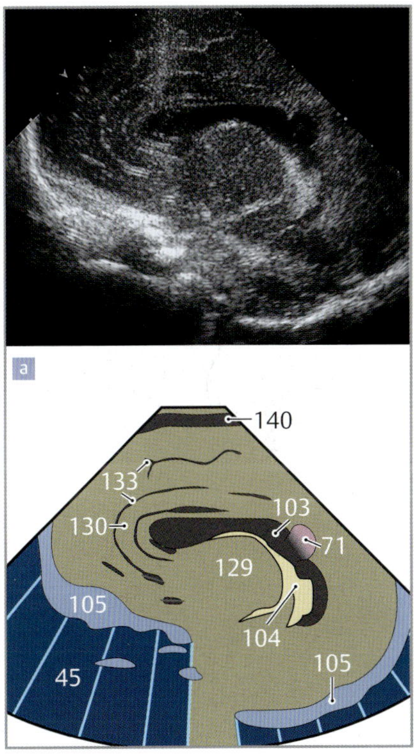

**Abb. 129.4** b

## Sonomorphologie

Frische Blutungen (**50**) verhalten sich echoreich im Vergleich zum benachbarten Hirnparenchym (**132**) und liegen aus den o.g. Gründen meistens in Nachbarschaft zum Ventrikelsystem (**Abb. 129.2**). Eine unregelmäßige Form oder eine Verplumpung des Plexus choroideus (**104**) spricht für eine Einblutung (**50**) in den Plexus (**Abb. 129.3**). Hat die Einblutung schon intrauterin stattgefunden und liegt länger zurück, finden sich nach der Resorption der Blutung mit Liquor ausgefüllte Substanzdefekte (**71**), die auch als Erweiterung eines Seitenventrikel (**103**) fehlgedeutet werden können (**Abb. 129.4**). Die Differenzialdiagnose zwischen einem ventrikelnahen Substanzdefekt und einem echten Hydrozephalus wird daher auf der nächsten Seite besprochen.

## Hydrozephalus

Meistens entsteht ein Hydrocephalus internus (**Abb. 130.1**) durch blutungsbedingte Verklebungen der Liquorabflusswege. Zu den selteneren Ursachen gehören die Kompression der Liquorwege bei einem Aneurysma der V. Galeni, eine bikonvex (**!**) geformte Septum-pellucidum-Zyste (vgl. Cavum septi pellucidi, **Abb. 126.2**), die die Foramina Monroi verlegt, oder eine Aquäduktstenose. Eine isolierte Dilatation des IV. Ventrikels entsteht, wenn neben einer Aquäduktstenose auch noch die Formanina Luschkae und Magendii verlegt sind.
Die resultierende Druckerhöhung bewirkt bei den Seitenventrikeln zunächst eine Abrundung und Aufweitung der Temporalhörner, da hier das benachbarte Hirngewebe am wenigsten Druck entgegensetzt. Erst später (**Abb. 130.1**) kommt es zur Verplumpung und Dilatation der gesamten Seitenventrikel bei gleichzeitiger Verschmälerung des äußeren Subarachnoidalraums. Die resultierende Druckerhöhung muss durch ein Ventil (↖) langsam entlastet werden (**Abb. 130.2**). Bei länger bestehendem Hydrozephalus könnte eine zu schnelle Druckentlastung die äußeren Hirngefäße zu sehr unter Zug setzen (Blutungsgefahr). Nach der Anlage eines Liquorshunts dienen Verlaufsbeobachtungen zur Lagekontrolle und zum Ausschluss einer Über- oder Unterfunktion des Shuntventils.

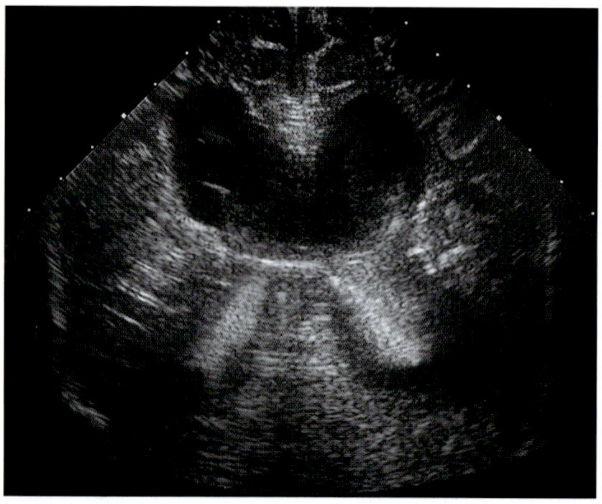

**Abb. 130.1**

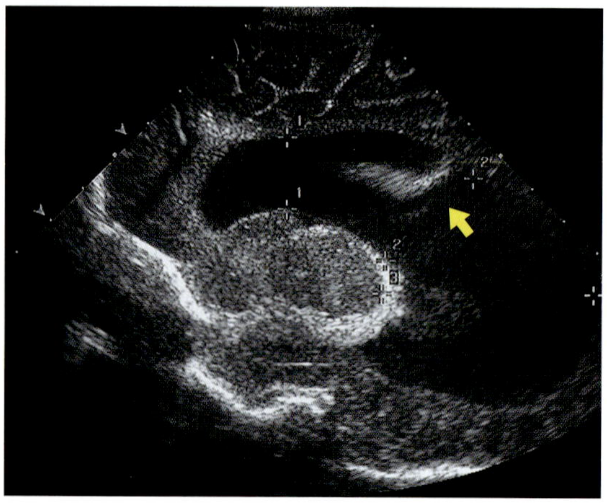

**Abb. 130.2**

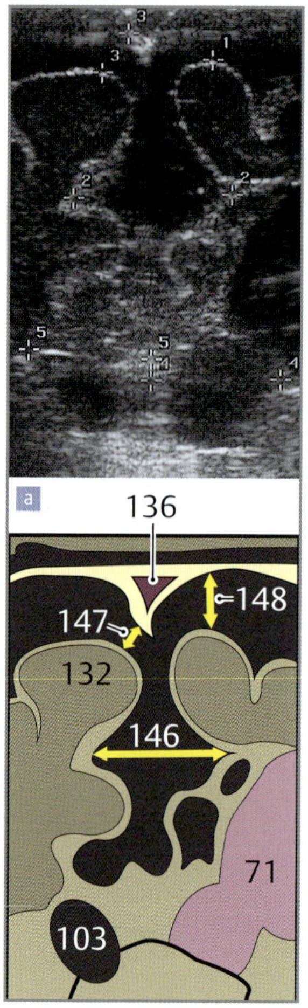


**Abb. 130.3** b

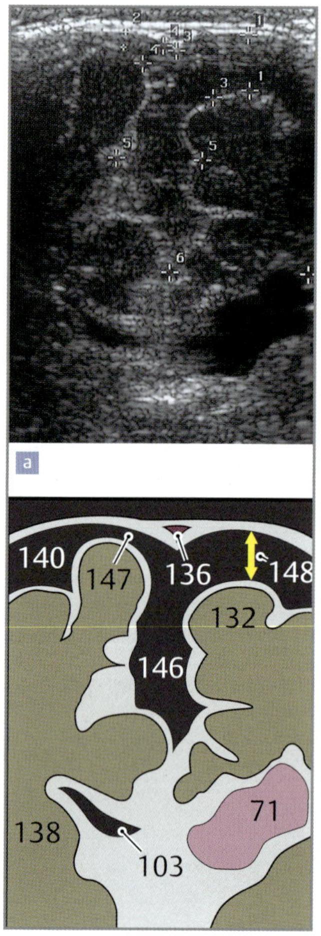


**Abb. 130.4** b

## Hirnatrophie

Die Weite des äußeren Subarachnoidalraums erlaubt die Unterscheidung zwischen einem Hydrocephalus internus und einer atrophiebedingten Erweiterung der Ventrikel: Dazu wird wegen der besseren Nahfeldauflösung ein Linearschallkopf verwendet. Die **Abb. 130.3** zeigt eine deutliche Erweiterung aller Liquorräume bei diffuser Hirnatrophie beider Hemisphären (vgl. **Abb. 124.1**). Beachten Sie die ungewöhnlich gute Beurteilbarkeit des Sinus sagittalis superior (**136**). Bei einseitigen Substanzdefekten (**71**) resultiert eine entsprechende Betonung der ipsilateralen äußeren Liquorräume (**148**) im Vergleich zur Gegenseite (**Abb. 130.4**).

Zusätzlich sind die äußeren Hirnfurchen bei einer Hirnatrophie eher betont, bei einem Hydrozephalus internus jedoch eher verstrichen.

## Ventilkontrolle bei Hydrozephalus

Wenn sonografisch der Verdacht auf eine Dysfunktion des Ventils besteht, z.B. bei kontinuierlicher Zunahme der Ventrikelweite trotz Ventilanlage, sollte nicht nur die korrekte Position der Katheterspitze im Ventrikellumen (in **Abb. 130.2**), sondern auch der weitere Ventilverlauf überprüft werden.

Die nebenstehenden Röntgenaufnahmen zeigen ein einseitig dekonnektiertes ( ) Ventil (**Abb. 131.1a**) und die Kontrolle nach Ventilrevision (**Abb. 131.1b**) bei einem Kind mit ventrikuloperitonealem Shunt: In der zweiten Aufnahme ist der Schlauch wieder an das Zwischenstück angeschlossen. Durch das Längenwachstum der Kinder im Verlauf der Jahre kommt es gelegentlich vor, dass Ventile ersetzt oder revidiert werden müssen.

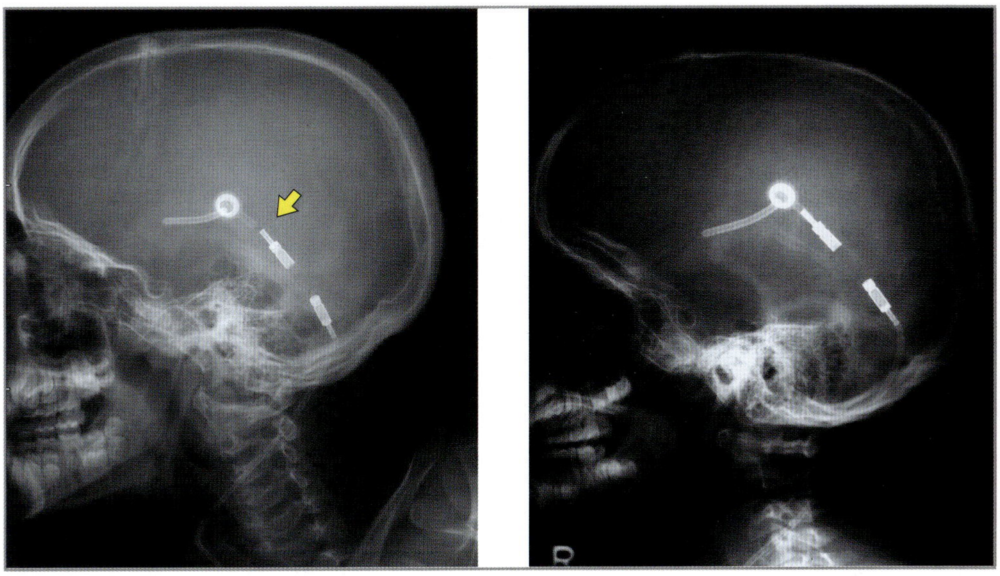

**Abb. 131.1** a Ventildislokation b nach Korrektur

## Spinalkanal

Im Säuglingsalter wird der Conus medullaris (**142**) des Rückenmarks (**141**) in Bauchlage von dorsal mit einem 5,0–7,5-MHz-Schallkopf dargestellt (**Abb. 131.2**). Das Myelon wird durch eine feine, echoreiche Randlinie, die Pia mater, vom echofreien spinalen Liquorsaum (**140**) abgegrenzt. Die echoreiche Doppellinie im Zentrum des Myelons entspricht nicht dem Zentralkanal, sondern der Grenze zwischen der weißen Kommissur und der vorderen Fissur.
Die Fasern der Cauda equina (**143**) ziehen weiter nach caudal. Sie verursachen die echoreiche Umgebung des Conus medullaris ( ), der beim Neugeborenen nicht tiefer als der Diskus zwischen LWK 2/3 enden sollte.
Zur Lokalisation: Der Beginn des Os sacrum wird daran erkannt, dass der SWK 1 als Erster aus der geraden Linie nach dorsal (also auf den Schallkopf zu) ausschert.

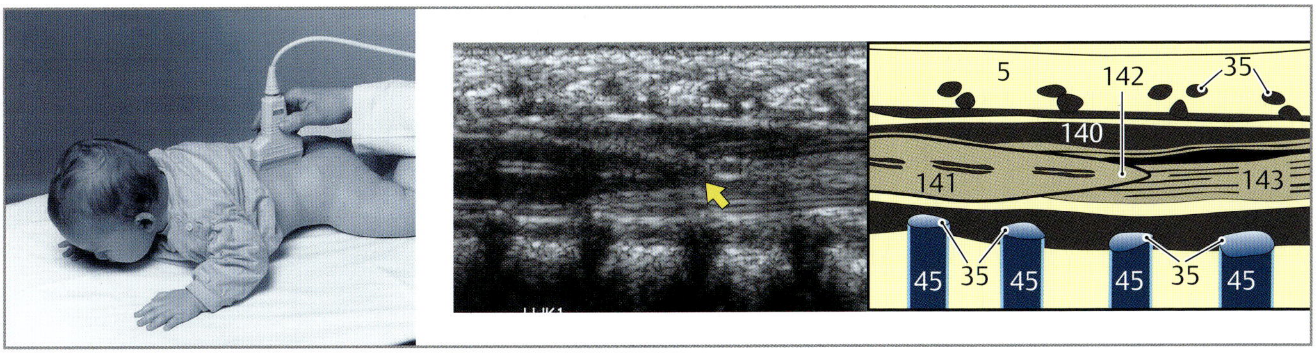


**Abb. 131.2** a Bauchlage b Conus medullaris c

Erst mit zunehmender Verknöcherung der Wirbelbögen wird die Darstellung des Spinalkanals eingeschränkt, sodass vermehrt auf die Magnetresonanztomografie (MRT) zurückgegriffen werden muss. Wichtig ist die Beobachtung der freien atem- und pulsabhängigen Beweglichkeit des Myelons, die im M-Mode dokumentiert werden kann.
Eine fehlende Pulsation, ein Formverlust oder ein Tiefstand des Conus medullaris und eine Fixierung des Myelons an die dorsale Wand des Spinalkanals sprechen für ein „Tethered-cord-Syndrom", das meistens primär durch intraspinale Lipome oder Epidermoidzysten versursacht wird. Es kann jedoch auch sekundär als postoperative, narbige Fixation neuronaler Strukturen auftreten.

## Vorbereitung

Beim frühzeitigen Ausschluss einer Hüftgelenksdysplasie bei Neugeborenen (NG) sind vor allem Präzision und eine schnelle Untersuchungsabfolge entscheidend, bevor das NG unruhig wird: Dafür wird im Neben- oder Untersuchungsraum ein Wickeltisch mit Ablage positioniert, damit die Mutter oder Begleitperson ohne Stress die Windel entfernen und das Neugeborene gegebenenfalls reinigen kann. Eine Wärmelampe über dem Untersuchungstisch verhindert eine Auskühlung des NG (**Abb. 132.1**).

## Lagerung des Neugeborenen

Zur Untersuchung lagert man das Kind in einer Untersuchungsschale in exakter 90°-Seitlagerung. Dann legt die Mutter z.B. ihre linke Hand unter den Kopf des NG und ihre rechte Hand auf die oben liegende Schulter. Die meisten Termingeborenen haben einen verstärkten Beugetonus und reagieren auf eine ungewohnte Streckung ihrer Beinchen mit Widerstand und Unruhe. Daher achten geübte Untersucher darauf, das oben liegende Beinchen nicht unnötig stark zu strecken. Gleichzeitig führt die linke Handkante einen leichten Druck auf den Oberschenkel des Kindes aus, um die Antetorsion des Schenkelhalses zu vermindern. Insgesamt wird so eine leichte Streckung in geringer Innenrotation angestrebt (**Abb. 132.2**), ohne das Knie dabei nach vorne (⇩) über den Randwulst der Lagerungsschale in Außenrotation geraten zu lassen wie in (**Abb. 132.3**). Zum Einfrieren des Bildes dient am besten ein Fußschalter, damit beide Hände für die Lagerung des NG und die Schallkopfführung frei sind.

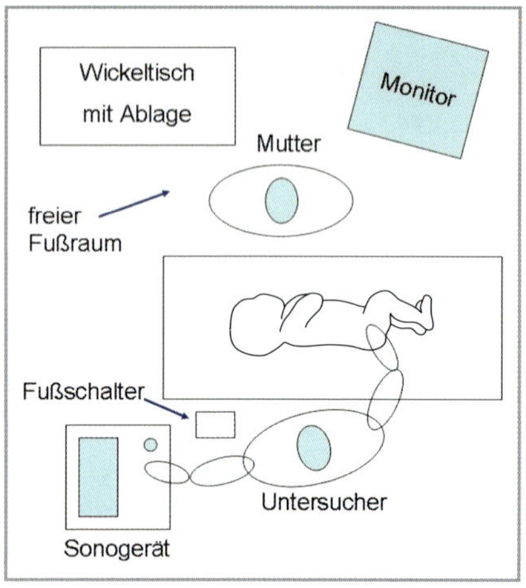


**Abb.132.1** Setting im Sonoraum

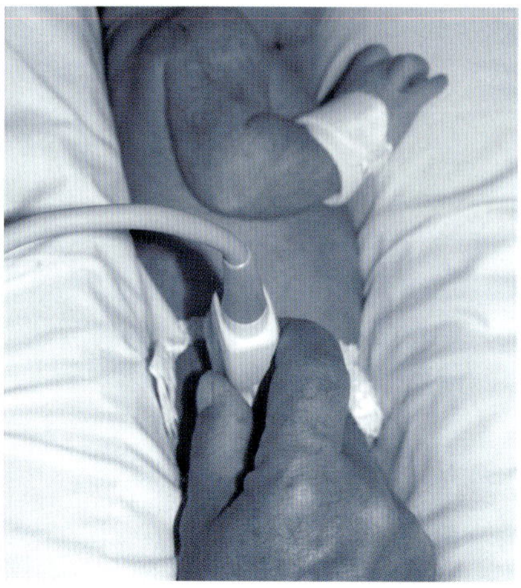

**Abb. 132.2** Lagerung des NG

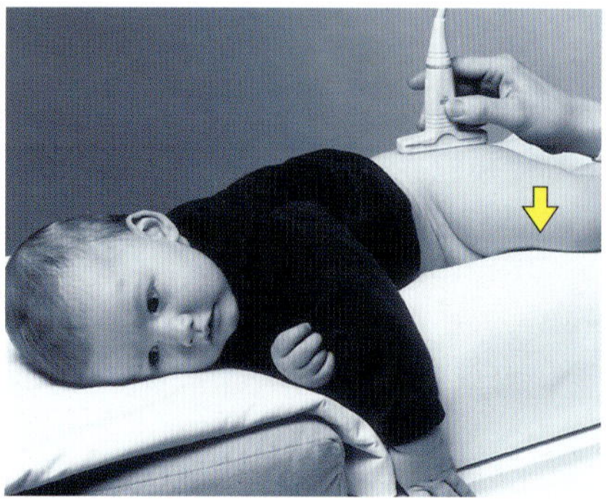

**Abb. 132.3** Lagerungsfehler

## Sonografische Dokumentation

Die Qualitätssicherungsvereinbarung Säuglingshüfte fordert u.a., dass jedes Hüftgelenk in mindestens 1,7-facher Vergrößerung zweimal in der Standardebene nach Graf ohne Kippfehler fotografiert und einmal ausgemessen wird: Hierbei müssen die Knorpel-Knochen-Grenze (Wachstumsfugenlinie zwischen bereits verknöchertem Femurschaft und dem knorpeligen Hüftkopf und Trochanter major), der Hüftkopf (**153**), die Umschlagfalte der Gelenkkapsel, die Gelenkkapsel, das Labrum acetabulare (**158**), das knorpelige Pfannendach, das Os ilium (**112**) einschließlich seines Unterrands, und der knöcherne Erker (**159** = Umschlagpunkt, vgl. S. 133) eindeutig erkennbar sein (**Abb. 132.5**). Ist der Unterrand des Os ilium eindeutig dargestellt, erfolgt die Brauchbarkeitsprüfung: Hierfür wird die Schnittebene zentriert auf den Unterrand des Os ilium durch Rotation des Transducers in der Kabelachse (**Abb. 133.6**) korrigiert, um die mittlere Schnittebene zu erreichen. Das Labrum acetabulare stellt sich dann ohne großes Suchen von selbst ein.

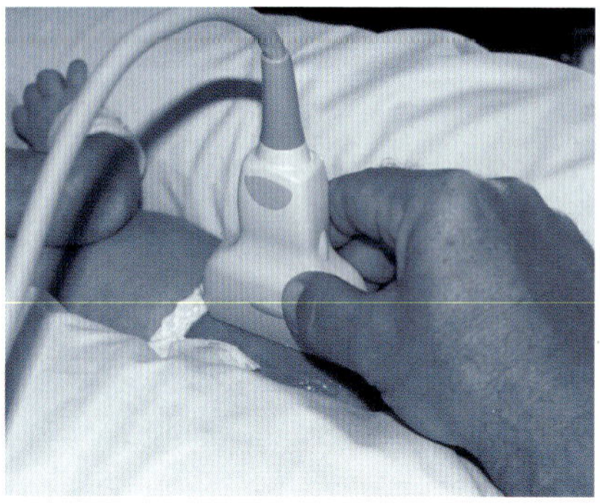

**Abb. 132.4** Schallkopfhaltung

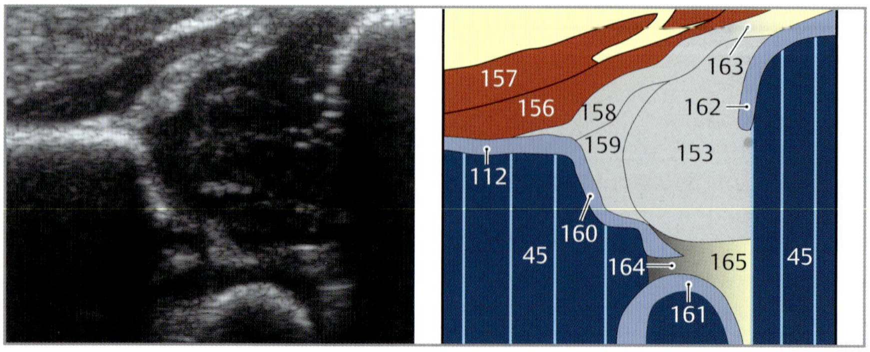


**Abb. 132.5** a Standardebene b Anatomie-Skizze

Auch wenn von Graf eine Darstellung favorisiert wird, bei der das Os ilium senkrecht zum oberen Bildrand verläuft, schallen zahlreiche Radiologen, Internisten und Pädiater in der ihnen geläufigeren Orientierung, bei der sich die kranialen Bildstrukturen am linken Bildrand und die schallkopfnahen, lateralen Anteile am oberen Bildrand befinden. Es gibt jedoch laut Graf Hinweise darauf, dass diese Darstellungsform mit einer höheren Fehlerquote behaftet sein könnte [9.3].
Zunächst wird die Grund- oder Basislinie eingezeichnet: Diese geht vom „Z-Punkt“ (= Ansatzpunkt der Sehne des M. rectus femoris am Os ilium) aus und zieht nach distal tangential am scharfrandig, gestreckt eingestellten Os ilium parallel entlang (**Abb. 133.1**). Dann werden der Unterrand des Os ilium (↓ in **Abb. 133.2**) und die Mitte des lateral gelegenen Labrum acetabulare (↙ in **Abb. 133.3**) identifiziert.
Zur Bestimmung des Knochenwinkels alpha wird dieser Unterrand des Os ilium (↓ in Abb. **133.2**) aufgesucht und von hier aus als Drehpunkt tangential (berührend) eine Linie an die knöcherne Pfanne angelegt (**Abb. 133.5**).

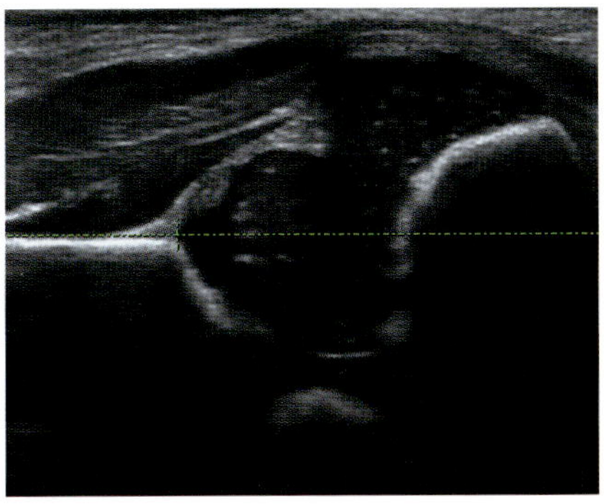

**Abb. 133.1** Basislinie am Os ilium

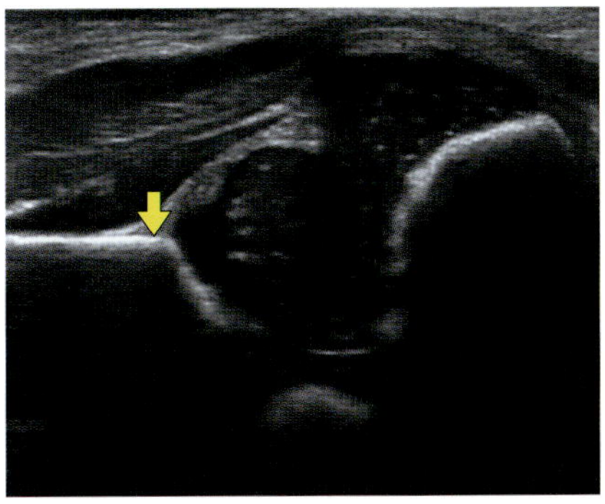

**Abb. 133.2** Unterrand Os ilium

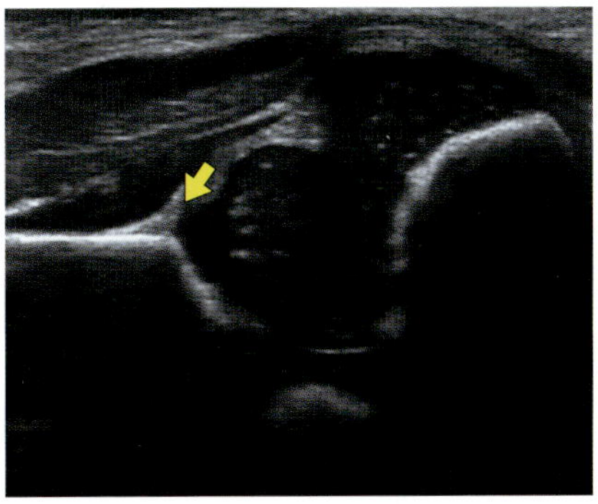

**Abb. 133.3** Labrum acetabulare

Zur Konstruktion der Ausstellungslinie für den Knorpelwinkel beta (β) wird zuerst der Umschlagpunkt nach der konkav-konvex-Regel bestimmt, indem man vom Unterrand des Os ilium nach lateral an der Konkavität der Pfanne entlang fährt. Nach einer Schallunterbrechung folgt die konvexe, nach kranial führende Kurve entlang des Os ilium. Der Umschlagpunkt liegt also an jener Stelle, an der die Konkavität der Pfanne in die Konvexität überleitet, und ist an der Schallunterbrechung gut zu bestimmen (**Abb. 133.4**).
Die korrekte Bildebene wird u.a. dadurch gefunden, dass der Untersucher den Schallkopf um die Kabelachse mit bzw. gegen den Uhrzeigersinn dreht (↷ in **Abb. 133.6**): Dreht er den cranialen Schallkopfteil zu weit nach ventral, verläuft die Os-ilium-Linie ebenfalls schräg auf den Schallkopf zu wie in **Abb. 134.2**.
Je größer sich der Schallschatten medial des knöchernen Erkers ausbreitet, desto besser ist die Hüfte verknöchert. Daher liegt bei einer Typ-I-Hüfte mit eckigem Pfannenerker der Umschlagpunkt direkt im knöchernen Pfannenerker. Von diesem Umschlagpunkt wird eine Linie nach lateral durch die Mitte des Labrum acetabulare gezogen (**Abb. 133.5**). Für die Differenzierung einer II-c - (instabilen), jedoch noch zentrierten Hüfte gegenüber einer D-Hüfte (erster Dezentrierungsgrad) bestimmt der β-Wert den Hüfttyp, wenn er mehr als 77° beträgt.

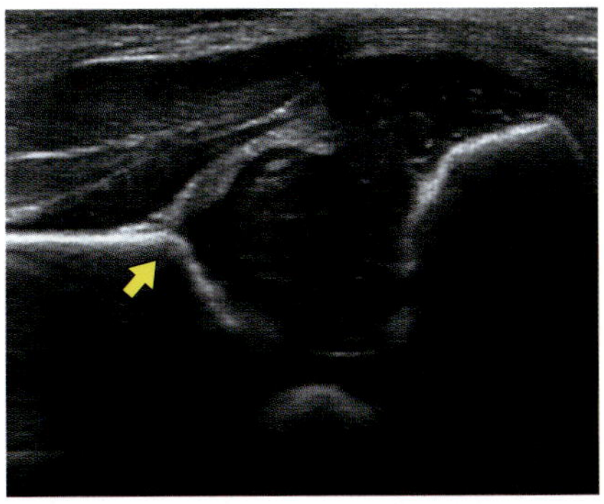

**Abb. 133.4** knöcherner Erker

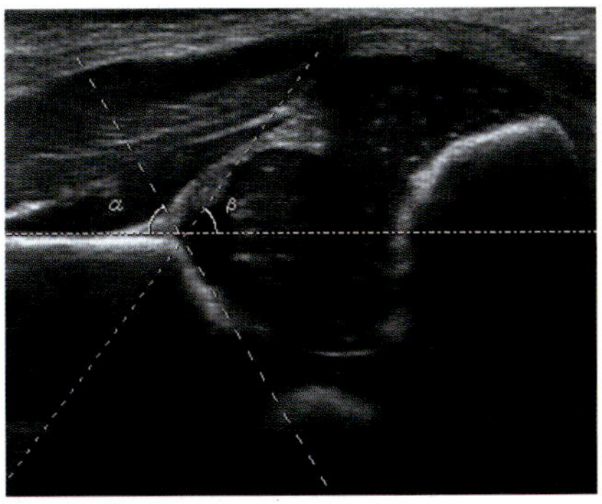


**Abb. 133.5** Alpha- und Betalinie

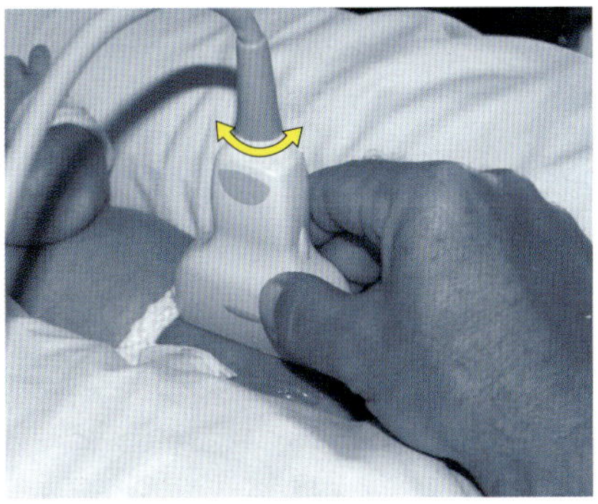

**Abb. 133.6** Schallkopfrotation

[9.3] Graf R. Sonografie der Säuglingshüfte und therapeutische Konsequenzen. 6. Aufl. 2010, Thieme, Stuttgart

## Einstell- und Messfehler

Gerade bei unruhigen NG kann es durchaus vorkommen, dass der Untersucher die korrekte Ebene verliert: Verkippt der Schallkopf nach dorsal (↙ in **Abb. 134.1a**), resultiert i.d.R. ein nach medial konvexer, also gebogener Verlauf (↓) des Os ilium (**Abb. 134.1b**) vom Schallkopf weg. Wird der Schallkopf dagegen nach ventral verkippt (**Abb. 134.2a**) oder verdreht, verläuft das Echo des Os ilium schräg auf den Schallkopf zu (↗ in **Abb. 134.2b**). Wird der Schallkopf jedoch zu weit nach kranial anguliert (**Abb. 134.3a**), resultiert ebenfalls ein schräger Verlauf des Os ilium (**Abb. 134.3b**) und oft kann dann dessen Unterrand nicht mehr exakt eingestellt werden.

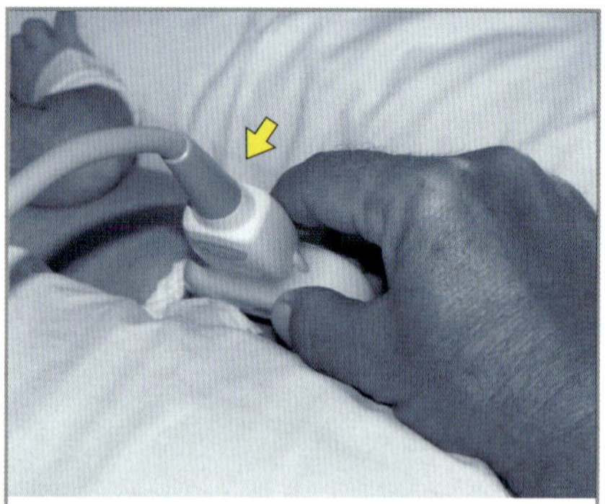

a dorsale Verkippung

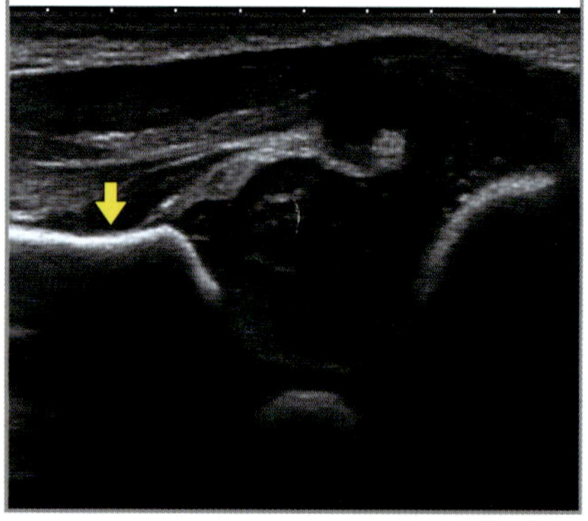

**Abb. 134.1** b dorsale Fehlerebene

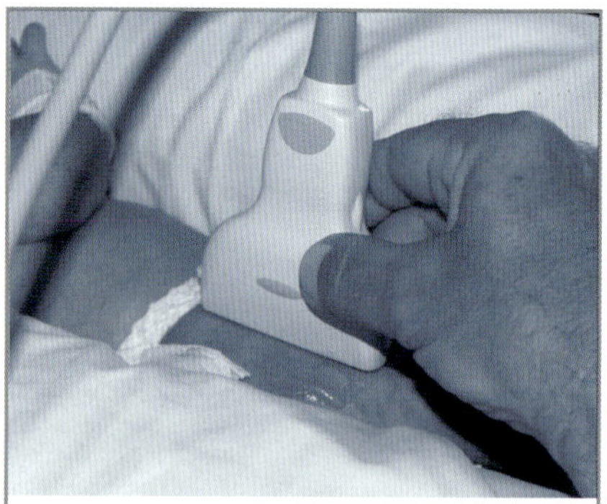

a ventrale Verkippung

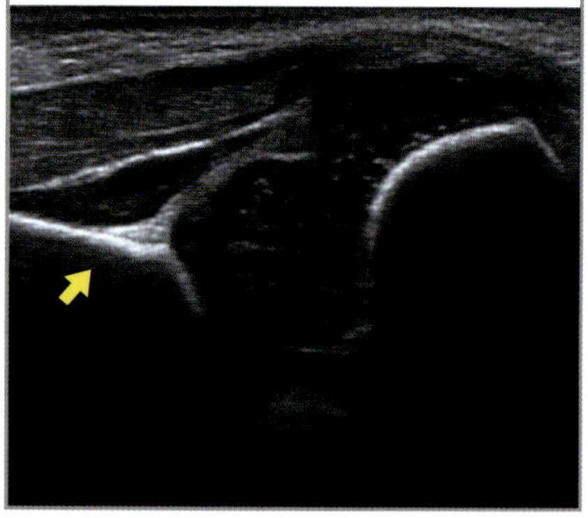

**Abb. 134.2** b ventrale Fehlerebene

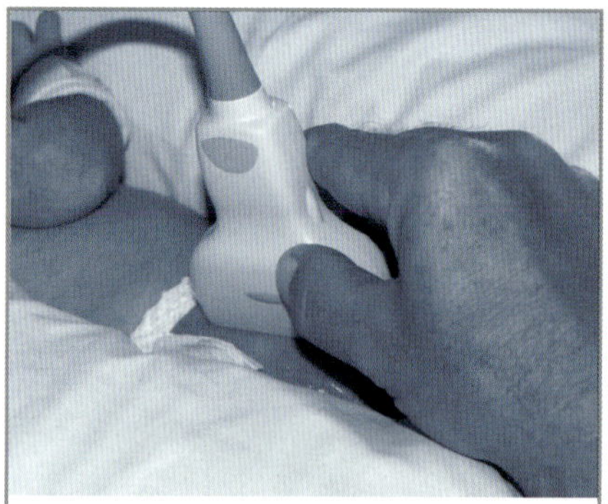

a kraniale Angulation

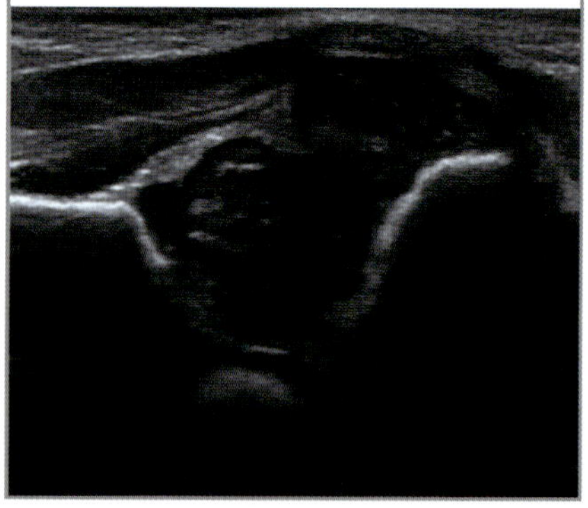

**Abb. 134.3** b kraniale Fehlerebene

Anguliert der Untersucher den Schallkopf jedoch zu weit nach kaudal (**Abb. 134.4a**), verläuft die Os-ilium-Linie ebenfalls schräg und die Knorpel-Knochen-Grenze ist oft nicht mehr exakt erkennbar (**Abb. 134.4b**). Wegen der zahlreichen Fehlerquellen und der hohen klinischen Relevanz sollte dieses Screening eher von erfahrenen Untersuchern durchgeführt werden.

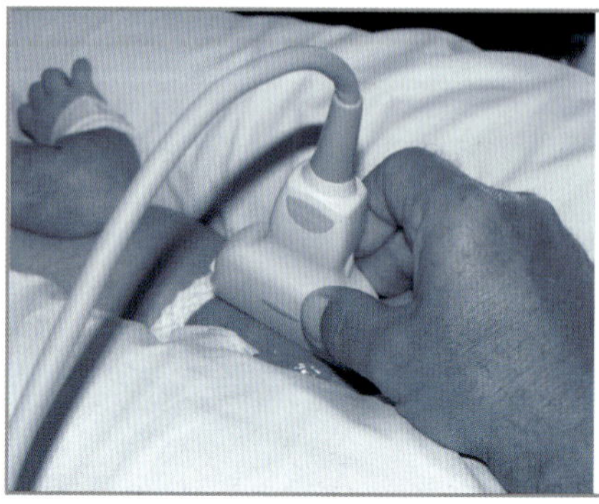

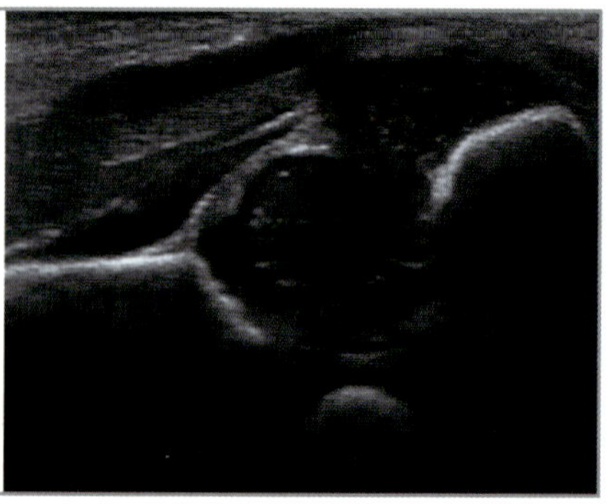

**Abb. 134.4** a kaudale Angulation b kaudale Fehlerebene

## Hüfttypen nach Graf

Bei einer HG-Dysplasie dezentriert der Hüftkopf (✱) zunehmend nach craniolateral: Im Röntgenbild (**Abb. 135.2**) verläuft das knöcherne Pfannendach nicht mehr nahe der der Horizontallinie (⇨), sondern in lateraler Richtung steiler nach cranial (⇙). Im MRT-Bildbeispiel (**Abb. 135.3**) wird der Extremfall einer kompletten Luxation des Hüftkopfes (✱) aus dem leeren Azetabulum (⇘) im Seitenvergleich deutlich. Bei zunehmender Dysplasie wird der sonografisch ermittelte Alpha-Winkel immer kleiner.

Als Faustregel gilt: Zu Beginn des 4. Lebensmonats sollte sich, ausgehend von einem postpartal minimalen α-Winkel von 50°, mindestens ein α-Winkel von 60° durch hohe Wachstumspotenz entwickelt haben: Der optimale α-Winkel beträgt statistisch 64°. Weil die Reifungskurve nur in den ersten Lebenswochen eine sehr gute, „exponentielle" Reifungstendenz zeigt und danach leider nur noch plateauartig verläuft, muss eine Diagnosestellung möglichst frühzeitig erfolgen, damit eine adäquate, stadiengerechte Therapie zur stabilen und sicheren Zentrierung des Hüftkopfes so früh wie möglich begonnen werden kann. Besteht z.B. jenseits der 6. Lebenswoche ein Hüfttyp II a–(**Abb. 135.1**), liegt bereits ein Reifungsdefizit vor. Weitere Detailinformationen können der umfangreichen Monographie von Reinhard Graf entnommen werden ([9.3] vgl. S. 133).

| Hüfttypen nach Graf | Alpha | Beta | Hüftkopf |
|---|---|---|---|
| I (normal) | > 60° | < 55° | zentriert |
| II a+ | 56–59° | 55–70° | zentriert |
| II a– | 50–55° | 55–70° | zentriert |
| II g | 44–49° | 55–77° | zentriert |
| II d | 44 49° | > 77° | zentriert |
| III (dezentriert) | < 44° | > 77° | dezentriert |
| IV (luxiert) | < 44° | n. best. | luxiert |

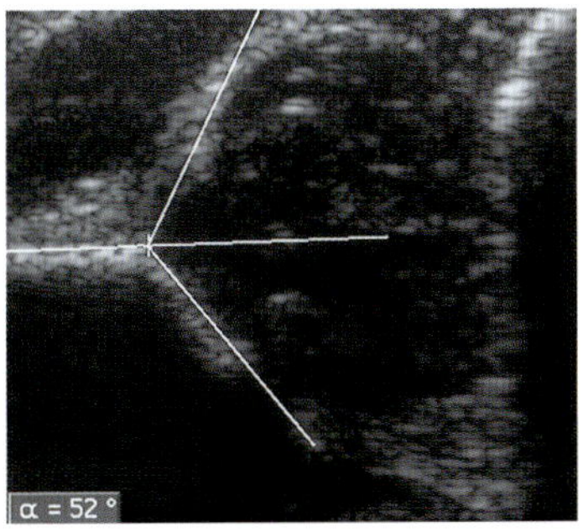

**Abb. 135.1**

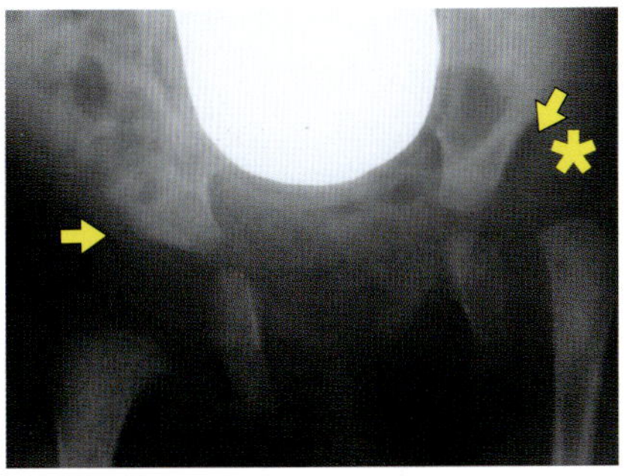
**Abb. 135.2**

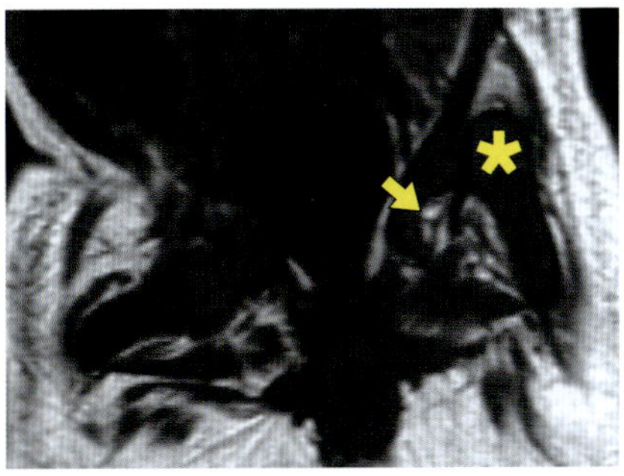
**Abb. 135.3**

**Coxitis fugax:** Typisch für erworbene HG-Erkrankungen sind die Verdickungen der Synovia und der HG-Erguss. Das Kind wird in Rückenlage mit einem hochfrequenten Linearschallkopf von ventral untersucht (**Abb. 135.4a**). Dabei stellt sich der Gelenkspalt (**168**) normalerweise nur als dünner, echofreier Raum zwischen der echoreichen Gelenkkapsel (**163**) und dem Vorderrand der Femurepiphyse (**166**) und der Femurmetaphyse (**167**) dar (**Abb. 135.4b**). Dazwischen ist die Einkerbung der Epiphysenfuge des Femurs (**107**) gut erkennbar. Höhenmessungen der Epiphyse (⇔) ermöglichen im zeitlichen Verlauf die Kontrolle, ob z.B. bei einer Femurkopfnekrose eine Höhenminderung eingetreten ist. Ein Erguss der Gelenkkapsel findet sich häufig vorübergehend (Coxitis fugax) im Rahmen viraler Infektionen als echofreie Verbreiterung (⇩⇩) des Gelenkspalts (**Abb. 135.5**). Besteht ein solcher Erguss jedoch länger als zwei Wochen oder liegt eine ödematöse, echoarme Verdickung der Gelenkkapsel vor, müssen ein Morbus Perthes bzw. eine eitrige Coxitis durch klinische und laborchemische Zeichen oder mithilfe einer ergänzenden MRT-Diagnostik ausgeschlossen werden.

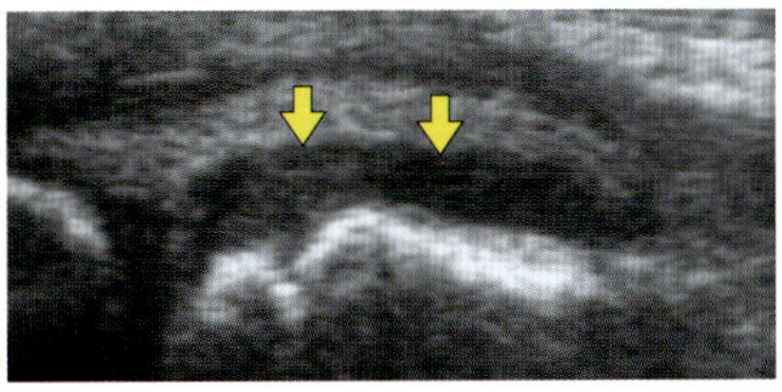
**Abb. 135.5**

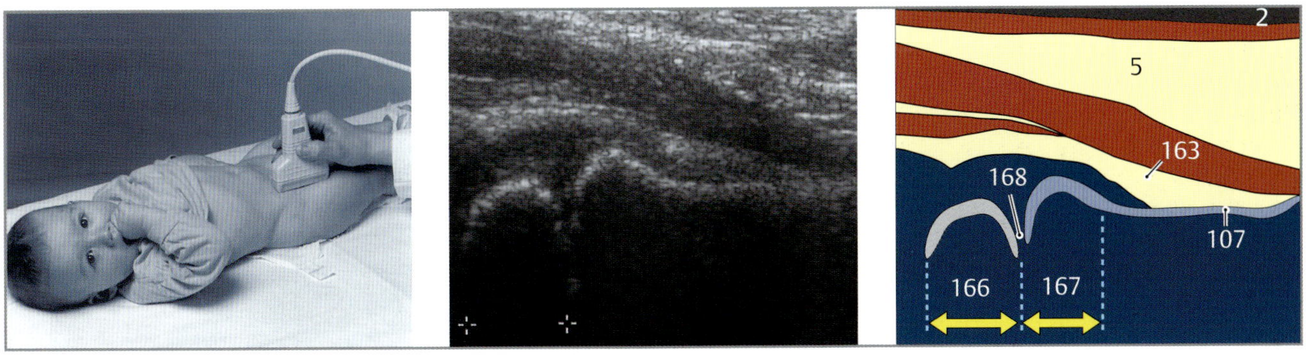

**Abb. 135.4** a b c

Auf den beiden nächsten Seiten werden diejenigen sonomorphologischen Charakteristika vorgestellt, die bei Neugeborenen und Kindern eine besondere Rolle spielen und sich von den Befunden bei Erwachsenen unterscheiden.

## Nieren bei Neugeborenen

Bevor man die Nieren bei Neugeborenen in Bauchlage untersucht (**Abb. 136.1a**), sollte man zuerst die Harnblase in Rückenlage untersuchen, da diese nur im gefüllten Zustand beurteilbar ist und Neugeborene während der Untersuchung oft ihre Harnblase entleeren. Erst danach dreht man das Neugeborene auf den Bauch und durchmustert beide Nieren von dorsal mit einem 5,0–7,5 MHz-Linearschallkopf im Längsschnitt (**Abb. 136.1**) und im Querschnitt (**Abb. 136.2**).

Erst bei älteren Kleinkindern wird eine transhepatische Untersuchung von ventral (vgl. S. 65) oder eine Darstellung von laterodorsal in Seitenlage günstiger. Bei älteren Kindern werden dann niedrigere Centerfrequenzen um 3,5–3,75 MHz bevorzugt. Die Größennormwerte von Kindern werden in Abhängigkeit ihrer Körpergröße in Perzentilen angegeben. Eine Aufstellung finden Sie auf der folgenden Seite.

## Typische Varianten bei Neugeborenen

Neugeborene (NG) zeigen im Vergleich zu Erwachsenen eine diffus höhere Echogenität des äußeren Parenchymsaums (**29**) mit konsekutiv deutlicherer Kontrastierung der echoarmen Markpyramiden (**30**). Bei NG ist die trianguläre Form der Markpyramiden noch deutlicher erkennbar als bei Erwachsenen, deren Markpyramiden eher kugelrund erscheinen.
Außerdem weisen viele NG-Nieren noch eine angedeutete fetale Lappung auf, die erst im Kleinkindalter in eine zunehmend glatte, ovaläre äußere Organkontur übergeht. Der echoreiche Zentralkomplex des Nierenbeckenkelchsystems (**31**) ist bei NG zunächst nur strichförmig und dünn ausgebildet und verbreitert sich erst allmählich im Kleinkindalter.

Dies beruht auf zunehmender Fetteinlagerung zwischen den Blutgefäßen und Harnabflusswegen. Daher fällt bei Neugeborenen das echofreie Pyelon optisch mehr auf: Es kann physiologisch jedoch bis zu 5 mm weit sein, ohne dass ein pathologischer Harnaufstau vorliegt (vgl. S. 138).

Auch der sogenannte „Milzbuckel", eine Verdickung des linkslateralen Nierenkortex gegenüber dem caudalen Milzpol, ist typisch für die Nierenform kleinerer Kinder und bildet sich mit zunehmendem Organwachstum meistens zurück. Hyperplastische Bertinisäulen können als echoarme Parenchymbrücken durch das echoreiche Pyelon ziehen und so den Eindruck einer Doppelnierenanlage erwecken (vgl. **Abb. 66.1**). Beide Veränderungen zeigen keinen raumfordernden Effekt und sollten nicht mit tumorösen Raumforderungen der Niere verwechselt werden.

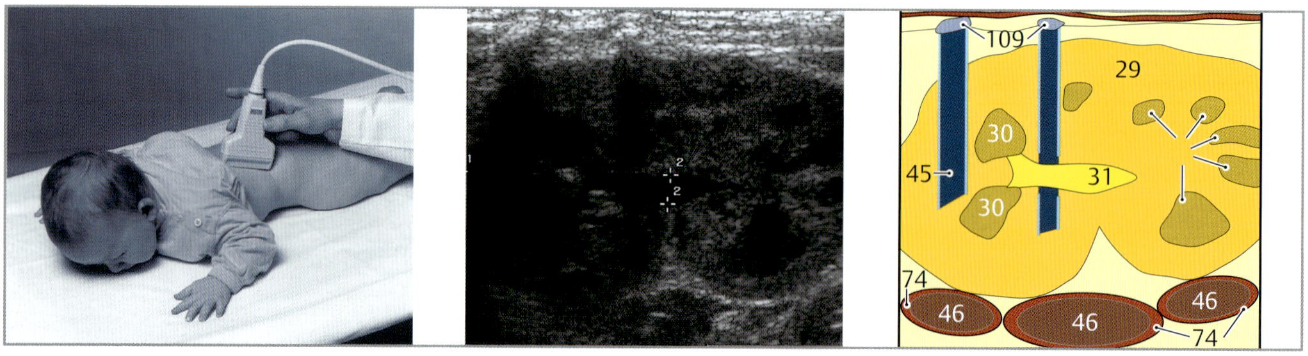


**Abb. 136.1** a b Nierenlängsschnitt von lumbal c

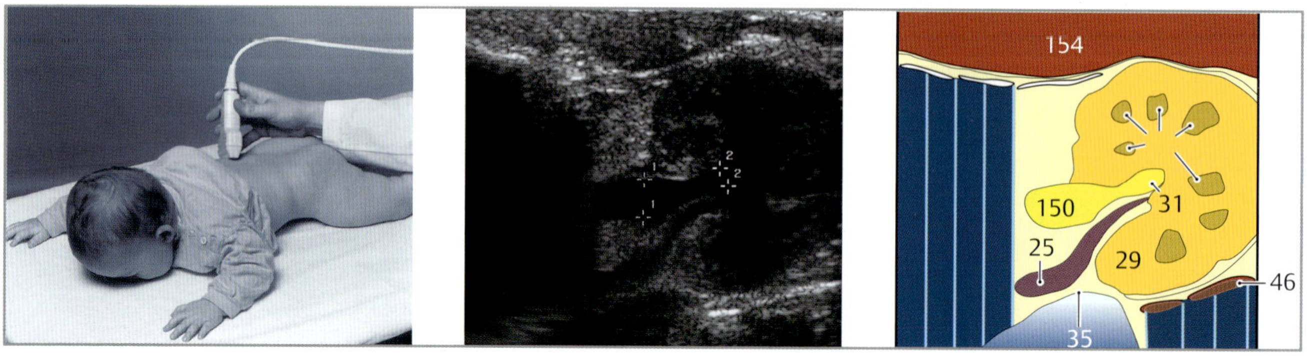


**Abb. 136.2** a b Nierenquerschnitt von lumbal c

## Diffuse Echogenitätszunahme

Während bei Neugeborenen eine diffus angehobene Echogenität des Nierenparechyms als normal gilt (vgl. vorherige Seite), ist sie bereits im Kleinkindsalter ein Zeichen für eine Parenchymschädigung (**Abb. 137.1**): Auffällig ist dann die gleiche oder höhere Echogenität des Nierenparenchyms (**29**) im Vergleich zur Leber (**9**) und besonders zu den Markpyramiden (**30**). Zu den möglichen Ursachen gehören neben einer Glomerulonephritis und einer diffusen leukämischen Infiltration auch medikamenteninduzierte Schäden, wie z.B. nach einer Polychemotherapie (**Abb. 137.2**), hier mit beginnendem Harnaufstau im Pyelon (**31**).

Bei einer diffusen Echogenitätszunahme der Niere sollte der Untersucher stets auch nach einem Pleuraerguss (vgl. **Abb. 55.3**) und nach Aszites im kleinen Becken (**Abb. 137.3**) suchen. In Zusammenhang mit einer Proteinurie und einer Hypoproteinämie spricht dies für ein nephrotisches Syndrom. Das Beispiel der **Abb. 137.3** wurde bewusst gewählt, um die Gefahr einer Fehlinterpretation zu verdeutlichen, wenn die Untersuchung post mictionem erfolgt: Nach der Miktion ist die Harnblase (**38**) fast leer, sodass der Aszites (**68**) neben dem kleinen Uterus (**39**) als Harnblase hätte fehlinterpretiert werden können.

## Nephrokalzinose

Eine Kristallablagerung bei Nephrokalzinose bewirkt initial eine girlandenförmige Echogenitätserhöhung um die Markpyramiden herum, die dann später an den kelchwärts gerichteten Spitzen oder diffus betroffen sein können. Der Kontrast der dann echoreicheren Markpyramiden zum echoärmeren Parenchymsaum ist also invertiert. Anfänglich zeigen die Verkalkungen noch keinen Schallschatten.

Zu den möglichen Ursachen zählen die tubuläre Azidose, eine Uratnephropathie bei massivem Zellzerfall im Rahmen einer Chemotherapie, eine Vitamin-D-Überdosierung sowie eine ACTH- oder Furosemid-Therapie. Das Bild diffus echoreicher Markpyramiden ähnelt demjenigen bei dehydrierten NG, bei denen es zur Ausfällung von Proteinen kommt. Diese Ablagerungen sogenannter „Tamm-Horsfall-Proteine“ ist jedoch nach Rehydratation des Säuglings innerhalb einiger Tage reversibel.

| Körpergröße (cm) | $\bar{m}$–2 SD | $\bar{m}$ | $\bar{m}$ + 2 SD |
|---|---|---|---|
| Neonati | 3,40 | 4,16 | 4,92 |
| <55 | 3,00 | 4,35 | 5,70 |
| 55–70 | 3,60 | 5,00 | 6,40 |
| 71–85 | 4,50 | 5,90 | 7,30 |
| 86–100 | 5,30 | 6,60 | 7,90 |
| 101–110 | 5,85 | 7,10 | 8,35 |
| 111–120 | 6,35 | 7,65 | 8,95 |
| 121–130 | 6,90 | 8,20 | 9,50 |
| 131–140 | 7,40 | 8,70 | 10,00 |
| 141–150 | 7,90 | 9,25 | 10,60 |
| >150 | 8,60 | 9,95 | 11,30 |

**Tab. 137.1** Normwerte-Tabelle Nierengrößen im Kindesalter

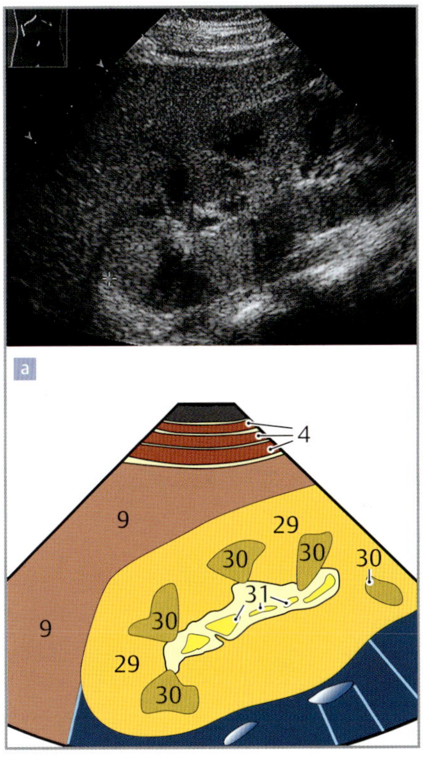


**Abb. 137.1** b

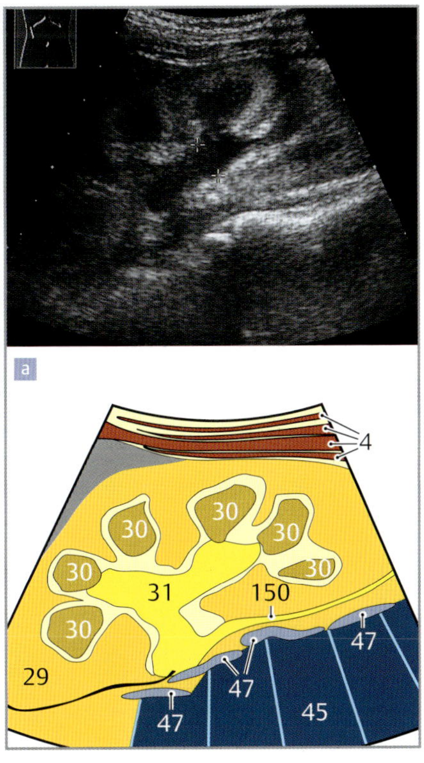


**Abb. 137.2** b

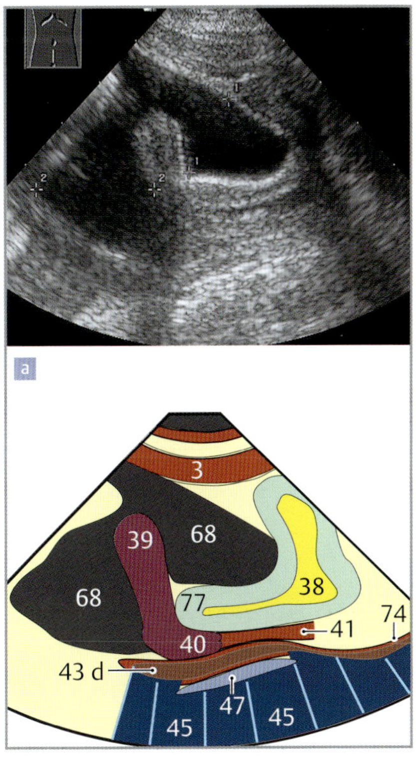


**Abb. 137.3** b

## Harnaufstau und Reflux

Bereits beim ersten sonografischen Screening eines Neugeborenen sollten eine Ureterabgangs- oder -mündungsstenose sowie ein vesikoureteraler Reflux mit konsekutivem Harnaufstau entdeckt werden, um Folgeschäden für die Nieren noch verhindern zu können.

Deshalb muss man wissen, dass das dünne, echofreie Pyelon (**31**) bei Neugeborenen auch bis zu 5 mm weit sein darf (**Abb. 138.1**), ohne dass ein Harnaufstau vorliegt. Bei einer Breite des Pyelons zwischen 5 und 10 mm (**Abb. 138.2**) sollte durch eine kurzfristige Verlaufskontrolle geklärt werden, ob nur ein anlagebedingtes, ampulläres Nierenbecken oder eine pathologische, progrediente Dilatation der Harnabflusswege vorliegt.

Erst bei einer Pyelonweite über 10 mm bei verplumpten Kelchen (**149**) oder bei dilatiertem Ureter (**150**) ist eine ergänzende Diagnostik angezeigt (**Abb. 138.3**). In der Regel wird ein Miktionszystourethrogramm (MCU) durchgeführt (vgl. nächste Seite).

| Pyelonweite bei Neugeborenen: | |
|---|---|
| normal | < 5 mm |
| kontrollbedürftig | 5–10 mm |
| V.a. pathologische Dilatation | > 10 mm |

**Tab. 138.4**

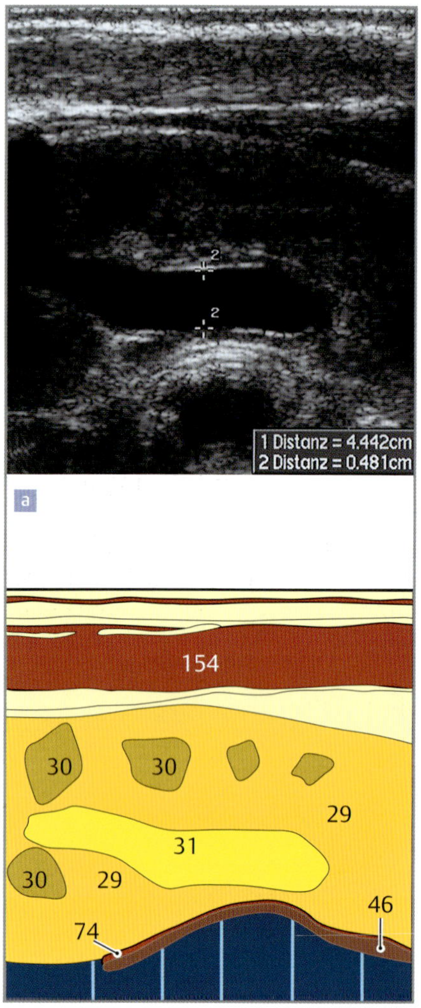


**Abb. 138.1** b

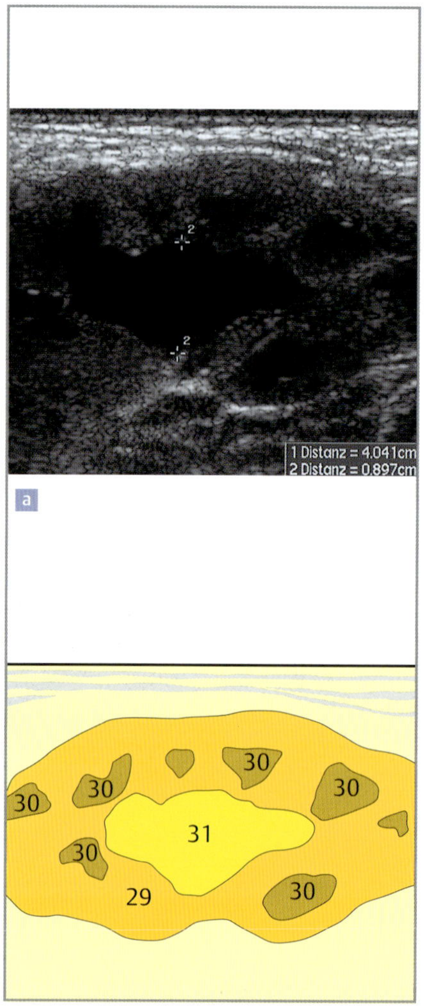


**Abb. 138.2** b

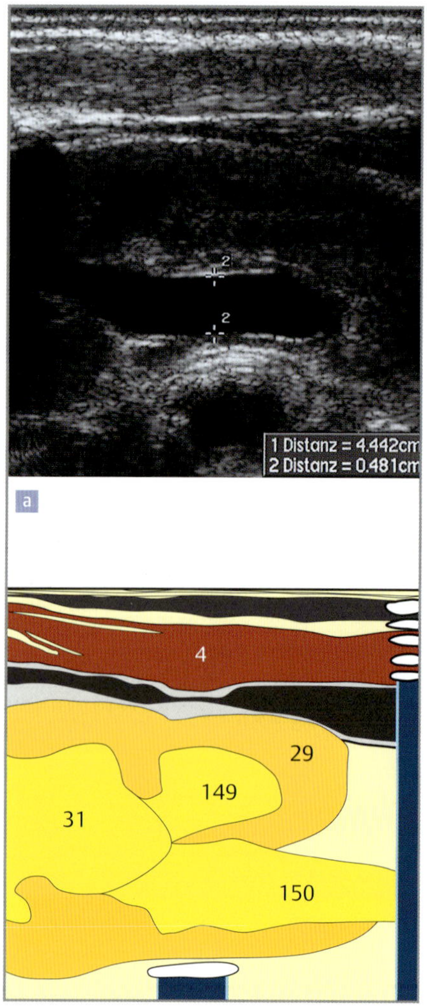


**Abb. 138.3** b

Ist der Ureter (**150**) wie in **Abb. 138.3** mit einer direkt vom Pyelon (**31**) ausgehenden Dilatation darstellbar, kann eine Ureterabgangsstenose als Ursache des Harnaufstaus sicher ausgeschlossen werden. Besteht dagegen eine isolierte Dilatation des Pyelons mit oder ohne Kelchverplumpung, muss mithilfe eines MCU oder eines IVU ein Reflux bzw. eine Abgangsstenose des Ureters ausgeschlossen werden. Im Beispiel der **Abb. 138.3** erscheint der äußere Parenchymsaum (**29**) bereits durch den Aufstau verschmälert, hier ist demnach eine schnelle Diagnostik und gegebenenfalls Dekompression indiziert.

## Mögliche Folgen eines Harnaufstaus

Wird ein Harnaufstau nicht rechtzeitig entdeckt, kann sich aus einer Verschmälerung des Parenchymsaums (**29** in **Abb. 139.1**) allmählich eine Schrumpfniere (vgl. **Abb. 67.2**) entwickeln mit entsprechendem Ausfall der renalen Funktion.
Bei chronischen Harnwegsinfekten oder Stoffwechselstörungen können zusätzlich kristalline Ablagerungen ( ↘ ) in den dilatierten Kelchen des Nierenbeckenkelchsystems (NBKS) entstehen (**Abb. 139.2**).

| Refluxgrade bei Kindern | |
|---|---|
| I.° | Reflux nur bis in den Ureter |
| II.° | bis in das NBKS |
| III.° | zusätzlich beginnende Ureterdilatation und Kelchverplumpung |
| IV.° | zunehmende Ureterdilatation und Kelchverplumpung |
| V.° | starke Kelchverplumpung und beginnender Parenchymschwund |

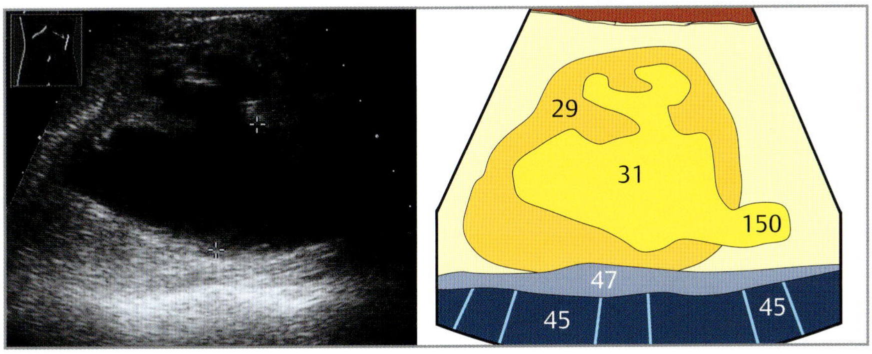

**Abb. 139.1** a b

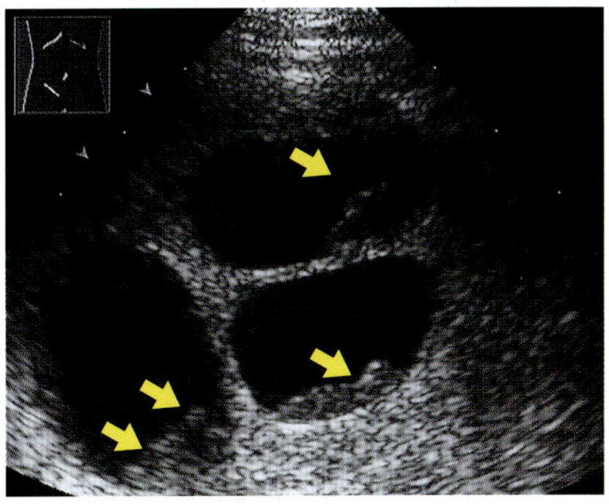
**Abb. 139.2**

## Miktionszystourethrogramm (MCU)

Die Durchführung eines MCU dient zum Ausschluss bzw. Nachweis eines vesikoureteralen Refluxes und sollte bei rezidivierenden Harnwegsinfekten und beim Harnaufstau möglichst im infektionsfreien Intervall nach antibiotischer Therapie durchgeführt werden.
Im Normalfall (**Abb. 139.3**) findet sich nach praller Füllung der Harnblase auch im Moment der Miktion durch die Urethra (⇨) kein Reflux nach cranial (⇔) in die Ureteren. Die Aufnahmen werden oft in leichter Schrägprojektion angefertigt, sodass die dann orthogonal getroffene Kante des Os ilium im Standbild einen Reflux I.° (nur bis in den Ureter) vortäuschen kann. Besteht bereits ein Reflux bis in das NBKS (⇦), spricht man von einem Reflux II.° (**Abb. 139.4**). Ein Reflux III.° ist dann erreicht, wenn nicht nur der Ureter langstreckig leicht dilatiert ist, sondern auch eine beginnende Kelchverplumpumg vorliegt.

Mit zunehmender Verplumpung der Kelche und Ureterdilatation wird bei Kindern dann vom Reflux IV.° und bei zusätzlicher Parenchymsaumverschmälerung vom Reflux V.° gesprochen (s. Tabelle). Im chronischen Endstadium kommt es schließlich zur Schlängelung des langstreckig dilatierten Ureters wie in **Abb. 139.5**.

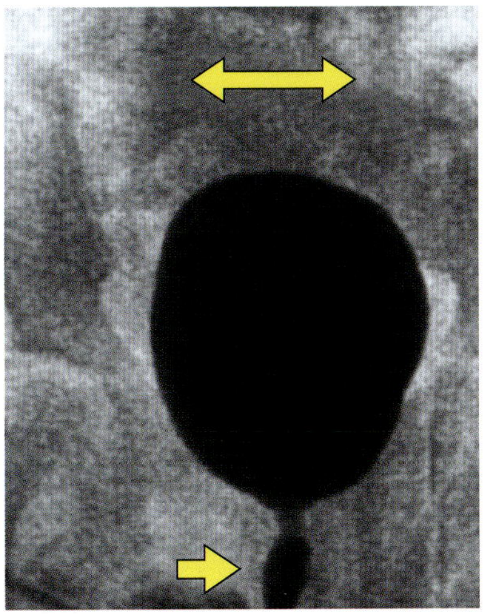
**Abb. 139.3**

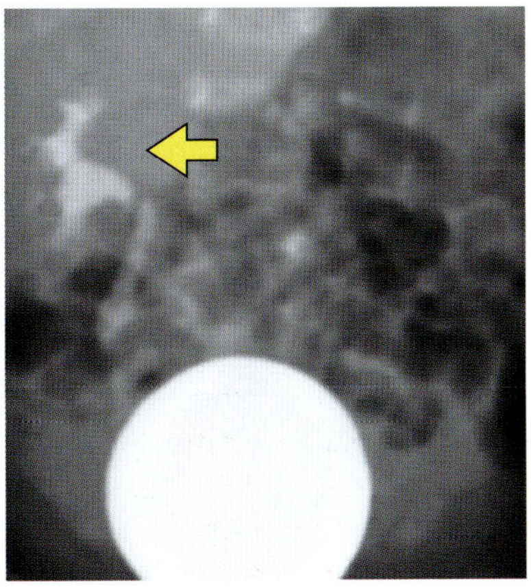
**Abb. 139.4**

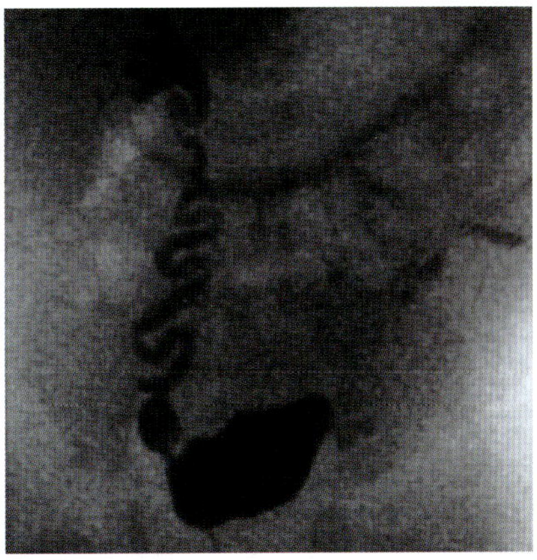
**Abb. 139.5**

## Benigne Nierentumoren

Zu den benignen Raumforderungen der kindlichen Niere gehören neben Fibromen bei Morbus Recklinghausen auch Angiomyolipome, die in Kombination mit dem Morbus Bourneville-Pringle (tuberöse Sklerose) auftreten und dem Erscheinungsbild von Angiomyolipomen bei Erwachsenen (**vgl. Abb. 71.1**) gleichen.

## Nephroblastom

Das Nephroblastom (**54**) ist die häufigste maligne Raumforderung im Kindesalter (**Abb. 140.1** und **140.2**): Ein sogenannter „Wilmstumor" führt zur völligen Destruktion der normalen Nierenanatomie und zeigt häufig eine inhomogene, echoreiche Binnenstruktur mit Behinderung des Harnabflusses aus dem verbliebenen Restparenchym (**29**) wie in **Abb. 140.3**. Wichtig ist die Untersuchung der kontralateralen Niere, um einen beidseitigen Befall auszuschließen, der in bis zu 10 % der Fälle beobachtet wird.

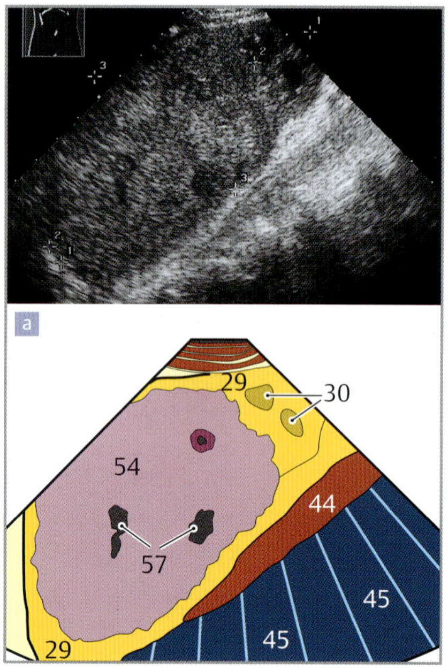


Abb. 140.1

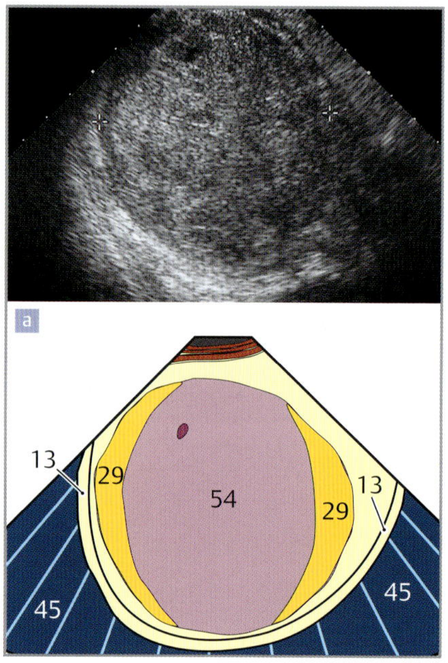


Abb. 140.2

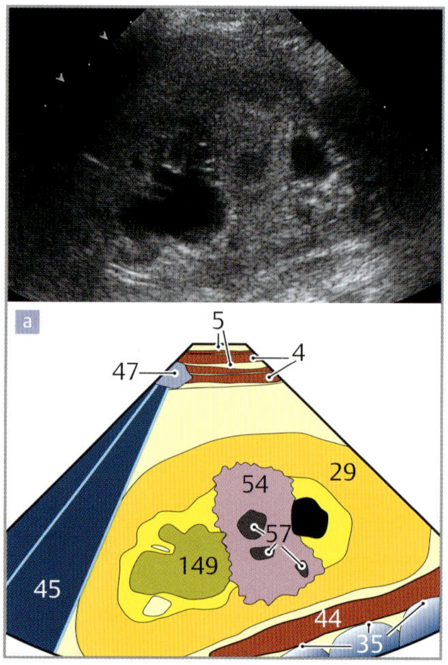


Abb. 140.3

## Lymphominfiltration und Metastasen

Seltener sind maligne Niereninfiltrationen durch Lymphome oder Metastasen. Der Echogenitätsunterschied zum normalen Parenchym (**29**) muss nicht sehr markant sein (**Abb. 140.3**), sodass derartige Läsionen teilweise nur durch ihre zentralen Nekrosen (**57**) oder durch den begleitenden Harnaufstau der benachbarten Kelchgruppen (**149**) auffallen.

## Nebenniere (NN)

Bei Früh- und Neugeborenen (NG) kann die echoarme NN-Rinde vom echoreichen NN-Mark (**155**) regelmäßig unterschieden werden (**Abb. 140.4**): Die NN zeigt von dorsal meistens eine typische Y-Form craniomedial des oberen Nierenpols. Bereits bei Kleinkindern geht jedoch dieser Echogenitätsunterschied verloren, bis die NN im Erwachsenenalter kaum noch im perirenalen Fettgewebe abzugrenzen ist (vgl. **Abb. 67.1**). Bei NG fällt eine NN-Blutung meistens durch ein echoarmes Areal (↘) am oberen Nierenpol auf (**Abb. 140.5**). Wenn es sich tatsächlich um ein Hämatom handelt, sollte es sich innerhalb eines Monats messbar verkleinern. Bei Größenkonstanz muss dagegen laborchemisch oder durch MRT ein zystisches Neuroblastom ausgeschlossen werden. NN-Adenome sind seltener und können aufgrund ihrer geringen Größe oft nur durch eine hochauflösende HR-CT-Untersuchung mit nativer Dichtemessung sicher nachgewiesen werden.

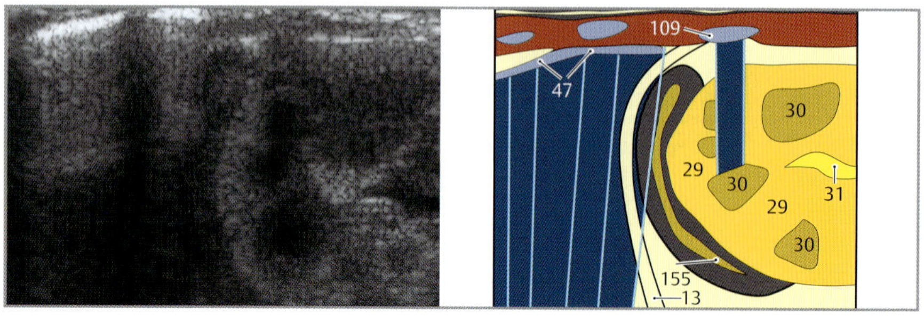


Abb. 140.4 a b

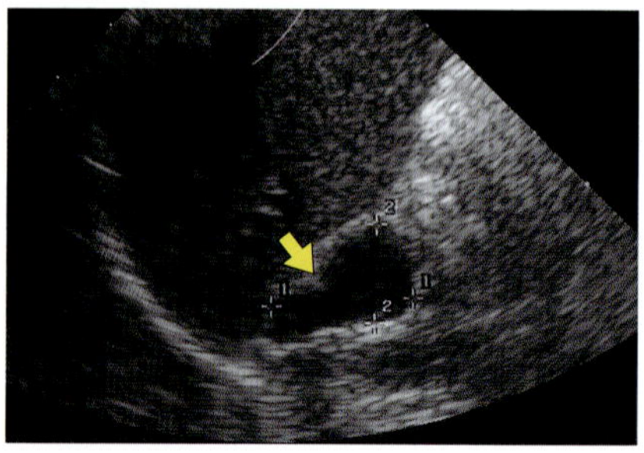

Abb. 140.5

## Harnblase: Urachusgang

Die Harnblase wird bei NG am besten suprapubisch im Längs- und im Querschnitt (**Abb. 141.1a**) untersucht, solange sie noch gefüllt ist (also zu Beginn der Untersuchung!). Dabei muss dem HB-Dach besondere Aufmerksamkeit gewidmet werden (**Abb. 141.1b**), um keinen persistierenden Urachusgang zu übersehen: Dieser findet sich als echoarmer Kanal (↘) zwischen Umbilicus (↗) und HB-Dach an der ventralen Bauchwand (**Abb. 141.2**).

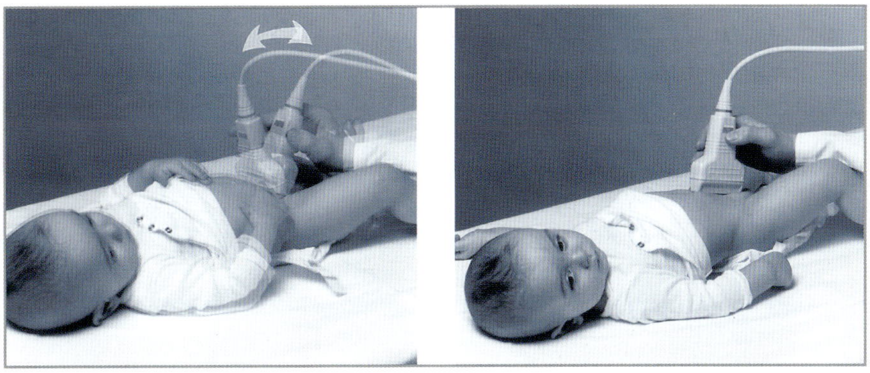

**Abb. 141.1** a b

## Hämatome und Zystitis

Zu den häufigsten Raumforderungen in der Harnblase (**38**) gehören bei Kindern Blutkoagel (**52**), die meistens im Rahmen einer hämorrhagischen Zystitis entstehen (**Abb.141.3**). Dieses Kind wurde in Vorbereitung einer Knochenmarkstransplantation chemotherapeutisch behandelt. Eine Zystitis manifestiert sich wie bei Erwachsenen (vgl. **Abb. 100.2**) durch eine zirkuläre Wandverdickung (**77**).

## Ureterozele

Liegt bei Kleinkindern ein Harnaufstau vor, sollte neben einer Ureterabgangs- oder -mündungsstenose auch das Vorliegen einer Ureterozele (**151**) ausgeschlossen werden: Eine Ureterozele kann sich als dünne Membran in das Lumen der Harnblase vorwölben (**Abb. 141.4**) und je nach Füllungsgrad eine wechselnde Größe aufweisen. In diesem Bildbeispiel ist auch der dilatierte Endabschnitt des Ureters (**150**) erkennbar.

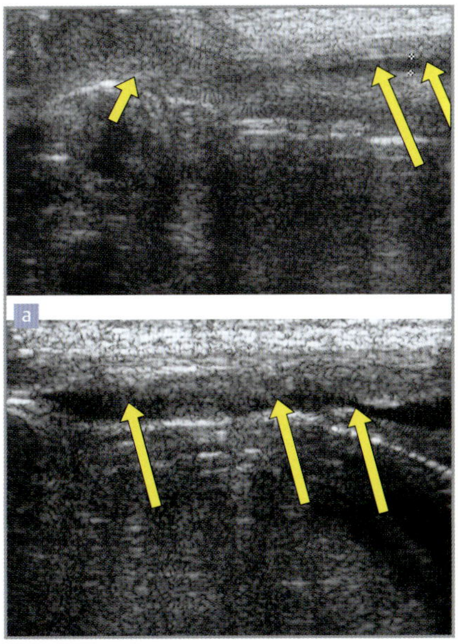

**Abb. 141.2** a b

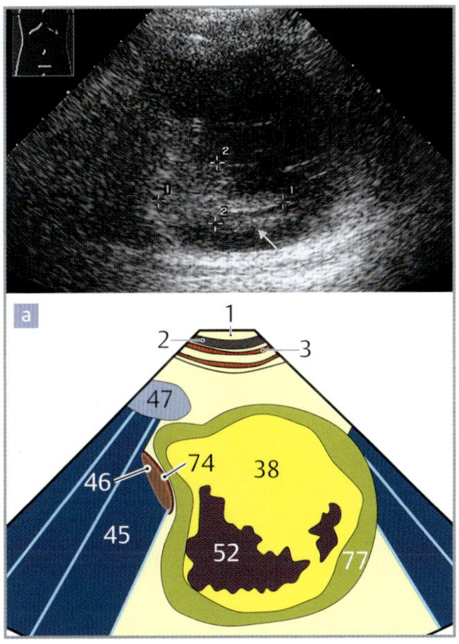


**Abb. 141.3** a b

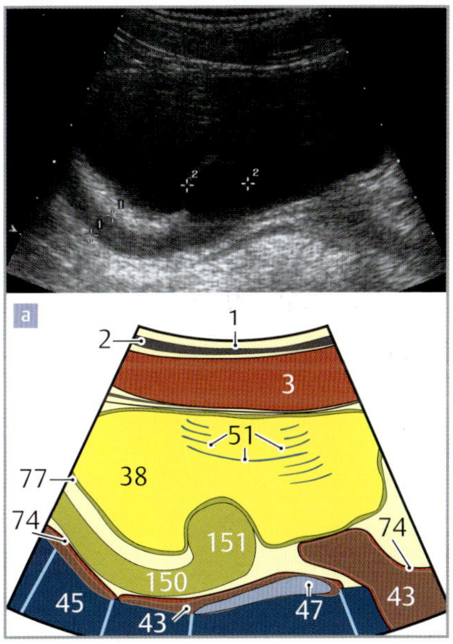


**Abb. 141.4** a b

| Körpergröße [cm] | Milzlängsdurchmesser [cm] m–2 SD | m | m + 2 SD |
|---|---|---|---|
| Neonati | 2,90 | 4,07 | 5,24 |
| < 55 | 2,13 | 2,91 | 3,69 |
| 55–70 | 2,44 | 3,46 | 4,48 |
| 71–85 | 2,23 | 3,71 | 5,19 |
| 86–100 | 2,61 | 4,69 | 6,77 |
| 101–110 | 3,02 | 4,88 | 6,74 |
| 111–120 | 3,38 | 5,26 | 7,14 |
| 121–130 | 3,37 | 5,31 | 7,25 |
| 131–140 | 4,10 | 5,96 | 7,82 |
| 141–150 | 4,61 | 5,81 | 7,01 |
| > 150 | 4,36 | 6,18 | 8,00 |

**Tab. 141.1** Milzgrößen-Normwerte nach Körperlänge

## Milzgröße in der Pädiatrie

Während bei Erwachsenen die 4711-Regel mit den genannten Einschränkungen Anwendung findet, wird die Milzgröße bei Kindern in der mittleren Axillarlinie kraniokaudal (also nicht parallel zum Interkostalraum) gemessen und in Abhängigkeit der Körpergröße angegeben (nach Weitzel D. Sonografische Organometrie im Kindesalter, Mainz).

## Pylorushypertrophie

In der Pädiatrie sollte die echoarme Muscularis beim reifen Neugeborenen und bis zum Ende des 2. Lebensmonats nicht breiter als 4 mm sein, der gesamte Querdurchmesser des Pylorus sollte unter 15 mm liegen. Eine Pylorushypertrophie liegt dann vor, wenn diese Werte im Querschnitt (**Abb. 142.1**) überschritten sind oder wenn im Längsschnitt (**Abb. 142.2**) die Pyloruslänge über 16 mm liegt (in diesem Beispiel ca. 22 mm).

## Gastroösophagealer Reflux

Um eine Kardiainsuffizienz mit konsekutivem Reflux in den Ösophagus bei Kindern zu beweisen, lässt man das Kind am besten etwas trinken oder untersucht den Säugling nach dem Stillen mit gefülltem Magen. Die verschluckte Flüssigkeit enthält in beiden Fällen fast immer Luftblasen (**47**) und kann daher als echoreiche Bewegung oft mit Kometenschweifartefakten oder Schallschatten (**45**) im Magen (**26**) dargestellt werden (**Abb. 142.3**). Ist die richtige Bildebene mit dem ösophagealen Zwerchfelldurchtritt im sagittalen Längsschnitt eingestellt (vgl. **Abb. 25.2**), wird der Ösophagus für einige Zeit, eventuell in Kopftieflage, beobachtet, um abzuklären, ob der Mageninhalt die Kardia retrograd passiert. Bei Erwachsenen wird eher eine Röntgenuntersuchung unter gepulster Durchleuchtung nach Ingestion oraler Kontrastmittel durchgeführt.

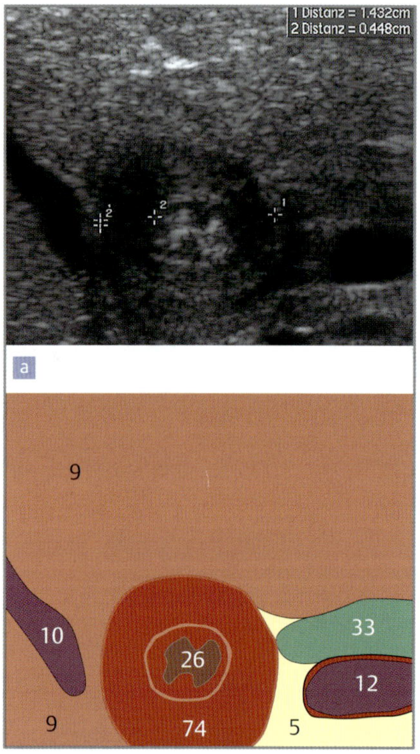


**Abb. 142.1** b Pylorushypertrophie im Quer- ...

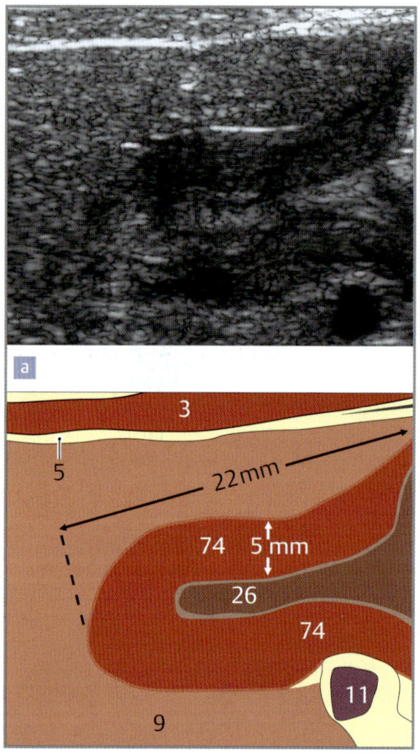


**Abb. 142.2** b ... und im Längsschnitt

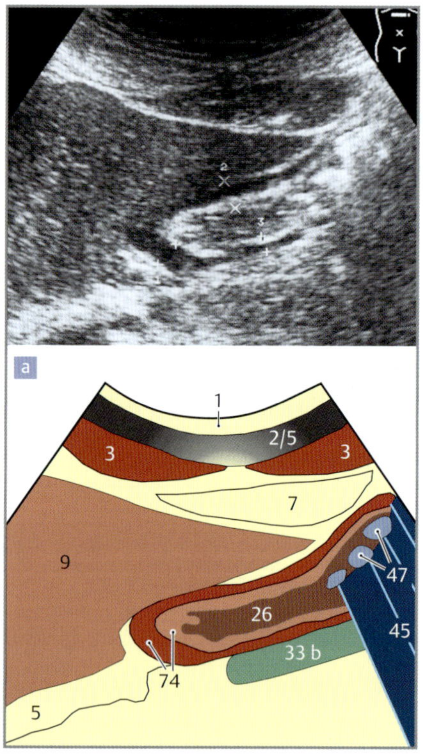


**Abb. 142.3** b

## Morbus Hirschsprung

Das wesentliche Kennzeichen des toxischen Megakolons ist das aganglionäre und dadurch eng gestellte Colonsegment mit einer massiven Dilatation des proximal davon gelegenen Colonabschnitts (**43**), dessen Lumenweite sich deutlich von benachbarten Darmschlingen (**46**) abhebt (**Abb. 142.4**). Bei familiärer Häufung sind in ca. 80 % Jungen betroffen. Typisch ist ein trichterförmiger Übergang des engen Segments in das Megacolon. Häufig ist im dilatierten Lumen nur wenig intestinale Luft (**47**) mit dorsalem Schallschatten (**45**) enthalten, sodass der aufgestaute Stuhl die Schallwellen gut passieren lässt.

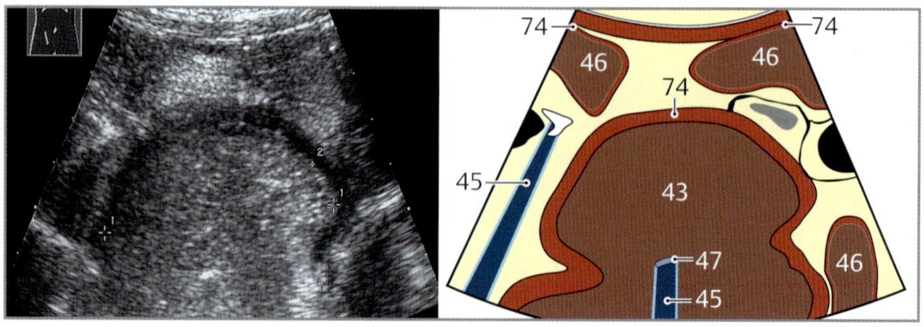


**Abb. 142.4** a b

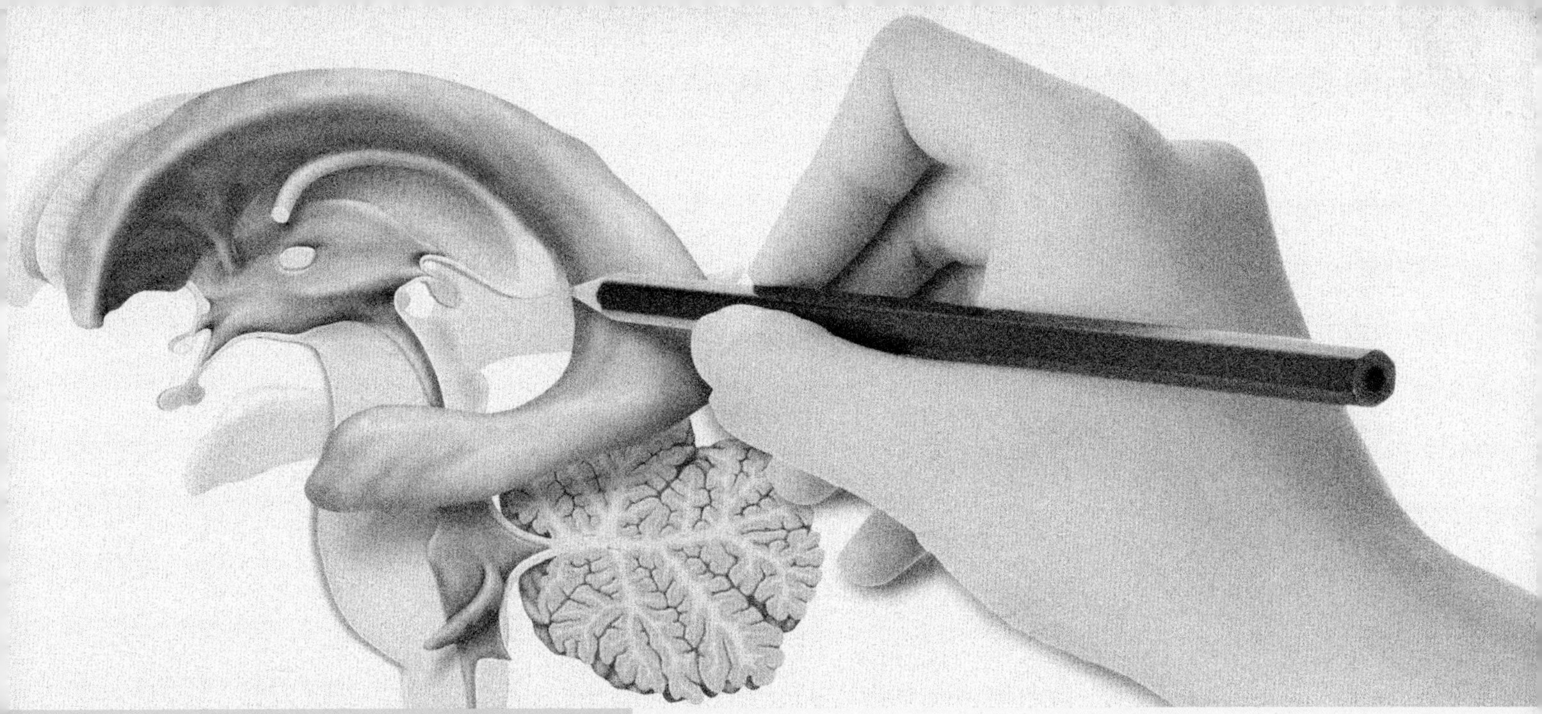

# Anhang

Bei der Kommunikation mit erfahreneren Kollegen entsteht für „Neueinsteiger“ gelegentlich die Unsicherheit, mit welchen Fachtermini ein Befund knapp und prägnant befundet bzw. beschrieben werden kann. Diese kleine Übersicht ist als nützliche Hilfestellung gedacht, bis Ihnen die üblichen Begriffe etwas geläufiger geworden sind.

## A

| Allgemeine Beschreibung der Sonomorphologie einer Veränderung: | |
|---|---|
| **Schnittebene?** | Schnittebene benennen (s. vorderer Klappeinband), ggf. die Läsion im Längs- oder im Querschnitt dargestellt? |
| **Wo?** | Lokalisation, Seitenangabe, Lagebeziehung in/zu anderen Organen/ Gefäßen, z.B. zentral, hilusnah ⇔ peripher, subkapsulär, wandständig |
| **Anzahl?** | eventuelle Läsionen: (uni-)fokal, multipel oder diffuses Verteilungsmuster |
| **Wie groß?** | Angabe in mm oder cm. Wichtig für Verlaufskontrollen: Abschätzung einer Pro-/Regredienz, z.B. unter Therapie |
| **Form?** | z.B.: rund, oval, kugelig ⇔ stern-, keil-, felderförmig, unregelmäßig, verplumpt |
| **Begrenzung?** | scharf (eher benigne ) ⇔ unscharf (= Zeichen der Umgebungsinfiltration, z.B. bei Entzündung oder Malignität) |
| **Echogenität?** | echofrei (= homogene Flüssigkeit), echoarm oder echoreich (ggf. im Vergleich zur Umgebung) |
| **Echotextur?** | homogen ⇔ inhomogen; feingranulär ⇔ grobschollig; septiert; neuerdings auch: elastische Verformbarkeit (bei besonderer Abtasttechnik) |
| **Schallphänomene?** | Schallschatten, Randschatten, Totalreflexion, Schallverstärkung, Schichtdicken-/Spiegel-/Bogenartefakt, Wiederholungsechos |
| **Expansion?** | Verlagerung/Infiltration benachbarter Strukturen/Gefäße? Cave: raumfordernder Effekt auch bei benignen Zysten möglich, daher nicht zwingend mit Malignität gleichzusetzen |

## B

| Nützliche Begriffe, alphabetisch | (⇨ Anwendung, mögliche Bedeutung) |
|---|---|
| **Aerobilie** | Lufteinschlüsse in Gallenwegen (⇨ Z.n. Papillotomie/Abszess) |
| **ampullär** | Anlagevariante des Pyelons (⇨ kann Harnaufstau imitieren) |
| **Artefakte** | physikalische Täuschungsphänomene |
| **Bogenartefakt** | ⇨ tritt in echofreien Strukturen neben starken Reflektoren auf |
| **Cava-Kollaps-Test** | Untersuchungsmanöver bei forcierter Inspiration (⇨ bei V.a. Rechtsherzinsuffizienz) |
| **Dichte** | gelegentlich falsch verwendeter Begriff: Die Echogenität des Gewebes im Ultraschallbild hat wenig mit seiner physikalischen Dichte zu tun |
| **diffus** | Verteilungsmuster, z.B. einer Echogenitätserhöhung |
| **Dissektion** | Komplikation bei ( ⇨ AO-Aneurysma) |
| **Doppelflinten-Phänomen** | Unmittelbare Nachbarschaft zweier echofreier Gangstrukturen im Leberparenchym ( ⇨ Dilatation intrahepatischer Gallenwege parallel zu Portalvenenästen |
| **echoarm** | dunkel, wenig Echos (⇨ Muskeln, subcutanes Fett, Parenchym) |
| **echofrei** | schwarz (⇨ homogene Flüssigkeiten: Blut, Harn, Galle, Zysteninhalt, Perikard-/ Pleuraerguss) |
| **Echogenität** | „Helligkeit“ der Bildpunkte (steigt mit der Anzahl der Impedanzsprünge) |
| **echoreich** | hell (⇨ z.B. bei Verfettung parenchymatöser Organe) |
| **Einschmelzung** | i.d.R. echofrei (⇨ z.B. im Zentrum von Abszessen, Metastasen) |
| **Ektasie** | Aufweitung des abdominellen Aortenlumens > 2,5–3,0 cm |
| **exzentrisch** | randständig, (⇨ z.B. Thrombuslage in Gefäßen) |
| **Fiederung** | parallele „Streifung“ (⇨ muskeltypisches Muster, z.B. M. psoas) |
| **Filia(e)** | Metastase(n) |
| **FNH** | fokal-noduläre Hyperplasie der Leber |
| **fokal** | eine herdförmige Lokalisation (Fokus) |

| | |
|---|---|
| **Fokuszone** | Bildzone höchster vertikaler Abbildungsschärfe |
| **forcierte Inspiration** | Atemmanöver (➪ V.-cava-Kollaps-Test) |
| **Gain** | gestutzt plötzliche Kalibersprünge der Portaläste (➪ Leberzirrhose) |
| **Halo** | echoarmer Randsaum einer Läsion (➪ typisch für z.B. Lebermetastasen) |
| **Hilusfettzeichen** | Benignitätskriterium für Lymphknoten |
| **Haustrierung** | konvexe Ausbeulungen (➪ colontypisch) |
| **Impedanz-sprung** | Grenzlinie zwischen Gewebsschichten mit unterschiedlichen Schallleitungsgeschwindigkeiten ruft Echos hervor |
| **Infiltration** | „Einwanderung“ in benachbarte Strukturen (➪ Malignitätskriterium) |
| **inhomogen** | unregelmäßiges Verteilungs-/Echogenitätsmuster |
| **Irisblenden-Phänomen** | typisches KM-Anflutungsverhalten von Leberhämangiomen in der Spiral-CT |
| **Jet-Phänomen** | Ureter-Einstrom in die HB; in der FKDS: intra-/poststenotische Flussbeschleunigung |
| **Kapsellinie** | dünne, echoreiche Organgrenze (➪ fehlt bei Leberzirrhose) |
| **keilförmig** | Echogenitätsanhebung im Parenchym (➪ infarkttypische Konfiguration) |
| **kinking** | geschlängelter, abgeknickter Verlauf (➪ Aortenaneurysma) |
| **knotig** | (➪ Aortenaneurysma) (multi)fokal, „noduläres“ Verteilungsmuster von Läsionen |
| **Kokarde** | Zielscheibenphänomen (➪ Darminvagination, DD: Darmwandentzündung) |
| **Kometenschweif** | Artefakt durch Resonanz hinter pulmonaler/enteraler Luft |
| **konzentrisch** | perizentral in einem Gefäß angeordnet (➪ Thrombose/Verkalkung) |
| **LK** | Lymphknoten |
| **MQQ** | Maximal-zu-Querdurchmesser-Quotient (➪ Artdiagnostik von LK) |
| **multifokal** | mehrere Herde in einem Organ |
| **Nekrose** | echoarme, meist zentrale Einschmelzung (➪ Abszess-/Metastasenzentrum) |
| **nodulär** | knotiges Verteilungsmuster von Läsionen |
| **Nussknacker** | Phänomen der arteriellen Kompression der li. Vena renalis durch AO und AMS |
| **Parenchymsaumverschmälerung** | (➪ typisch für Nierendegeneration) |
| **Pelottierung** | stumpfe, konvexbogige Vorwölbung/Verdrängung von Nachbarstrukturen (➪ Tumore) |
| **Pendelperistaltik** | alternierende Vor- und Zurück-Bewegungen, z.B. des Darminhalts |
| **perifokal** | Randzone um eine Läsion herum |
| **perlschnurartig** | ➪ Anordnung der Markpyramiden an der PP-Grenze, ➪ Aufweitung des Ductus pancreaticus bei Pankreatitis |
| **Plaque** | echoreiche Verkalkungszone in Gefäßen |

| | |
|---|---|
| **polyzyklisch** | knollig, blumenkohlartig (➪ z.B. Tumorkonfiguration in Magen/HB), **verplumpt** |
| **PPI** | Parenchym-Pyelon-Index (➪ Nierenbefundung) |
| **Prädilektions-stelle** | typische Lokalisation einer Läsion/Veränderung |
| **Pseudozysten** | (➪ Komplikation bei Pankreatitis) |
| **Pulsation** | einfach (➪ Arterien, z.B. Aorta), doppelt (➪ Venen, z.B. V. cava inferior) |
| **radspeichenartig** | Echogenitätsmuster (➪ FNH der Leber) (➪ Septierung in Echinokokkuszysten) |
| **Randschatten** | Phänomen, hinter GB-/Zystenrändern |
| **Rarifizierung** | Verminderung der Gefäße (➪ z.B. Leberzirrhose) |
| **Respektierung** | von Gefäßverläufen spricht gegen infiltratives Wachstum (➪ Benignitätskriterium) |
| **Reverberation** | Wiederholungsechos (Artefakt) |
| **RF** | Raumforderung |
| **Schallkeule** | Dicke der Schallfront ist nicht beliebig dünn ➪ Schichtdickenartefakt |
| **scharf(e)** | Abgrenzbarkeit (➪ Benignitätskriterium) |
| **Schichtdicken-artefakt** | vermeintlich unscharfe Abbildung einer schräg getroffenen Wand von Hohlorganen (➪ wichtige DD zu GB-Sludge/HB-Sediment) |
| **Schießscheibe** | Phänomen (➪ bei z.B. Darminvagination) |
| **septiert** | echofreie Hohlräume werden von echoreichen Linien durchzogen (➪ Zysten, z.B. zystische Ovarialtumoren; AO-Dissektion) |
| **Sludge** | echogenes, sedimentiertes Material in der GB |
| **Stenose** | Engstelle in Gefäßen/Darm |
| **Stent** | implantiertes Rohr zur Offenhaltung von Gefäßstenosen |
| **Sternhimmel** | multiple, echoreiche Milzläsionen (➪ z.B. bei Milz-Tuberkulose) |
| **Targetsign** | konzentrische Konfiguration alternierender Echogenität (➪ Invagination) |
| **Tiefenausgleich** | Anpassung des Gains (s.o.) je nach Eindringtiefe des Schalls |
| **Totalreflexion** | hinter Knochen und Luft tritt ein schwarzer Schatten auf |
| **Trackball** | wichtiges Führungsinstrument bei der Gerätebedienung |
| **triangulär** | typische, dreiecksförmige Konfiguration (➪ Organinfarkte) |
| **unscharf(e)** | Abgrenzbarkeit (➪ Infiltrationskriterium bei Malignität/Entzündung) |
| **Verplumpung** | Formvariante (➪ z.B. Leberränder bei Leberschaden) |
| **Vorhangtrick** | Atemmanöver (➪ Verbesserung der Milzdarstellung) |
| **Walflosse** | typische Konfiguration des Truncus coeliacus im Querschnitt |
| **Wanddicke** | Befundungskriterium (➪ bei Hohlorganen/Gefäßen) |
| **zweizeitig** | Möglichkeit der zeitlich versetzten Milzblutung nach einem Trauma |

Die folgende Liste enthält Begriffe, die insbesondere bei einem bestimmten Organsystem verwendet werden. Für jedes Organ werden zunächst Lagebezeichnungen, dann typische sonomorphologische Veränderungen mit möglichen Rückschlüssen und abschließend organbezogene Besonderheiten zusammengefasst. Dieser Teil eignet sich auch als kleines und zeitsparendes Repetitorium.

## Leber

### Lagebezeichnungen

- subdiaphragmal, subkapsulär hilusnah, zentral; Segment benennen (nicht nur den Lappen), periportal, parahepatisch, fokal diffus

### typische Morphologien ⇨ mögliche Diagnosen

- diffuse Echogenitätszunahme ⇨ Leberverfettung
- diffuse, dorsale Schallauslöschung Fettleber
- felderförmige, scharf abgrenzbare Echogenitätsdifferenzen am GB-Bett oder nahe der V.-portae-Aufzweigung ⇨ fokale Mehr- oder Minderverfettung
- kugelige, echofreie und scharf abgrenzbare Läsionen mit Randschatten und dorsaler Schallverstärkung ⇨ benigne Zysten
- gekammerte Zysten mit Septierungen ⇨ Echinokokkus (Milzbefall?)
- singuläre oder multiple Läsionen mit echoarmem Randsaum (= Halo) ⇨ Metastasen
- kugelige, echoreiche und scharf abgrenzbare Läsion ohne Halo ⇨ Hämangiom
- Doppelflinten-Phänomen neben Portalvenenästen ⇨ Dilatation intrahepatischer Gallenwege
- intrakanalikuläre, echoreiche und oval geformte Läsionen mit Schallschatten ⇨ Gallensteine oder Aerobilie
- fehlende Kapsellinie, periphere Gefäßrarifizierung, Verplumpung der Organränder und gestutzter Portalbaum ⇨ Leberzirrhose (erst im Spätstadium auch Schrumpfleber)

### Besonderheiten

- DD-Möglichkeiten durch Contrast harmonic imaging und Elastogramm-Methoden
- Spiral-CT: erlaubt Hämangiom-DD durch Feststellung des dynamischen KM-Anflutungsverhaltens in Mehrphasentechnik: „Irisblenden-Phänomen“

## Gallenblase

### Lagebezeichnungen

- endoluminal, wandadhärent, infundibulär, fundusnah

### typische Morphologien ⇨ mögliche Diagnosen

- echoarme, mehrschichtige und ödematöse Wandverdickung, evtl. mit perifokalem „Aszites“ ⇨ akute Cholezystitis
- intraluminales, echoreiches Sedimentationsphänomen ⇨ Sludge (DD Schichtdicken-, Wiederholungs- und Bogenartefakte)
- echoreiche, kugelige bis ovaläre Läsion mit dorsalem Schallschatten intraluminal ⇨ Cholezystolithiasis
- fokale Wandverdickung/wandadhärente echoreiche Läsion ohne Schallschatten ⇨ Polyp

## Milz

### Lagebezeichnungen

- subdiaphragmal, subkapsulär zentral, hilusnah; perilienal, paralienal

### typische Morphologien ⇨ mögliche Diagnosen

- verplumpte Organform ⇨ Splenomegalie bei Virusinfekt, Lymphom oder portaler Hypertension
- triangulär/keilförmiges Areal verminderter Echogenität ⇨ V.a. Infarkt => FKDS
- inhomogen – geschecktes Parenchym ⇨ V.a. Lymphominfiltration
- paralienale, rundliche Raumforderung mit zur Milz identischer Echogenität ⇨ Nebenmilz, LK
- echoarme, bandartige Unterbrechung des Parenchyms, evtl. mit subkapsulärer echoarmer Flüssigkeit ⇨ V.a. Milzruptur (freie Flüssigkeit im Abdomen?)

## Pankreas

### Lagebezeichnungen

- Caput, Proc. uncinatus, Corpus, Cauda, disseminiert, peripankreatisch, Bursa omentalis

### typische Morphologien ⇨ mögliche Diagnosen

- diffuse Echogenitätszunahme ⇨ Lipomatose
- echoarme, ödematöse Verdickung mit Schmerzen bei SK-Druck, evtl. mit peripankreatischem Nachweis echofreier Flüssigkeit ⇨ akute Pankreatitis
- Organatrophie mit fokalen, echoreichen Verkalkungen mit Schallschatten, evtl. unregelmäßige Betonung des Pankreasgangs ⇨ chronische Pankreatitis
- echofreier, zystischer Hohlraum in Pankreasnähe ⇨ Pseudozyste (DD Darmschlinge)

### Besonderheiten

- Möglichkeit zur endosonographischen Darstellung durch den Magen

## Nebennieren

### typische Morphologien ⇨ mögliche Diagnosen

- ein- oder beidseitige, echoarme Verplumpung ⇨ Adenom DD Metastase

### Besonderheiten

- DD-Möglichkeiten durch dynamische Dichtemessung im Spiral-CT (KM-Auswaschkurve)

## Nieren

### Lagebezeichnungen

- (para-)pelvin, hilusnah subkapsulär, parenchymatös, kortikal, aufsitzend, polständig, perirenal, an der PP-Grenze, uni-/bilateral; Seitenangabe nicht vergessen (Bodymarker)

### typische Morphologien ⇨ mögliche Diagnosen

- homogen echofreie, rundlich-ovale und scharf abgrenzbare Läsion mit dorsaler Schallverstärkung ⇨ Zyste
- homogen echoreiche, scharf abgrenzbare und kugelige Läsion ⇨ Angiomyolipom
- perlschnurartig an der PP-Grenze aufgereihte, echoarme, kugelige Läsionen ohne dorsale Schallverstärkung ⇨ physiologische Markpyramiden

- echoarme Verplumpung/Betonung des Pyelons
  ⇨Harnaufstau (DD pelvine Zyste, ampulläres Nierenbecken)
- Parenchymsaumverschmälerung, mit PPI < Norm und Organgröße < 10 cm
  ⇨Nierenatrophie
- inhomogene Raumforderung mit Expansion ⇨ Malignitätsverdacht
- echoreicher, keilförmiger Bezirk im Parenchym ⇨ V.a. Infarkt

**Besonderheiten**

- DD-Möglichkeiten durch Dichtemessung in der Spiral-CT und Perfusionsmuster in der FKDS
- ektope Lage einer Nierenanlage, Hufeisenniere
- akzessorische Nierenarterien

## Magen-Darm-Trakt

**Lagebezeichnungen**

- intraluminal, wandständig, bei Darm den Quadranten im Bauch benennen

**typische Morphologien**
**⇨ mögliche Diagnosen**

- kokardenförmige (Zielscheibe = target) Formation konzentrisch alternierender Echogenität
  ⇨Darminvagination
- fokale, echoarme Wandverdickung mit Unterbrechung der Wandschichtung
  ⇨Malignitätsverdacht, DD Lymphom: eher disseminiert als fokal

**Besonderheiten**

- Möglichkeit zur hypotonen Magenwanddarstellung mit Wasser als echofreiem Füllungsmedium
- Möglichkeit zur Endosonographie (Magen- und Rektumwand)
- Triggerung der Peristaltik durch schnell alternierenden SK-Druck

## Harnblase

**Lagebezeichnungen**

- intraluminal, wandständig, intra-/extra-/paravesikal, Blasenboden, Blasendach

**typische Morphologien**
**⇨ mögliche Diagnosen**

- echoreiches Material mit lageabhängigem Sedimentierungsverhalten
  ⇨Gries, Hämatom
- diffuse, echoarme Wandverdickung
  ⇨Zystitis
- fokale Wandverdickung, evtl. polypoid in das Lumen wachsend
  ⇨Malignitätsverdacht
- paravesikale, kugelige, echofreie und scharf abgrenzbare Formation
  ⇨Harnblasendivertikel
- kreisförmige, echoreiche Linie intraluminal
  ⇨Blockungsballon eines Dauerkatheters (seltene DD: Ureterozele bei Kindern)
- plötzlich auftretende, strichförmige Inhomogenität intraluminal
  ⇨Jetphänomen durch Ureterperistaltik und unterschiedliche Harnkonzentration

**Besonderheiten**

- evtl. liegenden Dauerkatheter rechtzeitig abklemmen, damit das Lumen gefüllt und eine Wandbeurteilung möglich wird

## Gefäße/Retroperitoneum

**Lagebezeichnungen**

- para-, retro-, präaortal bzw. -caval, interaortocaval, prävertebral, retrokrural, mesenterial, parailiakal, inguinal, zervikal

**typische Morphologien**
**⇨ mögliche Diagnosen**

- endoluminales Material unterschiedlicher Echogenität
  ⇨Thrombus
- Durchmesser thrombosierter Vene mehr als doppelt so groß wie Begleitarterie
  ⇨Indiz für frische Thrombose (< 10 Tage)
- dilatiertes Aortenlumen mit echoreicher Membran
  ⇨disseziertes AO-Aneurysma
- echoarme, eiförmige Gebilde in Gefäßnähe
  ⇨typisch für Lymphknoten (LK)
- ovaläre LK (MQQ > 2) mit Hilusfettzeichen
  ⇨Benignitätskriterium für LK
- kugelige LK (MQQ ~ 1) mit homogener Echoarmut ohne Hilusfettzeichen
  ⇨lymphomtypisch (Perfusionsmuster durch FKDS bestimmen)

**Besonderheiten**

- oft zusätzliche Informationen durch farbkodierte Duplexsonographie (FKDS)

## Schilddrüse

**Lagebezeichnungen**

- Isthmus, Lappen (Seite benennen), subkapsulär, am oberen/unteren Pol

**typische Morphologien**
**⇨ mögliche Diagnosen**

- echogleiche, knotige Läsionen mit echoarmem Randsaum
  ⇨adenomtypisch
- zystische, echofreie Läsionen, oft multifokal ⇨knotiger Umbau bei z.B. Jodmangel
- echoarme knotige Läsionen
  ⇨Malignitätsverdacht, wenn szintigraphisch „kalt" (inaktiv)
- diffuse Echoarmut des sonst eher echoreichen Parenchyms
  ⇨Hashimoto-Thyreoiditis
- Organvergrößerung mit unscharf abgrenzbaren, echoarmen Arealen bei ansonsten normaler Echogenität
  ⇨subakute Thyreoiditis de Quervain

**Besonderheiten**

- Interpretation oft im Zusammenhang mit der Szintigraphie und FKDS

## Checklisten

C

Der dritte Teil dieses kleinen Repetitoriums besteht aus den Checklisten, die hier aus Platzgründen nicht noch einmal abgedruckt sind. Sie finden sie als Karten im Kitteltaschenformat beigelegt oder auf den folgenden Seiten:

In der seit dem 1.4.2017 gültigen Fassung der Ultraschallvereinbarungen nach § 135 Abs. 2 des SGB V wird vorgeschrieben, dass aus der ärztlichen Dokumentation mindestens die Patientenidentität (Name und Alter), die Untersucheridentifikation, das Untersuchungsdatum, die Fragestellung, ggfs. eingeschränkte Beurteilbarkeit sowie eine organspezifische Befundbeschreibung (außer bei Normalbefunden) hervorgehen muss. Außerdem müssen die (Verdachts-) Diagnose und abgeleitete diagnostische und/oder therapeutische Konsequenzen angegeben werden. Nachfolgend finden Sie dafür einen Mustertext für einen Normalbefund, der individuell angepasst bzw. ergänzt werden sollte:

**Beispiel für einen Normalbefund für Pat. ______________________________**
**geboren am ______________**

Die Untersuchung erfolgte nativ/nach Einsatz von Kontrastverstärkern mit einem ______ MHz-Schallkopf / mit folgender Zusatztechnik: THI / CHI / Sono-CT/ __________

**Retroperitoneum:** Das Retroperitoneum ist gut beurteilbar, frei von vergrößerten Lymphknoten oder anderen pathologischen Raumforderungen. Unauffälliger Gefäßstatus von Aorta und V. cava inferior.

**Pankreas:** Homogenes Parenchym ohne Anhalt für fokale Läsionen oder Entzündungen. Die Organgröße liegt mit _____ cm (Caput), ______ cm (Corpus) und ______ cm (Cauda) im Normbereich/ __________. Der Ductus pancreaticus ist mit ______ mm Lumenweite normal/nicht darstellbar/ __________. (Nichtzutreffendes bitte streichen.)

**Leber:** Normale Größe, Form und glatte Begrenzung. Homogenes Parenchym ohne Anhalt für fokale Raumforderungen. Normale Echogenität. Regelrechte Darstellung der intrahepatischen Gallenwege und Gefäße.

**Gallenblase/Gallenwege:** Normale Größe bzw. Gangweite ohne Anhalt für entzündliche Wandverdickungen, Konkremente oder Sludgebildung. Der DHC ist komplett einsehbar/einsehbar bis __________.

**Nebennieren:** Beide Nebennierenlogen sind unauffällig ohne Zeichen für eine Raumforderung.

**Nieren:** Beide Nieren sind gut einsehbar, normal atemverschieblich und mit Längsdurchmessern von _____ cm (rechts) bzw. _____ cm (links) normal groß. Das Parenchym ist beidseits homogen und normal breit: Der PPI beträgt rechts 1:_____ und links 1:_____. Kein Anhalt für Konkremente, Aufstau oder pathologische Raumforderungen.

**Milz:** Die Milz ist mit einem Längsdurchmesser von _____ cm und einer Dicke von _____ cm altersentsprechend normal groß und homogen. Nativsonografisch kein Anhalt für fokale Läsionen/nach Einsatz von ______________ ergibt sich ______________.

**Bauchhöhle:** Kein Anhalt für freie Flüssigkeit.

**Magen-Darm-Trakt:** Die Wanddicke des Magens liegt mit _____ mm im Normbereich. Kein Hinweis auf eine fokale Wandverdickung des Magens/Dünndarms und Colons. Normale Peristaltik.

**Harnblase:** Die Wand ist glatt und mit _____ mm normal dick. Nach Miktion besteht ein normales Restharnvolumen von _____ ml. Kein Anhalt für Konkremente, Divertikel oder eine Ureterozele.

**Geschlechtsorgane:** Der **Uterus** ist mit ____ cm x ____ cm altersentsprechend normal groß. Die doppelte Endometriumdicke beträgt ____ mm. Kein Anhalt für einen Sekretstau oder fokale Raumforderungen. Keine freie Flüssigkeit im Douglasraum. Die Ovarien sind gut einsehbar/nicht darstellbar (rechts/links) und mit _____ x _____ cm (rechts) bzw. _____ x _____ cm (links) normal groß.
Die **Prostata** ist homogen und mit __x __ x __cm normal groß. Kein Anhalt für fokale Raumforderungen oder Verkalkungen. Unauffällige Darstellung der Samenbläschen.

**Zusammenfassung:** Unauffälliger Normalbefund des Abdomens und Retroperitoneums. (Bezug zur Fragestellung nicht vergessen; Nichtzutreffendes bitte streichen.)

**Bemerkungen:** ______________________________

Auf den Seiten mit den Quizaufgaben zur Selbstkontrolle hatte ich Ihnen angeboten, Ihre Kenntnis der Schnittbildanatomie durch Zeichenübungen aus dem Gedächtnis zu festigen. Wie soll das funktionieren?
Mit überraschend wenig Zeitaufwand: Die Idee ist, dass Sie mit längeren zeitlichen Intervallen (in der Kantine, z.B. auf einer Serviette, in einer Kaffeepause oder abends auf einem beliebigen Zettel) bestimmte Standardebenen aus dem Gedächtnis aufzeichnen und beschriften. Verwenden Sie nicht mehr als 2 Minuten für eine solche Übung! Danach benutzen Sie die von dieser Seite kopierten Vorlagen, um Ihre Lücken zu schließen. Sie müssen Ihre Kopien also nur dabeihaben (Kitteltasche?). Erst wenn diese Übung aus Ihrem Kurzzeitgedächtnis gelöscht ist (>2–4 Stunden), sollten Sie einen neuen Versuch starten. Sie werden erstaunt sein, wie wenig Wiederholungen Sie benötigen, um die Schnittbildanatomie sicher zu beherrschen – wenn Sie die Sache mit ein wenig sportlichem Ehrgeiz betreiben. Viel Spaß dabei ...

1.

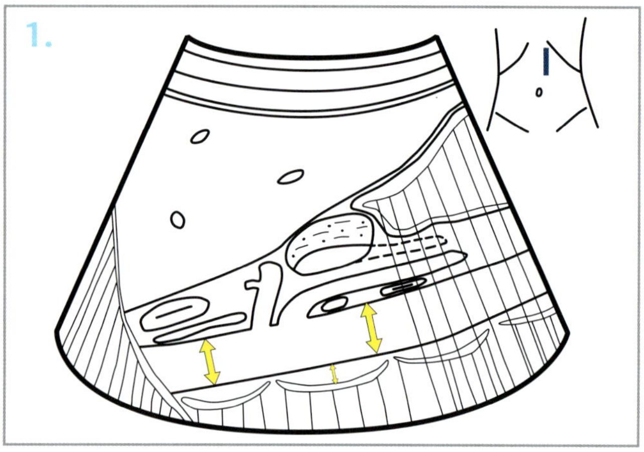

Sagittaler OBB-Schnitt links paramedian (AO)

2.

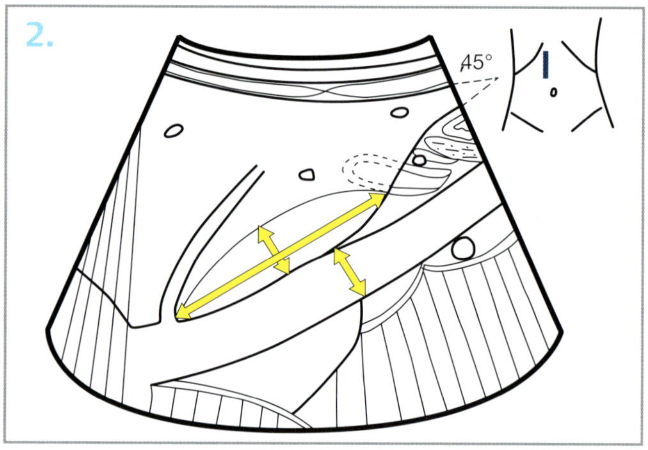


Sagittaler OBB-Schnitt rechts paramedian (VCI)

3.

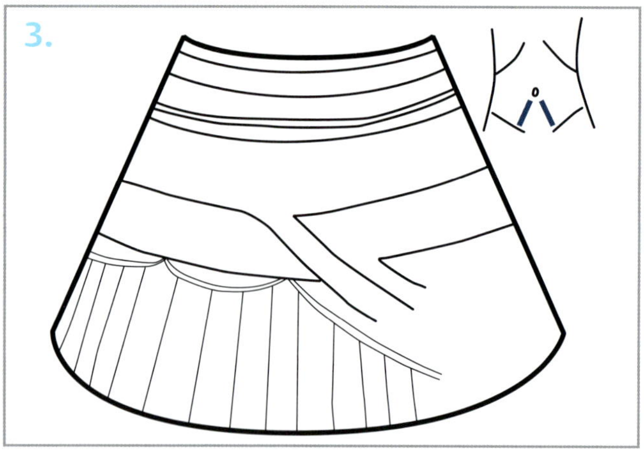

Parailiacaler UB-Schrägschnitt

4.

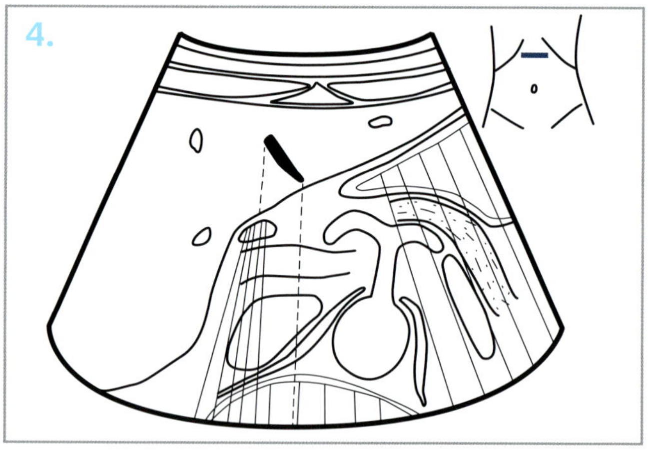

OBB-Transversalschnitt (Truncus)

5.

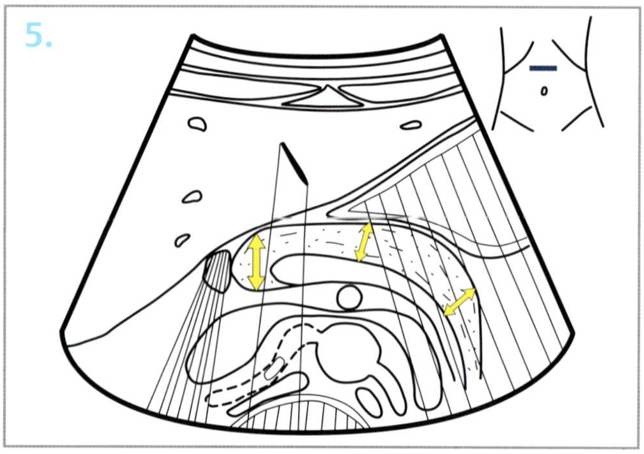

OBB-Transversalschnitt (Nierenvenenkreuzung)

6.

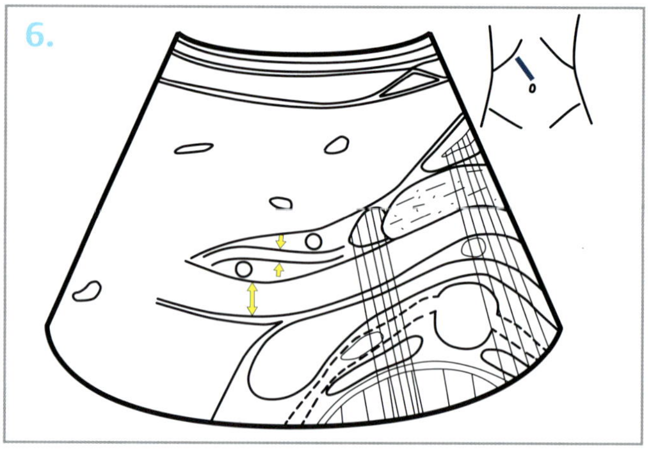

OBB-Schrägschnitt rechts (Leberpforte)

**Bitte beschriften Sie bei Ihren Zeichenübungen die Gefäße und Organe selbst, damit sie sich bei Ihnen besser einprägen. Die Auflösung, welche Struktur welchem Organ oder Gefäß entspricht, finden Sie auf der Seite 151.**

Damit Sie sich die topographische Schnittbildanatomie möglichst nachhaltig einprägen können, finden Sie hier die Gegenüberstellung zu den Skizzenvorlagen der linken, gegenüberliegenden Seite 150: Mithilfe der ausklappbaren Ziffernlegende im hinteren Buchumschlag können Sie im Zeifelsfall anhand der Bezifferung schnell klären, welche Struktur jeweils welchem Organ, Muskel oder Gefäß entspricht. Entscheidend für Ihren Merkeffekt sind jedoch die Anzahl und die Zeitintervalle Ihrer aktiven Zeichenübungen aus dem Gedächtnis – viel Erfolg!

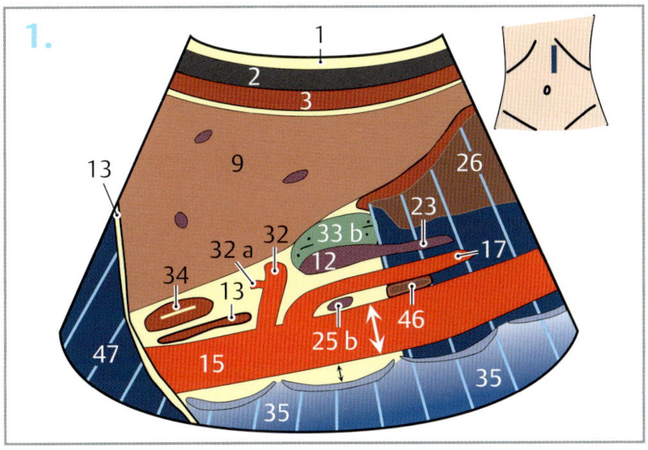


Sagittaler OBB-Schnitt links paramedian (AO)

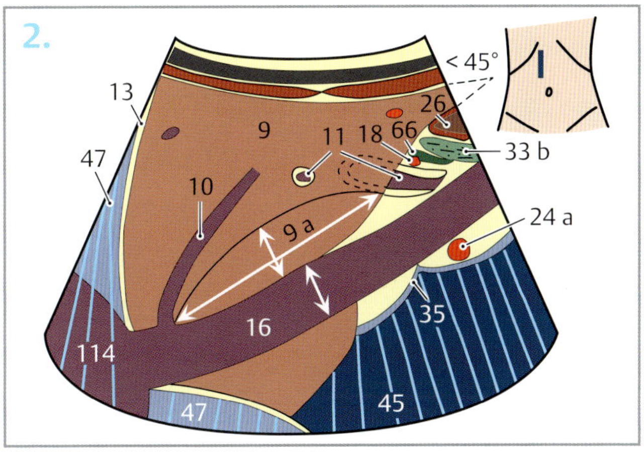


Sagittaler OBB-Schnitt rechts paramedian (VCI)

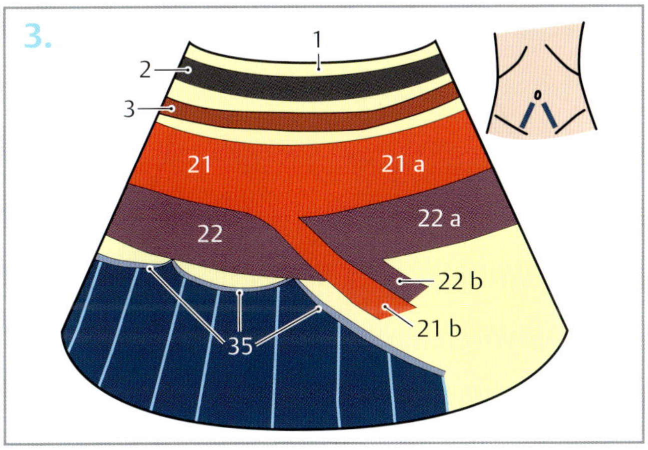


Parailiacaler UB-Schrägschnitt

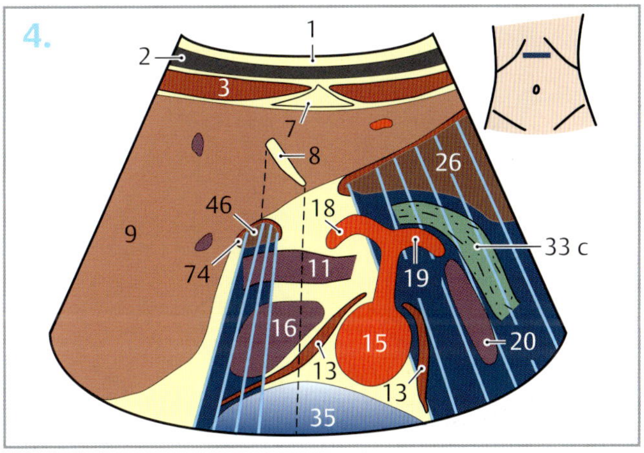


OBB-Transversalschnitt (Truncus)

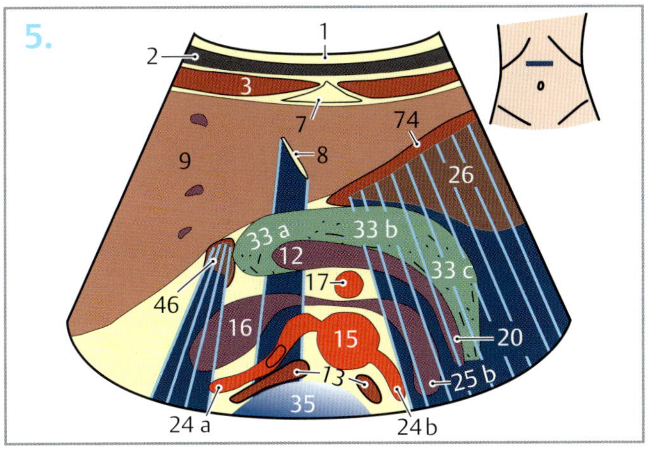


OBB-Transversalschnitt (Nierenvenenkreuzung)

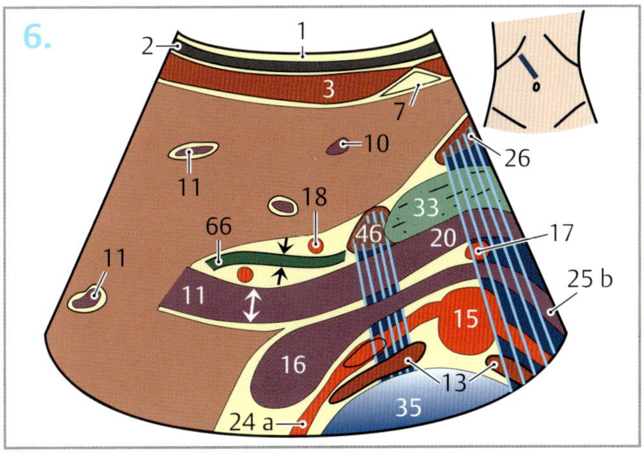


OBB-Schrägschnitt rechts (Leberpforte)

Natürlich haben Sie recht, dass es sich bei diesen Skizzen um idealisierte Verhältnisse handelt, deren Strukturen Sie nicht immer gleichzeitig in den Patienten auf einer Ebene vorfinden. Aber darauf kommt es auch gar nicht an. Entscheidend ist, dass Sie hinterher souverän wissen, wo Sie z.B. das Pankreas oder die Ostien der Nierenarterien zu suchen haben, wenn die Sichtverhältnisse bei adipöseren Patienten einmal nicht so gut sind. Die meisten Mediziner sind visuelle Lerntypen – höchstwahrscheinlich gehören Sie auch dazu. Sie werden dann mit der Zeit für jede Standardebene eine Art „visuelle Schablone“ des Sollzustandes (= Normalbefund) herausbilden, und Abweichungen davon werden Ihnen sofort auffallen („irgendetwas stimmt hier nicht“). Das ist das Ziel. Gehen Sie ruhig so weit, dass Sie überall dort, wo sich Doppelpfeile (⟺) befinden, die dazugehörigen Normwerte dazuschreiben – dann trainieren Sie diese gleich mit.

**Auf dieser Seite haben wir einen kleinen Fehler für Fortgeschrittene versteckt. Finden Sie ihn?**

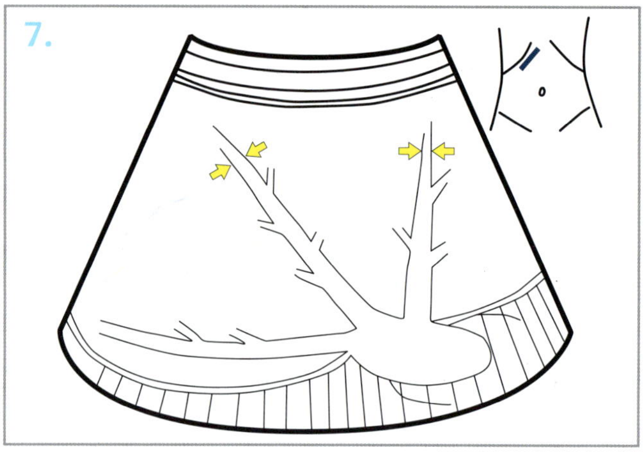


Subcostaler Schrägschnitt rechts (Lebervenenstern)

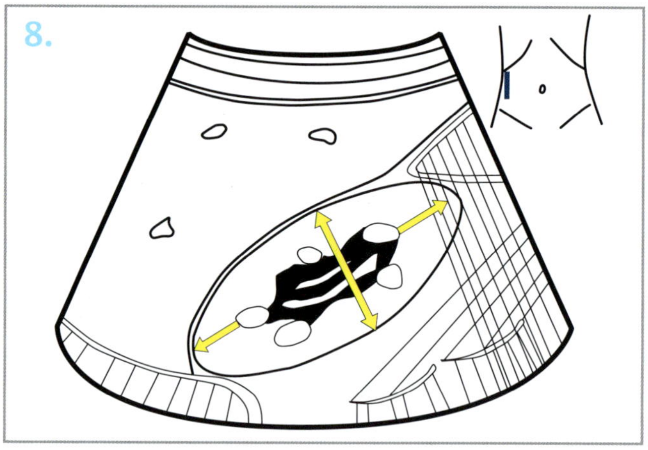


Transhepatischer Längsschnitt rechte Niere

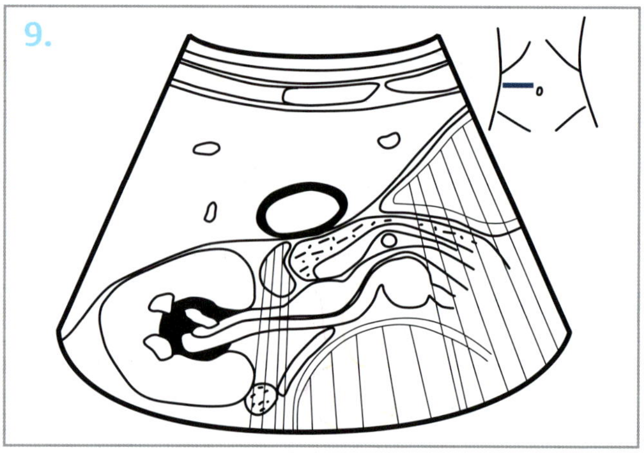


Querschnitt rechte Niere / VCI

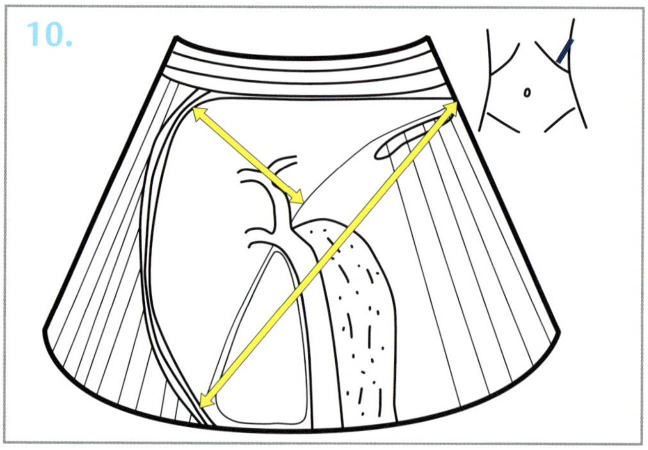


Hoher Flankenschnitt links (Milz)

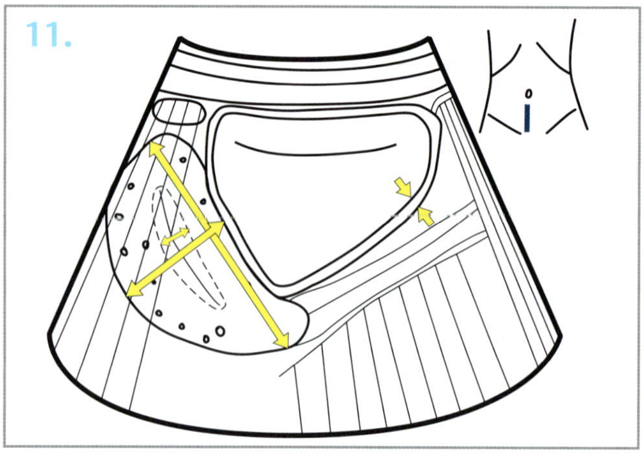


Suprapubischer Sagittalschnitt median (Harnblase/Uterus)

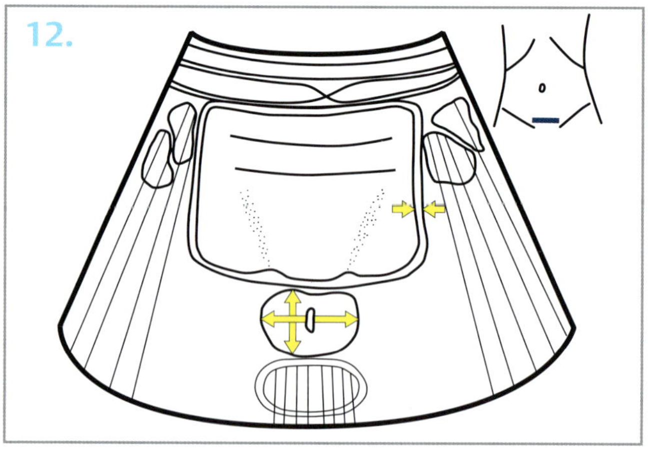


Suprapubischer Transversalschnitt (Harnblase/Prostata)

**Die Lösungen, wo sich welches Organ/Gefäß befindet, steht wieder auf der Folgeseite.**

Hier finden Sie wieder die Auflösung, welche Struktur in der links gegenüberliegenden Seite 152 jeweils welchem Muskel, Organ oder Gefäß entspricht. Bei Unklarheiten verwenden Sie bitte zur Abklärung wieder die ausklappbare Ziffernlegende im hinteren Buchumschlag.

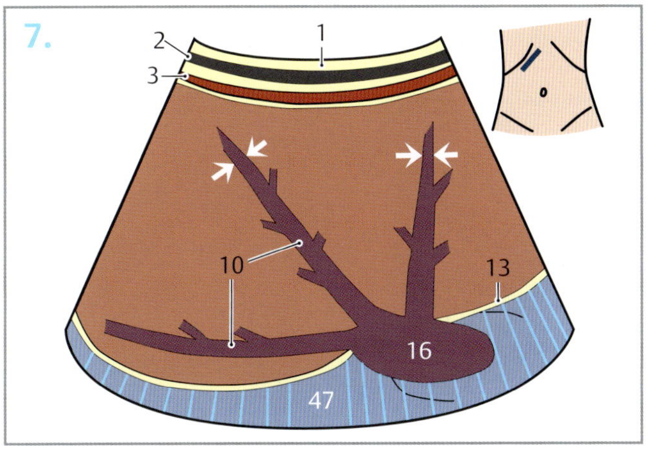


Subcostaler Schrägschnitt rechts (Lebervenenstern)

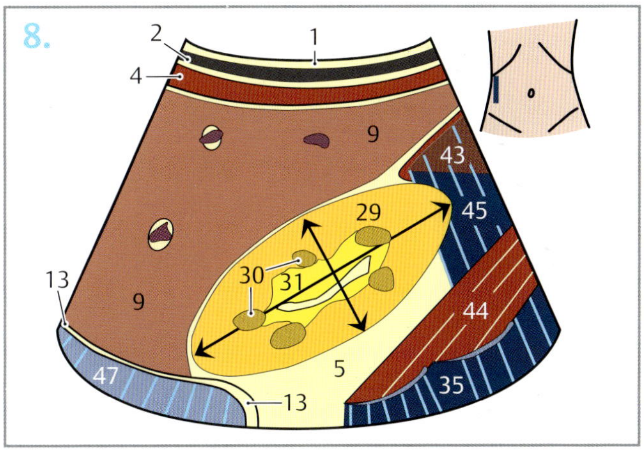


Transhepatischer Längsschnitt rechte Niere

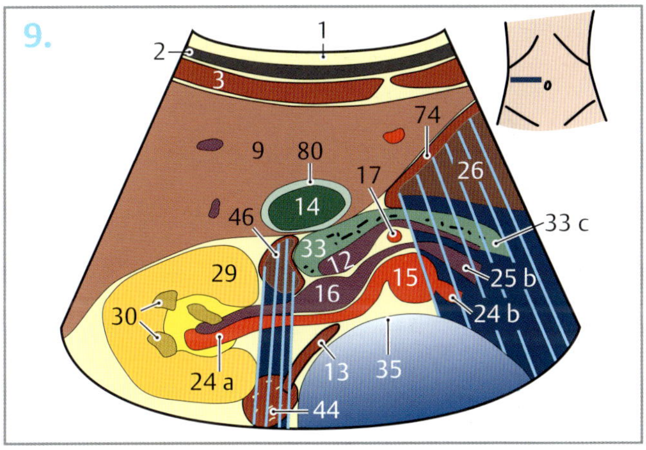


Querschnitt rechte Niere / VCI

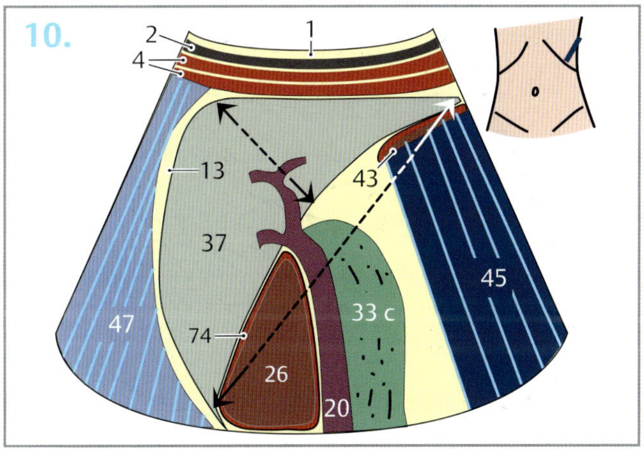


Hoher Flankenschnitt links (Milz)

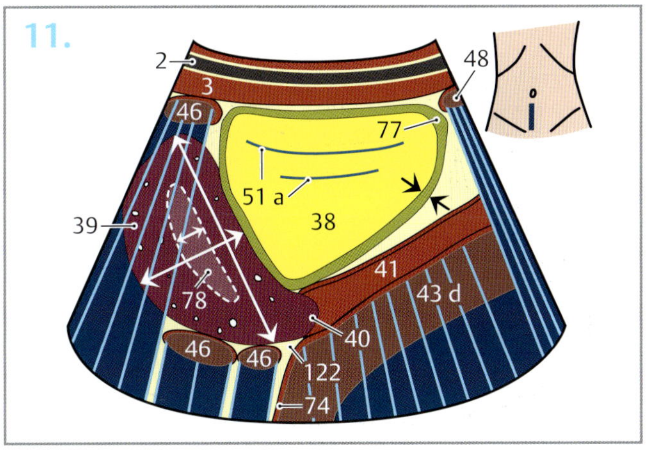


Suprapubischer Sagittalschnitt median (Harnblase/Uterus)

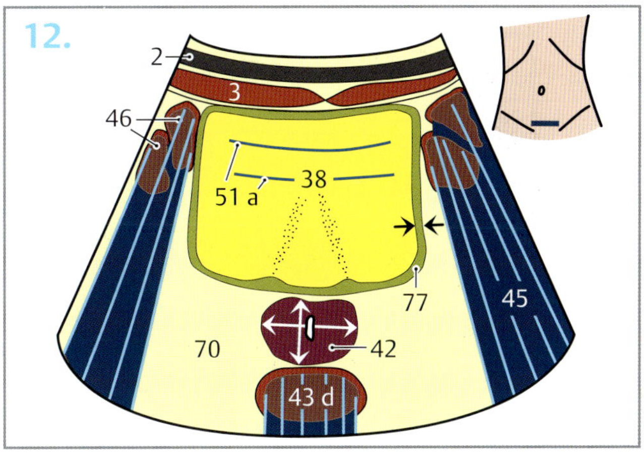


Suprapubischer Transversalschnitt (Harnblase/Prostata)

Hier finden Sie noch drei weitere Standardebenen für Ihre Zeichenübungen vom cervicalen Transversalschnitt der Schilddrüse, vom subxiphoidalen Vierkammerblick des Herzens und von sagittalen Parasternalschnitten der Lunge. Die Auflösungen, welches Feld jeweils welchem Gefäß oder Muskel etc. entspricht, ist vierfarbig direkt gegenübergestellt. Die dazugehörige Ziffernlegende befindet sich im ausklappbaren, hinteren Buchumschlag.

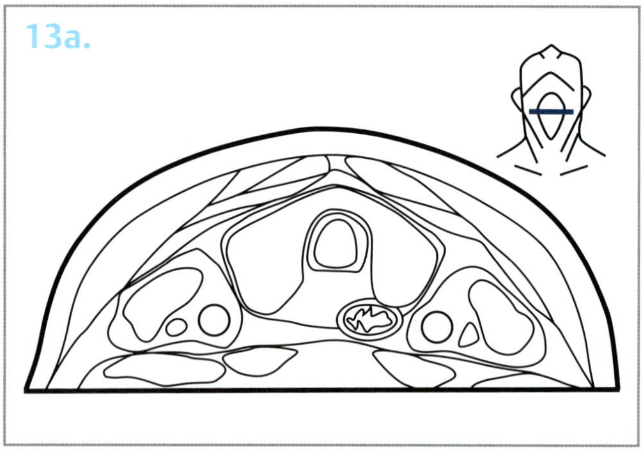


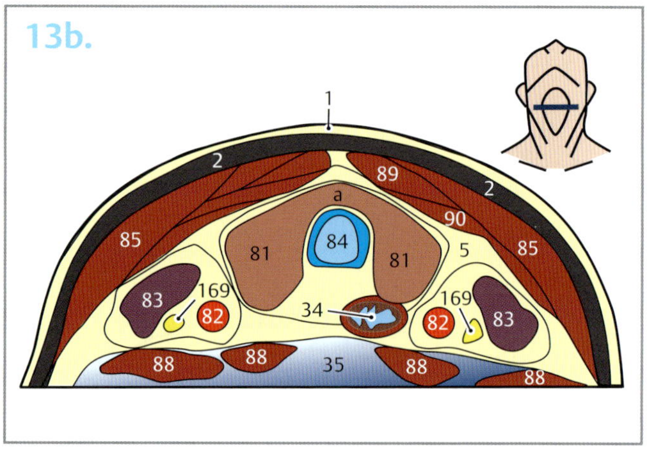


Transversalschnitt auf Höhe der Schilddrüse

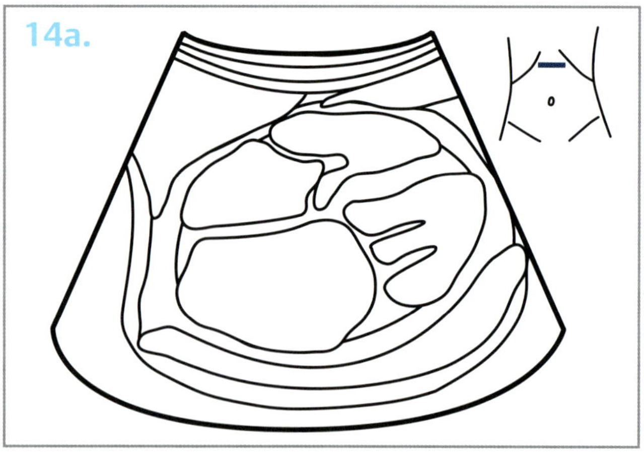


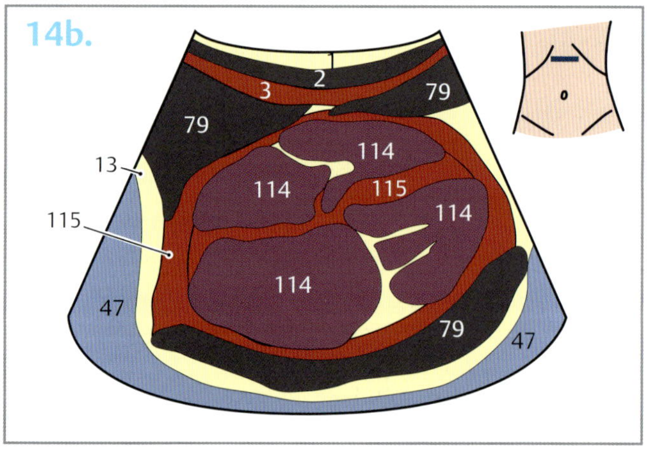


Subxiphoidaler Querschnitt des Herzens

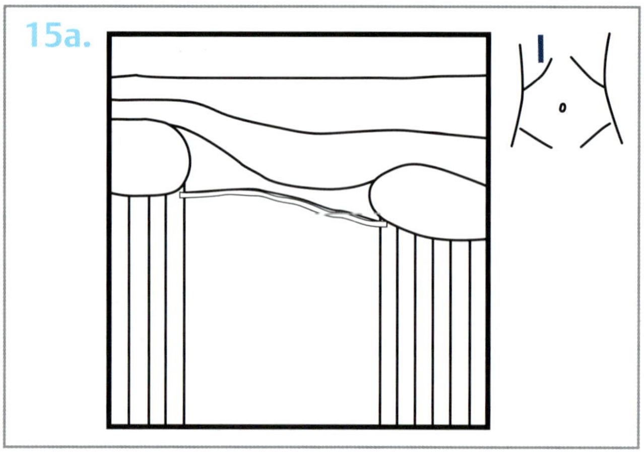


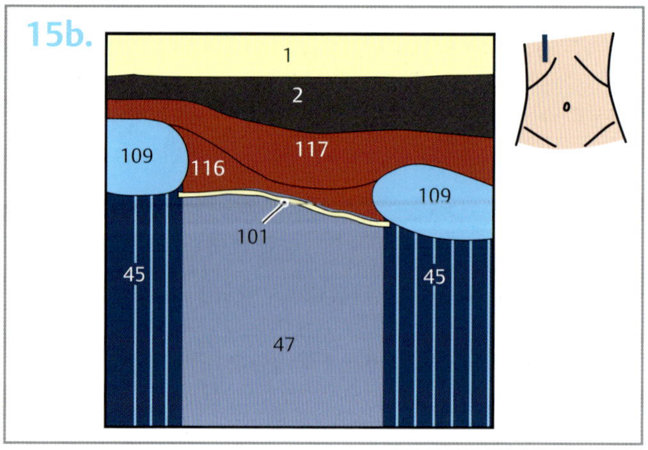


Thorakaler Sagittalschnitt

## Lösung Abb. 20.4

Die Abbildung zeigt einen Längsschnitt der Aorta (**15**), an deren Wand sich echoreiche Verkalkungen = arteriosklerotische Plaques (**49**) mit dorsalem Schallschatten (**45**) befinden. Den größeren Plaque hätte man vielleicht ohne seinen Schallschatten übersehen, weil er sich direkt neben ebenso echoreichem (= hellem) Darmgas (**46**) befindet, das ebenfalls einen Schallschatten verursacht. Außerdem sieht man im Bild unter (= dorsal) der Aorta (**15**) das Phänomen der dorsalen Schallverstärkung (**70**).

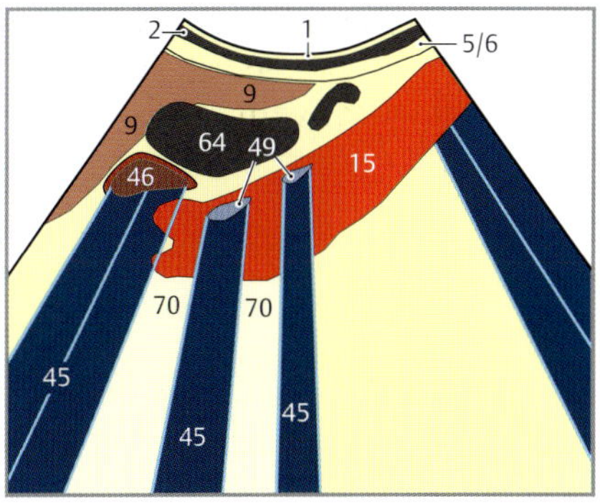

Abb. 155.1

## Lösung Abb. 21.1

Vor Beginn der praktischen Einarbeitung muss man sich zunächst mit der räumlichen Orientierung im dreidimensionalen Raum beschäftigen: Um den Einstieg zu erleichtern, betrachten wir zunächst nur zwei Ebenen, die zueinander senkrecht liegen: Die vertikale (= sagittale) Ebene (Abb. 155.2) und die horizontale (= transversale) Ebene (Abb. 155.3).

Auf Seite 21 sind Sie gebeten worden, sich mithilfe eines Kaffeefilters zu verdeutlichen, wie sich die Schallwellen in den Körper ausbreiten, wenn man den Schallkopf von ventral aufsetzt: Beide Ebenen zeigen also am oberen Bildrand die ventrale Bauchwand (im Bild oben = ventral). Da alle Sagittalschnitte laut Konvention von der rechten Patientenseite aus betrachtet werden (Abb. 155.2a), liegen hier am linken Bildrand die im Patienten cranial gelegenen Strukturen (im Bild links = cranial), die caudalen dagegen am rechten Bildrand.

Drehen Sie den Schallkopf um 90° gegen den Uhrzeigersinn, resultiert die Transversalebene. Da man diese von unten (caudal) betrachtet, bilden sich alle Strukturen seitenverkehrt ab (links = rechts, Abb. 155.3b). Derselbe Darstellungsmodus gilt für Transversalebenen aus der CT- und MRT-Diagnostik. Wenn Sie einem liegenden Patienten gegenübertreten, sehen Sie seine (rechtsseitige) Leber auch links in Ihrem Blickfeld – es hat also durchaus Sinn. Lediglich Neurochirurgen wählen in Schädel-CTs die Darstellung von oben, da es ihrer intraoperativen Perspektive entspricht.

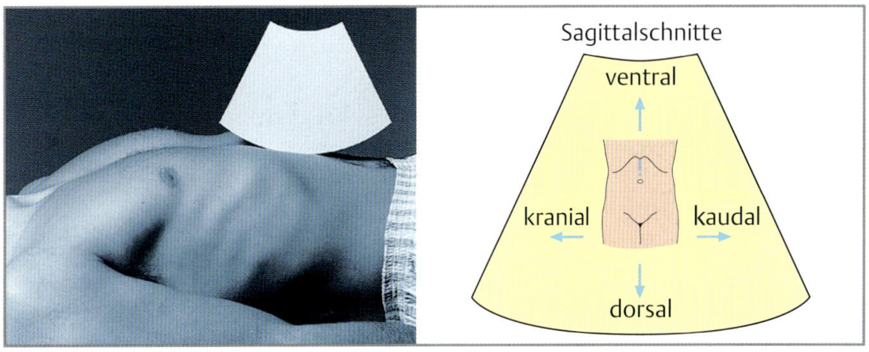

Abb. 155.2 a b

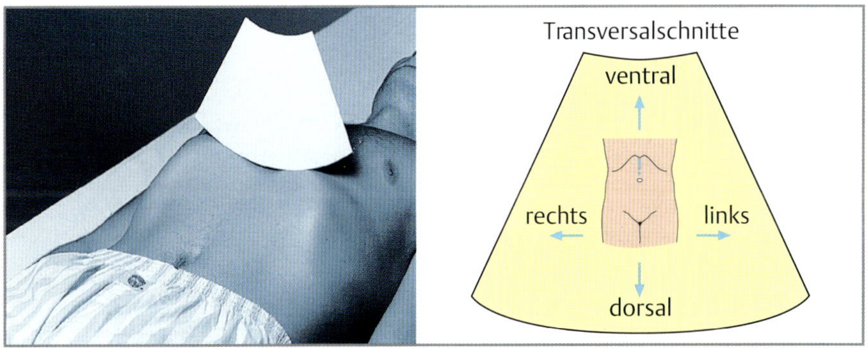

Abb. 155.3 a b

## Lösung Abb. 22.4–22.6

Bei den drei Abbildungen erkennt man ganz links, dass insgesamt die Abgrenzbarkeit der Strukturen zueinander schlechter ist als üblich – das Bild 22.4 wirkt unscharf und ist diffus durch gestreute Schallwellen überlagert. Ursache hierfür ist der typische Anfängerfehler eines zu geringen Anpressdrucks bei der Schallkopfführung, nicht ein Mangel an Gel.

Wenn dagegen tatsächlich zu wenig Gel vorhanden ist oder der Untersucher durch Kippung des Schallkopfes für eine Abkopplung sorgt, resultiert ein Bild wie in Abb. 22.5: Ein schwarzer Streifen entsteht am Rand der Abkopplung (hier am rechten Bildrand), der unmittelbar an der Cutis/Schallkopfgrenze beginnt – und nicht erst in größerer Tiefe.

Das unterscheidet Abkopplungsphänomene von Schallschatten hinter Rippen, enteraler Luft, Gallen- oder Nierensteinen. In der Abb. 22.6 wurde dieselbe Ebene desselben Patienten einige Sekunden danach mit besserer Ankopplung und gut dosiertem Schallkopfdruck dargestellt – alle Strukturen sind deutlich besser erkennbar.

### Lösung Abb. 30.2 (Frage 7)

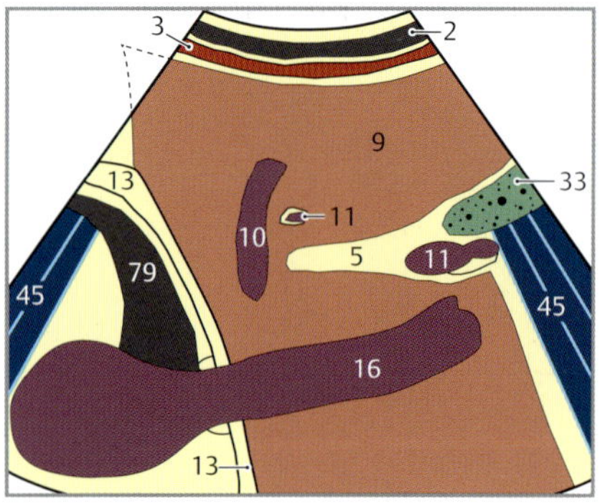


**Bildebene:**
Sagittaler OBB-Längsschnitt, paramedian über der V. cava inf. (**16**).
**Organe:**
Leber (**9**), Herz und Pankreas (**33**)
**Strukturen:**
Zwerchfell (**13**),
Lebervene (**10**), Portalast (**11**),
Lobus caudatus (**9a**)
**Auffällig:**
Echofreier Spalt (**79**)
zwischen Myo-/Epikard und Zwerchfell
**Diagnose:** Perikarderguss (**79**)
**DD:** epikardiales Fett

### Lösung Abb. 38.1 (Frage 4)

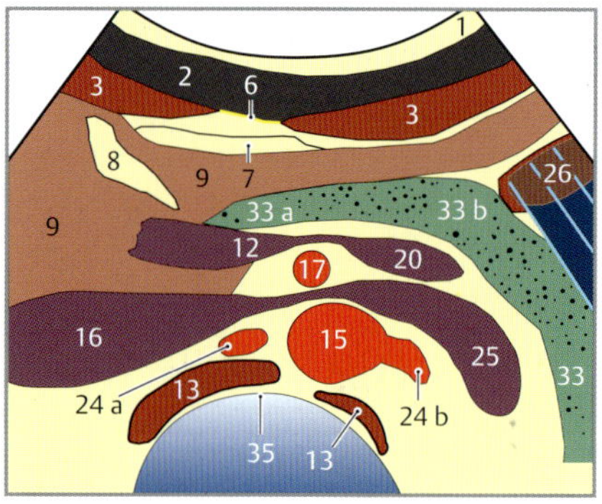


**Bildebene:**
Querschnitt in Höhe der Nierenvenenkreuzung
**Organe:** Leber (**9**), Magen (**26**), Pankreas (**33**)
**Gefäße:** Aorta (**15**), VCI (**16**), A. renalis (**24**), V. renalis (**25**), AMS (**17**), Confluens (**12**)
**Strukturen:**
Ligg. (**7,8**), M. rectus (**3**), LWK (**35**)
**Aufällig:**
betontes Lumen der Nierenvene (**25**)
**Diagnose:**
noch physiologisch, keine patholog. Dilatation der V. renalis sin. (wegen „Nussknacker" zwischen **15 + 17**)

### Lösung Abb. 62.4 (Frage 6):

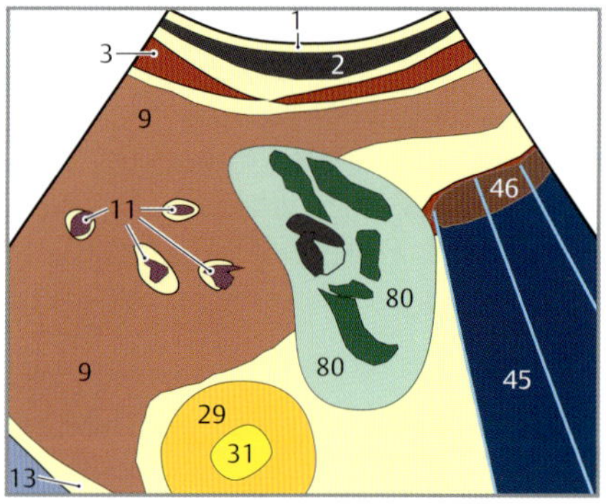


**Bildebene:**
subcostaler Schrägschnitt re.
**Organe:**
Leber (**9**), Gallenblase (**80**), Niere (**29**)
**Auffällig:**
inhomogene, unklar abgrenzbare Verhältnisse am caudalen Leberrand
**Diagnose:**
Cholezystitis mit stark verdickter Wand (**80**)
**DD:**
GB-/Leber-Parasiten, Sludge, Darminhalt

### Lösung Abb. 62.1 (Frage 7)

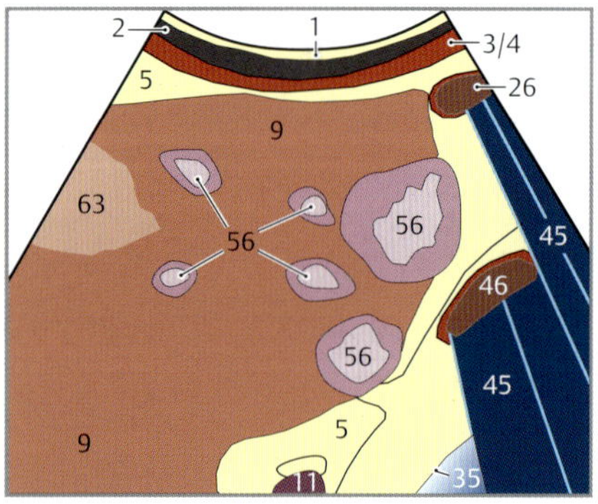


**Bildebene:**
subkostaler Schrägschnitt rechts
**Organe:**
Leber (**9**), Magen (**26**), Dünndarm (**46**)
**Auffällig:**
Homogen-echoreiches, scharf abgrenzbares Feld (**63**); multiple, rund-ovale Läsionen mit echoarmem Randsaum intrahepatisch
**Diagnosen:**
fokale Mehrverfettung (**63**) und multiple Lebermetastasen (**56**) – mindestens 2 Metastasierungsschübe: junge und ältere Filiae nebeneinander

### Lösung Abb. 62.2 (Frage 7):

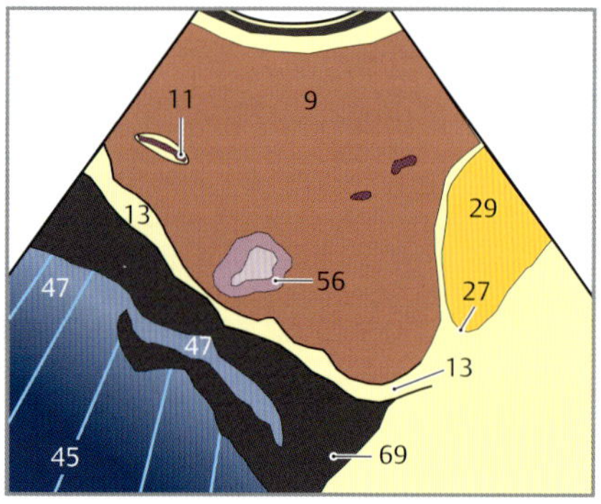


**Bildebene:**
Sagittalschnitt in re. MCL
**Organe:**
Leber (**9**), Niere (**29**), Lunge (**47**)
**Diagnose:**
subdiaphragmale Lebermetastase (**56**) mit echoarmem Randsaum und Pleuraerguss (**69**)
**DD:**
Hämangiom wegen Echoreichtum, dagegen spricht jedoch der Halo, der typisch für eine Metastase wäre

### Lösung Abb. 62.3 (Frage 7):

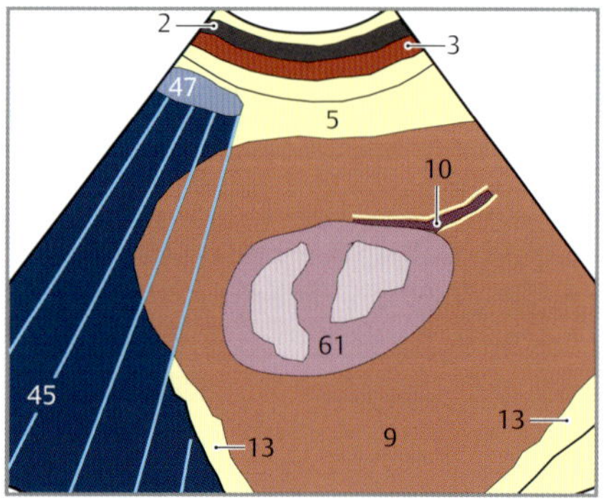


**Bildebene:**
sagittaler OBB-Schnitt re. paramedian
**Organe:**
Leber (**9**), Lunge (**47**), Zwerchfell (**13**)
**Auffällig:**
echoreiche, z.T. inhomogene Raumforderung intrahepatisch
**Diagnose:**
Hämangiom (**61**) mit Drainagegefäß (**10**)
**DD:**
echoreiche Metastase, Lebertumoren anderer Genese

### Lösung Abb. 78.1 (Aufgabe 5)

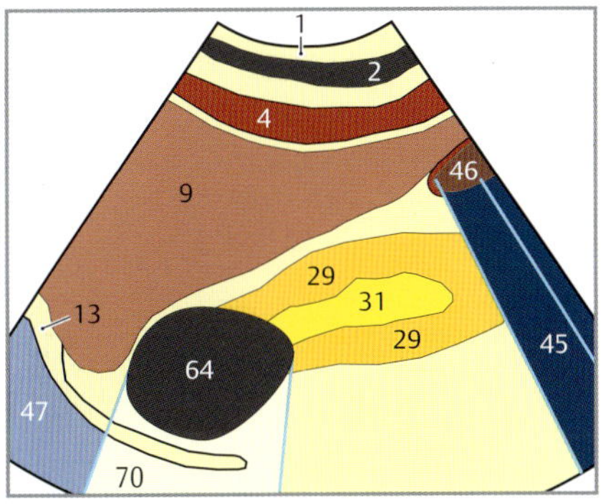


**Bildebene:**
Interkostaler Flankenschnitt rechts
**Organe:**
Leber (**9**), Niere (**29**), Lunge (**47**) und Darm (**46**)
**Strukturen:**
Zwerchfell (**13**), Pyelon (**31**)
**Auffällig:**
echofreie, kugelförmige und scharf abgrenzbare Läsion (**64**) am oberen Nierenpol rechts mit dorsaler Schallverstärkung (**70**)
**Diagnose:**
Nierenzyste (**64**)
**DD:**
Nebennierentumor mit zystischen Anteilen

### Lösung Abb. 78.2 (Aufgabe 5)

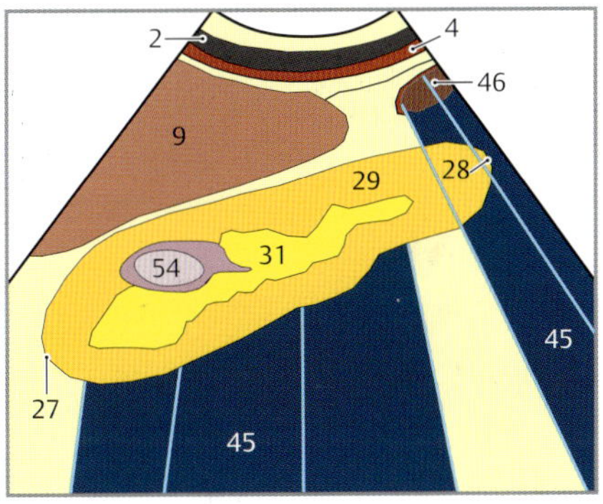


**Bildebene:**
interkostaler Flankenschnitt rechts in Linksseitenlage
**Organe:** Leber (**9**), Darm (**46**) mit Schallschatten (**45**), Niere (**29**)
**Strukturen:**
schräge Bauchmuskeln (**4**), cranialer/caudaler Nierenpol (**27**/**28**)
**Aufällig:** echoarme Läsion (**54**) im Nierenparenchym (**29**) mit raumforderndem Effekt und unscharfer Abgrenzbarkeit
**Diagnose:**
nephrozelluläres Karzinom
**DD:** Nierenlymphom, Metastase, hyperplastische Bertinisäule, eingeblutete Nierenzyste

### Lösung Abb. 78.3 (Aufgabe 6)

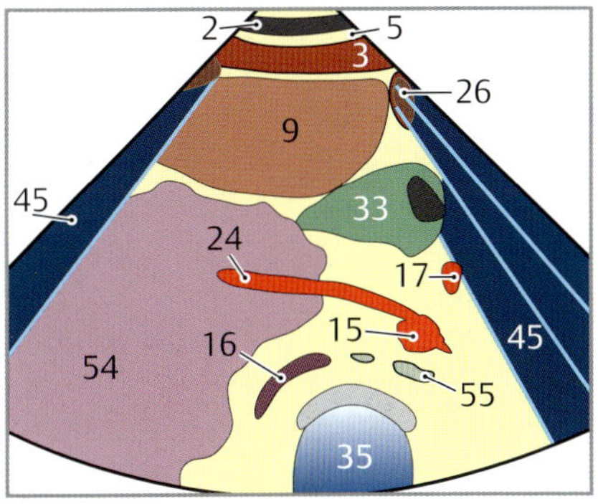


**Bildebene:**
OBB-Querschnitt bei einem Kleinkind
**Organe:**
Leber (**9**), Pankreas (**33**)
**Auffällig:**
schlechte Abgrenzbarkeit der Organe zueinander; großer, inhomogener Tumor (**54**) rechts paravertebral, der zur langgestreckten Ventralverlagerung der re. A. renalis (**24**) führt. V.a. LK-Metastase (**55**) zwischen Aorta (**15**) und LWK (**35**).
**Diagnose:**
metastasiertes Nephroblastom
**DD:** Neuroblastom vom re. Grenzstrang

### Lösung Abb. 78.4 (Aufgabe 10)

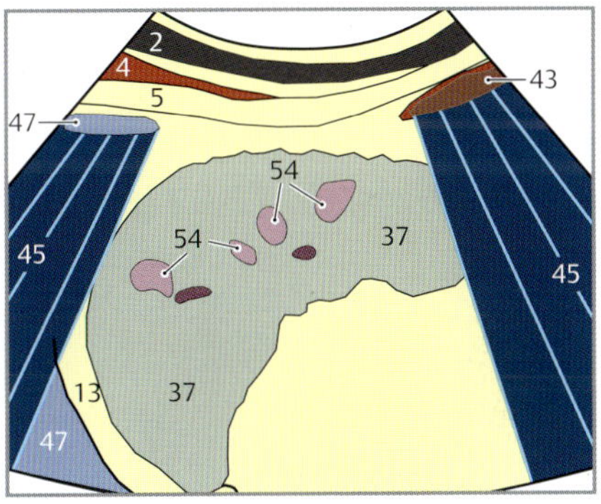


**Bildebene:**
hoher Flankenschnitt links in Rechtsseitenlage
**Organe:**
Milz (**37**), Lunge (**47**), Colon (**43**), Zwerchfell (**13**)
**Auffällig:**
mehrere, in sich homogenechoreiche Läsionen (**54**) im Milzparenchym scharf abgrenzbar, ohne echoarmen Randsaum
**Diagnose (seltener Befund):**
multiple Milzhämangiome
**DD:**
echoreiche Metastasen, Vaskulitis bei SLE, Histiozytosis X

### Lösung Abb. 95.1 (Aufgabe 6)

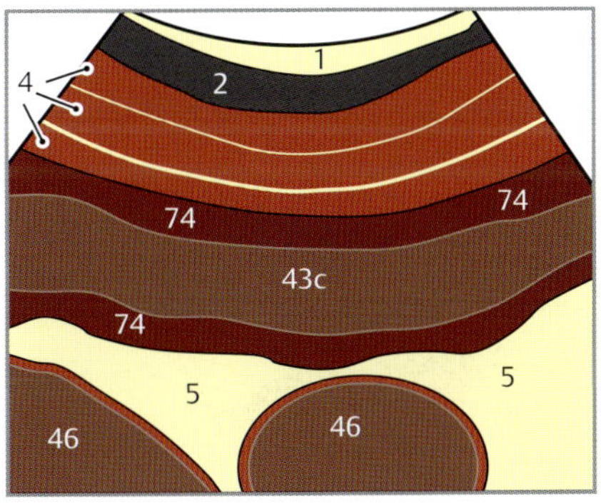


**Bildebene:**
sagittaler Flankenschnitt links
**Organe:**
Colon (**43**), Dünndarm (**46**)
schräge Bauchmuskeln (**4**)
**Auffällig:**
Colon-Wandverdickung (**74**)
**Diagnose:**
Darmwandischämie
**DD:**
Colitis, Colon-Ca

### Lösung Abb. 110.1 (Frage 4)

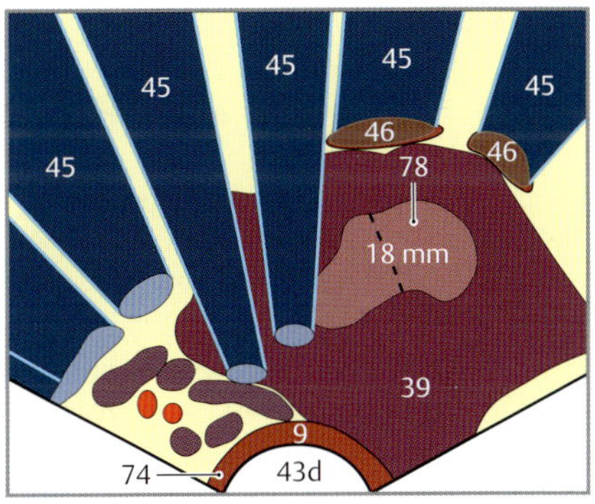


**Bildebene:**
endovaginale Uterusdarstellung
**Organe:**
Uterus (**39**)
**Auffällig:**
auf ca. 18 mm verbreitertes, inhomogen-echoreiches Endometrium (**78**) bei einer Frau in der Menopause ohne Hormontherapie (s. Fragestellung)
**Diagnose:**
V.a. Endometriumkarzinom
**Procedere:**
fraktionierte Abrasio/ histologische Abklärung

## Lösung zur Frage Seite 56

In der Abb. 56.3a lagen zwei pathologische Flüssigkeiten vor:
**68** = Aszites, caudal des Zwerchfells
**69** = Pleuraerguss, cranial des Zwerchfells, der zur Kompressionsatelektase basaler Lungenanteile (**47**) geführt hat
**61** = Hämangiom mit drainierenden Venen (**10**)

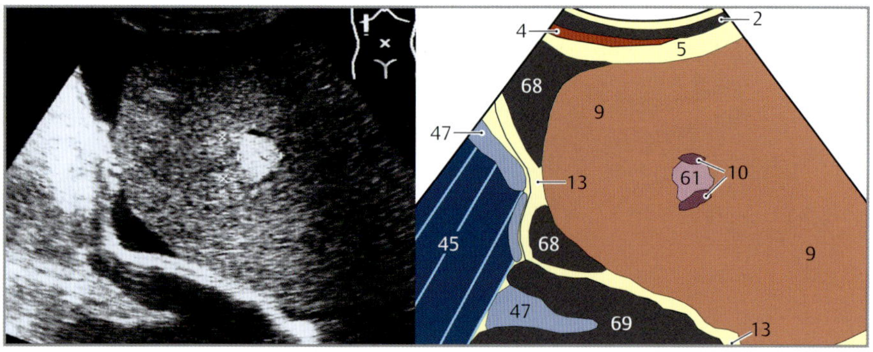


Abb. 158.1 a b

## Lösung zur MDP-Frage Seite 89

Das Kontrastmittel (weiß) liegt hier – der Schwerkraft folgend – im mehr dorsal gelegenen Fundus und Pylorus/Duodenum, während der ventralere Corpus gut im Doppelkontrast beurteilbar ist. Der Patient liegt demnach auf dem Rücken. Wenn der Untersucher z.B. den gastralen Fundus beurteilen möchte, muss der Patient mit dem schwenkbaren Untersuchungstisch in eine aufrechtere Position gebracht werden oder eine Rechtsseitenlage einnehmen – das Kontrastmittel fließt dann aus dem Fundus heraus.

Für die Darstellung des rechtsseitigen Bulbus duodeni wäre also eine Linksseitenlage günstiger. Denken Sie bitte daran, Ihre Patienten nur frühmorgens zu einer MDP anzumelden und dass eine pharmazeutische Ruhigstellung der Magenperistaltik notwendig sein kann (Nebenwirkungen von intravenös appliziertem Methylscopolamin!), wenn die MDP zu einem aussagekräftigen Ergebnis führen soll. Günstig ist auch, wenn Sie dem Patienten vorher sagen, dass er nach Möglichkeit die durch das Pulver entstehende Luft nicht aufstoßen soll – woher soll er es sonst wissen?

## Lösung zur Frage Seite 107

In Abb. 103.2b ist die anatomische Orientierung in endovaginal geschallten Bildern demonstriert: Am rechten Bildrand ist dorsal. Deshalb sedimentieren sich die Koagel in Rückenlage am rechten Bildrand in Abb. 107.3, also mit der Schwerkraft dorsal.

## Lösung zur Frage 1 Seite 122

Die FAST-Position 2 erlaubt den Ausschluss von Leberlazerationen, Einblutungen in die Morrison-Tasche und eines Hämatothorax rechts. Die FAST-Position 3 deckt Milzrisse, Einblutungen in die Kollertasche und einen Hämatothorax links ab.

## Lösung zur Frage 3 Seite 122

Die drei Voraussetzungen für die Sichtbarkeit des Lungenpulses sind eine vollständig entfaltete Lunge (an der geschallten Stelle), das Vorhandensein einer arteriellen Pulswelle (cardialer Auswurf) und ein Atemstillstand des Patienten bzw. eine kurz unterbrochene Beatmung, z.B. in „Inspiration hold“.

## Lösung zur Abb. 122.1 (Frage 4)

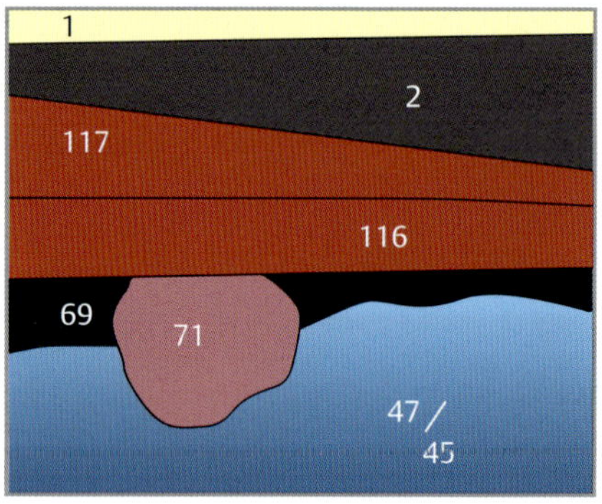


**Bildebene:**
thorakaler Interkostalschnitt
**Organe:** Lunge (**47**)
**Strukturen:**
Thoraxwand (**1**, **2**, **116**, **117**)
**Auffällig:**
echoarmer Bezirk (**71**) pleuranah
**Diagnose:**
peripherer Lungeninfarkt
**DD:** peripheres Bronchial-Ca,
daher Perfusionsabklärung mit FKDS

## Lösung zur Abb. 122.2 (Frage 5)

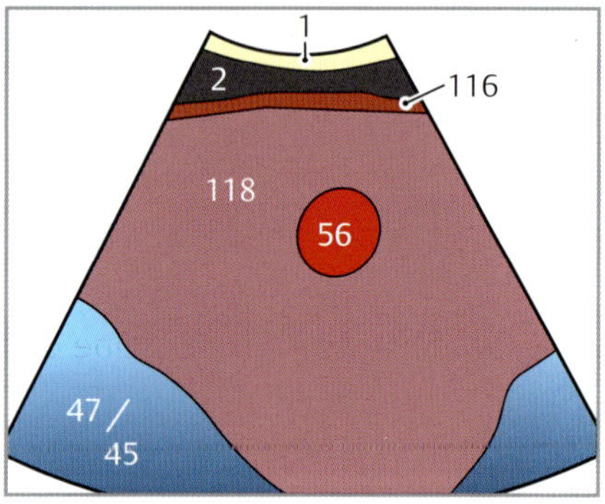


**Bildebene:**
thorakaler Interkostalschnitt
**Organe:** Lunge (**47**)
**Strukturen:**
Thoraxwand (**1**, **2**, **116**)
**Auffällig:** echoarme, solide Darstellung großer Lungenanteile (**118**) mit noch echoärmeren fokalen Läsionen (**56**)
**Diagnose (seltener Befund):**
postobstruktive Atelektase
mit eingeschmolzenen Metastasen

Die Realisierung dieser erneut erweiterten und aktualisierten Neuauflage wäre ohne die Unterstützung zahlreicher Helfer nicht möglich gewesen: Mehr als 13.000 Kursteilnehmer und 260 Sonographieausbilder unserer Arbeitsgruppe haben seit 1991 in systematischen Evaluationen mit ihren Rückmeldungen und konstruktiven Verbesserungsvorschlägen dazu beigetragen, dass dieser Buchtitel stetig weiterentwickelt und optimiert werden konnte. Ihnen allen gilt mein herzlicher Dank.
Namentlich möchte ich die nachfolgenden Personen und Institutionen hervorheben: Frau Ramona Sprenger verdanke ich die exzellente graphische Produktion inklusive der Integration der von Herrn Dr. Willi Kuhn colorierten Skizzen und des gesamten Buchlayouts, basierend auf den vorherigen Entwürfen von Inger Wollziefer. Herr Dr. Neuberger und Herr Zepf vom Georg Thieme Verlag haben entscheidend dazu beigetragen, dass die Produktion und die Kombination mit dem neuen Media-Server reibungslos und effizient verlief. Den Firmen Samsung, Siemens Health Care, Esaote und der Marburger Bund Stiftung danken wir herzlich für die stetige Unterstützung unserer Sonographiekurse für ärztliche Kollegen (s.u.).
Herr Dr. med Alexis Müller-Marbach hat viele neue Bildbeispiele aus der Gastroenterologie beigesteuert, Herr Dr. Georg Groß einige Aufnahmen zur Lungensonographie, Prof. C.F. Dietrich die Abb. 57.4 und mein OA-Kollege Dr. Christoph Sproll einige Bilder zur DD von Lymphknoten. Den Kollegen Dr. Jörg Schaper und Dr. H.D. Matthiessen danke ich für wertvolle Hinweise zur Sonographie der Säuglingshüfte. Meiner Frau Stefanie sowie Ole Martin und Christian Weigel danke ich herzlich für ihr kritisches Lektorat und zusätzliche, kreative Anregungen.
Abschließend möchte ich den aktuell 32 Sonografietrainerinnen und Trainern unserer Arbeitsgruppe Medizindidaktik danken und ihre Bereitschaft zur stetigen, intensiven und videounterstützten Fortbildung würdigen: Franca Bergfelder, Jonathan Brück, Anna Falkowski, Ira Gabor, Dr. Arnd Giese, Katerina Groos-Sahr, Elisabetha Hahn, Tessa Hattenhauer, Annika Hogrebe, Anna-Lena Hotze, Maike Hüssmann, Anne Jäckel, Kathrin Klein, Nicole Majewski, Alice und Ole Martin, Felix Mohr, Shining Liu, Sandra Perez, Kira Oesterwind, Dr. Alexander Rosen, Dr. Ralf Rulands, Nora Schlecht, Dr. Stefan Schmidt, Thomas Schmidt, Jacqueline Simone, Isabell Stetter, Richard Truse, Christian Weigel, Daniel Weiss, Kristina Wieferich und Björn Wieland.

Düsseldorf, im Dezember 2017

PD Dr. med. Matthias Hofer, MPH, MME

## Informationen zu praktischen Sonografiekursen

Natürlich können auch ausgereifte Lehrbücher nicht die notwendigen praktischen Übungsmöglichkeiten für die Handhabung des Schallkopfes und den optimalen Umgang mit den Patienten bieten. Daher empfiehlt sich eine Kombination dieser Lektüre mit den beigefügten Filmsequenzen und mit Ultraschallkursen, in denen diese elegante diagnostische Methode auch praktisch unter qualifizierter Anleitung fundiert und systematisch erlernt werden kann. Der Herausgeber bietet in Zusammenarbeit mit der Marburger Bund Stiftung Ultraschallkurse für Ärzte an. Dieses Arbeitsbuch dient auch als vorbereitende Lektüre dieser Ultraschallkurse und ist stufenweise aus ca. 20-jähriger Kurserfahrung mit Studierenden und Ärzten entstanden. Diese Kurse zeichnen sich durch einen hohen Praxisanteil und eine didaktisch günstige Relation zwischen Kursteilnehmern und speziell geschulten Ausbildern aus: Maximal fünf Kursteilnehmer teilen sich einen Ultraschallarbeitsplatz und eine(n) Trainer(in). Diese Kleingruppen sind eine der Voraussetzungen für einen hohen Lernerfolg. Informationen über Termine, Inhalte, Anmeldung und die Teilnahmegebühren finden Sie auf folgender Website:

**www.medidak.de**

Für diejenigen, die später einen Schritt weiter in der bunten Welt der farbkodierten Duplexsonografie gehen möchten, bieten wir weitere Kurse an: Nach denselben didaktischen und methodischen Qualitätskriterien veranstalten wir zweimal jährlich interdisziplinäre Grundkurse für die **Einführung in die farbkodierte Duplexsonografie**:

Sie erfüllen die in § 6 der Ultraschallvereinbarungen nach § 135 Absatz 2 des SGB V genannten Kriterien und finden ebenfalls in Düsseldorf statt. Auch dafür existiert ein kursbegleitendes Arbeitsbuch (siehe hinterer Innenumschlag). Beiden Kursen ist gemeinsam, dass kurze Theoriemodule intermittierend in längere Praxismodule eingebettet sind und zusätzliche Zeichenübungen das Verständnis der Schnittbildanatomie oder typischer Flussprofile in Gefäßen festigen. Weiterführende Literatur zum Thema finden Sie unter:

**Hofer M, Kamper L, Miese F et al.** Qualitätsindikatoren für die Konzeption und Didaktik von Ultraschallkursen in der ärztlichen Fort- & Weiterbildung. Ultraschall in Med 2012; 33(1): 68–75

**Hofer M, Kamper L, Sadlo M, Sievers K, Heussen N.** Evaluation of an OSCE-Assessment Tool for Abdominal Ultrasound Courses. Ultraschall in Med 2010; 32: 1–8

**Hofer M, Jansen M, Soboll S.** Verbesserungspotenzial des Medizinstudiums aus retrospektiver Sicht von Facharztprüflingen. Dtsch. Med. Wschr. 2006; 131: 373–378

**Hofer M, Schiebel B, Hartwig H-G et al.** Didaktiktraining für Ausbilder in Ultraschallkursen. Evaluation des „Train-the-Trainer"-Programms des Medizindidaktischen Pilotprojekts Düsseldorf. Ultraschall in Med 2002; 23: 267–273

| | |
|---|---|
| A. | Arterie |
| Aa. | Arterien |
| AIUM | American Institute of Ultrasound in Medicine |
| AMS | A. mesenterica superior |
| AO | Aorta |
| ASD | atrialer Septumdefekt |
| AU | Abdomenumfang (Fetus) |
| BC | Bronchialkarzinom |
| BPD | biparietaler Kopfdurchmesser |
| CCW | craniocerebrale Weite des SAR |
| CHD | Chorionhöhlen-Durchmesser |
| CHE | Cholezystektomie |
| CHI | Contrast Harmonic Imaging |
| CT | Computertomografie |
| CW | continuous wave (Doppler) |
| $d_{AO}$ | Aortendurchmesser |
| $d_{VC}$ | Durchmesser der V. cava |
| DHC | Ductus hepatocholedochus |
| DS | Dottersack |
| DSA | digitale Subtraktions-angiographie |
| ERCP | endoskopisch retrograde Cholangiopancreatico-grafie |
| ESWL | extracorporale Stoßwellen-lithotripsie |
| EUG | extrauterine Gravidität |
| FAST | Focused assessment with sonography for trauma |
| FG | Frühgeborene |
| FKDS | farbkodierte Duplexsonografie |
| FL | Femurlänge (Fetus) |
| FNH | fokale noduläre Hyperplasie |
| FOD | frontooccipitaler Kopfdurchmesser (Fetus) |
| HB | Harnblase |
| HCG | Schwangerschaftshormon (humanes Choriongo-nadotropin) |
| HG | Hüftgelenk |
| IHW | Interhemisphärenspalt-Weite des SAR |
| IUP | Intrauterinpessar („Spirale“) |
| IVF | In-vitro-Fertilisation |
| IVU | intravenöses Urogramm |
| KE | Kontrasteinlauf (des Colons) |
| KU | Kopfumfang |
| Lig. | Ligamentum |
| LK | Lymphknoten |
| M. | Muskel |
| MB | Mittelbauch |
| MCL | Medioclavicularlinie |
| MCU | Miktionszystourethro-grafie |
| MDT | Magen-Darm-Trakt |
| MHz | Megahertz (Frequenzeinheit) |
| Mm. | Muskeln |
| MQQ | Maximal- zu Querdurchmesser-Quotient |
| MRT | Magnetresonanztomo-grafie |
| mW | Milliwatt |
| NBKS | Nierenbeckenkelchsystem |
| NF | Nackenfalte (des Feten) |
| NG | Neugeborenes |
| NHL | Non-Hodgkin-Lymphom |
| NN | Nebenniere |
| NTP | Nierentransplantat |
| OBB | Oberbauch |
| PPI | Parenchym-Pyelon-Index |
| PW | pulsed wave (Doppler) |
| RI | Resistance-Index |
| SAR | Subarachnoidalraum |
| SCW | sinucorticale Weite des SAR |
| SLE | system. Lupus erythematodes |
| SSL | Scheitel-Steiß-Länge (Fetus) |
| s/w | schwarz/weiß (= B-Bild-)Sonografie |
| THI | Tissue Harmonic Imaging |
| UB | Unterbauch |
| V. | Vene |
| Vv. | Venen |
| VCI | Vena cava inferior |
| $Vol_{HB}$ | Volumen der Harnblase |
| VSD | Ventrikelseptumdefekt |

## Wie schalle ich welches Organ Schritt für Schritt?

Die nachfolgenden Untersuchungsabfolgen stellen keine dogmatische, „einzig richtige" Herangehensweise dar, sondern bieten für noch nicht so geübte Sonographeure eine nützliche Hilfestellung, wie sie bestimmte Gefäßregionen oder Organe sorgfältig und komplett durchmustern können. Diese tabellarischen Schrittabfolgen erschließen sich am besten in der Zusammenschau mit den digitalen Kurzvideo-Clips, die Sie online in der eRef abrufen können (siehe Informationen und Zugangscode auf Seite 3).

**Dabei entsprechen die nachfolgenden Begriffe jeweils diesen Schallkopf (SK)-Bewegungen:**

**SK-Kippung: links-/rechts-Schwenken**

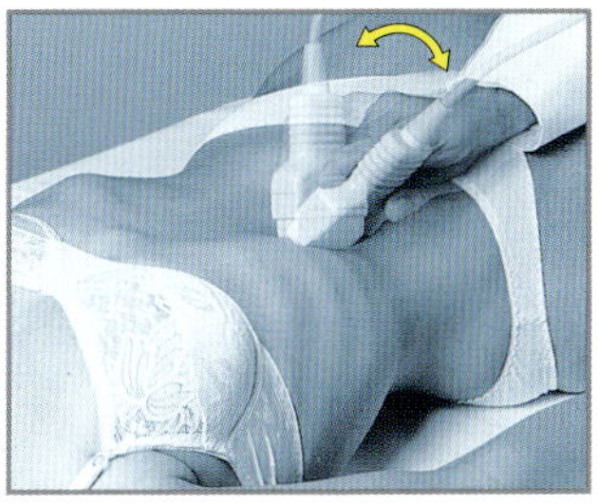

Abb. 161.1 a

**SK – Rotation/-Drehung: mit ⤻ gegen Uhrzeigersinn**

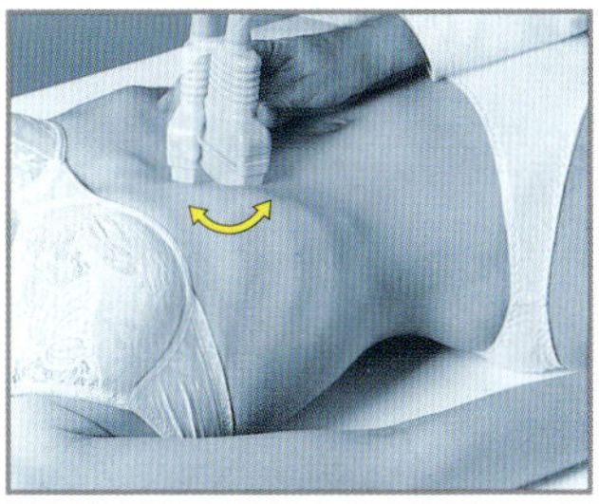

Abb. 161.1 b

**SK-Angulation: z.B. nach cranial ⤻ caudal**

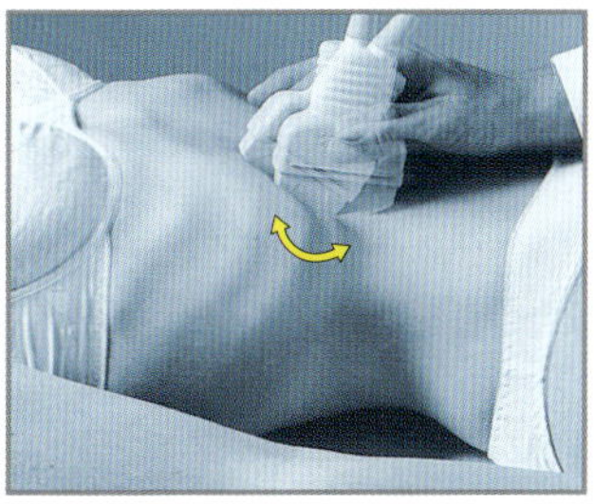

Abb. 161.1 c

**SK-Parallelverschiebung: entlang der SK-Längsachse**

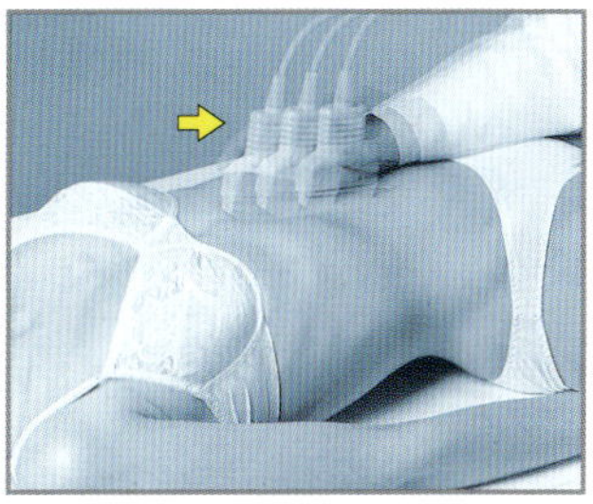

Abb. 161.1 d

### Kurstag 1: Sagittale Durchmusterung des Retroperitoneums (AO/VCI/LK)

| | |
|---|---|
| 1 | SK sagittal median im Epigastrium aufsetzen und nach cranial hin abkoppeln. |
| 2 | ⇨ Abkopplungsschallschatten am linken Bildrand (links = cranial). SK ankoppeln (= nach dorsal eindrücken). |
| 3 | Patienten bitten, tief einzuatmen (kurze Sprechpause) **und** die Luft anzuhalten. |
| 4 | SK so nach rechts kippen, dass die Schallwellen nach links-paraaortal gesandt werden. |
| 5 | Vergrößerungsfaktor anpassen, dann langsam und gleichmäßig den SK zurück zur Medianebene kippen. |
| 6 | Dabei para-/periaortale LK-⇧ ausschließen und auf korrekte Form/Durchmesser der Aorta achten. |
| 7 | Durch den interaortocavalen Raum hindurchschwenken: Lymphknoten vergrößert? (= LK-⇧?). |
| 8 | Über die Vena cava inferior (VCI) hinwegschwenken (VCI-Durchmesser? VCI-Thrombose?). |
| 9 | Bis nach rechts-paracaval (LK-⇧?) schwenken und den SK-Druck in DEM Moment erhöhen, in dem der Patient zwischenatmet. |
| 10 | In der Atempause des Patienten den SK um eine SK-Breite nach caudal parallel verschieben - dabei den Druck beibehalten! |
| 11 | Den Patienten bitten, erneut tief einzuatmen (auch dabei den SK-Druck aufrechterhalten!). |
| 12 | Dieselbe, langsame und gleichmäßige Schwenkbewegung rückwärts von re-paracaval bis li-paraaortal. |
| 13 | Patienten zwischenatmen lassen – falls aortale Bifurkation noch nicht erreicht: |
| 14 | Den SK erneut um eine SK-Breite nach caudal verschieben und den Schritt 3–9 wiederholen. |
| 15 | Aorta in ihrem zentralen Längsschnitt und dabei ihre Intima-Media-Grenzlinie langstreckig einstellen. |
| 16 | Bild einfrieren, Patienten weiteratmen lassen, Messung der supra- und infrarenalen Aortendurchmesser. |
| 17 | Einstellen der VCI in ihrem zentralen Längsschnitt und auf scharfe Gefäßrandkonturen achten. |
| 18 | Bild einfrieren, Patienten weiteratmen lassen, Messung der VCI- und Lobus caudatus-Durchmesser. |

### Kurstag 1: Durchführung des V. cava-Kollaps-Tests

| | |
|---|---|
| 1 | SK sagittal paramedian rechts im Epigastrium aufsetzen und nach cranial hin abkoppeln. |
| 2 | ⇨ Abkopplungsschallschatten am linken Bildrand (links = cranial). SK ankoppeln (= nach dorsal eindrücken). |
| 3 | Dem Patienten eine forcierte Inspiration bei geschlossenem Mund durch die Nase „live" demonstrieren. |
| 4 | Zoom-optimiertes Einstellen der VCI im sag. Längsschnitt knapp infradiaphragmal in **Atemmittelstellung**. |
| 5 | Bild einfrieren und danach in den Doppelbildmodus wechseln (zweites Fenster ist aktiv). |
| 6 | Linke Hand auf den „Freeze"-Button legen, dann den Patienten bitten, plötzlich tief einzuatmen wie zuvor gezeigt. |
| 7 | Im Moment des minimalen VCI-Durchmessers das Bild einfrieren und Patienten weiteratmen lassen. |
| 8 | Falls nötig, im digitalen Bildspeicher zurückgehen (Trackball) und das geeignete Bild aufrufen. |
| 9 | Ausmessen des ursprünglichen (1. Fenster) und des minimalen VCI-Durchmessers im 2. Fenster. |
| 10 | In Zweifelsfällen die Weite der peripheren Lebervenen bestimmen (s.S. 52). |

### Kurstag 1: Durchmusterung der iliakalen Gefäß-Nerven-Straße beidseits

| | |
|---|---|
| 1 | SK im linken UB zwischen Umbilicus und Spina iliaca ant. sup. schräg aufsetzen und nach dorsal eindrücken. |
| 2 | SK cranial abkoppeln ⇨ Abkopplungsschallschatten am linken Bildrand (links = cranial). |
| 3 | Atemkommando im UB nicht nötig bzw. ineffektiv, daher den Patienten weiteratmen lassen. |
| 4 | SK-Körper nach medial kippen, dass die Schallwellen nach lateral Richtung M. Iliopsoas gesandt werden. |
| 5 | SK-Druck erhöhen, damit enterales Gas aus der Bildebene verdrängt und der Blick auf das RP frei wird. |

6. Langsam den SK parallel Richtung medial verschieben oder kippen, bis iliakale Bifurkation ins Bild kommt.
7. Vergrößerung/Zoomfaktor optimieren, um venöse Thrombosen oder arterielle Plaques gut zu erkennen.
8. Kontinuierlich über die Vasa iliaca hinaus nach medial bis zur HB schwenken (paravasale LK-⇧?).
9. SK um 90° gegen den Uhrzeigersinn drehen und Kompressionstest im Gefäßquerschnitt zum Thromboseausschluss.
10. Wiederholen der Schritte 1 bis 10 auf der rechten Gegenseite.

## Kurstag 2: Systematische Durchmusterung des Pankreas im OBB-Transversalschnitt

1. SK transversal im epigastrischen Winkel aufsetzen und zur rechten Patienten-Seite hin abkoppeln.
2. ⇨ Abkopplungsschallschatten am linken Bildrand (alles ist seitenverkehrt).
3. SK so nach caudal kippen, dass die Schallwellen nach cranial Richtung Herz gesandt werden.
4. SK flach anloten, unter das Niveau der Rippen nach dorsal eindrücken.
5. Patienten bitten, tief einzuatmen (kurze Sprechpause) **und** die Luft anzuhalten.
6. Dann langsam und gleichmäßig den SK zunächst aufrichten, umgreifen und nach caudal parallel verschieben.
7. Gleichmäßige Durchmusterung zunächst des Pankreasschwanzes, dann des Corpus und des Caput.
8. Fortführen nach caudal, bis über den caudalen Rand des Pankreaskopfes/Proc. uncinatus hinaus.
9. Den Patienten zwischenatmen lassen und in **DEM** Moment den SK-Druck nach dorsal leicht erhöhen.
10. Den Patienten bitten, wieder tief einzuatmen (kurze Sprechpause) **und** die Luft anzuhalten.
11. Den Pankreaskopf auf dem Rückweg nach cranial durchmustern, bis das Corpus erscheint (Stop!).
12. An dieser Stelle den SK um 5°–15° gegen den Uhrzeigersinn rotieren, bis auch Pankreasschwanz erscheint.
13. Das Bild einfrieren und sofort danach den Patienten weiteratmen lassen.
14. Messung der 3 Organdurchmesser (Caput, Corpus, Cauda) senkrecht zur Organlängsachse (Ductusweite?).

## Kurstag 3: Systematische Durchmusterung der Leberpforte im OBB-Schrägschnitt re

1. SK im OBB-Schrägschnitt rechts im Epigastrium (parallel zum linken Rippenbogen) aufsetzen.
2. SK zur rechten Patienten-Seite abkoppeln ⇨ Abkopplungsschallschatten am li. Bildrand (alles ist seitenverkehrt).
3. Patienten bitten, tief einzuatmen (kurze Sprechpause) **und** die Luft anzuhalten. SK nach dorsal eindrücken.
4. SK leicht nach re-laterocaudal kippen, um die Schallwellen zunächst über die Leberpforte zu senden.
5. Vergrößerung und ggf. Zoomfaktor optimieren, um z.B. auch kleine periportale LK nicht zu übersehen.
6. Dann langsam über die Leberpforte in Richtung caudal schwenken (periportale LK-⇧? Kollateralen?) ...
7. ... bis caudal über die V. portae hinaus – dann den Patienten zwischenatmen lassen.
8. In der Atempause den Druck schon während der ersten Exspiration leicht erhöhen.
9. Den Patienten wieder einatmen lassen und zurück nach cranial schwenken, bis V. portae erscheint.
10. Den SK um die Kabelachse rotieren, bis V. portae in ihrem Längsverlauf langstreckig dargestellt ist.
11. Das Bild einfrieren und sofort danach den Patienten weiteratmen lassen.
12. Ausmessen des V. portae-Durchmessers am Hilus (ohne Wanddicke) in 90°-Winkel zur Längsachse.

## Kurstag 3: Durchmusterung der Gallenblase in zwei Ebenen

1. Aufsetzen des SK sagittal in der re. MCL knapp unterhalb des re. Rippenbogens, nach cranial angulieren.
2. SK cranial abkoppeln ⇨ Abkopplungsschallschatten am linken Bildrand (links = cranial).
3. Patienten bitten, tief einzuatmen (kurze Sprechpause) **und** die Luft anzuhalten. SK nach dorsal eindrücken.
4. SK so nach rechts (lateral) kippen, dass die Schallwellen nach paravesikal (medial) gesandt werden.
5. Vergrößerung und ggfs. Zoomfaktor optimieren, so dass auch kleine GB-Wandläsionen erkannt werden.
6. Dann langsam und gleichmäßig den SK zurück zur sagittalen MCL kippen und die GB durchmustern, ...
7. ... bis der laterale GB-Rand überschritten ist. SK zurück zur Mitte der GB schwenken und das Bild einfrieren.
8. Den Patienten sofort danach weiteratmen lassen und die Wanddicke der GB ausmessen.
9. In der Atempause den SK um 90° gegen den Uhrzeigersinn drehen.
10. Den Patienten bitten, erneut tief einzuatmen, den SK flach anloten und cranial der GB zur Leber schallen.
11. Langsame Durchmusterung der GB nach caudal (fokale oder diffuse Wandverdickungen, Steine?), ...
12. ... bis über den caudalen Rand der GB hinaus (pericholezystäre Flüssigkeit?) und Patienten ausatmen lassen.

## Kurstag 4: Durchmusterung des linken Leberlappens in zwei Ebenen

1. SK sagittal paramedian rechts im Epigastrium parallel zur VCI aufsetzen und nach dorsal eindrücken.
2. SK cranial abkoppeln ⇨ Abkopplungsschallschatten am linken Bildrand (links = cranial).
3. Patienten bitten, tief einzuatmen (kurze Sprechpause) **und** die Luft anzuhalten.
4. SK leicht nach cranial angulieren, so dass die Zwerchfellgrenze gerade am linken Bildrand sichtbar ist.
5. SK nach links zunächst parallel verschieben, dann kippen und nach dorsal eindrücken, und die ...
6. ... subdiaphragmalen Segmente (bei ausreichender Vergrößerung!) bis über den links-lateralen Rand hinaus (typische „Bumerang-Form“) durchmustern – dann den Patienten zwischenatmen lassen.

7 In der Atempause den SK leicht nach caudal angulieren und den Patienten erneut einatmen lassen.
8 Auf dem Rückweg nun die caudalen Anteile des li. LL kontinuierlich nach medial bis zur VCI durchmustern.
9 In der Atempause des Patienten den SK um 90° gegen den Uhrzeigersinn in den Transversalschnitt drehen.
10 Den SK flach anloten, nach dorsal eindrücken, nach cranial ankoppeln und Richtung Herz schallen.
11 Nach tiefer Inspiration langsam und kontinuierlich den li. LL von cranial nach caudal durchmustern, dabei umgreifen, bis der caudale Leberrand überschritten ist (fokale Leberläsionen?). Patienten weiteratmen lassen.

## Kurstag 4: Durchmusterung des rechten Leberlappens in zwei Ebenen

1 Von 4.1. kommend die Vergrößerung um 2 bis 3 Stufen zurücknehmen (größere Eindringtiefe einstellen).
2 Eine (dünne) schräge Gelstraße entlang des rechten Rippenbogens verteilen.
3 SK-Position sagittal, rechts paramedian über der VCI, direkt unterhalb des rechten Rippenbogens.
4 Den SK 2–3 cm nach caudal parallel verschieben, nach dorsal eindrücken und stark nach cranial angulieren.
5 Den Patienten tief einatmen lassen (eine Knierolle entspannt die ventralen Bauchdecken!)
6 Unter Darstellung des Zwerchfells am linken Bildrand langsam schräg entlang des rechten RB nach lateral gleiten und am cranialen SK-Rand diesen gut ankoppeln (fokale Leberläsionen?).
7 Dabei Vergrößerung so anpassen, so dass die echoreiche Zwerchfellgrenze gerade noch erfasst wird.
8 Bis zur rechten VAL parallel verschieben, ab hier nach lateral über die Organgrenze hinaus ausschwenken.
9 Den Patienten zwischenatmen lassen. In der Atempause SK-Angulation nach cranial rückgängig machen.
10 Nach Inspirationskommando auf dem Rückweg die caudalen Anteile des rechten LL bis zur VCI durchmustern.
11 Den Patienten am Ende (SK befindet sich sagittal über der VCI) zum Weiteratmen auffordern.
12 In der Atempause den SK im subcostalen Schrägschnitt rechts parallel zum rechten Rippenbogen aufsetzen.
13 SK rechts (lateral) abkoppeln ⇨ Abkopplungsschallschatten am linken Bildrand (alles ist seitenverkehrt).
14 SK sehr flach anloten (Mittelhand zurückziehen), andrücken und Schallwellen nach cranial richten.
15 Nach tiefer Inspiration den rechten LL von cranial nach caudal langsam und gleichmäßig durchmustern ...
16 ... bis über den caudalen Leberrand hinaus und wieder zurück zum Lebervenenstern.
17 Dort das Bild einfrieren, den Patienten weiteratmen lassen und die Weite der peripheren Le.-Venen distal des zweiten Zusammenflusses messen.
18 Danach den SK parallel zum rechten Rippenbogen um eine SK-Breite nach laterocaudal verschieben.
19 SK wieder nach dorsal eindrücken, flach anloten und nach tiefer Inspiration den lateralen Teil des rechten LL systematisch nach fokalen Leberläsionen durchmustern.
20 Am Ende den Patienten weiteratmen lassen.

## Kurstag 5: Durchmusterung beider Nieren in zwei Ebenen

1 Aufsetzen des SK sagittal in der MAL oder VAL rechts (bzw. HAL links) knapp caudal des rechten Rippenbogens.
2 SK cranial abkoppeln ⇨ Abkopplungsschallschatten am linken Bildrand (links = cranial).
3 SK nach cranial angulieren, damit der Patient die Niere nicht so weit nach caudal atmen muss.
4 Patienten bitten, tief einzuatmen (kleine Sprechpause) **und** die Luft anzuhalten.
5 Vergrößerung und ggfs. Zoomfaktor optimieren, um fokale Nierenläsionen besser zu erkennen.
6 Den SK von lateral nach medial schwenken und evtl. dabei um 5°–15° im Uhrzeigersinn drehen, bis ...
7 ... die Schallebene parallel zur Längsachse verläuft. Über die Organränder hinaus schwenken.
8 In der Atempause des Patienten den SK um 90° gegen den Uhrzeigersinn in den Transversalschnitt drehen.
9 Nach erneuter Inspiration die Niere im Querschnitt von cranial nach caudal (über die Pole hinaus) langsam und systematisch durchmustern (schwierige DD von Markpyramiden versus fokale Nierenläsionen).
10 In Atempause des Patienten den SK wieder in den Nierenlängsschnitt (90° mit dem Uhrzeigersinn) drehen.
11 Nach tiefer Inspiration durch Schwenken oder Drehen den wahren max. Längsschnitt der Niere einstellen.
12 Das Bild einfrieren, den Patienten weiteratmen lassen und die Nierengröße sowie den PPI ausmessen.

## Kurstag 5: Komplette Durchmusterung der Milz

1 SK im hohen Flankenschnitt links parallel zu einem ICR in der HAL links aufsetzen.
2 SK cranial abkoppeln ⇨ Abkopplungsschallschatten am linken Bildrand (links = cranial).
3 Durch ICR-Wechsel und Parallelverschiebung in einem ICR die optimale Darstellung der Milz suchen.
4 Zoomfaktor optimieren, so dass die unmittelbare perilienale Umgebung gerade noch sichtbar ist.
5 Patient allenfalls wenig einatmen lassen oder in Exspiration schallen, um pulmonale Gashindernisse zu vermeiden. Ggfs. den Vorhangtrick mit zügiger Exspiration nach vorheriger Inspiration anwenden.
6 Durchmusterung der gesamten Milz nur durch Schwenken aus verschiedenen ICR her möglich.
7 Dabei auch auf den Pankreasschwanz und etwaige Nebenmilzen achten.
8 Größte Ausdehnung der Milz mit sichtbaren Hilusgefäßen einstellen und das Bild einfrieren.
9 Den Patienten weiteratmen lassen. Ausmessen der craniocaudalen Organgröße, dann senkrecht dazu am Milzhilus auch die Organdicke.

## Kurstag 6: Durchmusterung der kompletten Schilddrüse (SD) im SD-Preset bei leicht überstrecktem Hals

1 Patienten bitten, ihre rechte Hand auf ihre linke Schulter zu legen (als Ablage für den Untersucherarm).
2 Linear-SK cervical transversal links paramedian aufsetzen und eigenen Unterarm auf Patienten-Unteram ablegen.
3 SK medial abkoppeln ⇨ Abkopplungsschallschatten am linken Bildrand (alles ist seitenverkehrt).
4 Vergrößerung so optimieren, dass das SD-Parenchym möglichst groß dargestellt ist, ohne abzuschneiden.
5 Mit Hilfe eines Valsava-Manövers die VJI aufballonieren lassen, um die Gefäßzuordnung eindeutig zu klären.
6 Durch langsames Kippen des SK cranial der SD beginnen und gleichmäßig nach caudal durchmustern.
7 Größten Querdurchmesser der li. SD durch Kippen oder Drehen des SK einstellen und Bild einfrieren.
8 SK um 90° mit dem Uhrzeigersinn in den sagittalen Längsschnitt drehen und cranial abkoppeln (li=cranial?).
9 SD langsam und gleichmäßig von lateral nach medial durchmustern (fokale SD-Läsionen?).
10 Längsdurchmesser und ventrodorsale Dicke des linken SD-Lappens ausmessen und Messbild abspeichern.
11 Nach Abspeichern des 2. Bildes mit dem SK das Sonogel aufnehmen und rechts cervical verstreichen.
12 Im rechtsparamedianen Transversalschnitt nun den rechten SD-Lappen kontinuierlich von cranial nach caudal durchmustern (fokale Läsionen?), den größten Querdurchmesser einstellen, einfrieren und ausmessen.
13 Die Schritte 8–11 für den rechten SD-Lappen wiederholen und alle Messdaten dokumentieren.
14 Im medianen Querschnitt von cranial nach caudal langsam den SD-Isthmus scannen (fokale Läsionen?).

## Kurstag 7: Durchmusterung der Harnblase (HB) in zwei Ebenen

1 Aufsetzen des SK suprapubisch sagittal in der Medianebene (Atemkommando im UB nicht notwendig).
2 SK cranial abkoppeln ⇨ Abkopplungsschallschatten am linken Bildrand (links = cranial).
3 SK nach caudal angulieren und caudale Ankopplung an die ventrale Bauchhaut sicherstellen.
4 SK ca. 4–5 cm nach linkslateral verschieben und langsam von linksparavesical über die Medianebene nach rechtsparavesical die HB durchmustern (fokale oder diffuse Wandverdickung? Konkremente?).
5 Falls dabei bei stark gefüllter HB nur die cranialen Wandabschnitte erfasst wurden, auf dem Rückweg von rechts nach links dann die caudalen HB-Wandabschnitte durchmustern (cave: Zoomfaktor!)
6 In sagittaler Medianebene die größte Ausdehnung der HB einstellen und den craniocaudalen sowie den ventrodorsalen HB-Durchmesser ausmessen (ohne die Wanddicke). Messbild dokumentieren.
7 Bei weiblichen Patienten den sagittalen Scan mit Blick auf Uterus und Zervix wiederholen.
8 SK um 90° gegen den Uhrzeigersinn in den suprapubischen Transversalschnitt drehen.
9 SK 3–5 cm nach cranial parallel verschieben und von cranial des HB-Dachs nach caudal durchmustern ...
10 ... bis über den HB-Boden nach caudal hinaus (Prostata/Samenbläschen/Uterus?) durchmustern.
11 SK zurück zum größten HB-Querdurchmesser schwenken und diesen ausmessen und dokumentieren.
12 Bei männlichen Patienten die Prostata und Samenbläschen in 2 Ebenen durchmustern und ausmessen.

## Kurstag 8: FAST-Algorithmus in der Notfallmedizin

1 SK transversal im Epigastrium aufsetzen, flach nach cranial anloten, nach dorsal eindrücken und ankoppeln.
2 Am Respirator auf „Inspiration hold“-Taste drücken bzw. den beatmenden Kollegen darum bitten.
3 Vergrößerung so weit zurücknehmen, dass die Herzbeutelhinterwand am unteren Bildrand erkennbar ist.
4 Das Herz durch großzügige Kippbewegung durchmustern und auf epikardialen Flüssigkeitssaum achten.
5 Das Sonogel mit dem SK aufnehmen und in der rechten VAL oder MAL knapp subcostal aufbringen.
6 Hier den SK sagittal in rechten VAL oder rechten MAL aufsetzen und nach cranial kurz abkoppeln (Orientierung).
7 Den SK stark nach cranial angulieren, um Morison-Tasche und Recessus costodiaphragmaticus einzusehen.
8 Nach Zoomanpassung Schwenkbewegung von lateral nach medial (freie Flüssigkeiten/Leberlazeration?).
9 Beatmung fortführen, Sonogel aufnehmen und SK an der HAL links parallel zu einem caudalen ICR ankoppeln.
10 SK cranial abkoppeln ⇨ Abkopplungsschallschatten am linken Bildrand (links = cranial).
11 Durch ICR-Wechsel und Parallelverschiebung in einem ICR die optimale Darstellung der Milz suchen.
12 Zoomfaktor optimieren, so dass die Milz und rechte Niere und beide pulmonalen Recessus gut einsehbar sind.
13 In Exspirationsstellung die Milzloge komplett durchmustern (Koller-Pouch/Milzrisse/Hämatothorax?).
14 Den Patienten weiter beatmen lassen, Sonogel aufnehmen und den SK suprapubisch sagittal median aufsetzen.
15 SK kurz nach cranial abkoppeln (Orientierung ok?: Linker Bildrand = cranial).
16 SK nach caudal angulieren, dann kurze Schwenkbewegung nach bds. paramedian (Douglas-/Proust-Raum?).

**Wichtiger Hinweis:** Diese Schallalgorithmen stellen lediglich eine Hilfestellung für die systematische, aber auch zeiteffiziente Durchmusterung der genannten Zielregionen dar. Finden sich jedoch pathologische oder fokale Läsionen, müssen diese in 2 Ebenen ausgemessen und dokumentiert, sowie ggfs. zusätzliche Untersuchungsschritte veranlasst werden, z.B. eine Bestimmung der zeitlichen Perfusionsmuster mit Hilfe von Kontrastverstärkern (CEUS) o.ä.